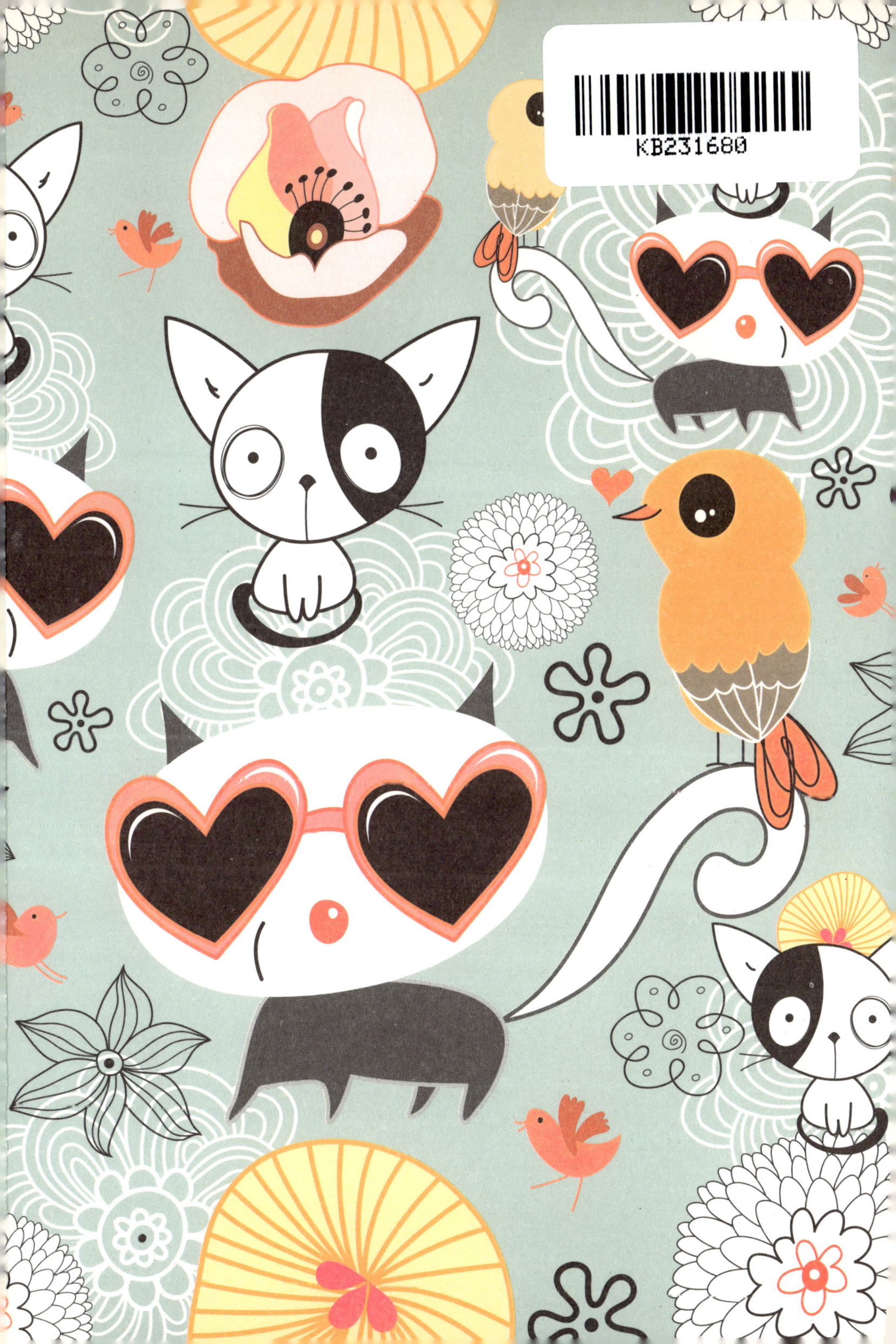
KB231680

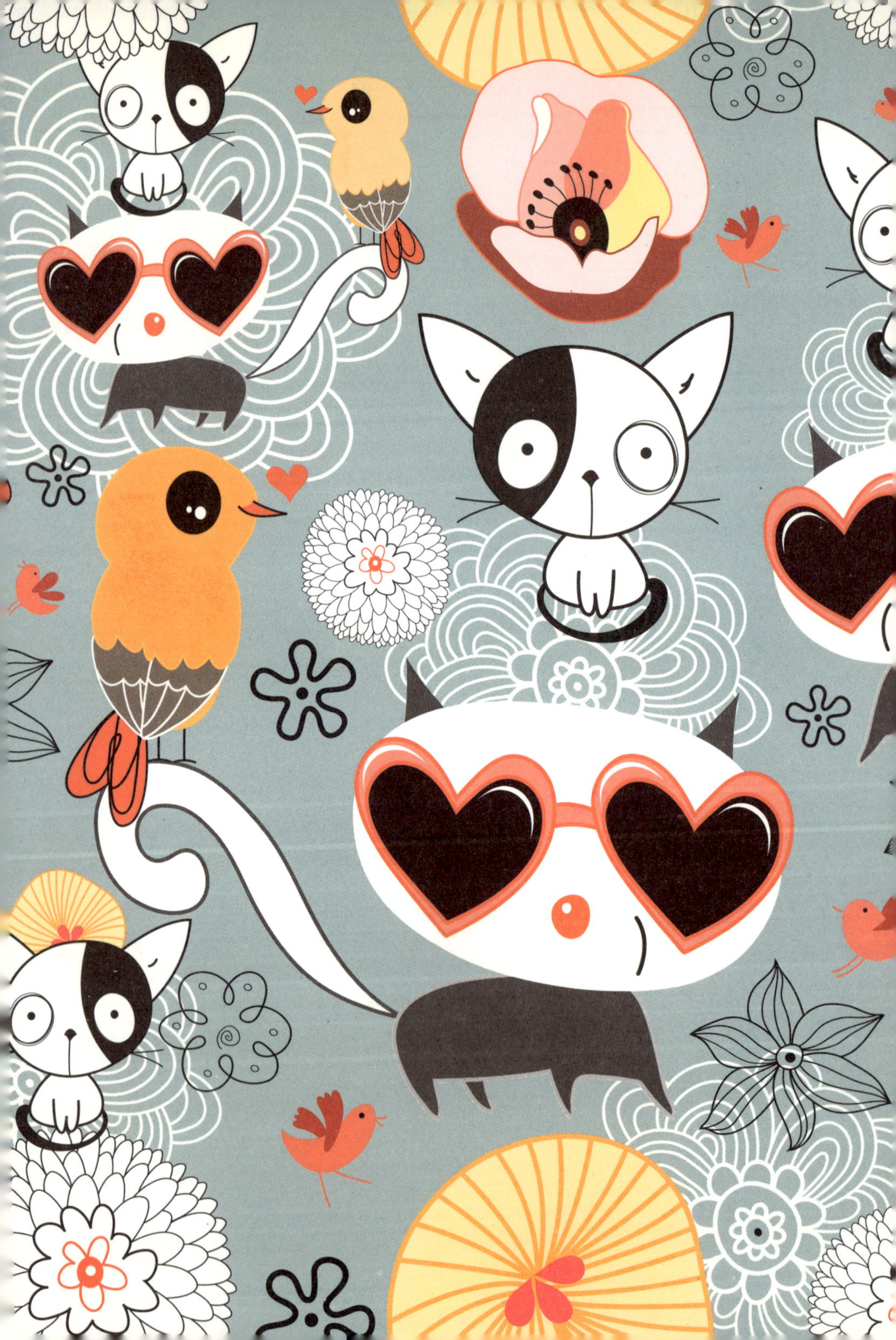

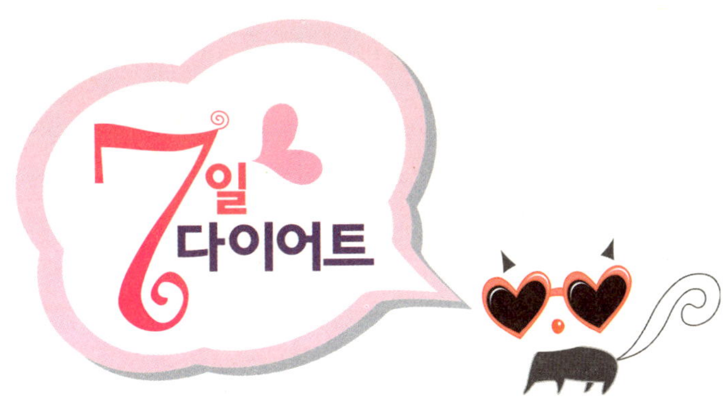

박경호 박사 지음

옥한나 헬스 코칭 및 다이어트 레시피

세상풍경

실용에서 찾은 해법, 3단계 7일 다이어트

다이어트를 시도하는 많은 사람들 중에서 단지 10% 정도만이 목표 달성의 기쁨을 누립니다. 그 이유는 간단합니다. 다이어트의 원리는 이해하지 않고 잘못된 방법을 신봉하기 때문이지요.

- 단기간에 승부해야 한다.
- 몸을 혹사시켜야 한다.
- 의지만 강하면 누구나 성공한다.
- 날씬한 몸을 유지하기 위해 스트레스는 감수해야 한다.
- 무조건 굶는 것은 기본이다.
- 지방만 제거하면 된다.
- 죽도록 운동만 하면 된다.

혹시 이런 생각으로 지금까지 다이어트를 강행한 것은 아닌가요?

다이어트의 원리 없이 혹독한 방법만을 무작정 따라 했다가 생각만큼 결과가 따라오지 않으면 자칫 몸도 마음도 지치고 힘들어지기 쉽습니다.

《7일 다이어트》에는 3단계 다이어트 프로그램에 따른 원리부터 단계별 원리에 맞춘 실용의 방법들까지 쉽게 설명되어 있어요. 그것은 다이어트 레시피와 1달 운동 프로그램으로 비우고, 흐르고, 보충하는 7일 다이어트의 원리에 맞춰 개발된 것입니다. 지금까지 간절히 바랐던 진정한 가벼움을 실감하기 위한 최상의 방책입니다.

원하는 만큼 체중을 감량했다고 하더라도 일상에서 유지되지 않는다면 성공한 다이어트가 아닐 것입니다. 그래서 일상에서 자주 활용할 수 있는 '요요를 방지하는 1:1:2 균형 레시피'까지 준비했답니다.

이 한 권의 책에 담긴 '다이어트의 원리 + 다이어트 레시피 + 1달 운동 프로그램'을 어느 하나 빠짐 없이 딱 1달만 실천해 보세요. 분명 변화를 느낄 수 있을 것입니다.

다이어트를 하는 모든 순간, 나만의 다이어트를 위한 해법서가 되기를 바라며……,
부디 이 책을 통해 실용의 해답을 찾기 바랍니다.
그리고 매일, 기억하세요. '왜, 언제, 무얼 하고 무얼 먹어야 할까?'를 말입니다.

2013년 5월 비로소, 다이어트의 실용 해법을 책으로 담은
박경호 드림

7일씩 세련되게 내 몸을 디자인하자~!

습관처럼 "살 좀 빼야 하는데……" 하는 말을 입에 달고 살지는 않나요? 그럴 만도 한 것이 다이어트는 이제 일상이 되었으니까요.

심지어 날씬하지 않으면 게으르고 의지가 약한 사람으로 여기는 풍토 탓에 무리한 다이어트를 강행하는 이들도 적지 않은 듯합니다. 나에 대한 기준을 점점 외부의 시선에 가두려고 하는 것 같아 쓸쓸해집니다.

이제 그런 시선 따위는 잊어버리고 내 정신과 몸을 탄탄하게 가꿔봐요~! 조금 더 이지적으로, 조금 더 세련되게 다이어트를 시작해 볼까요?

이제는 쉽게 시작해요. 가벼운 마음으로~~~, 왜냐면 다이어트는 일상이니까요.

그러니 다이어트를 즐거운 조깅으로 생각하세요. 자신의 체력에 맞게 적절한 속도와 보폭으로 야금야금 지치지 말고 즐겁게 앞으로 전진하면 됩니다. 나는 마라톤 경기를 뛰는 전문 선수가 아니니까요. 욕심내지 않고 너무 빨리 달리지만 않으면 신선한 공기도 마실 수 있고, 환한 햇살도 즐길 수 있지요. 그러다 잠시 쉴 수도 있어요. 단, 힘들지 않게 뛰었기 때문에 아주 잠깐 쉴 뿐입니다. 물 한 모금 마시고 다시 유쾌하게 뛰면 됩니다. 그러고 나서 시원하게 샤워를 하면 정말 몸이 개운해집니다. 다이어트도 똑같아요. 다이어트를 더 이상 너무나도 어려운 마라톤과 비교하지 말아요.

7일씩 3번을 완수하면 완성과 유지를 위한 'Finish' 단계를 만나게 됩니다. 그때까지 맛있게 먹고, 스트레스 받지 않고, 신나게 운동하면 됩니다. 단, '욕심'을 주의하세요. 짧은 기간에 빨리 살을 빼려는 욕구가 강하다 보면 올바른 전략을 외면하고, 검증되지 않은 다이어트 방법을 선택하기 쉽습니다.

《7일 다이어트》와 함께 즐거운 일상을 맞이해요. 이 책이 참 좋은 것은 다이어트의 원리를 쉽게 알 수 있고, 저염·저당·저유·저수분 조리법이라는 안전장치가 있어 마음 편히 밥을 먹을 수 있다는 점입니다. 또한 체지방을 줄이는 동시에 근육량을 늘리는 1달 운동 프로그램이 있어 더욱 좋아요. 《7일 다이어트》와 함께 조금씩 단계를 밟아나가다 보면 어느 날 거울에 비친 내 모습을 보고 깜짝 놀라게 될 것입니다. 이 책의 7일 다이어트 프로그램이 고달픈 '다이어트 레이스'에서 멋진 '페이스메이커'가 되어줄 테니까요.

건강한 일상을 위해 헬스 디자인을 완성한
옥한나 드림

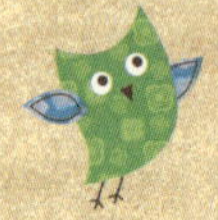

7일 다이어트를 시작하기 전 참고하세요!

♥ 다양한 7일 다이어트 레시피 중 내게 맞는 것으로 골라서 실천하라!

다이어트에서 중요한 것은 소화와 흡수입니다. 원활한 소화와 흡수를 위해서는 다양한 식재료로 식단을 구성하는 것이 가장 이상적입니다. 그래야 내 몸이 어떤 음식에도 적응할 수 있기 때문입니다. 따라서 7일 다이어트의 식단은 매끼마다 새로운 레시피를 소개했습니다. 경우의 수를 좀 더 많이 보여주고 싶어서입니다. 제시된 식단을 그대로 따라 해도 되지만, 필요에 따라 레시피를 선택하고 같은 레시피를 반복하거나 어떤 레시피는 빼도 됩니다. 자신이 꼭 실천할 수 있는 레시피를 고르는 것이 정답이겠죠? 자신에게 맞는 적절한 식단을 구성해서 실천하면 활용도를 높일 수 있어요. 단, 단계별로 실천해야 할 내용은 준수해야 각 단계를 성공적으로 완료할 수 있습니다.

♥ 내게 맞는 식재료를 찾아라!

7일 다이어트에서 중요한 것은 음식 과민증을 주의하는 것입니다. 음식 과민증은 소화 및 흡수와 아주 밀접한 연관성이 있는 데다 살이 찌는 주요 원인 중 하나이기 때문입니다. 그 내용은 파트 1 〈건강한 다이어트를 위해 꼭 알아야 할 7가지〉에서 확인하세요~! 7일 다이어트 레시피는 되도록 음식 과민증을 일으키지 않는 대표 식재료로 만들었지만, 그래도 자신과 맞지 않는 식재료가 있다면 과감하게 다른 재료로 대체하세요. 단, 비슷한 영양성분으로 대체 재료를 선정하는 것이 바람직합니다.

♥ 타이밍을 실천하라!

7일 다이어트는 단식을 권장하지는 않습니다. 그러나 배가 부르거나 배고픔을 느끼지 않는데 꼭 음식을 먹을 필요는 없습니다. 다만 음식을 먹어야 하는 타이밍, 즉 규칙적인 식사와 음식을 꼭꼭 씹어 먹는 시간, 즉 식사 시간의 중요성을 알리고 싶었습니다. 만일 단식을 병행하고 싶다면 저단백 해독 식단을 실천하는 1단계에서 만큼은 단식을 하지 않도록 합니다.

♥ 칼로리에 숨겨진 정확한 의미를 파악하라!

2단계에서부터 조금씩 칼로리가 높아지는 레시피를 소개했습니다. 또한 3단계의 식단에서는 단백질 중심의 레시피에 적응해야 합니다. '다이어트 중인데, 칼로리가 높은 음식을 먹어도 될까?'라며 점점 칼로리가 높아지는 식단에 놀랄 수도 있지만, 그렇게 걱정할 필요는 없습니다. 《7일 다이어트》를 읽은 사람이라면 칼로리에 크게 좌우되지는 않을 것입니다. 칼로리에 대한 잘못된 인식을 버릴 수 있기 때문입니다.

칼로리는 언제나 먹는 음식의 양이 좌우합니다. 칼로리가 높다고 해서 그 음식에 나쁜 지방만 들어 있는 것은 아닙니다. 또한 음식을 만드는 조리법 때문에 칼로리가 높아지기도 하고 좋은 지방이 트랜스 지방으로 변형되기도 합니다. 고단백질의 식재료를 요리할 때도 마찬가지입니다. 보다 자세한 내용이 알고 싶다면 파트 1 〈건강한 다이어트를 위해 꼭 알아야 할 7가지〉에서 확인하도록 합니다. 7일 다이어트에서 제시한 〈4저(低) 조리법〉을 실천하고, 지금까지 잘못 알고 있었던 탄수화물과 지방에 대한 정보를 제대로 알게 되면 더 이상 칼로리에 연연하지 않게 됩니다.

♥ 요요를 방지하는 1:1:2 균형의 레시피를 일상에 적용하라!

7일 다이어트는 다이어트의 완성과 유지를 위해 요요를 방지하는 일상식을 제시했습니다. 〈1:1:2 영양 균형 식단〉은 일상식으로 돌아갔을 때 자칫 흐트러질 수 있는 식습관을 교정해 주며, 매끼 식단에 그대로 적용하면 요요를 예방할 수 있습니다. 파트 3의 〈균형의 레시피〉에서는 아침, 점심, 저녁에 먹으면 좋을 가장 이상적인 식재료 한 가지씩을 선정했습니다. 그런 다음 그 식재료를 중심으로 영양의 균형을 맞춘 다양한 레시피를 소개했습니다. 7일 다이어트의 단계별 레시피와 마찬가지로 〈균형의 레시피〉도 좋은 샘플로 여기고 자신에게 맞는 레시피를 선택해서 실천하면 됩니다.

♥ 월화수 운동과 화목토 운동 프로그램을 활용하라!

7일 다이어트에서는 기초대사량을 늘리는 해독 프로그램의 일상 수칙을 제시했습니다. 또 활동대사량을 늘리는 순환 프로그램의 일상 수칙을 제시했습니다. 이 2개의 프로그램은 결국 살이 빠지는 몸을 만들기 위한 기초 다지기입니다. 3단계부터는 지금까지 유지한 잘못된 식습관을 교정하고 부족한 영양을 제대로 보충할 수 있도록 유도합니다. 이와 병행하여 근육량을 키우고 완전한 대사작용을 위해 효과적인 운동 프로그램을 준비했습니다. 파트 3에서 제시한 운동 프로그램은 레시피와 마찬가지로 올바른 에너지대사를 위해 자신에게 적합한 운동을 찾을 수 있도록 도와줍니다.

♥ 타임캡슐로 7일씩 나의 일상을 점검하라!

7일 다이어트에는 단계별로 끝이 날때 엔딩 프로그램이 있습니다. 그것은 바로 〈타임캡슐〉입니다. 내 몸의 건강한 변화를 위해 각각의 프로그램을 일상에서 얼마나 활용했는지 7일 단위로 점검할 수 있는 장치입니다.

Contents

3단계 7일 다이어트 레시피 식단과 1:1:2 균형 레시피 식단의 세부 목차는
각 단계별로 파트 2와 파트 3에 상세하게 소개되어 있습니다.

제 1 부
다이어트에 대한 생각

내 몸의 건강지수를 높여라~~~!

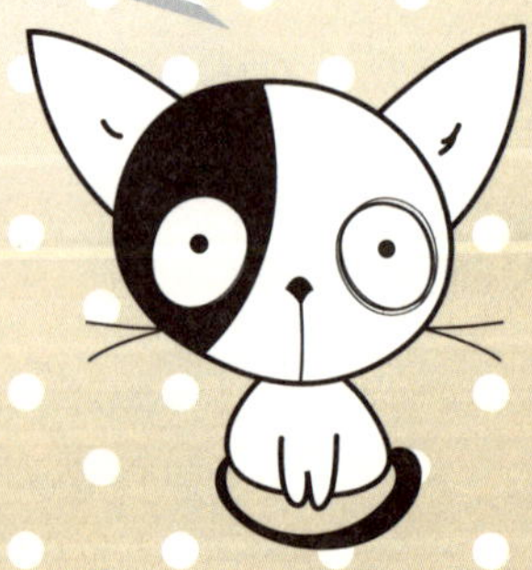

Part 1

7일 다이어트의 원리

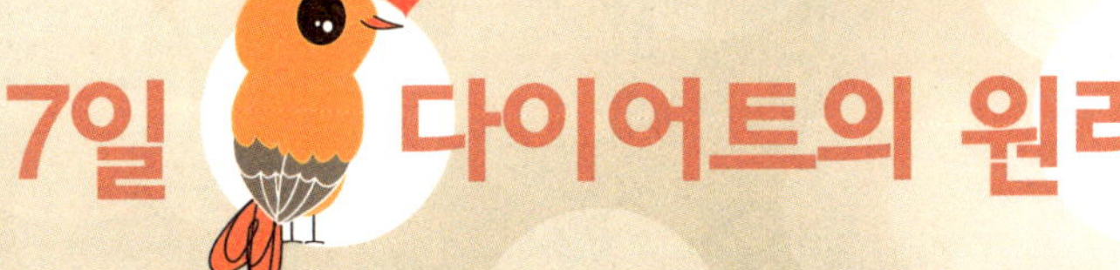

건강한 다이어트를 위해 꼭 알아야 할 7가지

7일 다이어트란?

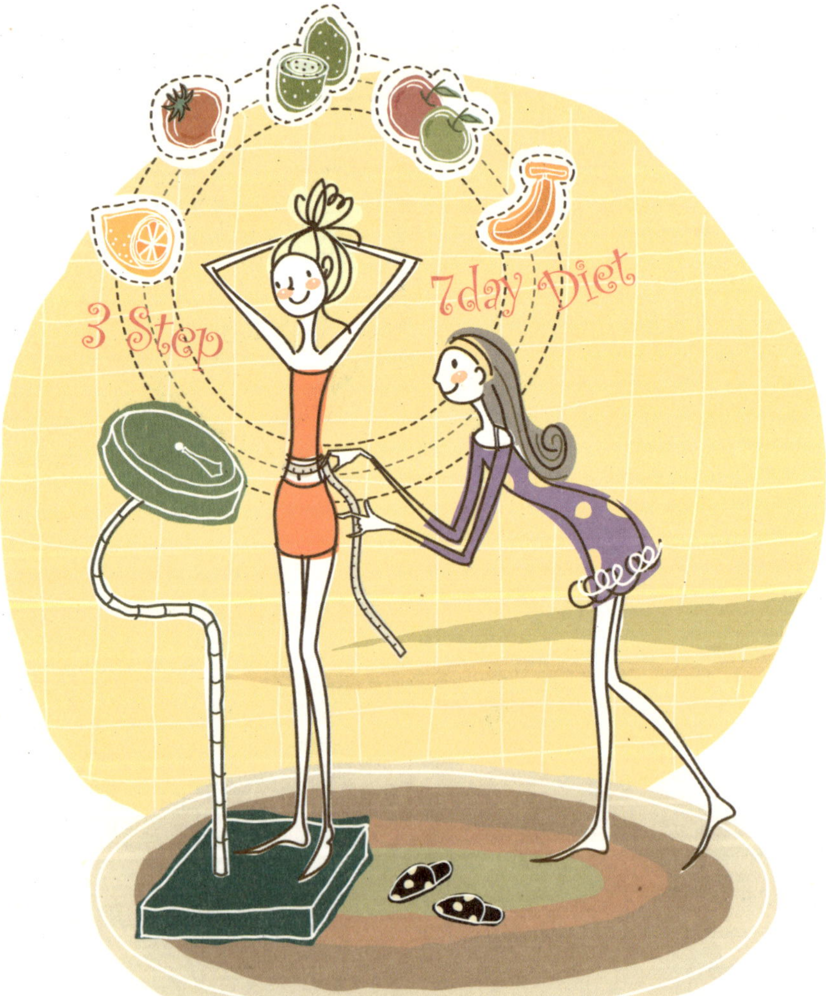

다이어트는 명확하고 간단하다!

살이 쪘다는 것은 곧 먹은 만큼 배출이 안 된다는 것입니다. 따라서 살을 빼려면 먹은 만큼 배출이 잘 되는 몸으로 만들면 됩니다.

건강은 명확하고 간단하다!

다이어트는 건강이란 말과 동일하게 생각해야 합니다. 먹은 만큼 배출이 되지 않으면 건강하지 않은 것이고, 먹은 만큼 배출되면 건강하다는 의미입니다. 내 몸이 건강하면 다이어트에 성공할 수 있습니다.

다이어트에 성공하는 최고의 비결은 내 몸을 건강하게 만드는 것!

내 몸을 건강하게 만들려면 우선 몸 안과 밖이 조화를 이루도록 하는 것이 중요합니다. 몸 안과 밖의 조화란 매일 실행하는 습관적 활동에 의해 몸의 밸런스를 유지하는 것입니다. 즉, 몸 안과 밖의 조화를 유지하는 습관적 활동이 다이어트 성공의 열쇠가 되는 것이지요. 추우면 추운 대로, 더우면 더운 대로, 힘들면 힘든 대로, 더러우면 더러운 대로, 몸의 항상성을 유지하면 되는 것입니다.

몸의 항상성을 유지하는 데 꼭 필요한 것은 꾸준한 운동습관과 좋은 식습관, 긍정적 마인드입니다. 이것은 누구나 잘 아는 내용이지만 실천하기가 결코 쉽지만은 않습니다. 결단력이 필요합니다. 앞으로 당신이 알게 될 3단계 7일 다이어트의 원리를 숙지하고 실천한다면 반드시 원하는 만큼 체중 감량에 성공할 수 있을 것입니다. 단, 반드시 규칙적으로 실천해야 한다는 사실을 기억하기 바랍니다.

몸속에 독소와 노폐물을 쌓아두면 됩니다.

몸의 신진대사를 떨어뜨려 몸을 무겁게 만들면 됩니다.

꼭 필요한 영양소를 음식으로 섭취하지 않거나 영양 불균형을 초래하는 편식으로 내 몸이 에너지를 사용하기 어렵게 만들면 됩니다.

불규칙적인 식사 시간을 유지하면 됩니다. 늦은 밤에 야식과 간식을 배부르게 먹으면 됩니다.

몸속 독소와 노폐물을 비워내면 됩니다.

몸의 신진대사를 촉진시켜 머리부터 발끝까지 순환시키면 됩니다.

내 몸에 필요한 영양소를 골고루 섭취해 충분한 에너지를 공급하면 됩니다.

내 몸을 건강하게 만드는 습관적 활동을 실행하면 됩니다.

참 쉽게 비교가 되죠?

방울토마토만 먹으면 살은 빠질 수 있습니다. 더 간단한 방법은 굶으면 됩니다. 하지만 몸은 살기 위해 스스로를 조절하려 애씁니다. 그런데 몸의 조절장치가 고장 나면 여러 가지 질병이 발생하게 됩니다. 살이 찌는 것도 그러한 현상의 하나입니다. 결국 건강을 해치지 않는 것이 다이어트의 전제조건이 되어야 하며, 내 몸이 건강해지면 다이어트에 성공할 수 있습니다.

앞으로 당신이 이해해야 할 '공→류→보=감'의 의미는 바로 당신의 몸을 건강하게 만드는 3단계 7일 다이어트의 원리입니다. 또한 일상에서 요요를 방지하는 다이어트의 완성과 유지 방법입니다.

1단계는 내 몸에 쌓인 나쁜 것을 비우는 것!

공空은 '비운다'는 뜻입니다. 날마다 음식을 먹으면 몸에 노폐물이 쌓이고, 호흡을 하는 매 순간마다 우리 몸에는 환경 독소들이 쌓이게 됩니다. 또 매일 이런저런 일들로 스트레스가 쌓이고, 남는 에너지는 체지방으로 축적됩니다. 내 몸에 쌓인 이 모든 것들을 비워내야 합니다. 비우지 않고는 살을 뺄 수 없습니다. 땀으로, 대변으로, 소변으로 배출해서 비우세요. 집 안을 깨끗이 하려면 청소를 해야 하듯이 내 몸을 비워 최적의 시스템으로 만들어야 합니다. 비우는 것이 가장 먼저입니다.

2단계는 머리끝에서 발끝까지 온몸이 막힘없이 순환하는 것!

류流는 '흐른다'는 뜻입니다. 몸은 항상 에너지를 만들고 그 에너지를 사용해 활동을 합니다. 이것을 '신진대사'라고 합니다. 신진대사에 문제가 생기면 에너지 효율이 떨어지고 정체되어 몸이 무거워지며, 결국 체질이 변하게 됩니다. 그러므로 순환이 잘 되지 않으면 살을 뺄 수 없습니다.

머리끝에서 발끝까지 온몸이 막힘없이 순환해야 합니다. 청소를 할 때 먼저 창문을 열어 온 집안을 신선한 공기로 환기하듯 봄의 기혈(氣血 : 위, 대장 등 몸속 기관에 에너지를 공급하는 에너지원을 지칭하는 한의학 용어)이 정체 되지 않고 잘 흐르게 해야 합니다.

3단계는 필요한 영양소로 새로운 에너지를 제대로 충전하는 것!

보補는 '필요한 것을 채운다'는 의미입니다. 날마다 활동할 에너지를 얻기 기 위해서는 반드시 음식을 통해 필요한 영양소를 섭취해야 합니다. 이때 식사를 통해 꼭 필요한 영양소를 골고루 섭취해야 합니다. 필요한 영양소

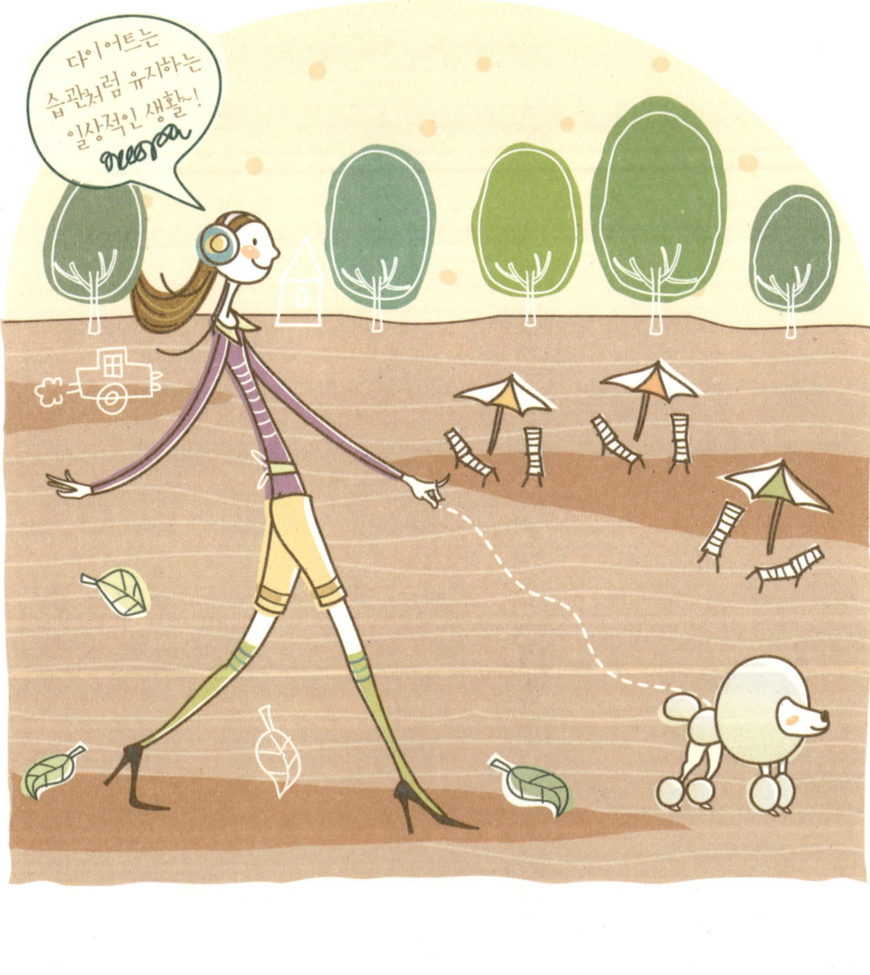

다이어트는
습관처럼 유지하는
일상적인 생활~!

를 충분히 흡수하지 못하면 내 몸이 무슨 힘으로 비워내고 순환시킬 수 있을까요? 먹지 않고는 살을 뺄 수 없는 것입니다.

내 몸에 필요한 영양소를 제대로 섭취하지 않으면 결국 그 자리를 불필요한 영양소가 차지하게 됩니다. 이것이 과식과 폭식으로 이어지는 원인입니다. 아침을 굶는 것 자체가 과식과 폭식의 습관을 만들게 됩니다.

몸은 참 정직합니다. 굶었다가 과식과 폭식을 하게 되면 몸의 기관들은 할 일이 없어 쉬고 있다가 갑자기 많은 양의 일을 하게 됩니다. 이런 식의 패턴이 반복되면 몸의 기관들은 정상적인 활동 시스템을 망각하고 혼동을 일으키게 됩니다.

'뭐야, 한꺼번에 일을 시키고……. 어차피 조금 있으면 할 일이 없어지니까 그때 하지 뭐. 아니 내일 할까?' 생각해 보세요. 굶었다가 폭식하는 습관이 반복되는 한 명령체계가 고장 난 당신의 뇌는 아무 때나 배가 고프니까 또 먹으라고 강요할지도 모릅니다. 뇌는 몸의 기관들에게 일감을 나눠주는 것이 자신의 일이기 때문입니다.

청소는 먼지를 털고 나서 쓸고 닦은 다음 어질러진 물건을 다시 정리해야 비로소 끝이 납니다. 즉, 물건이 있어야 할 곳에 정리정돈을 하듯이 내 몸도 마찬가지로 먼저 비우고 대사의 흐름을 원활하게 한 후 필요한 에너지를 다시 보충해 주어야 합니다.

감減은 '가볍게 한다'는 뜻입니다. 단순히 굶거나 식사량을 줄여 가볍게 하는 것이 아니라, 몸이 필요로 하는 양 만큼 먹어 에너지로 사용하면서 몸을 가볍게 만드는 것입니다. 만일 내 몸이 활동하는 이상으로 음식을 섭취하면 넘치는 양 만큼 몸에 축적됩니다. 당연한 진리입니다. 그래서 몸은 정직한 것입니다. 섭취하는 음식의 칼로리는 과하지도 부족하지도 않게 하루 1500칼로리를 유지하면 좋습니다. 그러나 활동량이 많다면 그만큼 더 먹어 에너지로 사용하면 됩니다.

그러므로 날마다 내 몸에 맞지 않게 많이 먹거나 영양소는 적고 칼로리만 높은 나쁜 음식을 먹어서는 살을 뺄 수가 없겠죠? 내 몸은 정직하다고 했습니다. 몸이 필요로 하는 적절한 양과 영양소를 섭취하면 내 몸은 최적의 상태가 됩니다.

내 몸에 맞지 않는 식습관은 마치 청소와 정리정돈을 하지 않은 집에 계속해서 새로운 가구와 물건을 가져다 쌓아두는 것과 같습니다. 일부러 내 위장의 용량을 크게 키우지 않기를 바랍니다. 먹는 양은 내 몸이 쓸 수 있는 만큼이면 충분하다는 사실을 꼭 잊지 마세요.

오랫동안 먼지가 잔뜩 쌓이고 어질러진 물건들이 방치되어 있으면 청소할 때 정말 힘들게 치워야 합니다. 시간도 많이 걸립니다. 아무리 새것을 사다가 집을 꾸민다고 해도 달라질 것은 없습니다. 반면에 매일 꾸준히 집 안을 잘 정리하면 그렇게 힘들이지 않고 빠른 시간에 집이 깔끔해집니다. 깔끔한 집은 어느 곳에 새 가구를 놓아야 어울리는지, 또 필요한 물건이 무엇인지 쉽게 파악됩니다. 내 몸도 마찬가지입니다. 규칙적으로 매일 꾸준하게 관리를 잘하면 내 몸은 늘 가벼운 상태가 됩니다. 알맞게 먹고, 시원하게 비우고, 기분 좋게 활동하면 됩니다.

공→류→보=감의 4가지 원리를 이해했나요?

다이어트의 원리를 충분히 이해한 다음 몸에 습관처럼 배게 하여 일상생활을 영위하도록 하세요. 꾸준한 운동습관, 좋은 식습관, 긍정적 마인드가 어느 하나 빠짐없이 습관처럼 몸에 배도록 매일 실행하면 됩니다. 그러면 내 몸이 건강해집니다.

이제 내 몸에 맞는 일상의 습관을 만들고 싶어졌나요? 그렇다면 스트레스 받으면서 1년 내내 다이어트와의 전쟁을 하지 않아도 됩니다. 그리고 내 몸을 망치는 지옥의 다이어트 방법들을 떠올리지 않아도 됩니다. 이제부터는 영리하게 내 몸을 디자인하세요. 매일, 건강하게 내 몸을 유지하고 관리하는 것만이 극심한 다이어트의 스트레스에서 벗어날 수 있는 유일한 방법입니다.

매일 관리하는 것이 귀찮거나 계속하기 힘들까 봐 걱정된다고요? 1년에 한 번 대청소를 하는 것은 힘들고 시간이 오래 걸리지만, 매일 정리정돈을 잘 해두면 적은 힘으로 쉽게 깔끔한 집을 유지할 수 있다고 했지요? 내 몸을 청소하는 다이어트에도 이와 같은 이치를 적용하면 어렵지 않게 성공하고 유지할 수 있습니다.

지금까지 수많은 다이어트 방법들이 세상에 쏟아져 나왔습니다. 어떤 사람은 그 방법대로 따라 해서 성공한 반면, 또 어떤 사람은 실패를 합니다. 아마도 성공한 사람보다 실패한 사람이 더 많을 것입니다. 늘 소수의 성공 사례가 부각되기 마련이니까요.

왜 그럴까요?

그 이유는 다이어트의 방법만 있지 원리가 빠졌기 때문입니다. 즉, 가장 기본이 되고 우선시해야 하는 다이어트의 원리가 없었습니다. 다이어트는 분명한 원리가 있고 그것을 이해한 다음 실천해야 성공 확률을 높일 수 있습니다. 그래야 한 번 성공한 다이어트를 계속 유지하기에도 용이합니다.

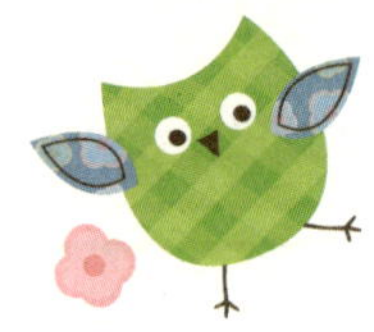

다이어트는 시즌 행사가 아닙니다.
다이어트는 숙제가 아닙니다.
다이어트는 특별활동이 아닙니다.

내 몸의 건강지수를 높이는 것이 다이어트입니다.
그러므로 다이어트는 습관처럼 유지하는
일상적인 생활이라고 생각하면 됩니다.

" 3단계 7일 다이어트 프로그램은 내 몸의 건강지수를 높이는 실용 프로그램입니다. 7일 다이어트의 원리를 이해한 다음 식단과 운동법을 7일씩 단계별로 실행하면 됩니다. 처음 7일 다이어트를 시작하기 전 현재의 몸무게를 측정합니다. 그런 다음 단계별로 완료 시 체중 점검을 하면 됩니다. 가장 좋은 것은 기초적인 건강검진을 통해 몸무게 측정뿐 아니라 공복 시 혈당 수치, 총 콜레스테롤 수치, 좋은 콜레스테롤 수치, 중성 지방 수치, 혈압 수치를 파악한 후 시작하는 것입니다.

처음 1단계가 지나면 몸에 상쾌해지는 것을 실감하게 될 것입니다. 그리고 줄어든 체중으로 동기부여가 되어 2단계부터는 더욱 신나게 실행할 수 있습니다. 3단계는 일상으로 돌아가서도 내 몸이 잘 적응할 수 있도록 도와줍니다. 여기서 중요한 것은 실행하는 횟수입니다. 몸 상태에 따라 반복 횟수를 조절하도록 합니다. 1단계는 1~3회를 반복하고, 2단계는 1~2회, 3단계는 1회만 실행하면 됩니다. 마지막으로 내 몸의 완성과 일상에서의 유지를 위해 1:1:2 균형 식단과 1달 운동 프로그램을 꾸준히 실천하면 됩니다. "

내 몸 점검하기!

다음의 질문을 읽고 '예'라고 생각하면 □에 ✔라고 표기하면 됩니다.
'아니오'일 경우에는 체크하지 않아도 됩니다.

❶ 아침에 일어나면 미지근한 물을 1컵 이상 꿀꺽꿀꺽 시원하게 마신다. □

❷ 음식을 먹을 때 천천히 꼭꼭 씹어 먹는 편이다. □

❸ 입 냄새가 심하게 나지 않는 편이다. □

❹ 아침 식사는 꼭 챙겨 먹는다. □

❺ 신선한 과일을 다양하게 먹는 편이다. □

❻ 아침, 점심, 저녁 식사 중 어느 한 끼라도 바나나만을 여러 개 먹지 않는다. □

❼ 정제된 백밀가루로 만든 음식은 별로 좋아하지 않는다. □

❽ 정제된 백밀가루로 만든 비스킷과 빵을 하루에 2회 이상 먹지 않는다. □

❾ 평소 속이 쓰리거나 메스껍지 않고 잘 체하지도 않는다. □

❿ 음식을 섭취한 직후 배가 빵빵해지는 복부 팽만감을 느낀 적이 없다. □

⓫ 설사와 변비를 반복하지 않고 규칙적으로 대변을 본다. □

⓬ 밥을 먹은 후에 별로 졸리지 않는다. □

⓭ 트림과 방귀를 자주 하지 않는다. □

⓮ 얼굴과 몸에 뾰루지나 여드름 같은 염증이 잘 생기지 않는다. □

⓯ 항생제와 항염제를 자주 복용하지 않는다. □

⓰ 항생제와 항염제를 복용했을 때에는 꼭 생균제(Probiotics) 식품을 챙겨 먹는다. □

⓱ 매일 생균제 식품 1가지를 꼭 챙겨 먹는 편이다. □

⓲ 매일 카페인이 함유된 커피나 녹차, 홍차 등을 많이 마시지 않는다. □

⓳ 집에서 자주 혼자 술을 마시거나 술자리를 갖지 않는다. □

❷⓿ 설탕이 많이 들어간 시리얼과 간식, 반찬 등의 식품을 먹지 않는 편이다. ☐

❷❶ 씨앗류와 견과류를 간식과 음식으로 매일 꾸준히 먹는다. ☐

❷❷ 운동은 꾸준하게 적절한 시간 동안 한다. ☐

❷❸ 즐겁게 지내려고 노력하는 편이다. ☐

❷❹ 닭가슴살 등 동물성 단백질을 먹을 때에는 꼭 현미밥을 함께 먹는다. ☐

❷❺ 녹황색 채소, 뿌리채소, 십자화과 채소(양배추, 브로콜리 등) 등 다양한 채소를 골고루 먹는 편이다. ☐

❷❻ 평소 나트륨 섭취를 줄이고자 저염식을 실천하는 편이다. ☐

❷❼ 마인드 컨트롤을 잘하는 편이다. ☐

❷❽ 외식과 기름에 튀긴 음식을 즐기지 않는 편이다. ☐

❷❾ 음식을 보다 건강하게 먹기 위해 건강한 조리법을 실행하고 있다. ☐

❸⓿ 잠을 충분히 편안하게 잔다. ☐

'예'라고 체크한 항목의 점수는 각 1점씩입니다. 모두 합산한 점수를 확인한 후 현재 내 몸의 상태를 점검하도록 합니다.

♥ 22~30점인 나는? 건강한 상태입니다. 현재 내게 필요한 것이 무엇인지 누구보다 잘 알고 있습니다. 그것만 주이하면 됩니다. 7일 다이어트 프로그램을 통해 현재의 나를 점검하는 계기가 될 것입니다. 또 원하는 만큼 목표를 달성할 수 있습니다.

♥ 15~21점인 나는? 비교적 건강한 상태입니다. 현재의 내 모습을 냉철하게 판단하고 좀 더 영리하게 내 몸을 관리해야 합니다. 7일 다이어트 프로그램은 좋은 동기부여가 될 것입니다. 자신의 약점을 파악한 만큼 꾸준함을 보여야 목표를 달성할 수 있습니다.

♥ 8~14점인 나는? 현재는 다소 위험한 상태이나 얼마든지 건강한 몸으로 만들 수 있습니다. '뭐 어때, 괜찮아' 식의 기분파이거나 다소 우유부단한 성격으로 이래도 좋고 저래도 좋은 당신은 꾸준함이 부족한 용두사미형입니다. 7일 다이어트 프로그램을 딱 7일만 실행해 보면 당신에게 꼭 필요하다는 것을 알게 될 것입니다.

♥ 0~7점인 나는? 매우 위험한 상태입니다. 현실을 직시하고 7일 다이어트 프로그램을 통해 건강한 몸부터 만들어야 합니다. 다소 결단력이 필요하지만 반드시 자신을 믿고 7일씩 실행하기를 바랍니다.

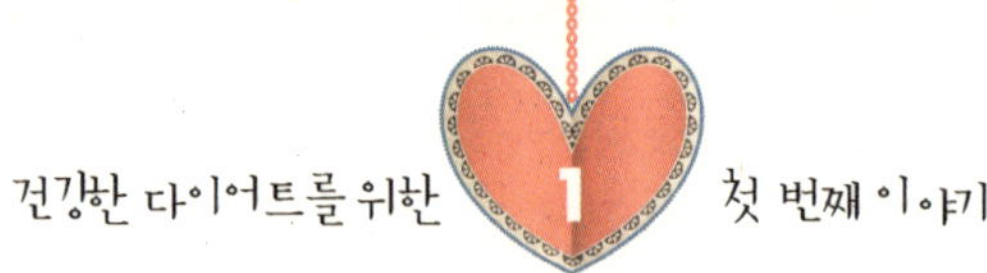

다이어트, 스트레스 받고 있니?

스트레스는 호르몬과 자율신경의 균형을 깨뜨려
혈액 속에 나쁜 콜레스테롤을 증가시킵니다.
과도한 스트레스가 지속되면 다이어트에 실패하기 쉽습니다.

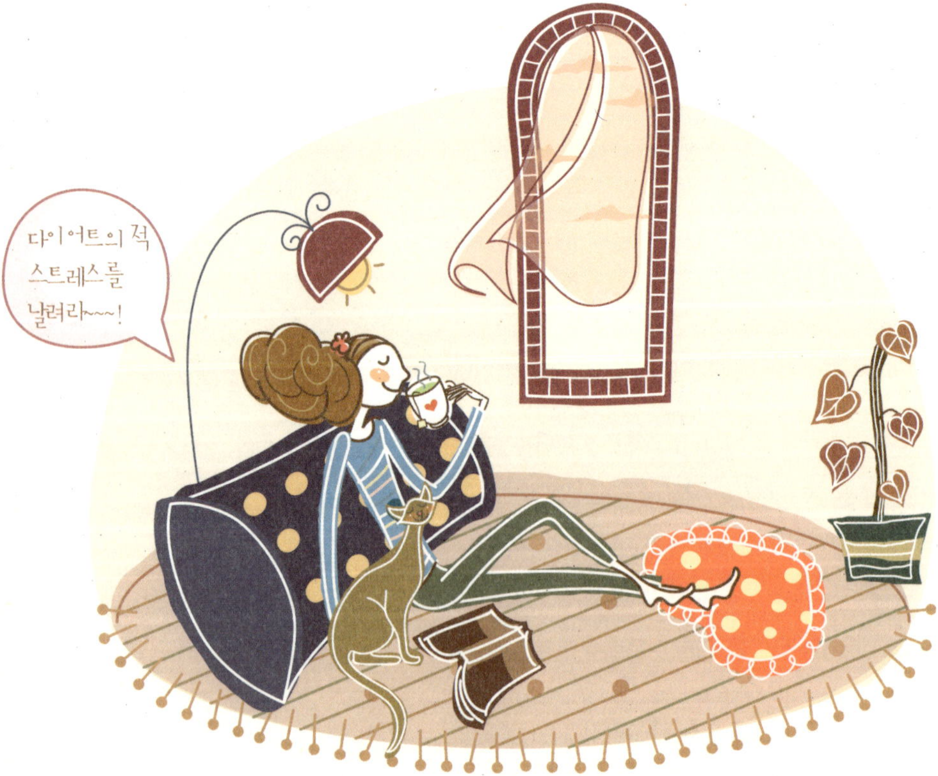

우리나라 사람들이 자주 사용하는 외래어 중 1위가 스트레스(Stress)라고 합니다. 스트레스를 받으면 몸은 심리적, 신체적으로 긴장을 하게 됩니다. 특히 스트레스를 받는 순간 뇌는 일종의 방어기재를 작동해 각종 호르몬과 신경전달물질의 분비를 촉진합니다. 결국 스트레스를 받으면 호르몬과 자율신경의 균형이 깨지면서 몸의 모든 기관들이 평소와는 다른 행동을 하게 됩니다. 그것은 내 몸을 보호하고 위험에 대처해 싸우기 위한 현상입니다.

스트레스를 받으면 먼저 근육, 뇌, 심장에 더 많은 혈액을 보낼 수 있도록 맥박과 혈압이 증가합니다. 또 더 많은 산소를 얻기 위해 호흡이 빨라집니다. 빠른 상황 판단과 행동을 위해 근육은 긴장하고 감각기관은 더욱 예민해집니다. 또 추가로 에너지를 사용하기 위해 혈액 중에 있는 당·지방·콜레스테롤의 양이 증가합니다.

이렇듯 몸은 참 정직합니다. 어떠한 영향에도 즉각적인 대처가 따르니 말입니다. 만일 일시적인 것이 아니라 장기적으로 오랫동안 스트레스가 지속된다면 맥박, 혈압, 호흡 등은 평소보다 늘 빠른 상태가 될 수밖에 없습니다. 이런 비정상적인 상태가 지속된다면 다양한 질병에 걸리는 원인이 될 수밖에 없습니다.

스트레스로 인해 호르몬 분비가 증가하면 몸의 면역체계는 균형이 깨지게 됩니다. 그 결과 몸은 외부 침입자와 싸울 전투력이 약화됩니다. 어느 연구결과에 의하면 스트레스가 예방접종의 효과를 줄인다고 합니다. 스트레스를 받지 않은 사람들과 비교하면 면역 반응이 훨씬 약하게 나타났다고 합니다.

이렇듯 스트레스는 호르몬과 연관이 있습니다. 그래서 호르몬으로 인해 몸이 평소와 다른 반응을 하게 되는 것입니다. 간략하나마 스트레스와 연관된 호르몬 3가지를 알고 있으면 다이어트에 도움이 될 것입니다.

★ 아드레날린 : 간장과 근육에 저장된 글리코겐을 포도당으로 분해해 긴장 상태에 있는 몸에 에너지원을 공급한다. 긴장 상태가 끝나면 급격한 피로감을 준다.

★ 노르아드레날린 : 스트레스 호르몬. 활성산소를 유발, 피부가 거칠어지는 등 노화를 촉진하고 면역력을 떨어뜨린다.

★ 코티졸 : 단백질과 지방을 당으로 분해해 혈당량을 더욱 증가시킨다. 소화력이 떨어지고 위장장애가 생긴다.

몸이 스트레스를 기억한다고요?

스트레스를 받으면 이상 3가지 호르몬의 작용으로 인해 몸에 좋지 않은 증상들이 나타나게 됩니다. 스트레스가 반복되거나 장시간 지속된다면 몸은 스트레스를 받았을 때의 상태를 일상적으로 기억할 수밖에 없습니다. 그래서 활성산소를 유발하고 혈당, 소화력, 에너지대사에 문제가 발생하는 것입니다. 이러한 요소들은 다이어트에도 많은 영향을 줍니다. 좋은 음식을 먹어도 소화력이 떨어져 필요한 영양을 제대로 흡수하지 못하고, 혈당량이 증가해 몸은 평소와 달리 과도한 당분을 필요로 하게 됩니다. 또 급격한 에너지대사로 인해 피로감이 몰려오면 음식을 통해 지속적으로 에너지를 보충하려는 욕구가 강해져 과식을 유발하고, 몸 안에는 활성산소가 많이 발생해 몸의 각 세포들이 망가지게 됩니다.

그렇다면 스트레스 호르몬이 다이어트를 어떻게 방해하는지 좀 더 구체적으로 살펴볼까요?

스트레스를 받으면 우리 몸은 각종 호르몬과 신경전달물질의 분비를 촉진하고, 그 결과 호르몬과 자율신경의 균형이 깨진다고 했습니다. 이것이 스트레스의 결과 우리 몸에 나타나는 핵심 반응입니다.

스트레스를 받으면 스트레스를 해소하기 위해 일정한 에너지가 필요합니다. 이때 스트레스 호르몬은 필요 이상으로 발생한 에너지를 몸에 축적하는 역할을 합니다. 이 과정에서 과도하게 발생한 에너지는 지방의 형태로 몸에 저장되는데, 스트레스가 지속될수록 지방이 몸에 자꾸 축적되는 악순환에 빠지게 됩니다. 스트레스를 받은 사람은 똑같은 양의 식사를 해도 이런 식으로 살이 더 찌게 되는 것입니다.

특히 스트레스 호르몬인 코티졸은 식욕을 증가시키는 반면에 대사율을 떨어뜨려 체중 증가의 직접적인 원인이 됩니다. 복부 지방세포에는 코티졸 수용체가 특히 많아 지방이 축적되기 쉽습니다. 결국 스트레스가 많을수록

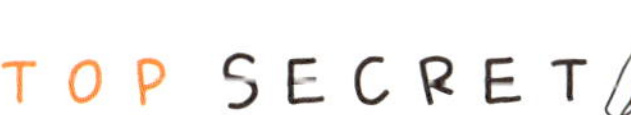

• **식욕 증가** • 스트레스 호르몬은 몸의 긴장 상태를 해소하기 위해 일시적으로 식욕을 떨어뜨리고 에너지 소모를 증가시킨다. 그러나 스트레스가 지속되거나 반복되면 자신의 의지와는 상관없이 우리 몸은 음식을 더 많이 받아들이려는 욕구가 강해진다.

그 이유는 간단하다. 몸이 스트레스에 대처했던 기억을 잊지 않고 있기 때문에 위험에 대비해 계속 뭔가를 해야 한다고 착각하는 것이다. 그래서 몸은 계속해서 에너지원이 필요하다고 착각한다. 즉, 긴장 상태를 해소하는 데 필요한 에너지원을 더 보충하려고 하는 것이다. 단 음식이 당길 때가 별로 없다가도 한 번 습관이 되면 지속적으로 단맛을 갈구하는 것도 마찬가지다.

스트레스를 받은 몸이 빠르게 위험에 대처하는 것은 지극히 정상적인 행위이다. 그러나 이것이 지속되거나 반복되면 몸은 혼동을 일으킬 수밖에 없게 된다.

아랫배가 두툼해지고 복부비만이 심해지게 됩니다.

또한 스트레스가 쌓여 정신적으로 불안해지면 음식을 통해 대리만족을 얻으려는 경향이 강해집니다. 스트레스를 받았을 때 폭식을 하면 기분이 나아진 것처럼 느끼는 것은 바로 이러한 심리 때문입니다.

스트레스를 받으면 육체적으로도 췌장이 자극을 받아 인슐린 분비가 늘어납니다. 인슐린은 몸의 혈당을 조절하는 역할을 하는 호르몬입니다. 인슐린은 근육과 조직에 당을 운반하는데 다량의 인슐린이 몸속의 당을 모자라게 하니 자꾸 먹을 게 당길 수밖에 없는 것입니다.

스트레스가 장기간 지속되거나 반복되면 신진대사가 원활하게 이루어지지 않습니다. 결국 식욕을 조절하는 능력이 제 기능을 발휘하지 못하게 되어 폭식과 과식을 유발하고 쉽게 살이 찌게 됩니다. 스트레스 호르몬에 의한 지방의 축적이 좀 더 직접적인 체중 증가의 원인이지만, 스트레스로 인한 자기 조절 능력의 고장도 살이 찌는 원인이 될 수 있습니다. 우리 몸은 자기 조절 능력이란 것이 있어 어떤 변화에 대해 적절하게 반응하도록 설계되어 있습니다. 단순히 한두 번의 과식으로 쉽게 살이 찌거나 갑자기 체형이 확 변하지는 않습니다. 하지만 과도한 스트레스는 자기 조절 능력을 손상시켜 본래의 역할을 제대로 수행하지 못하게 만듭니다.

예를 들어 스트레스를 받으면 혈관은 수축을 하게 됩니다. 혈관이 좁아지면 당연히 혈액순환에도 문제가 생깁니다. 이러한 혈액순환장애는 지방을 근육에 달라붙게 해 살이 잘 빠지지 않게 만듭니다. 이런 이유로 스트레스로 살이 찐 경우 감량이 더욱 힘들어지는 것입니다.

이런 사실을 알고도 스트레스를 받고 싶나요? 그런 사람은 아무도 없을 것입니다. 다이어트, 다이어트, 다이어트를 일 년 내내 부르짖는 것은 그 자체로 스트레스를 받는 일입니다. 365일 다이어트를 부르짖기 전에 내 몸에 대해 기본 정보를 알고 건강해지려는 노력을 한다면 몸은 스스로 보상을 하게 되어 있습니다.

어떤 사람들은 적당한 스트레스가 좋은 자극을 줄 수도 있다고 말합니다. 또 어떤 사람들은 스트레스가 몸의 항상성을 파괴하여 위험한 질병의 원인이 된다고 주장합니다. 중요한 것은 되도록 내 몸이 스트레스를 기억하지 않도록 유도하는 것입니다.

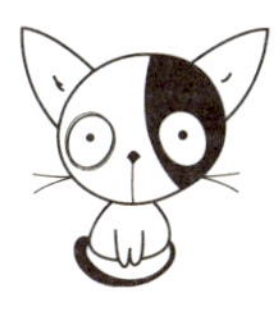

스트레스를 받고 싶다면 이렇게 하라!

살을 빼야 한다는 과도한 집착을 일 년 내내 갖고 있으면 됩니다.

몸무게 숫자에 웃었다 울었다 하기를 반복하면 됩니다.

사람들의 평가에 아주 많이 신경을 쓰면 됩니다.

오늘은 많이 먹고 내일은 적게 먹어야 한다고 자신에게 숙제를 주면 됩니다.

자기비판을 많이 하면 됩니다.

모든 일에 욕심을 아주 많이 부리면 됩니다.

일어나지도 않은 상황을 미리 추측하고 늘 신경을 쓰면 됩니다.

물, 진짜 많이 마시고 있니?

물은 기본 영양소입니다.
물은 독소와 노폐물을 제거해 몸의 흐름을 좋게 합니다.

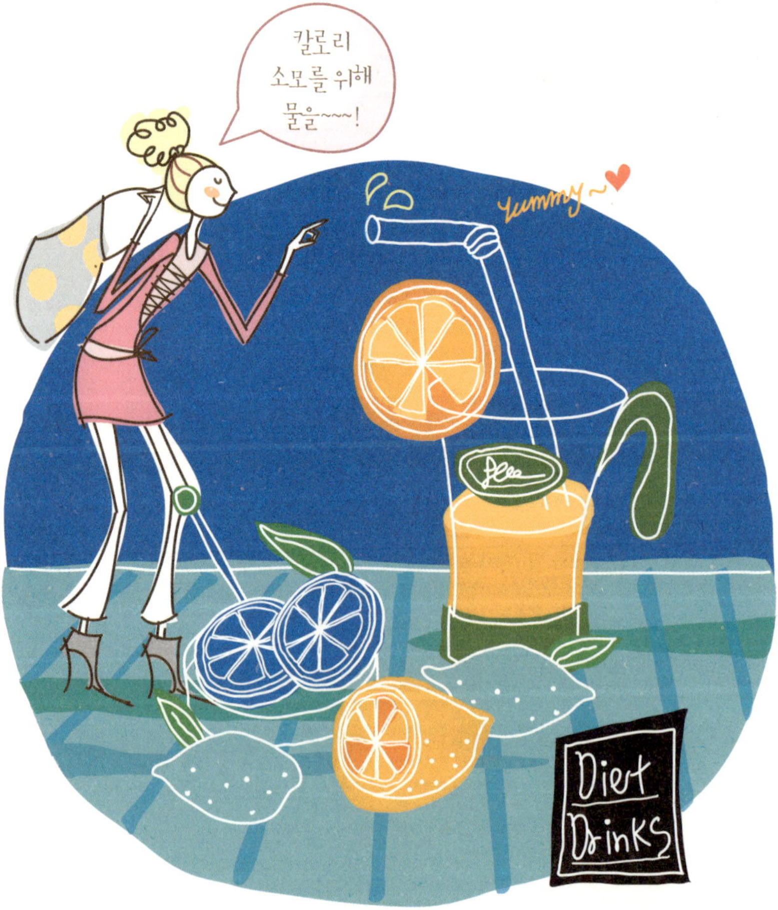

물, 얼마나 마시고 있나요?

물은 생명을 유지하는 데 가장 중요한 영양소이자 몸에서 가장 많은 비율을 차지하는 성분입니다. 몸의 구성요소 중 수분은 65~70% 정도로 매우 큰 비중을 차지합니다. 한마디로 우리 몸의 2/3 이상이 물이라고 할 수 있습니다. 특히 뇌는 약 85%가 물이고 근육은 75%, 심지어 뼈도 21%나 물로 이루어져 있습니다.

이렇게 중요한 물을 날마다 충분히 마시고 있나요?

물은 언제든지 자유롭게 마실 수 있지만 충분히 마시는 사람은 의외로 적습니다. 사람에게 필요한 물의 양은 하루 평균 1.5~2ℓ입니다. 그러니 하루에 마셔야 할 물의 양은 대략 8잔 이상인 셈입니다. 따라서 물을 꾸준히 마셔 몸이 필요로 하는 양만큼 수분을 보충해야 합니다. 만일 갈증이 심하게 날 때만 물을 마시면 이미 탈수 상태에 빠진 몸에 수분을 보충하는 것과 같은 꼴이 됩니다. 그것은 마치 바싹 말라가는 화초에 물을 주는 것과 같습니다. 화초가 싱싱하고 건강할 때 물을 주면 더욱 생생하고 예쁘게 잘 자라겠죠? 몸도 마찬가지입니다. 따라서 물은 갈증이 날 때만 마실 것이 아니라 주기적으로 섭취해 주는 것이 좋습니다.

★ 단기간에 나타나는 물 부족 증상은?

• 두통이 생긴다.

• 어지러움을 느낀다.

• 땀을 흘릴 수 없어 체온이 상승한다.

• 집중력, 정신적 능력이 감퇴한다.

- 신체의 기능이 저하된다.

- 배고픔을 느낀다.

- 피로감을 느낀다.

- 입, 눈, 피부의 표면이 건조해진다.

- 색과 냄새가 진한 소변을 보게 된다.

- 소화 기능이 저하되고 변비가 생긴다.

- 체중이 증가한다.

매일 섭취하는 음식을 통해 얻을 수 있는 수분은 몸이 필요로 하는 물의 양 중 약 19% 정도에 불과합니다. 음식 중에서는 신선한 과일과 채소로부터 가장 많은 수분을 흡수할 수 있지만, 몸이 필요로 하는 양에는 턱없이 부족합니다. 따라서 과일과 채소를 많이 먹어도 따로 물을 충분히 마셔야 하는 것입니다.

특히 설탕과 단백질 함량이 높은 음식을 많이 먹는 사람은 더욱 물을 많이 마셔야 합니다. 왜냐하면 몸에 남아도는 당을 희석하고, 혈액 내 아미노산 부산물을 분해하기 위해서는 더 많은 양의 물이 필요하기 때문입니다.

물을 마시는 방법이 중요할까요?

어떤 사람은 한꺼번에 물을 몇 잔씩 벌컥벌컥 마시는가 하면 어떤 사람은 고작 몇 모금 홀짝홀짝 마시는 데 그치기도 합니다. 물이 좋은 것은 알면서도 몸에서 받지 않는다고 생각하는 사람들이 종종 후자와 같은 행동을 보이곤 합니다.

이것은 잘못된 생각입니다. 물을 잘 마시지 못한다고 생각하는 사람의 생활 패턴을 들여다보면 생수 등의 순수한 물이 아닌 음료나 국물 음식, 커피와 차, 아이스크림 등을 즐겨 먹는 경우가 의외로 많습니다. 맹물이 아닌 단맛, 짠맛 등 맛이 나는 다른 형태로 수분을 보충하는 것입니다. 즉, 그 사람의 몸은 이미 그러한 수분 보충 방식에 길들여진 상태입니다. 그런데 이러한 수분 보충 방식을 유지하면 인체는 더 많은 물을 필요로 합니다. 몸 안에서 늘어난 당과 나트륨을 희석해야 하므로 그만큼 더 많은 물이 필요한 것은 당연합니다.

물을 조금씩 자주 마시면 한꺼번에 마실 때보다 몸은 훨씬 많은 수분을 보유합니다. 반면에 당분과 함께 물을 마시면 몸에서 수분을 보유하는 능력이 떨어집니다. 즉, 단맛이 나는 음료, 카페인이 함유된 차나 커피를 자주 마실수록 물을 마시는 올바른 습관으로부터 멀어지게 되는 것입니다.

TOP SECRET

• 물과 칼로리 • 아침에 눈을 뜨자마자 신선한 물을 한 잔 마시는 습관을 들여야 한다. 신선한 물 한 잔에 레몬 1/2개의 즙을 넣어 마셔도 좋다. 그런 다음 잠자리에 들기 전까지 하루에 물 7잔을 더 마셔야 한다.

몸속에 수분이 부족하면 칼로리가 연소되는 속도가 떨어지고, 영양분을 제대로 흡수하지 못한다. 건강의 시작은 소화와 흡수에서 시작한다. 따라서 하루 마셔야 할 물의 횟수를 8회로 정해 아침부터 꾸준히 수분을 섭취하도록 한다.

갈증을 느낄 때는 이미 몸의 수분이 매우 부족한 상태이므로 조금씩 꾸준히 물을 마셔 내 몸의 수분을 지속적으로 보충하는 것이 중요하다. 수분을 보충할 때는 카페인이 없고 달지 않은 음료를 마시는 게 여러 모로 좋다. 가장 좋은 선택은 순수한 물을 마시는 것이다.

그렇다고 해서 실제로 마신 카페인 음료에 들어 있는 물의 양보다 더 많은 양의 수분을 잃는 것은 아닙니다. 하지만 수분을 보충할 때는 카페인이 없고 달지 않은 순수한 물을 마시는 것이 좋습니다.

그러니 이제 '나는 물을 잘 못 마시겠어'라는 생각을 버리기 바랍니다. 조금씩 자주 먹을 수 있는 양만큼 마시면 됩니다.

물을 자주 마시면 다이어트에 정말 좋을까요?

물은 몸에 쌓인 독소와 노폐물을 배출하고 피를 맑게 합니다. 즉, 몸의 흐름을 좋게 만듭니다. 또 섭취한 영양소를 체내 곳곳으로 운반하고 몸이 영양분을 잘 흡수하도록 도와줍니다.

특히 물은 음식의 소화와 흡수에 많은 도움을 주는데, 밥 먹을 때 물을 마시면 소화가 잘 되지 않는다는 말은 잘못된 상식입니다. 이것은 음식을 꼭꼭 씹어 먹지 않는 사람에게 유익한 조언을 하기 위해 생긴 말이지, 물이 소화 기능에 도움이 되지 않아 나온 말이 결코 아닙니다. 사실 몸의 생화학 반응은 모두 물이 좌우합니다. 소화액은 대부분 물이 주성분인데 우리 몸은 매일 소화관으로 소화액을 10ℓ씩 분비합니다. 이 중 대부분은 몸에 다시 흡수됩니다.

물 마시는 습관이 음식 섭취량에 영향을 미치는 것은 사실입니다. 물을 조금씩 자주 마시는 사람은 배고픔을 덜 느낍니다. 실제로는 목이 말라 갈증을 느끼는 것인데 배가 고프다고 착각하는 경우가 종종 있습니다. 이렇게 되면 뭔가 부족하다는 느낌을 채우기 위해 물을 마시는 대신 음식을 먹게 됩니다. 이와는 반대로 식사 시 물을 조금씩 함께 마시거나, 채소와 과일처럼 수분이 풍부한 음식을 많이 먹으면 식사량은 눈에 띄게 줄어듭니다.

결국 물 마시는 습관이 음식 섭취량에 영향을 미치고 다이어트에도 도움이 되는 것입니다.

무엇보다 물은 혈액순환을 돕고 노폐물과 독소를 배출하는 등 신진대사를 활발하게 해서 그 자체로 체중 감소에 도움을 줍니다. 또한 변비에 효과가 있으며, 포만감을 유도하는 데도 좋습니다. 그러므로 물을 충분히 마시는 것이 좋겠죠~!

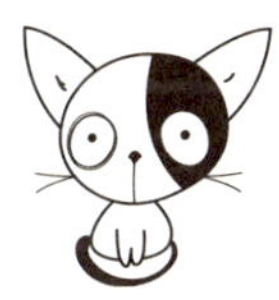

물은 이렇게 마셔라!

매일 약 2ℓ에 해당하는 물 8잔을 마시도록 권장합니다.

아침에 일어나면 먼저 신선한 물 한 잔을 시원하게 마십니다.

주기적으로 물을 마시는 데 익숙지 않으면 매일 마시는 건강 음료 중 한 잔을 물로 바꾸고, 일주일이 지날 때마다 섭취량을 늘립니다.

카페에서 커피나 차를 주문할 때 함께 마실 물을 한 잔 더 달라고 요청합니다.

식사하기 전에 물을 한 잔 마십니다.

레몬, 생강, 연근, 우엉을 우린 물을 2~3잔 정도 마십니다.

집에서 나올 때 항상 정수한 물 1병을 가지고 나옵니다.

운동 중에는 15분 간격으로 물을 마십니다.

술을 꼭 마셔야 할 때는 항상 물과 함께 마십니다.

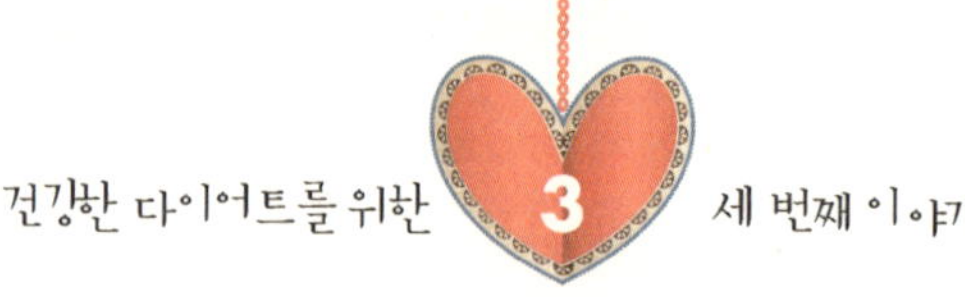

뱃속에 유익한 균이 얼마나 있니?

살이 찌는 중요한 원인 중 하나는 바로
소화와 흡수가 제대로 이뤄지지 않는 것입니다.
이로운 박테리아로 장속의 세균 균형을 바로잡으면
소화와 흡수 기능을 원활하게 유지할 수 있습니다.

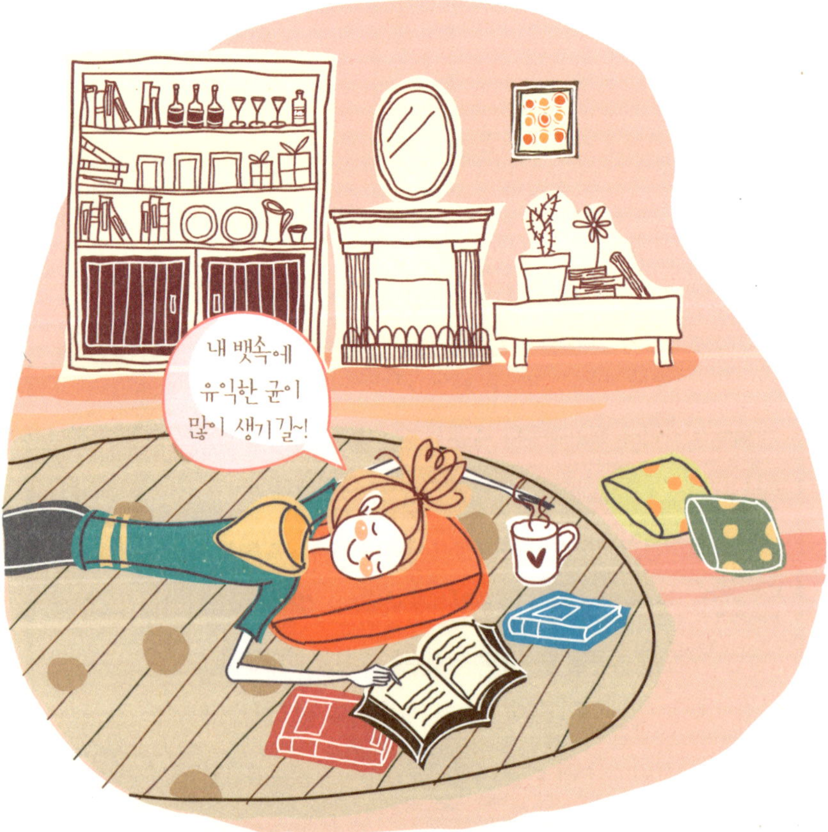

내가 먹은 음식은 얼마나 많이 소화관을 따라 지나갈까요?

평생 동안 약 100톤 정도의 음식물이 소화관을 지난다고 합니다. 이처럼 방대한 양의 음식물을 분해하기 위해 우리 몸의 소화기관은 평생 동안 약 30만 리터의 소화액을 만들어낸다고 합니다. 실로 어마어마한 양입니다.

이에 비해 소화관의 두께는 굉장히 얇습니다. 종이 1장보다 얇은 4분의 1 두께에 불과해 잘못된 음식을 섭취하면 쉽게 손상되기도 합니다. 그러나 놀랍게도 장벽을 형성하는 수십 억 개의 세포는 대부분 4일마다 새것으로 교체됩니다. 몸이 건강한 상태를 유지하는 데 필요한 영양소는 모두 이 소화관을 통해 흡수한 음식물로부터 얻게 됩니다. 그러니 장벽이 4일마다 새것으로 교체되지 않으면 안 되겠죠?

장이 건강하지 않으면 어떤 일이 일어날까요?

대부분 소화를 대수롭지 않게 생각하는 것은 어쨌거나 결국에는 소화가 되기 때문입니다. 하지만 얼마나 효과적으로 음식물을 소화하느냐는 생각보다 중요한 문제입니다.

힘이 샘솟는 듯한 에너지를 느끼느냐, 온몸이 축 가라앉는 듯한 피로감을 느끼느냐의 차이는 상당 부분 소화에 의해 결정됩니다. 그 이유는 음식에서 에너지를 얻기 때문입니다. 또한 소화의 주요 목적 중 하나가 섭취한 음식을 몸속 세포에 쓰일 연료로 바꾸는 것이기 때문입니다. 즉, 소화가 잘 되어야 음식물의 영양분을 잘 흡수할 수 있고, 활력 넘치는 생활을 영위할 수 있는 것입니다.

장에는 몸 곳곳으로 들어가는 길목을 지키며 경비원 역할을 하는 면역 세포와 음식물을 분해하는 데 큰 도움을 주는 이로운 박테리아가 수십 억

개나 존재합니다. 우리 몸의 면역체계는 경계 순찰을 통해 좋은 음식은 통과시키고 해로운 박테리아나 소화되지 않은 음식물에는 거부 반응을 나타냅니다. 따라서 소화관을 통해 몸 곳곳에 좋은 양분을 전달하고 흡수시키기 위해서는 좋은 음식과 양질의 영양소를 섭취해야 합니다. 하지만 장이 건강하지 않으면 효과적인 소화 흡수체계에 문제가 생기겠죠?

장의 건강을 유지하려면 무엇보다 장내 세균의 균형을 유지해야 합니다. 즉, 장속에 해로운 박테리아나 질병을 일으키는 세균보다 이로운 박테리아가 더 많이 존재해야 한다는 의미입니다.

장내 세균 균형이 다이어트를 도와요~!

장속에 이로운 박테리아가 증가하면 지방을 배설하는 작용이 활발해집니다. 또 칼슘의 흡수율이 높아지고 콜레스테롤의 흡수율은 낮아집니다. 반면에 변비가 지속되면 장에는 변이 오래 머무르게 되어 나쁜 세균이 증가합니다. 그러므로 이로운 박테리아가 잘 살 수 있는 장속 환경을 만들려면 평소 물을 충분히 마시고 식이섬유를 충분히 섭취해야 합니다.

소화불량, 복부 팽만, 복통, 식곤증에 시달리거나 배탈, 설사, 변비 증상이 자주 나타난다면 장속의 박테리아가 불균형인 상태라고 볼 수 있습니다. 잘못된 식습관, 항생제 등의 약물 남용, 과도한 스트레스가 지속되어 장내 박테리아 불균형이 심화되면 소화관에 이로운 박테리아가 줄어들고, 얇은 소화관 벽이 새는 '장누수증후군'의 상태로 발전할 수도 있습니다.

장누수증후군이란 독소나 병원체, 덜 소화된 음식물 등 일반적으로 장벽을 통과할 수 없는 물질들이 비정상적으로 우리 몸에 흡수되는 것을 말합니다. 이것은 장벽의 투과성이 증가하거나 장 점막이 손상됨으로써 발생합니다.

　이런 경우 일단 장내 박테리아의 균형을 바로잡는 것이 시급합니다. 이를 위해서는 먹잇감을 지속적으로 공급하여 이로운 박테리아가 살기 좋은 환경을 만들어주어야 합니다. 이로운 박테리아인 유산균과 비피더스균은 가공하지 않은 신선한 과일과 채소, 씨앗류, 곡물에 들어 있는 풍부한 섬유질을 좋아합니다. 그중 비피더스균은 섬유질의 일종인 프리바이오틱스(Prebiotics) 중에서도 특히 프락토 올리고당을 좋아합니다. 따라서 이로운 박테리아를 장속에 많이 키우고 싶다면 프락토 올리고당이 함유된 생균제를 섭취하는 것이 가장 좋습니다. 그러면 이로운 박테리아가 좋아하는 먹이를 공급하는 동시에 박테리아의 수를 급격히 늘릴 수 있습니다.

★ 프리바이오틱스 : 섬유질(Fiber)의 일종인 프리바이오틱스는 유산균과 같은 프로바이오틱스(Probiotics)와 함께 건강에 이로운 대표적인 물질이다. 프리바이오틱스는 체내에서 소화되지 않는 물질로 몸에 이로운 유산균이나 비피더스균의 먹이가 된다. 대표적인 프리바이오틱스에는 프락토 올리고당, 이소말토 올리고당, 락툴로스, 이눌린 등이 있다. 프리바이오틱스가 풍부한 식품에는 치커리, 돼지감자, 대두 등이 있다.

　이로운 박테리아들은 소화관에만 좋은 것이 아니라 면역체계를 비롯한 내 몸의 건강 전반에 도움이 됩니다. 어느 날 감염 때문에 항생제를 복용했다면 장에 이로운 박테리아를 되살리기 위해 생균제 식품을 보충해 주는 것이 좋습니다. 항생제는 몸에 해로운 미생물과 이로운 미생물을 구분하지 못하기 때문에 항생제를 복용하면 몸에 해로운 세균은 물론, 이로운 박테리아까지 모두 죽어버립니다. 때로는 이로운 박테리아가 다시 회복되는 데

수개월이 걸릴 수도 있습니다. 이로운 박테리아 중에서도 유산균이나 비피더스균의 경우 성장 속도가 상당히 느리기 때문입니다.

스트레스 역시 장의 불균형을 초래하는 원인이 됩니다. 대장균은 스트레스를 좋아합니다. 스트레스를 받으면 장속의 환경은 대장균과 같은 병원체의 증식에 유리한 환경으로 바뀔 수 있습니다. 그러므로 스트레스를 심하게 받거나 지속적으로 받고 있다면 장내 이로운 박테리아의 증식을 위해 생균제 식품의 도움을 받는 것이 바람직합니다.

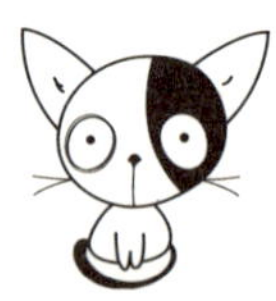

장속에 이로운 박테리아를 키우고 싶지 않다면 이렇게 하라!

생균제 식품을 먹지 않으면 됩니다.

채소와 과일을 먹지 않고 기름에 튀긴 음식을 많이 먹으면 됩니다.

술과 커피를 많이 마시면 됩니다.

음식을 꼭꼭 씹어 먹지 않고 꿀꺽 삼키면 됩니다.

스트레스를 받을 때마다 음식을 많이 먹으면 됩니다.

매일 물을 거의 마시지 않으면 됩니다.

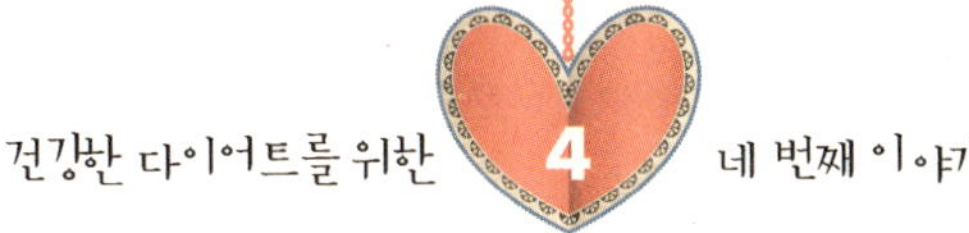

음식 과민증을 아니?

다이어트에 성공하려면 영양이 풍부한 음식,
칼로리가 낮은 음식을 먹는 것도 중요하지만
내게 맞지 않는 음식을 가려내는 것도 못지않게 중요합니다.
다이어트에 방해가 되는 음식이 무엇인지 알아야
다이어트의 효율을 높일 수 있습니다.

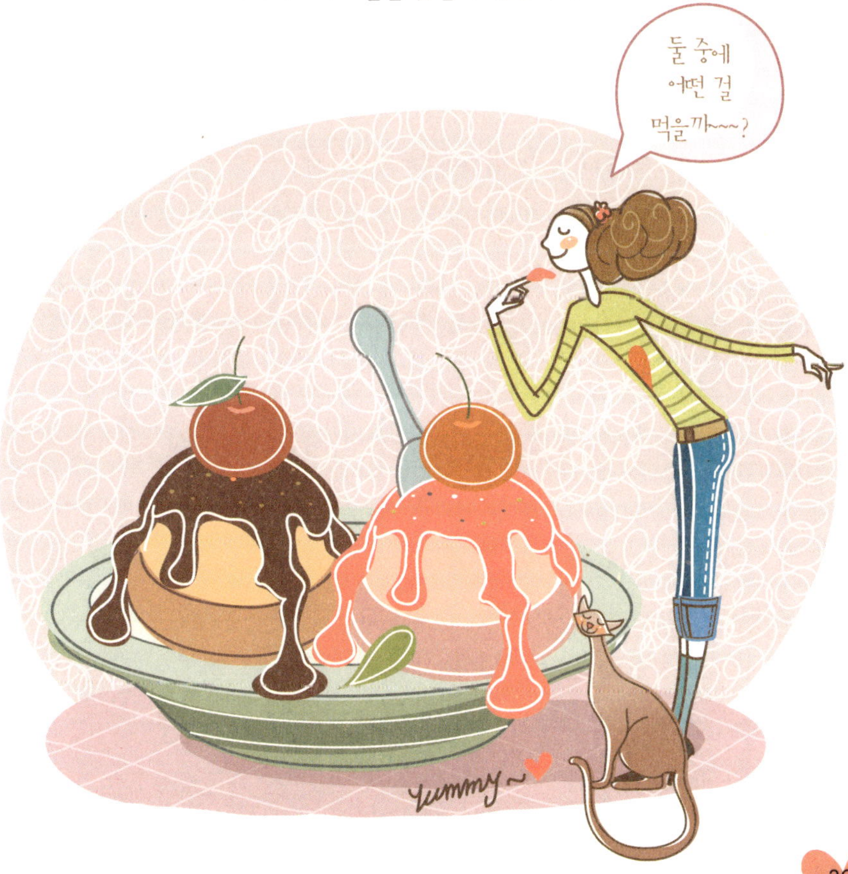

내게 독이 되는 음식은 어떤 것일까요?

똑같은 음식을 먹어도 어떤 사람에게는 보약이 되지만 어떤 사람에게는 독약으로 작용하는 경우가 있습니다. 사람에 따라 몸에 좋은 음식과 나쁜 음식이 따로 있다는 얘기일까요?

살이 빠지지 않는 요인 중에는 사람들이 잘 알지 못하는 '음식 과민증'의 비밀이 숨겨져 있습니다. 음식 과민증이란 유제품이나 밀가루 음식과 같은 특정 식품에 대해 몸이 거부 반응을 일으키는 증상을 말합니다. 음식 과민증으로 인해 나타나는 주요 질병 증상은 염증, 천식, 복부 팽만감, 과민성대장증후군, 편두통, 피로감, 관절염 그리고 체중 증가입니다.

이러한 증상이 나타나는 것은 몸의 소화 및 면역체계와 관련이 있기 때문입니다. 사람에 따라 소화시키지 못하는 대표적인 음식으로 우유와 밀가루를 꼽을 수 있습니다. 밀가루에 함유된 단백질의 일종인 글루텐(Gluten)과 유제품에 들어 있는 카제인(Casein)은 사실 소화하기 힘든 성분입니다. 몸에 좋은 식재료로 알려진 콩, 달걀, 당근, 땅콩, 아몬드, 옥수수 등에도 음식 과민증이 나타날 수 있습니다. 그러므로 '좋은 음식'과 '나쁜 음식' 모두에 내게 맞지 않는 음식이 존재할 수 있습니다. 이것을 구분해 내는 것이 살을 빼고 쉽게 찌지 않게 만드는 비밀을 푸는 열쇠입니다.

살을 빼는 데 반갑지 않은 음식을 왜 먹는 걸까요?

건강과 다이어트는 자신이 먹는 음식과 직결된다고 하지만, 엄밀히 말하면 얼마나 음식물을 잘 소화·흡수하느냐에 따라 그 성공 여부가 결정됩니다. 따라서 우선 내게 맞지 않는 음식을 가려내 먹지 않는 것이 중요합니다.

흔히 마시는 맥주를 예로 들어 볼까요? 맥주에는 효모균이 들어 있습니다. 그러나 독한 술에는 효모균이 없습니다. 또한 빵에는 효모균이 들어 있지만 파스타 면에는 없습니다. 이 효모균에 대한 민감증은 비교적 흔한 편입니다. 맥주를 아주 많이 마시면 다음날 심한 편두통이 생깁니다. 이런 작은 증상들을 단지 술을 많이 마셔서 그런 것이라고 여기면 안 됩니다.

어떤 사람은 찐 옥수수를 먹고 나면 체한 듯 속이 불편하다고 말합니다. 또 어떤 사람은 표고버섯전을 먹고 탈이 났다고 말하는 사람도 있습니다. 증상은 대부분 소화가 잘 안 되고 경우에 따라 복통과 설사를 동반하기도 합니다. 표고버섯전을 먹고 탈이 난 경우 표고버섯이 문제인지, 아니면 전을 만들 때 사용하는 밀가루가 원인인지 정확하게 알 수는 없습니다. 하지만 이와 같은 경험을 하고 나면 표고버섯 먹는 것을 꺼리게 될 가능성이 높습니다.

TOP SECRET

• 밀가루와 음식 과민증 • 어떤 식품이든 음시 과민증을 일으킬 수 있지만, 가장 일반적인 것은 글루텐을 함유하고 있는 곡물인 밀가루를 꼽을 수 있다. 또 개인에 따라 우유 및 유제품, 달걀, 조개, 견과류, 땅콩, 마늘, 콩, 옥수수 그리고 효모가 들어간 식품 등에서도 음식 과민증을 보일 수 있다. 특히 밀가루는 위장 내벽을 자극하는 글리아딘(Gliadin)이라는 물질을 함유하고 있기 때문에 음식 과민증 중 최고 위험군에 속한다. 글리아딘은 글루텐의 일종으로 효모와 결합하면 공기 주머니를 형성하는 성질이 있다. 빵 반죽을 부풀어 오르게 하는 끈적끈적한 단백질이 바로 그것이다. 따라서 누구든 밀가루 제품을 많이 먹는 것은 좋지 않다.

그런데 음식 과민증을 보이는 사람들도 호밀과 보리, 귀리에는 별 이상을 보이지 않는 경우가 대부분이다. 그 이유는 이들 식품들이 백밀가루와는 다른 종류일 뿐 아니라 상대적으로 훨씬 적은 글루텐을 함유하고 있기 때문이다. 따라서 백밀가루 대신 호밀·통밀·귀리가루를 대체식품으로 활용하는 것도 좋온 방법이다.

거식증과 아연의 부족

거식증(Anorexia)은 몸무게에 대한 공포로 음식을 거의 먹지 않는 증상을 말하고, 폭식증(Bulimia)은 순간적으로 많은 양의 음식을 먹고 토하기를 반복하는 증상을 뜻한다.

이 2가지 증상은 모두 섭식장애로 근본적인 원인은 정신적인 측면을 포함해 지극히 복잡할 수도 있다. 거식증과 폭식증을 가진 사람들은 전문가의 도움이 필요한 트라우마(Trauma)를 경험한 경우가 많다. 하지만 이 어렵고 복잡한 섭식장애를 치료하는 또 다른 방법이 있다. 그것은 간단하고 실질적인 해결책인 영양요법으로 최근의 연구들에서 효과적인 치료법을 찾게 되었다.

거식증은 아연 부족에서 그 원인을 찾았다. 특히 거식증과 아연 부족 증상은 25세 이하의 여성에게서 빈번하게 발견되고 스트레스 및 사춘기와 관계가 있는 것으로 밝혀졌다. 그러나 아연을 보충하는 것으로 거식증을 치료한다는 사실이 곧 거식증의 원인이 아연 부족이라는 것을 의미하지는 않는다. 비록 직접적인 원인은 아닐지라도 아연 부족이 거식증을 더욱 심화시킬 수 있다는 결론이다.

많은 거식증 환자들이 채식주의를 선택한다. 채식을 하는 거식증 환자와 채식을 하지 않는 사람들의 식사를 분석한 캐나다 연구팀에 따르면, 대부분의 채식주의 식사는 아연과 필수지방, 그리고 단백질 수치가 낮았다. 일단 먹지 않는 패턴이 정착되면 아연의 부족 증상을 피할 수 없다. 이로 인해 더욱 심한 식욕 상실과 우울증이 나타난다.

거식증을 가진 사람을 돕기 위한 최선의 방법은 심리적인 치료와 영양요법을 병행하는 것이다. 이 영양요법은 음식의 양보다 질을 강조하고, 매일 필요한 만큼의 아연을 보충하는 것이다.

꼭 표고버섯이나 옥수수가 아니더라도 이와 비슷한 경험을 한 경우는 의외로 많을 것입니다. 그렇다면 주로 먹는 음식이 내게 맞는 음식인지, 아니면 내 몸에 반갑지 않은 음식인지 어떻게 찾아낼 수 있을까요?

약 2개월 정도 표고버섯전을 먹지 않고 있다가 밀가루를 넣지 않은 다른 음식에 표고버섯을 넣어 먹습니다. 그런 후 지난번과 같은 소화불량 증상이 있는지 점검해 보세요. 그러고 나서 이번에는 밀가루만 반죽해서 전을 만들어 먹습니다. 그런 후 다시 몸의 반응을 점검해 보세요. 그런 다음 표고버섯전을 먹은 후 점검해 보세요. 예전에 경험한 증상과 같은지 아닌지를 비교하면 됩니다. 정확히 어떤 음식을 먹었을 때 음식 과민증을 보이는지 그 식재료를 찾아내면 됩니다.

이와 같은 방법을 활용하면 간단하게 생활 속에서 음식 과민증을 일으키는 식재료를 찾을 수 있습니다.

쉽게 말해 음식 과민증을 일으키는 식재료를 찾아내 다시 먹지 않는다면 다이어트는 훨씬 쉬워집니다. 왜냐하면 살이 찌고 빠지는 데 가장 큰 영향을 미치는 것이 바로 소화와 흡수이기 때문입니다.

먼저 음식 과민증을 알고 대처해서 건강한 소화기관을 만들어요

다이어트에 성공하려면 먼저 소화와 흡수를 관장하는 장을 건강하게 유지하고, 장의 면역체계를 개선해야 된다는 것을 이제는 잘 알게 되었을 것입니다.

또한 숨어 있는 음식 과민증을 찾아내고 자신에게 맞는 음식을 먹는 것이 얼마나 중요한지 알게 되었을 것입니다. 단지 맛있다는 이유로 그 맛을 기억하는 내 머리와 혀에 농락당하지 말아야 합니다. 내 몸에 맞지 않는 음식은 이제 단호히 거부해야 합니다.

음식에서 느끼는 미각을 기왕이면 이제 내 몸에 맞는 식재료를 통해 즐기는 것이 어떨까요? 맛있는 음식을 먹는 진정한 즐거움은 먹은 음식을 잘 분해하고 좋은 영양분을 내 몸이 흡수하는 데 있습니다. 이것이 바로 내게 맞는 음식을 섭취해야 하는 이유이기도 합니다.

체중 증가의 원인인 음식 과민증을 미리 알고 대처하는 것은 다이어트의 효율성을 높입니다. 아무리 노력해도 살이 잘 빠지지 않는 사람이라면 다시 한 번 이 부분을 주목할 필요가 있겠죠?

소화가 잘 되지 않는 징후는 다양합니다. 식후 복부 팽만감, 메스꺼움, 심한 입 냄새, 잦은 트림과 방귀, 설사 또는 변비 등의 증상이 있다면 소화에 문제가 있을 가능성이 높습니다. 또 식후 심한 식곤증이 오는 것도 소화에는 좋지 못한 신호입니다.

이런 상태가 지속되면 음식 과민증으로 인한 소화불량일 확률이 높습니다. 결국 살을 빼기 위해서는 먼저 나의 음식 과민증을 알고 올바로 대처해야 합니다. 그래야 건강한 소화기관을 만드는 데 도움이 될 것입니다. 또 하나 생균제 식품을 꾸준히 섭취해 장속에 유익한 균을 증식시키는 것 또한 잊지 않기를 바랍니다.

우유와 밀가루, 효모균은 많은 사람들에게 음식 과민증을 일으키는 대표적인 음식이므로 주의를 해야 하는 것은 당연합니다. 그렇다고 일반적 통념에 무조건 따르라는 것은 아닙니다. 자신에게 잘 맞는 음식일 수도 있으니까요. 가령 밀가루는 무조건 살을 찌게 하고, 우유를 먹으려면 저지방 우유가 좋다는 식으로 획일적인 해석을 내리는 것은 바람직하지 않습니다. 이러한 음식이 왜 다이어트에 방해가 되는지 그 이유를 정확히 알고 섭취에 주의를 기울이는 마인드가 더욱 중요합니다.

왜, 음식 과민증이 살을 찌게 하는 주범인지 이제 알게 되었나요?

음식 과민증은 소화와 흡수, 면역체계와 밀접한 관련이 있습니다. 또한 살이 잘 빠지지 않고 쉽게 찌는 근본적인 원인의 이면에 소화 및 흡수의 문제가 숨어 있다는 것을 꼭 기억하기 바랍니다.

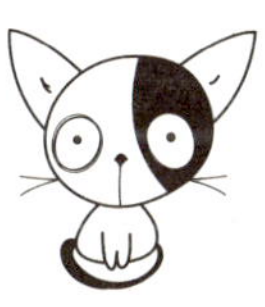

음식 과민증을 방치하려면 이렇게 하라!

밀가루로 만든 음식을 먹고 탈이 나도 계속해서 즐겨 먹으면 됩니다.

우유를 마신 후 탈이 나도
저지방 우유는 괜찮다며 영양섭취를 위해 계속해서 먹으면 됩니다.

먹으면 탈이 나는 내 몸에 맞지 않는 음식을
가리지 않고 계속해서 잘 먹으면 됩니다.

식곤증, 식후 복부 팽만감, 메스꺼움, 심한 입 냄새, 잦은 트림과 방귀,
설사 또는 변비, 편두통 등의 증상을 대수롭지 않게 여기고 방치하면 됩니다.

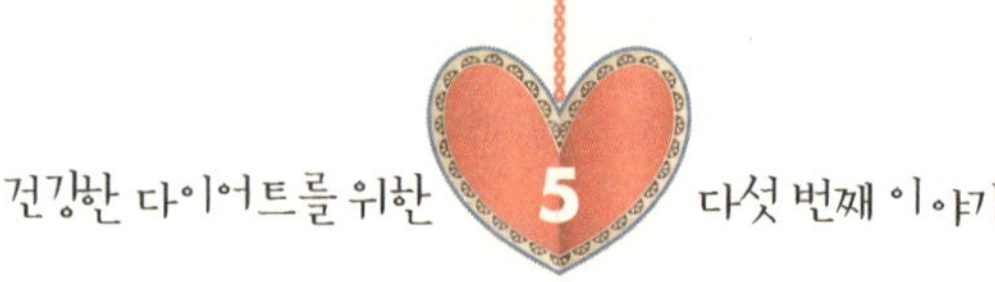

좋은 지방과 나쁜 지방을 구분하니?

지방은 무조건 다이어트에 좋지 않다고
생각하는 사람이 많지만 사실은 그렇지 않습니다.
지방에도 몸에 꼭 필요한 좋은 지방과
다이어트의 적인 나쁜 지방이 따로 있습니다.

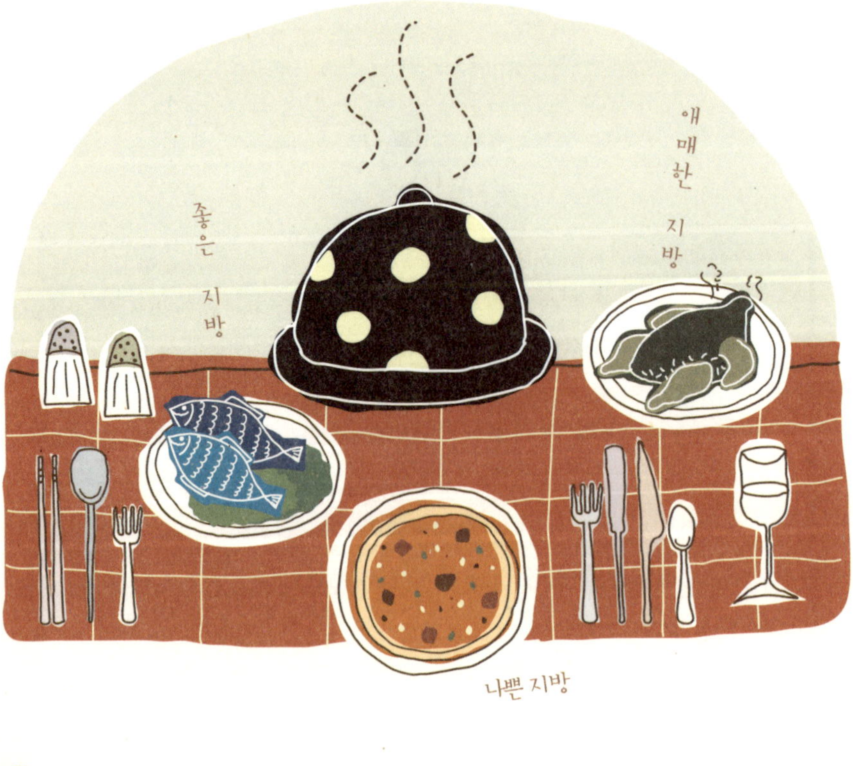

정말 지방이 다이어트의 적일까요?

지방에 대한 나쁜 인식은 아직도 여전합니다. 지방은 칼로리가 높아 체중 증가의 원인이 될 뿐 아니라 심장병 등 성인병을 유발하기 때문입니다.

하지만 필수지방의 하나인 오메가-3와 같은 좋은 지방은 오히려 심장마비와 같은 질병의 발병을 낮추기도 합니다. 오메가-3가 건강에 좋다는 것은 잘 알려져 있지만, 저지방 식단에 집착하는 식습관으로 인해 섭취량이 부족한 것이 현실입니다.

요점은 몸에 좋은 지방과 나쁜 지방을 구분할 필요가 있다는 것입니다. 지방이 인체를 구성하는 3대 영양소 중 하나일 뿐 아니라 정신과 신체의 균형을 유지하는 데 꼭 필요한 영양소라는 사실을 잊으면 곤란합니다.

지방은 무조건 먹지 말아야 하나요?

지방에도 좋은 지방과 나쁜 지방이 따로 있습니다. 씨앗류, 견과류, 기름진 생선에 함유된 고도불포화지방, 즉 오메가-3와 오메가-6 지방이 대표적인 좋은 지방입니다. 이를 필수지방이라고도 합니다.

오메가-3와 오메가-6에 속하지는 않지만 올리브오일도 몸에 좋은 지방입니다. 지방은 건강에 좋지 않다는 인식 때문에 푸대접을 받는 대표적인 영양소이지만, 적어도 좋은 지방은 식사를 통해 꼭 먹어야 합니다.

★ 필수지방이 부족할 때 나타나는 증상은?

• 피부 발진, 습진, 피부염을 달고 산다.

• 피부가 건조하고 거친 편이다.

• 머리카락이 건조하거나 비듬이 많다.

토끼와 콜레스테롤 실험의 기막힌 사기극

1913년 경 러시아의 과학자 아니슈코프(Anitischkov)는 토끼에게 콜레스테롤이 높은 먹이를 주는 실험을 했다. 이때 토끼에게 먹인 것이 달걀이다. 달걀을 꾸준히 먹은 토끼는 혈중 콜레스테롤 수치가 급격히 높아졌고 결국 혈관이 막혀 죽고 말았다.

토끼를 대상으로 한 이 실험의 결과는 방송과 신문 등을 통해 세상에 널리 퍼졌고, 이때부터 달걀을 먹으면 콜레스테롤 수치가 상승한다는 잘못된 믿음이 생겨났다.

그런데 이 잘못된 정보가 100년이 지난 오늘날에도 사람들에게 폭넓은 믿음을 얻고 있는 것은 놀라운 일이다. 사실 초식동물인 토끼에게 달걀을 먹인 실험 자체가 엉터리다. 풀을 먹는 토끼에게 콜레스테롤을 처리할 능력이 있을 리 만무한 데도 실험결과를 인간에 대입한 것은 분명 잘못된 것이다.

실제로 사람의 경우 단순히 지방과 콜레스테롤의 섭취가 콜레스테롤 수치를 높이거나 심장병 발병률을 높이지는 않는다. 오히려 신경 세포를 구성하는 콜레스테롤이 부족하면 세포의 형태를 적절하게 유지할 수 없다.

이것은 그 이후 수많은 실험을 통해서도 증명된 사실이다. 오히려 달걀은 두뇌에 좋은 레시틴이 풍부한 식품이다. 하루에 달걀을 2~3개 정도 먹는다고 해도 혈중 콜레스테롤 수치나 심장병 발병률에 아무런 영향을 미치지 않는다는 것은 이미 수많은 연구를 통해 밝혀진 사실이다.

- 관절이 뻣뻣하다.

- 쉽게 짜증이 나고 화가 난다.

- 대체로 매사에 의욕이 없고 우울감을 느낀다.

- 집중력과 기억력이 떨어진다.

반면에 가공된 식품이나 튀긴 식품에서 발견되는 트랜스 지방은 가장 나쁜 지방입니다. 유통기간을 연장하기 위해 널리 사용되는 트랜스 지방은 자연식품에서는 생기지 않는 물질입니다. 트랜스 지방은 건강에도 좋지 않지만, 당(설탕)과 함께 비만의 주범으로도 꼽힙니다.

육류, 달걀, 유제품 등 동물성 식품에서 발견되는 포화지방은 양면성을 지닌 지방입니다. 포화지방은 과다하게 섭취하면 체내 염증을 유발하고 각종 성인병의 원인이 되므로 건강에 해롭습니다.

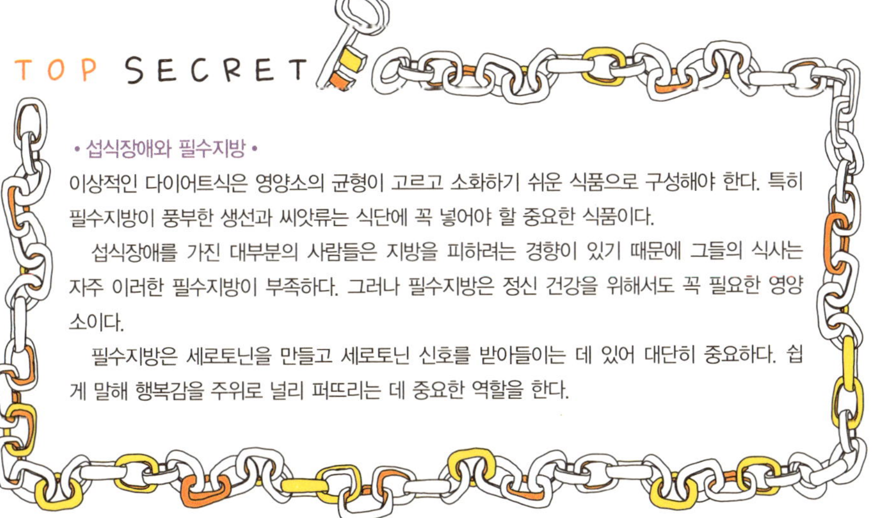

• 섭식장애와 필수지방 •

이상적인 다이어트식은 영양소의 균형이 고르고 소화하기 쉬운 식품으로 구성해야 한다. 특히 필수지방이 풍부한 생선과 씨앗류는 식단에 꼭 넣어야 할 중요한 식품이다.

섭식장애를 가진 대부분의 사람들은 지방을 피하려는 경향이 있기 때문에 그들의 식사는 자주 이러한 필수지방이 부족하다. 그러나 필수지방은 정신 건강을 위해서도 꼭 필요한 영양소이다.

필수지방은 세로토닌을 만들고 세로토닌 신호를 받아들이는 데 있어 대단히 중요하다. 쉽게 말해 행복감을 주위로 널리 퍼뜨리는 데 중요한 역할을 한다.

하지만 포화지방은 몸의 에너지원으로 사용되기 때문에 무조건 피할 이유는 없습니다. 또한 기름진 음식에는 비타민 A, D, E와 같은 지용성 비타민이 들어 있습니다.

다만 포화지방을 올바로 섭취하려면 조리법이 중요합니다. 그렇지 않으면 포화지방은 몸에 나쁜 지방이 될 것입니다. 가령 프라이를 할 때는 정제된 일반 식용유보다는 압착 올리브오일을 사용하고 최대한 낮은 온도에서 조리하는 것이 좋습니다. 그래야 포화지방이 나쁜 지방으로 바뀌는 것을 최대한 막을 수 있습니다.

지방은 얼마나 먹어야 할까요?

이제 다이어트와 건강상의 이유로 무조건 지방의 섭취를 기피하는 것은 잘못된 상식이라는 것을 알았겠지요? 그보다는 지방에 대해 제대로 알고 올바른 방법으로 섭취하는 것이 더 중요합니다.

그렇다면 정신적, 육체적으로 건강하려면 이상적인 지방의 섭취량은 얼마나 될까요? 결론적으로 지방은 전체 칼로리의 20% 이하로 제한하는 것이 가장 이상적입니다. 서구식 식단에 따르면 지방의 섭취량이 전체 칼로리의 40%가량에 이르지만 일본, 태국 등 지방으로 인한 질병 발병률이 낮은 나라의 지방 섭취량은 15% 이하라고 합니다.

지방의 종류에 따른 섭취량을 살펴보면 전체 지방 섭취에서 포화지방은 1/3 이하로 제한하고, 오메가-3 지방과 오메가-6 지방으로 대표되는 필수 지방은 적어도 1/3 이상 섭취하는 것이 바람직합니다. 물론 트랜스 지방은 입에 대지 않는 것이 좋습니다.

살이 찐 사람들의 식습관을 볼 때 대체로 포화지방과 트랜스 지방은 과도하게 섭취하는 반면, 필수지방의 하루 평균 섭취량은 부족한 편이라는 것을 기억해야 합니다.

다이어트는 음식의 양을 무조건 줄이는 것보다 꼭 먹어야 할 영양소의 균형을 맞추는 것이 더욱 중요합니다. 즉 좋은 지방, 단백질, 탄수화물, 비타민, 미네랄을 골고루 섭취해야만 다이어트에 성공할 수 있습니다. 음식의 양을 줄이거나 살이 찌는 음식을 삼가는 것만으로는 부족하다는 뜻입니다. 결국 요요현상이 되풀이될 것이기 때문입니다. 몸이 필요로 하는 필수영양소를 음식으로 섭취하지 않으면 건강한 다이어트는 기대할 수 없습니다.

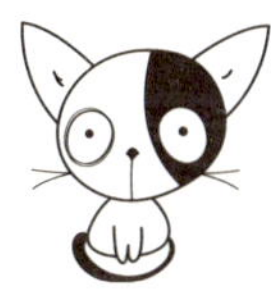

좋은 지방을 멀리하고 나쁜 지방의 섭취를 늘리려면 이렇게 하라!

콜레스테롤 수치를 높일까 봐 달걀과 같은
동물성 식품은 무조건 먹지 않으면 됩니다.

자연식품보다 가공식품을 즐기고 외식을 자주 하면 됩니다.

프라이를 할 때는 센 불에서 식용유를 많이 넣고 고온으로 조리합니다.

기름에 굽거나 바삭바삭하게 튀긴 음식과 고온에서
갈색으로 태운 음식을 자주 먹으면 됩니다.

고등어, 연어, 참치 등 기름이 풍부한 등푸른 생선을 거의 먹지 않으면 됩니다.

견과류와 씨앗류를 거의 먹지 않고 달걀을 아예 먹지 않으면 됩니다.

매일 2잔 이상의 술을 마시면 됩니다.

다이어트 중 피부가 더 예뻐지려면?

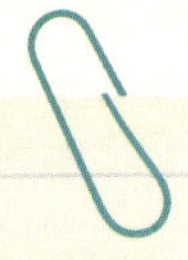

♥ 여드름 : 지방을 과도하게 섭취하면 피부의 모공들이 막혀 여드름이 생기기 쉽다. 게다가 비타민 A가 결핍되면 피부에 케라틴이 너무 많이 축적되어 모공을 막고 여드름을 유발한다. 또한 비타민 A와 아연이 결핍되면 감염과 싸우는 능력이 약해진다.

식단에서 지방과 설탕의 함량은 낮추고 물과 씨앗류, 등푸른 생선의 섭취를 높여라. 또 수분 함량이 많은 과일과 채소를 많이 먹어라. 만일 개선된 식사에도 불구하고 피부가 반응하지 않는다면 음식 과민증을 고려하라.

♥ 피부염 : 피부염은 말 그대로 '피부의 염증'을 말한다. 주된 원인이 접촉성 알레르기로 보일 때 사용되는 말이다. 피부염의 주범으로는 세제, 비누, 샴푸, 화장품, 향수에 들어 있는 화학물질, 그리고 보석이나 시계의 금속 등으로 인한 알레르기가 꼽힌다. 또한 접촉성 알레르기가 있는 사람은 흔히 유제품이나 밀가루와 같은 음식에 대한 과민증도 함께 나타난다.

이런 사람은 포화지방의 섭취를 낮추고 충분한 필수지방을 섭취하되, 증상이 완화될 때까지 고기나 유제품은 거의 먹지 않도록 한다. 또한 밀가루 음식에 대한 음식 과민증이 있는지 점검하고 가능하면 천연 화장품과 천연 세제로 바꾸는 것이 좋다.

♥ 건선(마른 버짐) : 건선은 피부염이나 습진과는 완전히 다르다. 소화 문제로 인해 몸에 독소가 쌓이면 건선이 생기므로 음식에 주의를 기울인다고 해서 증상이 쉽게 개선되는 것은 아니다.

이 경우 소화 문제를 해결하는 것이 좀 더 효과적이지만, 음식에서도 약간의 노력을 기울이면 증상이 조금은 나아진다. 포화지방이 낮고 필수지방과 식이섬유소가 풍부한 식사를 하라. 유제품과 육류는 되도록 먹지 않는다.

♥ 건조한 피부 : 보습 크림을 바르면 확실히 어느 정도 건조한 피부를 완화해 주지만, 이는 어디까지나 임시방편에 불과하다. 몸속의 각 세포들이 충분한 수분을 함유하고 있지 않다면, 피부 세포는 탈수 상태가 된다. 따라서 피부를 촉촉하게 유지하는 첫걸음은 매일 충분한 물을 마시는 것이다. 또 수분이 풍부한 과일과 채소, 포화지방이 적고 필수지방이 풍부한 등푸른 생선과 씨앗류를 충분히 섭취한다.

♥ 지성 피부 : 여드름과 마찬가지로 과도한 지방의 섭취가 지성 피부를 만든다. 그러나 몸속 호르몬의 변화가 그 원인일 수도 있다. 등푸른 생선과 씨앗류에 함유된 필수지방을 충분히 섭취하되, 설탕과 지방이 적은 음식을 먹는 게 좋다.

소금과 설탕, 얼마나 먹니?

소금은 너무 많이 먹는 것이 문제이지
무조건 먹지 않는 것이 정답은 아닙니다.
소금은 몸속 균형 시스템을 위해 꼭 필요하기 때문입니다.
다이어트의 진짜 적은 설탕입니다.

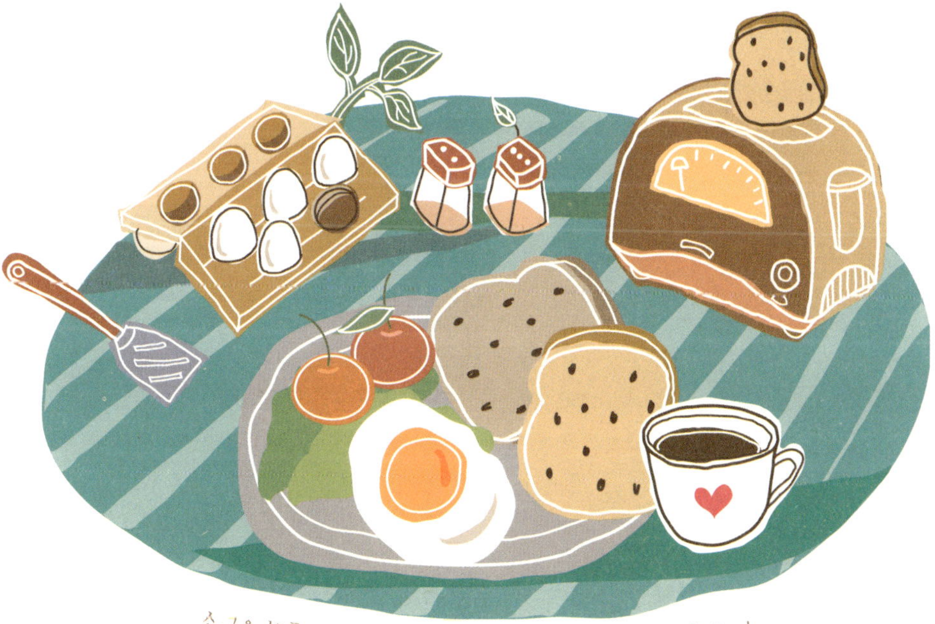

소금은 하루 5g~!

설탕은 하루 0g~!

에너지는 얻고 체중은 줄여요

다이어트를 하는 사람들이 간과하는 실수 중 하나는 체중 감량에는 신경을 쓰지만 에너지를 얻는 데는 둔감하다는 것입니다. 가령 비타민과 미네랄이 부족하면 몸은 대사작용을 원활하게 수행하지 못하게 됩니다. 또 에너지 수치가 낮아지면 감정과 체중 조절에 실패하게 됩니다.

혈당 조절은 에너지를 얻고 체중을 줄이는 중요한 열쇠입니다. 몸은 음식물로부터 얻은 포도당을 에너지로 전환하여 각 세포에 공급합니다. 이때 포도당을 세포로 운반하는 역할을 담당하는 것이 혈액입니다.

혈액 속에 포도당이 너무 적으면 피로와 배고픔을 느껴 짜증이 나고, 너무 많으면 살이 찝니다. 몸은 필요한 만큼만 포도당을 사용하고 나머지는 간장으로 보내 지방으로 변환하여 저장합니다. 일반적으로 당(설탕)의 함량이 높은 식단은 에너지를 잃고 체중을 증가하게 만드는 원인이 됩니다.

★ 혈당 수치가 안정되지 않고 쉽게 변동하는 사람들의 전형적인 징후는?

- 잠에서 깰 때 피곤함을 느낀다.
- 아침에 커피나 차를 마시지 않고는 일을 시작할 수 없다.
- 식사 후 늘 단 음식이나 커피를 찾는다.
- 오후가 되면 갑자기 에너지가 사라지고 무기력해진다.
- 만성피로를 호소한다.
- 감정기복이 심한 편이다.
- 굉장히 활동적이다가도 급격하게 기분이 가라앉는다.

이와 같은 증상을 보이는 사람들은 쉽게 살을 빼기가 힘듭니다. 이러한 증상들이 많이 나타날수록 혈당 조절 능력에 문제가 있다는 증거입니다.

혈당 균형을 유지하려면 무엇보다 당부하지수(Glycemic Load, GL)가 낮은 음식을 섭취하는 것이 좋습니다.

당부하지수란 식품 섭취 후 혈액 속 당 수치를 나타내는 당지수(Glycemic Index, GI)에 탄수화물의 양을 추가한 개념으로 어떤 음식을 섭취할 때 체중이 얼마나 증가할지 가장 잘 알려주는 지수입니다. 따라서 내가 먹는 음식의 당부하지수를 알면 혈당과 체중을 조절하는 데 큰 도움이 됩니다.

당부하지수(GL) = 당지수(GI) × 음식에 포함된 당분의 양

일반적으로 당부하지수가 10 미만이면 건강에 좋은 음식이고, 수치가 20 이상이면 살이 찌기 쉬운 음식으로 봅니다. 체중을 줄이려면 하루 섭취하는 음식의 당부하지수 합계가 40을 넘지 않도록 해야 합니다.

TOP SECRET

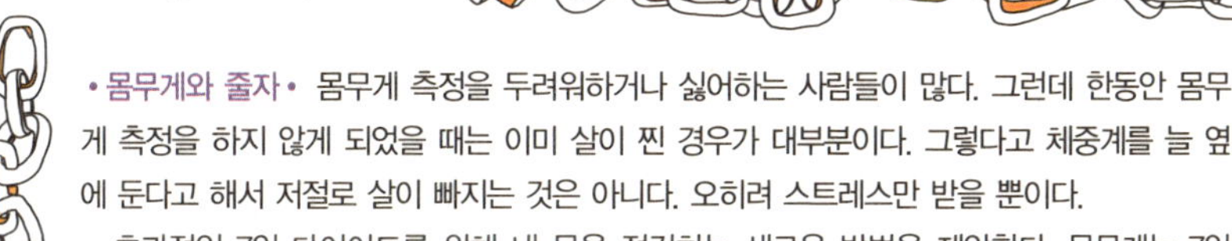

•**몸무게와 줄자**• 몸무게 측정을 두려워하거나 싫어하는 사람들이 많다. 그런데 한동안 몸무게 측정을 하지 않게 되었을 때는 이미 살이 찐 경우가 대부분이다. 그렇다고 체중계를 늘 옆에 둔다고 해서 저절로 살이 빠지는 것은 아니다. 오히려 스트레스만 받을 뿐이다.

효과적인 7일 다이어트를 위해 내 몸을 점검하는 새로운 방법을 제안한다. 몸무게는 7일 단위로 측정하자. 대신 매일 아침 줄자로 목둘레(고도비만 측정용), 허리둘레(복부비만 측정용), 팔둘레, 엉덩이둘레를 재자. 체중은 1g이 줄어도 별다른 동기부여를 얻지 못하고 오히려 자신감만 떨어진다. 그러나 줄자는 다르다. 1mm만 줄어도 굉장한 동기부여를 받게 된다. 체중 감량에 성공한 뒤에도 줄자 측정법으로 매일 점검하면 요요현상을 막는 데도 큰 도움이 된다.

알아두면 요긴한 다이어트 지수

다이어트에 돌입하면 기본적으로 접하게 되는 용어들이 있다. 대표적인 것이 바로 당부하지수(GL), 당지수(GI), BMI 지수(Body Mass Index, 체질량지수)이다. 이 3가지 지수를 굳이 외울 필요는 없지만 알아두면 다이어트에 도움이 된다. 특히 당지수와 당부하지수를 비교해서 알아두자.

당지수란 음식을 섭취한 후 혈당수치를 얼마나 빨리 올리느냐를 표시한 것으로 포도당 100을 기준으로 상대적인 표기를 한다. 보통 70 이상을 고(高) GI 식품으로, 55 이하를 저(低) GI 식품으로 분류한다.

가령 흰 쌀밥의 당지수는 92이고, 현미밥은 66이므로 흰 쌀밥을 먹었을 때 혈당수치가 더 급격히 상승한다. 당지수가 높은 식품은 혈당을 급격히 상승시키는 만큼 더 빨리 하강시킴으로써 쉽게 공복감을 느끼게 한다. 따라서 당지수가 낮은 식품일수록 다이어트는 물론, 건강에도 좋다.

하지만 당지수는 양에 대한 설명이 없다는 단점이 있다. 감자 한 개의 GI는 감자 한 상자의 GI와 같다. 이래서는 한 끼 식사량을 정확히 계산하기 어렵다. 이러한 단점을 보완하여 개발된 것이 바로 당부하지수이다. 당부하지수는 당의 방출 속도뿐 아니라 해당 식품의 당 함유량도 함께 나타낸다.

섬유질이 비교적 적고 거의 수분으로 이루어진 수박의 경우 당지수는 72로 높은 편이지만, 당질의 함량이 매우 낮아 1회 섭취량 당 당부하지수는 4로 다이어트에 좋은 식품이다. 따라서 다이어트에 좋은 식품인지 여부를 가릴 때는 당지수보다 당부하지수를 참고하는 것이 좀 더 정확하다.

마지막으로 BMI 지수는 몸무게와 키를 이용하여 체지방의 양을 추정하는 요긴한 공식이다. 즉, 비만이나 과체중 여부를 자가 진단할 수 있는 계산법이다. 다이어트를 시작하기 전에 자신의 몸 상태를 파악하는 데 더

주요 음식에 함유된 당지수(GI)

음식	GI	음식	GI	음식	GI
흰 쌀밥	92	딸기잼	82	김	15
현미밥	66	감자	90	미역	16
보리밥	66	당근	80	아이스크림	65
떡	85	옥수수	75	생크림	39
흰빵	91	호박	65	크림치즈	33
바게트	93	고구마	55	마가린	31
호밀빵	55	토마토	30	버터	30
통밀빵	50	양배추	26	달걀	30
우동	85	무	26	우유	25
라면	73	브로콜리	25	플레인 요거트	25
파스타	65	가지	25	초콜릿	91
쌀국수	61	셀러리	24	찹쌀떡	88
메밀국수	54	오이	23	도넛	86
사과	36	콩나물	22	캐러멜	86
키위	35	시금치	15	감자튀김	85
파인애플	65	두부	42	쿠키	77
바나나	55	청국장	33	벌꿀	88
포도	50	된장	33	메이플시럽	73
복숭아	41	콩	30	감자칩	60
귤	33	두유	23	천연 과즙 주스	42
배	32	땅콩	20	녹차	10
딸기	29	다시마	17	홍차	10

주요 음식에 함유된 당부하지수(GL)

음식	1회 음식 섭취량(g)	1회 섭취량의 당부하지수(GL)
흰 쌀밥	150	37
찹쌀밥	150	44
현미밥	150	18
호밀빵	30	6
떡	30	23
대두	150	1
우유	250	3
사과	120	6
배	120	4
포도	120	8
수박	120	4
고구마	150	17
구운 감자	150	26
늙은호박	80	3
콘플레이크	30	21
밀크초콜릿	50	12
아이스크림	50	8

없이 유용하다. 계산법은 다음과 같다.

$$BMI \text{ 지수} = \text{몸무게(kg)} \div \text{신장(m)} \times \text{신장(m)}$$

예를 들어 키 163cm, 몸무게 55kg일 경우 BMI 지수는 55 ÷ (1.63 × 1.63) = 20.7로 정상 범주이다. BMI 지수의 계산 결과에 따라 비만, 과체중, 정상, 저체중으로 나눌 수 있는데, 결과 값에 대한 범주는 다음과 같다.

BMI 지수에 따른 체질량 상태와 비만 정도

비만 정도	BMI 지수
저체중	18.5 이하
정상 체중	18.5~22.9
과체중	23~24.9
경도비만(1단계 비만)	25~29.9
중도비만(2단계 비만)	30~34.9
고도비만(3단계 비만)	35 이상

탄수화물 중독일까? 설탕 중독일까?

흔히 다이어트를 논할 때 탄수화물 중독 이야기를 많이 하곤 합니다. 그런데 놓치기 쉬운 사실은 바로 탄수화물이 몸에 꼭 필요한 영양소라는 점입니다. 몸을 움직여 생활하는 데 꼭 필요한 에너지원이 되는 탄수화물을 일방적으로 살이 찌는 주범으로 오해해서는 안 된다는 뜻입니다.

엄밀히 말해 문제가 되는 것은 탄수화물 자체가 아니라 당부하지수가 높은 탄수화물을 함유한 음식이며, 요리에 사용하는 소스나 양념의 설탕 성분입니다. 물론 탄수화물을 너무 많이 섭취하는 것은 늘 문제가 됩니다.

탄수화물과 마찬가지로 모든 영양소의 과잉 섭취는 반드시 몸에 흔적을

남기게 되어 있습니다. 중요한 것은 먹는 양입니다. 언제나 음식을 먹을 때는 골고루 먹는 것을 기본으로 하되, 적절한 양의 음식을 섭취해야 합니다. 평소 운동을 꾸준히 하고 많이 움직이는 활동적인 사람은 먹은 음식의 대부분을 에너지대사로 사용합니다. 자신의 활동량에 비해 많은 양의 음식을 먹거나, 골고루 음식을 먹지 않아 편중된 영양섭취를 하게 되면 쉽게 살이 찌고 잘 빠지지 않는 법입니다.

결국 다이어트에서 탄수화물의 문제는 어떤 탄수화물 음식을 얼마나 섭취하는지에 초점을 두고 접근해야 합니다. 이제 탄수화물에 대한 오해가 풀렸나요? 그렇다면 주의해야 할 탄수화물은 무엇일까요? 앞서 언급한 당부하지수가 높은 탄수화물 음식입니다. 이러한 음식들은 대부분 몸에서 빨리 방출되는 것이어서 당이 높은 탄수화물 음식을 더욱 갈망하게 만듭니다.

당이 많이 함유된 탄수화물 음식은 생각보다 훨씬 많은 문제점을 가지고 있습니다. 글루코오스(Glucose)라는 물질은 에너지를 생성하는 데 쓰이지만 과도하게 늘어나면 인슐린이 분비되어 혈당을 조절하게 됩니다. 그런데 혈당을 조절하기 위해 인슐린이 정상적인 분비량을 넘어 대량 방출되면 당에 대한 갈망이 더욱 커지고 극심한 기분의 변화가 초래됩니다. 이렇게 되면 결국 당이 많은 탄수화물 음식을 계속 갈망하는 악순환에 빠지는데, 이것을 탄수화물 중독이라고 표현한다면 맞는 말입니다.

하지만 탄수화물 자체는 나쁜 영양소가 아닙니다. 이제부터는 당이 많이 함유된 탄수화물 음식에 대해 문제 인식을 갖기 바랍니다. 그러면 다이어트에 굉장한 도움을 얻을 수 있을 것입니다.

살을 빼려면 달달한 탄수화물과 거리를 두세요~!

탄수화물을 함유한 음식 자체는 문제가 아니라고 했습니다. 그렇다면 탄수화물에 대한 오해를 부르는 대표적인 음식은 무엇일까요?

★ 백밀가루에 당을 첨가해서 만든 간식류 : 비스킷, 쿠키 등 대부분의 과자류

★ 백밀가루에 당이 함유된 소스를 바른 간식류 : 크림, 각종 고농축 잼 등을 바른 빵류

★ 흰 쌀가루에 당을 넣은 떡류 : 인절미, 절편, 증편, 백설기 등

★ 떡 속에 당을 섞은 소가 들어 있는 떡류 : 모찌류, 경단류, 송편, 호떡, 부꾸미 등

★ 설탕을 많이 넣은 음식들 : 떡볶이, 비빔국수, 비빔냉면, 양념치킨, 닭강정, 깐쇼새우, 깐풍기, 탕수육, 짜장면 등

　　설탕이 들어 있는 대부분의 탄수화물 음식은 모두 살을 찌게 하는 주범입니다. 하지만 탄수화물 식품이라는 이유만으로 오해를 받는 음식들도 있습니다. 바로 파스타와 감자입니다. 감자는 대표적인 녹말채소이자 뿌리채소입니다. 몸에 유익한 식재료임에도 불구하고 오해를 받는 대표적인 음식입니다. 감자를 고온에서 튀기거나 볶으면 나쁜 지방과 탄수화물을 동시에 섭취하게 되므로 좋지 않습니다. 그러나 찌거나 물로 익힌 감자는 충분히 유익한 음식입니다. 단, 밥과 함께 먹을 때는 그 양을 조절해서 먹으면 됩니다. 대부분의 녹말채소는 빵이나 밥과 같은 탄수화물 음식이라고 생각하면 됩니다.

　　파스타는 일반 국수류와는 다른 성질의 밀가루를 사용합니다. 듀럼밀이라고 해서 단백질이 풍부한 밀가루입니다. 물론 정제시키는 과정에서 약간의 함량은 달라질 수 있지만, 대체로 파스타 면은 다이어트에 방해가 되는

음식은 아닙니다. 단, 양념으로 사용되는 소스에 주의를 기울인다면 오히려 다양한 채소와 함께 먹을 수 있는 훌륭한 다이어트식이 될 수 있습니다.

심심한 음식을 먹어요

소금 섭취를 줄여 다이어트에 성공한 사람들이 참 많습니다. 그러나 사실 소금도 약간의 오해를 받고 있습니다.

소금의 주성분인 나트륨은 대부분의 식재료에 함유된 무기질의 일종으로 엄연히 영양성분입니다. 왜 나트륨을 영양소로 분류할까요?

나트륨은 몸의 삼투압 유지와 수분 균형을 통해 체액의 양을 조절하는 중요한 역할을 합니다. 혈액 속에 들어 있는 0.9%의 염분은 몸속 혈액과 체액의 알칼리성을 유지하는 데 도움을 줍니다. 또한 몸속 체액의 산성과 알칼리성의 평형을 조절하는 데도 중요한 역할을 합니다.

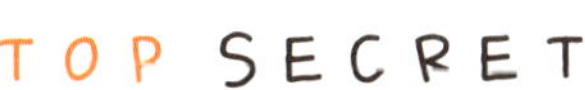

TOP SECRET

• 폭식을 강요하는 유혹의 음식 • 폭식증을 겪는 사람들은 대개 음식 과민증이나 혈당 문제를 가지고 있다. 그들이 열광하는 음식은 설탕, 밀가루, 우유로 만든 식품이다. 밀가루와 유제품은 모두 엑소핀(Exorphin)을 함유하고 있는데, 엑소핀은 두뇌에서 즐거움을 주는 엔돌핀을 꼭 닮아 식습관에 영향을 준다. 더군다나 폭식을 하는 사람들의 혈당은 매우 낮기 때문에 빠른 당의 균형을 위해 달콤한 식품을 더욱 갈망하게 된다.

이러한 식품들은 폭식증을 가진 사람들이 산만해지거나 강박관념에 사로잡힌 태도를 갖는 데 일조한다. 영국의 한 연구팀은 폭식증을 가진 사람들에게 처음 2주 동안 좋아하는 것을 먹고 싶은 만큼 마음껏 먹으라고 권했다. 단, 앞서 언급한 식품들은 제외했다. 그 결과 많은 사람늘의 폭식증이 극직으로 줄어들었디.

또한 나트륨은 알칼리성의 소화액 성분이 되기도 합니다. 그래서 짭짤한 음식을 먹으면 오히려 음식이 잘 넘어가는 것입니다. 소금 섭취량이 부족하면 소화액 분비가 감소해 식욕이 떨어지게 됩니다. 이런 점을 이용하면 다이어트에 도움이 됩니다. 그러나 나트륨 섭취가 부족한 상황에서 칼륨이 풍부한 채소들만 먹게 되면 오히려 몸의 균형 시스템이 망가져 현기증, 부기력증, 피로감, 정서 불안, 소화불량 등을 겪을 수 있습니다. 칼륨은 나트륨을 배출하는 성질이 있기 때문입니다.

따라서 무엇이든 적절한 양을 섭취하는 것이 중요합니다. 과도한 소금의 섭취는 위산 분비에 문제를 유발해 음식을 통한 영양소의 흡수를 방해합니다. 또 수분 균형을 조절하는 임무에 혼선을 주어 많은 양의 물을 마시게 합니다. 결국 몸이 붓고 살이 찌게 되는 것입니다. 당뇨병, 고혈압, 위장 장애, 심장질환 등의 질병을 앓고 있는 사람이라면 특히 소금 섭취량을 조절할 필요가 있습니다.

소금의 종류에도 신경을 써야 합니다. 과도하게 정제한 소금은 몸에 좋은 미네랄 성분이 제거된 것입니다. 또 여러 가지 감미료로 맛을 더한 소금은 더욱 건강에 좋지 않습니다. 소금을 구입할 때는 이런 점을 유의하고, 섭취할 때는 적절한 양을 먹는 것이 다이어트에 좋습니다. 소금에 대한 무조건적인 비판보다는 유익한 내용과 주의해야 할 내용을 동시에 알고 식습관에 반영하는 것이 건강한 다이어트를 위한 지름길입니다.

소금이 나쁠까? 설탕이 더 나쁠까?

결론적으로 건강한 다이어트를 위해서는 소금은 적게 먹고 설탕은 먹지 않는 것이 좋습니다.

소금을 많이 넣은 음식을 먹으면 필요 이상으로 물을 많이 마시고 밥도 많이 먹게 됩니다. 또 순간적인 소화율이 높아져 음식을 많이 먹게 되므로 살을 빼는 데는 전혀 도움이 되지 않습니다. 다이어트를 성공하고 싶다면 꼭 저염식을 실천하세요.

설탕은 정제과정에서 더욱 나쁜 식재료가 됩니다. 그렇다고 흑설탕이 백설탕보다 건강에 좋은 것도 아닙니다. 어쩌면 캐러멜을 넣었을지도 모르기 때문입니다. 다이어트에 성공하고 싶다면 설탕은 무조건 버리세요. 단맛을 내는 대체 재료로 올리고당을 선택하면 됩니다.

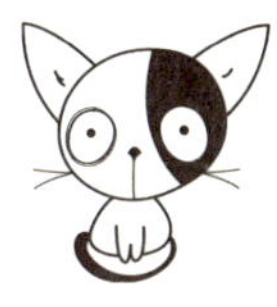

다이어트에 실패하고 싶다면 이렇게 하라!

짭짤하고 얼큰한 국물 음식을 매끼마다 먹으면 됩니다.

온종일 설탕음료와 달달한 과자를 먹으면 됩니다.

밥 대신 달콤한 빵과 쫄깃한 떡을 매일 먹으면 됩니다.

아침에 신선한 과일 주스 대신 시판하는 ◎◎ 주스를 벌컥벌컥 마시면 됩니다.
낮에도 마시고 밤에도 틈틈이 마시면 됩니다.

매끼마다 외식을 하면 됩니다.

주방에 예쁜 그릇을 사다가 설탕을 한 가득 담아놓고
요리할 때마다 듬뿍 넣으면 됩니다.

음식의 간을 맞출 때마다 늘 맛소금과 MSG가 함유된 다시다를
한 숟가락씩 듬뿍 넣고 또 넣으면 됩니다.

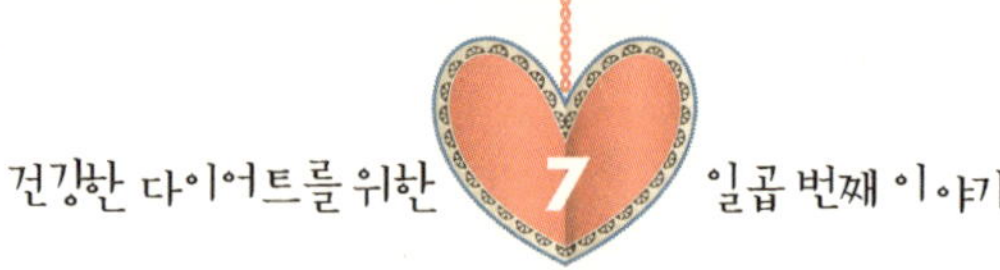

7가지 음식을 버리고
5가지 영양소를 먹어라!

사람들은 다이어트를 할 때 '비움'에 더 많은 관심을 쏟지만
사실은 '채움' 또한 못지않게 중요합니다.
몸에 꼭 필요한 영양소를 보충함으로써
건강을 유지하고 다시 살이 찌지 않는 체질을 만들 수 있기 때문입니다.

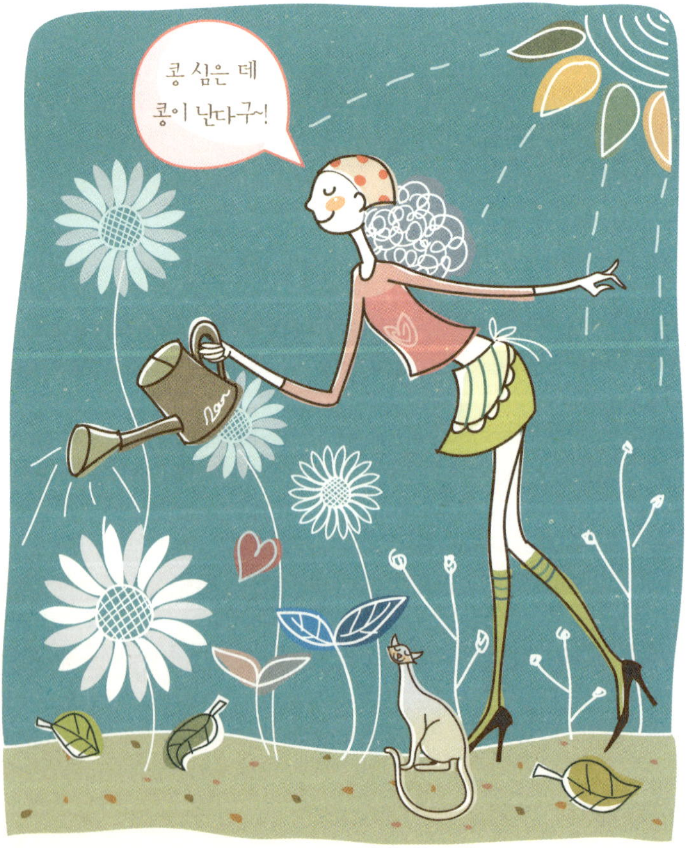

7일간 7가지 음식을 버리면 0.5~1kg을 뺄 수 있어요~!

매일 저지방 우유와 저칼로리 식품, 그리고 식이섬유소가 풍부한 채소를 먹는데도 살이 빠지지 않는다면, 지금 먹고 있는 모든 '다이어트 음식'이 문제인 것입니다. 결코 자신의 탓으로 돌리지 마세요. 스트레스 호르몬만 늘 뿐입니다. 그렇다면 무엇이 잘못된 것일까요?

지금까지 건강한 다이어트를 위해 꼭 알아야 할 6가지 정보를 읽었나요? 해답은 이미 소개되었습니다. 다시 쉽게 요약 정리할게요. 꼭 기억해 두었다가 반드시 실천하세요. 딱 7일간만 7가지 음식을 버리면 됩니다.

★ 7가지 음식을 버려라~!

❶ 백밀가루 → 글루텐으로 인한 음식 과민증과 폭식 또는 과식 유도

❷ 기름 → 나쁜 콜레스테롤로 인한 체지방 증가

❸ 흰쌀과 흰 찹쌀 → 미네랄이 제거돼 영양가가 떨어지고, 높은 당부하지수로 인한 과식과 폭식 유도

❹ 소금 → 미네랄이 제거된 나트륨의 과잉 섭취로 인한 수분대사장애 및 과식 유도

❺ 설탕 → 과잉 섭취로 인한 혈당 조절의 불균형과 신진대사장애, 감정기복 유도

❻ 옥수수 → 음식 과민증과 높은 당부하지수로 인한 혈당 조절 파괴와 체지방 증가

❼ 카페인 음료 → 카페인의 과잉 섭취로 인한 수분대사장애

7가지 음식을 버리면 지금까지 고착화된 배고픔의 연속, 체중 증가로 인한 모든 문제를 어느 정도 해결할 수 있습니다.

그렇다면 7가지 음식만 먹지 않으면 살이 원하는 만큼 빠질까요? 그렇지 않습니다.

동시에 5가지 영양소를 꼭 챙겨 먹어야 합니다. 적절한 에너지를 얻고 모든 대사작용이 원활해져야 비로소 다이어트에 성공했다고 말할 수 있습니다. 그러자면 반드시 균형 잡힌 영양식을 먹어야 합니다.

다이어트에 성공했다는 것은 곧 내 몸이 건강해졌다는 것입니다. 또 내 몸의 균형 시스템이 제대로 작동하고 있다는 뜻입니다. 마지막으로 꼭 챙겨야 할 것이 있습니다. 성공적인 7일 다이어트를 위해 여기서 소개하는 5가지 핵심 영양소를 기억하세요.

내 몸이 원하는 5가지 영양소를 골고루 먹고 있나요?

다이어트(Diet)는 흔히 '살빼기'를 의미하는 단어로 통용됩니다. 덕분에 다이어트 하면 평소보다 덜 먹는 것을 떠올리기 쉽습니다. 그래서 살이 찌지 않는 음식을 골라 식단을 짜고, 적게 먹으면서 어떻게 공복감을 극복할 것인지 몰두하게 됩니다. 하지만 살을 빼는 데만 초점을 맞추다 보면 건강을 놓치기 쉽습니다.

정확한 의미의 다이어트는 건강을 위해 음식을 조절하는 것입니다. 따라서 살을 빼는 데는 성공했지만, 몸을 상하게 했다면 다이어트의 의미를 잘못 해석했다고 볼 수 있습니다.

다이어트의 본래 의미를 되새겨보지 않더라도 다이어트를 할 때 영양소의 균형을 유지하는 것은 매우 중요합니다. 그렇지 않으면 다이어트의 효과가 단기간에 그치거나 질병의 위험에 노출될 가능성이 높습니다. 그렇다면 어떤 영양소를 얼마나 섭취해야 할까요?

탄수화물, 단백질, 비타민, 미네랄, 필수지방 등 몸이 원하는 5가지 영양소를 골고루 먹어야 합니다.

지방 중에는 몸에 해로운 트랜스 지방의 섭취를 삼가고 필수지방의 섭취를 늘려야 합니다. 또 다른 지방의 한 종류인 포화지방은 몸에서 어느 정도 필요로 하지만 필수지방으로도 체내에서 합성이 가능합니다.

같은 체중이라도 다른 체형을 만들어요

운동을 열심히 하는 사람들은 단백질 위주의 식단을 즐겨 먹는다고 말합니다. 그러나 다이어트를 하는 사람들의 말을 들어보면 굶거나 평소보다 적은 양을 먹는다는 얘기를 쉽게 들을 수 있습니다. 왜 그렇게 할까요?

살을 빼는 데만 집중하는 사람들은 몸무게 숫자에 예민합니다. 반면에 운동을 병행하는 사람들은 체중 관리뿐 아니라 몸속 근육량을 고려합니다.

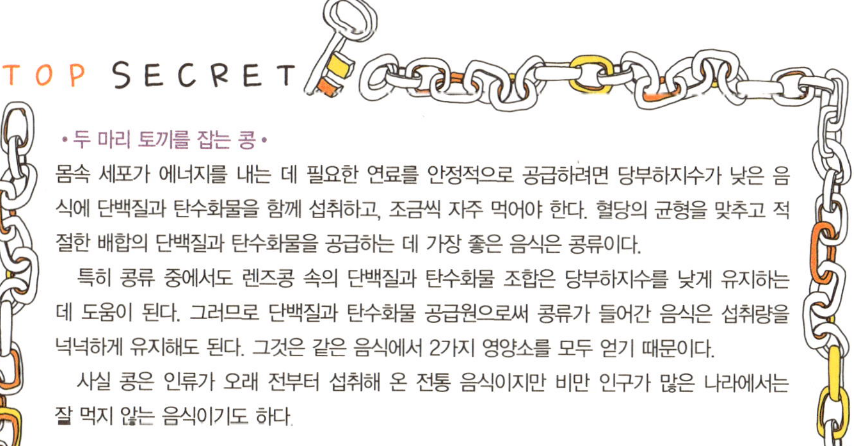

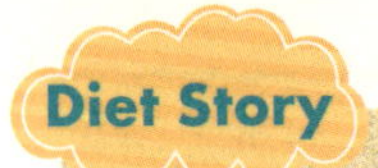

비만 세균이 살을 찌게 한다고?

꾸준한 운동과 식사량 조절에도 불구하고 살이 빠지지 않는다면 다른 데서 이유를 찾아볼 필요도 있을 법한 소식이다. 지금까지 이루어진 전 세계의 수많은 연구에 따르면 비만의 주요 원인은 운동 부족과 과식, 유전적 요인 등인 것으로 알려져 있다.

그런데 지난 2009년 미국의 시사 주간지 〈타임〉은 일명 '비만 세균'으로 명명된 장내 미생물균체가 음식을 통해 섭취하는 칼로리를 조절하는 데 중요한 역할을 수행하는 것으로 나타났다고 보도했다. 장내 세균이 칼로리를 지방으로 변환할지 여부를 조절함으로써 살이 찌게 할 수도, 마르게 할 수도 있다는 것이다.

워싱턴 대학의 제프리 고든 연구팀이 수행한 이 연구에 따르면 지방과 당분 함량이 높은 서구식 음식물을 섭취한 쥐와 채식 위주의 음식물을 섭취한 쥐를 관찰한 결과, 서구식 식사를 한 쥐의 장에서 '비만 세균'으로 알려진 '페르미쿠트'가 폭발적으로 증가했다는 것이다. 또한 중국 상하이 자오퉁대학의 한 연구팀도 쥐 실험 결과 '엔테로박터'라는 박테리아가 장속에서 신진대사를 방해해 체내 지방이 축적되는 것을 발견했다.

이처럼 요즈음 이뤄진 여러 실험에 따르면 식생활을 개선해 비만을 유발하는 장내 세균의 수를 줄이면 체중 감소의 효과를 얻을 수 있다는 힌트를 제공한다.

사실 다이어트에서 양질의 단백질 섭취는 매우 중요합니다. 단백질은 몸의 주요 구성 성분으로 건강과 직결될 뿐 아니라, 근육량을 키우고 포만감을 가져와 다이어트를 한결 수월하게 해주기 때문입니다. 특히 충분한 단백질을 섭취해야 기초대사량이 높아져 좀 더 효율적인 운동효과를 얻을 수 있습니다. 쉽게 말해 똑같은 양의 음식을 먹어도 살이 덜 찌는 체질이 되는 것입니다. 또한 체내 근육량이 많은 사람은 같은 몸무게라도 훨씬 날씬해 보이는 체형을 만들 수 있습니다.

★ 몸에서 단백질이 담당하는 주요한 역할은?

• 몸을 구성하는 중요 성분으로 피부와 모발, 손톱, 발톱 등 피부의 상피구조를 이루는 주성분도 케라틴(Keratin)이라는 단백질로 이루어져 있다.

• 세균이나 바이러스와 같은 외부의 침입에 대항하는 면역 시스템의 중추적 역할을 한다.

• 제 1 에너지원인 탄수화물이 부족해지면 체내에서 이를 대신해 에너지를 생산한다.

• 체내에서 필수적인 각종 호르몬과 효소를 생산한다.

영양학자들이 권장하는 단백질 섭취량은 총 섭취 열량의 15% 정도로 탄수화물의 65%, 지방의 20%에 비해서는 적은 양입니다.

한국영양학회가 권장하는 한국인의 하루 단백질 섭취량은 성인의 경우 남성은 50~55g, 여성은 45~50g 정도입니다. 단, 개인의 몸무게 차이에 따라 적정 단백질 섭취량이 달라지는데 일반적인 경우 체중 1kg 당 0.8~1.0g(체중×0.8g), 근력 운동을 하는 경우 체중 1kg 당 1.2~1.5g 정도가 적당합니다.

근육량을 많이 키우는 고강도 근력 운동을 하는 경우 1.8~2.0g까지 단백질 섭취량을 늘리기도 하지만, 운동량에 비해 한꺼번에 너무 많은 양의 단백질을 섭취하면 몸이 필요로 하는 외의 나머지는 체내에서 지방으로 축적되므로 주의해야 합니다.

다이어트 중이라면 평소보다 탄수화물과 지방의 섭취량을 줄이고 양질의 단백질을 많이 섭취하는 것이 좋습니다. 콩, 두부, 생선, 닭고기, 달걀 등 단백질이 풍부한 식품과 아미노산의 일종으로 신체의 중요한 조율사인 트리메틸글리신(TMG)이 풍부한 뿌리채소, 싹채소를 권장합니다.

탄수화물과 지방은 가려 먹는 게 중요해요

탄수화물은 인체가 가장 먼저 에너지원으로 쓰는 영양소입니다. 하지만 단 음식과 함께 시리얼, 빵, 파스타, 흰 쌀밥을 통해 섭취하는 탄수화물은 비만을 비롯한 여러 가지 만성질환의 가장 큰 원인이 되기도 합니다.

결론적으로 탄수화물은 몸이 가장 먼저 필요로 하는 중요한 영양소이지만, 필요 이상으로 많이 섭취하면 비만과 질병의 원인이 되므로 섭취량을 조절하는 것이 중요하겠죠?

또 탄수화물은 혈당 조절에 영향을 미치므로 음식의 탄수화물 함량을 고려해 당부하지수가 낮은 식단을 유지해야 체중 조절에 성공할 수 있습니다. 즉, 내가 섭취하는 탄수화물의 종류가 어떤 것인지 알아둘 필요가 있다는 말입니다.

예를 들어 흡수가 빠르고 당부하지수가 높은 탄수화물(단 음식, 정제식품)을 섭취하면 혈당 수치가 급격하게 상승합니다. 몸은 당분(설탕)이 그렇게 많이 필요하지 않으므로 남는 탄수화물을 지방으로 저장하게 됩니다. 따라서 같은 곡물이라도 당부하지수가 높은 흰 쌀밥보다 현미밥을 먹는 것이 다이어트에는 한결 도움이 됩니다.

만일 혈당에 문제가 있는 사람이라면 음식의 탄수화물 함량에 더욱 초점을 맞추어야 합니다. 단백질과 탄수화물을 함께 섭취하면 살이 찐다고 생각하는 사람들이 있지만, 오히려 탄수화물과 단백질, 지방을 적절히 함께 섭취하면 탄수화물이 혈당에 미치는 영향을 줄여 식사 시 당부하지수를 낮추는 데 도움이 됩니다. 다른 2가지 주요 에너지원인 지방과 단백질이 혈당에 아무런 영향을 미치지 않기 때문입니다. 또한 현미밥은 단백질 음식의 소화와 흡수를 거의 100% 도와줍니다.

★ 혈당 균형의 원칙은?
• 몸무게를 줄이려면 하루 섭취하는 음식의 당부하지수 합계가 40 이하, 체중을 유지하려면 60 이하를 지켜서 먹는다.
• 탄수화물은 단백질과 함께 먹는다.
• 배불리 먹지 말고 약간 부족한 듯 가볍게 먹는다.
• 설탕이 함유된 음료와 간식을 먹지 않는다.
• 바나나는 당부하지수기 매우 높은 과일이므로 한 번에 많이 먹지 말고 운동 후 공복감을 느낄 때에만 조금 먹는다.

이제 설탕을 비롯해 밀가루와 같은 정제된 탄수화물이 비만에 어떤 영향을 미치는지 알았겠죠? 그런데 이와 더불어 트랜스 지방 또한 비만의 주범임을 명심해야 합니다.

기름에 튀긴 음식과 수소가 첨가된 식물성 기름에서 발견되는 트랜스 지방은 자연 상태에서는 생기지 않는 일종의 손상된 지방입니다. 식물성 기름을 사용했다고 광고하는 가공식품들이 많지만, 식물성 기름에 튀겼다

비타민과 미네랄이 부족한지 어떻게 알고, 또 무엇을 먹어야 할까?

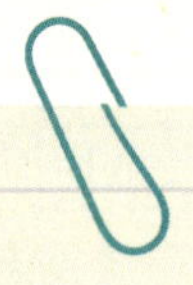

- ♥ 눈가 떨림, 근육 경련, 불면증이 있다면? → 마그네슘 부족 : 견과류, 녹색 잎채소, 참깨, 호박씨, 버섯 추천

- ♥ 눈이 자주 충혈되고 스트레스가 심하면? → 비타민 B 부족 : 생선류, 육류, 감자, 아보카도, 호두 추천

- ♥ 튼살이 생기거나 입술이 갈라지고 입맛이 없으면? → 아연 부족 : 굴, 견과류, 씨앗류, 육류, 생선류 추천

- ♥ 손발이 차가우면? → 셀레늄 부족 : 참치, 버섯, 견과류, 씨앗류, 감귤류, 키위, 브로콜리, 토마토, 적색 양배추 추천

- ♥ 멍이 잘 들고 구취가 심하면? → 비타민 C 부족 : 감귤류, 키위, 브로콜리, 고추, 피망, 토마토, 적색 양배추 추천

- ♥ 피부가 건조하고 눈이 침침하면? → 비타민 A 부족 : 달걀, 당근, 피망, 멜론, 생선 기름, 과일류 추천

- ♥ 피부가 건조하고 근육이 긴장되면? → 비타민 E 부족 : 견과류, 참깨, 호박씨, 해바라기씨, 들깨, 현미눈, 올리브오일, 등푸른 생선 추천

- ♥ 무기력증과 피로, 빈혈 증상이 있다면? → 철분 부족 : 지방이 없는 소고기, 달걀 노른자, 호박씨, 아몬드, 콩, 시금치 추천

- ♥ 팔다리가 저리거나 찌릿하면? → 칼륨 부족 : 아스파라거스, 아몬드, 땅콩, 바나나, 미나리, 구운 토마토, 당근, 녹색 잎채소 추천

- ♥ 뼈가 잘 부러지면? → 칼슘 부족 : 아몬드, 호박씨, 호두, 정어리, 잎채소, 유제품 추천

- ♥ 감정기복이 심하고 식은땀을 흘리면? → 크롬 부족 : 감자, 고추, 피망, 달걀, 닭고기 추천

- ♥ 현기증이나 균형 감각 저하, 발작과 경련이 생기면? → 망간 부족 : 망고, 파인애플, 귀리, 베리류 추천

고 해서 몸에 해롭지 않은 것은 절대 아니라는 것을 이제 알겠죠?

트랜스 지방은 팝콘, 냉동 피자, 감자튀김, 닭튀김, 케이크, 도넛, 쿠키 등 식생활에 광범위하게 존재합니다. 특히 트랜스 지방은 살을 찌우기도 하지만 심혈관계 질환 및 암의 원인이 되기도 합니다. 따라서 튀긴 음식과 트랜스 지방을 피하는 것이 필수지방을 많이 먹는 것만큼이나 중요하다는 사실을 잊어서는 곤란할 것입니다.

비타민과 미네랄은 생명 유지에 꼭 필요해요

인체의 대부분을 구성하는 것은 탄수화물, 단백질, 지방입니다. 그래서 비교적 많은 양을 필요로 하는 이들 영양소를 다량영양소(Macronutrient)라고 합니다. 반면에 미량영양소(Micronutrient)인 비타민과 미네랄은 인체에서 필요로 하는 양은 소량이지만, 부족할 경우 두뇌와 건강에 치명적인 영향을 미치게 됩니다.

그것은 비타민과 미네랄이 인체와 뇌를 건축하고 재건하며, 인체의 모든 시스템이 원활하게 작동하도록 두뇌와 같은 핵심적인 역할을 담당하기 때문입니다. 마치 자동차는 휘발유나 가스 등의 연료(다량영양소)로 움직이지만 자동차라는 기계가 원활하게 작동하도록 윤활작용을 하는 엔진오일(미량영양소)이 없으면 안 되는 것처럼 말입니다.

비타민은 4개의 지용성(비타민 A, D, E, K)과 9개의 수용성(8개의 비타민 B와 비타민 C)으로 이루어져 있는데, 각각의 비타민들은 몸의 생리 기능을 조절하고 대사작용을 돕는 등 다양하고 복합적인 기능을 수행합니다.

따라서 적은 양이라도 몸에 필요한 양이 공급되지 않으면 당장 영양소의 대사가 원활하게 이루어지지 못하겠죠?

비타민이 자체적으로 에너지를 제공하지는 않지만 탄수화물과 지방, 단백질이 에너지를 낼 수 있도록 촉매제 역할을 하는 것입니다. 이밖에도 비타민은 노화를 방지하는 항산화 작용을 비롯해 면역 증진, 세포 분열, 혈액 응고, 신체의 성장과 발육 등 생명 유지에 중요한 역할을 담당합니다.

유기화합물인 비타민은 탄소, 수소, 산소 등 여러 요소들로 구성되어 있으며 다양한 모양으로 결합됩니다. 반면에 미네랄은 하나의 이름을 가진 단일 성분인 원소로서 칼슘, 칼륨, 마그네슘, 아연, 철, 나트륨, 인 등을 말합니다.

미네랄은 몸에서 불과 4%를 차지하지만, 적절한 균형이 깨지면 생명을 잃을 수도 있습니다. 미네랄은 몸에 쌓인 중금속을 배출하고 호르몬의 효소 활동을 돕는 촉매제 역할을 합니다. 비타민을 아무리 많이 섭취해도 미네랄이 부족하면 비타민을 흡수할 수 없습니다.

이처럼 중요한 비타민과 미네랄을 우리는 충분히 섭취하고 있을까요?

정제식품과 가공식품을 많이 먹는 현대인의 식생활을 고려할 때 우리가 섭취하는 비타민과 미네랄은 충분하지 않을 때가 많습니다.

얼마 전 한 방송 프로그램에서 출산 직후 채식 다이어트를 하며 모유 수유를 하던 산모의 아기가 비타민 결핍으로 사망한 충격적인 사건을 소개한 일이 있습니다. 이는 비타민과 미네랄 결핍이 얼마나 치명적인 결과를 가져오는지 잘 보여주는 사례인 동시에, 영양소의 불균형이나 결핍을 초래하는 다이어트의 위험성을 경고한 것이라 할 수 있습니다.

비타민 D와 K를 제외한 모든 비타민은 반드시 음식을 통해 섭취해야 하고, 미네랄 또한 체내에서 만들 수 없어 반드시 음식을 통해 섭취해야 합니다. 특히 갈수록 미네랄 함유량이 떨어지는 토양과 지나친 식품의 정제과

정 때문에 밥상에 올라오는 미네랄은 점점 부족해지는 추세입니다. 따라서 자연식품을 많이 먹고 필요에 따라서는 영양보충제의 섭취도 고려해야 합니다.

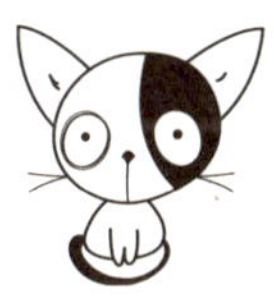

진정, 살을 빼고 건강한 몸을 만들고 싶다면 이렇게 하라!

매일 물 1.5~2ℓ를 마시면 됩니다.

소금 섭취를 줄이는 저염식, 기름의 섭취를 줄이는 저유식,
설탕을 먹지 않고 올리고낭으로 대체한 서낭식,
식재료 자체의 수분으로 익히는 저수분 조리법으로 음식을 만들면 됩니다.

장속에 유익한 균을 위해 생균제 식품을 먹으면 됩니다.

음식 과민증을 일으키는 백밀가루 음식을 먹지 않으면 됩니다.

7가지 음식을 버리고 5가지 영양소를 식단에 반영하면 됩니다.

7일 다이어트 운동 프로그램으로 매일 꾸준히 실천하고
평소 많이 움직이면 됩니다.

스트레스를 받지 않도록 최대한 즐겁고 활기차게 생활하도록 합니다.

몸무게는 7일 단위로 측정하고 줄자로 매일 내 몸을 점검합니다.

제 2 부
다이어트를 실천한다는 것

왜 먹는지, 무엇을 먹는지
언제 먹는지가 핵심이다~~~!

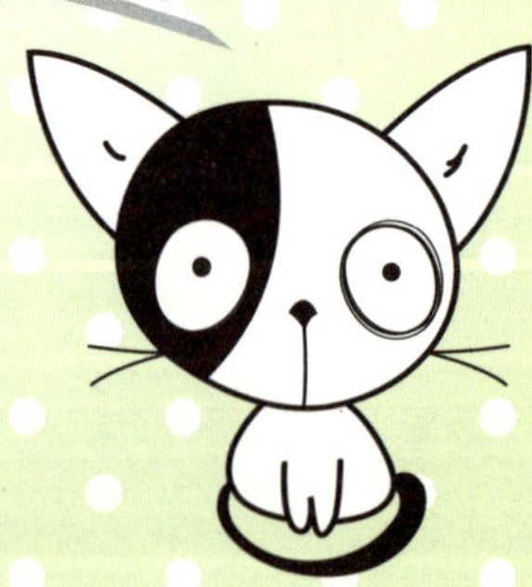

Part 2

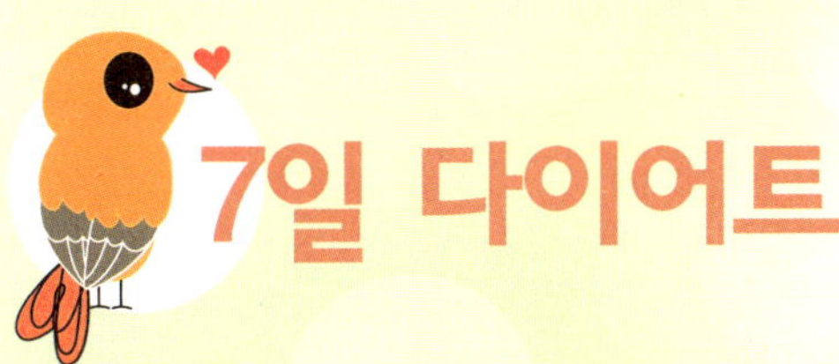

7일 다이어트

3단계 실용 다이어트로 내 몸을 디자인하자~!

7일 다이어트를 시작하자!

  3단계 7일 다이어트를 시작하기 전 목표 달성한 당신의 모습을 생각하며 스스로 다짐의 시간을 가져보세요. 앞으로 7일씩 완료할 때마다 다짐의 내용을 꼭 꺼내보세요. 당신의 내면에서 꿈틀거리는 에너지가 계속해서 빛을 발하게 될 것입니다.

? 7일 다이어트를 시작해야 할 시간이다. 왜 나는 7일 다이어트를 시작하는가?
!

? 지금까지 나의 성격이나 생활습관 중 좋은 점이 있다면 무엇인가?
!

? 앞으로 내가 꼭 고쳤으면 하는 생활습관이 있다면 무엇인가?
!

? 나는 이제 7일 다이어트를 반드시 실천할 것이다. 실천을 위한 다짐은 무엇인가?
!

❗ 나는 이제부터 원 푸드 다이어트를 하지 않는다.

❗ 나는 이제부터 과식과 폭식을 하지 않는다.

❗ 나는 장소를 구분하지 않고 매일 30분간 생활 속에서 꾸준하게 운동을 한다.

❗ 나는 이제부터 정제된 백밀가루로 만든 음식을 자주 먹지 않는다.

❗ 나는 이제부터 씨앗류와 견과류를 즐겨 먹을 것이다.

❗ 나는 이제부터 아무리 급해도 음식은 꼭꼭 씹어 먹을 것이다.

❗ 나는 이제부터 신선한 과일과 채소를 즐겨 먹을 것이다.

❗ 나는 이제부터 카페인과 설탕음료를 줄이고 신선한 물을 마실 것이다.

❗ 나는 이제부터 생균제 식품을 꼭 챙겨 먹을 것이다.

❗ 나는 이제부터 설탕과 소금의 섭취를 줄일 것이다.

❗ 나는 이제부터 기름에 튀긴 음식과 외식을 줄일 것이다.

❗ 나는 이제부터 건강한 조리법으로 만든 음식을 먹을 것이다.

❗ 나는 이제부터 내 몸을 건강하게 만드는 다이어트를 할 것이다.

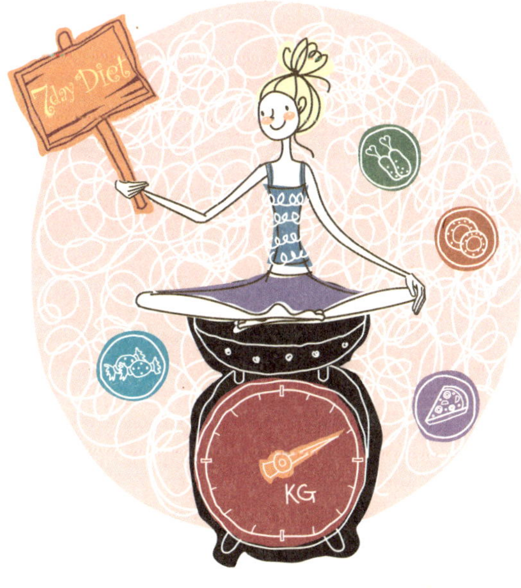

Step 1 내 몸에 쌓인 독소를 빼라!

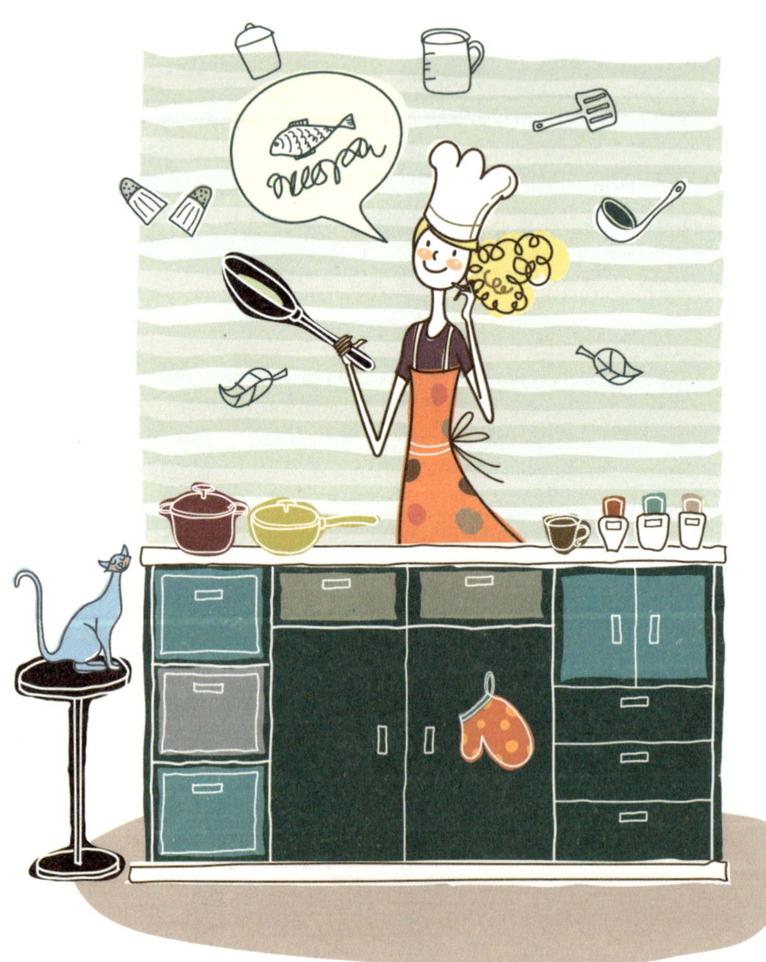

먹은 만큼 비우자~!

내 몸 안에 쌓이는 독소의 정체는 무엇일까요? 각종 환경오염물질, 전자파, 유해 세균, 트랜스 지방, 스트레스, 과로 등입니다. 이러한 독소들이 쌓이면 주로 간장이나 대장, 혈액에 모여 몸속의 순환을 방해합니다. 독소와 노폐물이 내 몸 안에 쌓이면 쌓일수록 피부는 나빠지고 변비가 생깁니다. 그리고 무엇보다 살이 찌게 됩니다.

내 몸의 균형 시스템을 복구하자~!

독소와 노폐물이 쌓이면 쌓일수록 몸의 균형 시스템은 망가집니다. 들어오기만 하고 나가는 시스템에 오작동이 생기면 몸은 독소와 노폐물을 내보내기 위해 더 많은 에너지를 소모하게 되는데, 이때 채워야 할 영양분을 필요 이상으로 축적하게 됩니다. 그래서 살이 찌게 되는 것입니다. 따라서 내 몸의 독소와 노폐물을 빼는 해독요법이 1단계 원리를 실천하는 핵심입니다. 특히 몸속 독소를 잘 배출하면 지방이 쌓이는 것을 막을 수 있습니다.

7일 다이어트의 첫 번째 단계는 해독 레시피를 먹는 것입니다. 몸이 가지고 있는 본래의 해독 기능을 향상시켜 다음 단계인 내 몸의 순환 기능을 정상화시키는 것이 7일 다이어트의 첫걸음입니다.

배출 통로를 통해 제대로 빼자~!

몸속에 쌓인 독소와 노폐물의 배출은 대변, 소변, 땀을 통해 이뤄져야 합니다. 대변으로 음식물 찌꺼기를, 소변으로 혈액 중에 들어 있던 노폐물을, 땀으로 중금속을 내보내는데, 단순히 밖에서 들어온 것만을 배출하는 것이 아니라 신진대사로 인해 생긴 노폐물까지 배출하는 것입니다.

독소는 장에서 흡수되어 간장으로 보내져 해독된 뒤, 혈액을 통해 다시 장 또는 신장을 거쳐 배출됩니다. 여기서 간장과 장의 건강이 중요함을 알 수 있습니다. 특히 장이 나빠져 음식물을 제대로 소화 · 흡수시키지 못하면 장속에는 대량의 음식물 찌꺼기가 쌓이고, 숙변이 부패를 일으켜 새로운 독소를 만들어냅니다. 이어서 간장의 활동이 약화돼 독소의 해독은 물론, 신진 대사를 떨어뜨려 몸속의 균형 시스템을 무너뜨립니다. 이것은 곧 살이 찌는 핵심 원인이 되므로 1단계에서는 장의 건강지수를 높이는 것을 핵심 목표로 생각하기 바랍니다.

비움의 단계를 위한 7가지 규칙을 실천하자~!

독소와 노폐물을 배출하는 데 좋은 7가지 방법을 꼭 실천하세요.

❶ 독소를 배출하는 해독식품을 먹자.

식이섬유소는 소화되지 않고 장벽에 달라붙어 있는 독소나 노폐물을 떼어줍니다. 식이섬유소가 풍부면서 해독 기능이 탁월한 식재료는 양파, 마늘, 부추, 생강, 현미, 브로콜리, 녹차, 녹색채소, 뿌리채소 등입니다. 이러한 해독식품을 반찬으로, 차로, 생식으로 매일 챙겨 먹기 바랍니다.

❷ 15분간의 반신욕, 배 마사지, 스트레칭으로 신진대사를 촉진하자.

반신욕은 혈액의 흐름을 좋게 해 독소와 노폐물로 인해 깨진 몸의 균형 시스템을 정상화하는 데 도움을 줍니다. 반신욕을 할 때는 입욕제 등을 활용하고 물의 온도는 41℃로 맞춰 5분간 몸을 담근 후 가볍게 샤워를 합니다. 이렇게

3회 반복하면 15분간 효과적인 반신욕을 할 수 있습니다. 배 마사지는 평소 배가 찬 사람들에게 매우 효과적입니다. 바디 오일을 이용해 손바닥으로 원을 그리면서 천천히 마사지를 합니다.

❸ 신선하고 깨끗한 물을 하루 1.5~2리터 정도 나눠서 마시자.

물을 마시는 가장 중요한 이유는 혈액순환을 돕고 신진대사를 촉진해서 노폐물과 독소를 배출하는 것입니다. 영양소가 체액의 흐름에 따라 몸 전체로 전달되듯이 혈관이나 내장에 붙어 있는 찌꺼기들도 체액에 의해 온몸으로 퍼져나갑니다. 이때 물을 충분히 마시면 체액의 순환이 좋아지고 신진대사가 활발해집니다. 생수만 먹기가 부담스럽다면 해독에 좋은 뿌리채소인 연

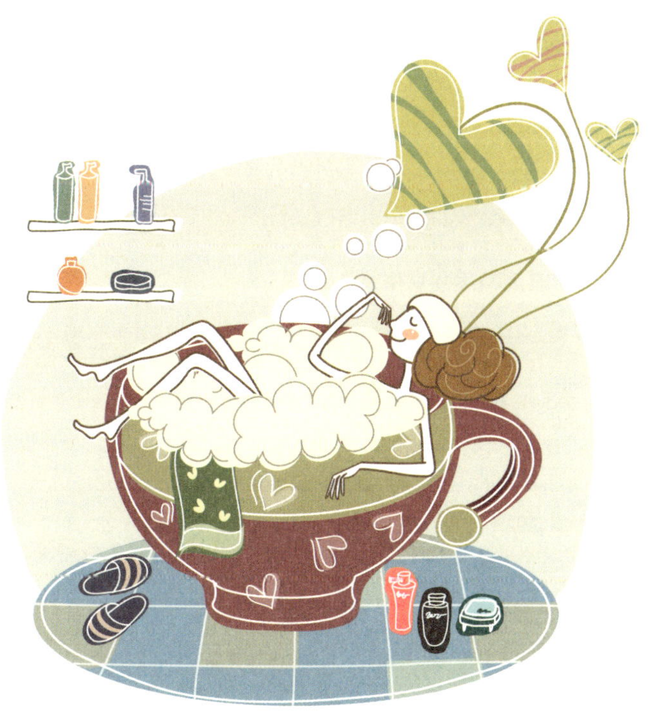

근 또는 우엉으로 우려낸 물을 함께 마시는 것도 좋습니다.

몸에서 수분이 1~2% 정도 부족한 상태가 지속되면 갈증을 잘 느끼지 못하고, 배가 고픈 느낌과 혼동해 더 많은 음식을 먹게 만듭니다. 피로가 쉽게 누적되는 것도 물 섭취 부족이 한 원인일 수 있습니다.

● 물을 마시면 교감신경이 자극되어 아드레날린이 분비되고 에너지대사가 활발해져 쌓여 있던 지방을 연소하기 쉬운 상태로 바뀐다. 결국 살이 빠지는 데 도움이 되는 것이다. 물을 마신 후의 열량 소비에 대한 연구 보고에 따르면 150cc의 물을 매일 3회씩 마시면 열량의 소비량이 30%나 늘어난다고 한다.

물을 마실 때는 체온보다 낮은 시원한 물을 권장합니다. 시원한 물을 마시면 체온과 같은 온도로 유지하기 위해 몸이 많은 에너지를 소모하게 됩니다. 그러나 부종이 심한 사람, 위가 안 좋아 속이 자주 메스꺼운 사람, 어지럼증이 많은 사람은 물 마시는 것을 주의해야 합니다.

식간에 마시는 물은 오히려 공복감을 줄여 식사량을 조절하는 데 상당한 도움이 됩니다. 특히 아침에 일어난 직후, 점심 식사 30분 전, 저녁 식사 30분 전에 마시면 효과적입니다.

운동을 할 때는 몸의 수분을 적절히 유지하기 위해 운동 중 15분 간격으로 200㎖ 정도의 수분을 보충해 주는 것이 좋습니다.

● 식사 전에 물을 마시는 것이 다이어트에 도움이 된다는 연구결과가 있다. 미국 버지니아공대 연구팀이 55세의 과체중인 사람들에게 3개월 동안 저칼로리 식단을 제공하면서 이들 중 절반은 식사 전 물 2컵을 마시게 했다. 물도 마시고 저칼로리 식단을 먹은 그룹은 3개월 후 평균 몸무게가 7kg이나 감소했다.

❹ 규칙적인 배변습관을 갖자.

독소와 노폐물 배출의 가장 큰 출구는 대변입니다. 우선 변비나 숙변이 되지 않도록 굶지 말아야 합니다. 즉, 매일 먹는 규칙적인 식습관이 올바른 배변 습관의 기본입니다. 또 식사 시에는 되도록 규칙적인 양을 유지하고, 프락토 올리고당이나 이소말토 올리고당과 같은 프리바이오틱스가 첨가된 제품, 콩을 발효시킨 청국장, 호박씨 등의 씨앗류를 식사에 보충하면 좋습니다.

❺ 차, 커피, 탄산음료는 줄이자.

하루 중 조금씩 꾸준히 물을 마시면 포만감이 생겨 식사 시 적당한 양의 음식을 섭취할 수 있습니다. 그런데 물 대신 차, 커피, 탄산음료 등과 같은 음료수를 마시는 것은 좋지 않습니다. 녹차나 커피에 들어 있는 카페인은 이뇨작용이 강해 상당량의 수분을 배설시켜 오히려 몸속의 수분을 더 배출하게 만듭니다. 즉, 혈액 중에 수분을 보충하기는커녕 탈수증상을 일으키는 원인이 될 수 있습니다.

또 이러한 음료에 첨가된 설탕, 나트륨, 산성 성분 등은 세포나 혈액으로부터 수분을 빼앗아 피를 탁하게 합니다. 결국 물 대신 마시는 음료는 오히려 새로운 독소와 노폐물을 쌓이게 해 살을 빼는 데 아무런 도움이 되지 않습니다. 해독에 도움이 되는 녹차도 하루에 3잔 이상은 마시지 않는 것이 좋고, 커피는 마시더라도 아무것도 넣지 않은 원두커피로 연하게 마시기를 권합니다. 역시 하루 3잔 이상 마시지 않도록 하세요.

❻ 기본 중의 기본, 음식은 꼭꼭 씹어 먹자.

음식을 오래 씹으면 뇌가 위로부터 배가 찼다는 신호를 받는 시간이 늘어나기 때문에 음식을 덜 먹게 됩니다. 또 음식물을 잘 씹으면 침의 분비량이 늘어나 해독효과가 높아지므로 다이어트에 도움이 됩니다. 침에는 세균이나 바이러스, 유해산소와 같은 독소를 없애는 효소와 소화효소가 들어 있기 때문입니다.

한 끼 식사 시간은 30분 정도가 좋고, 한 번에 30회 이상 꼭꼭 씹어 먹는 것이 좋습니다.

- 중국 하얼빈 의과대학의 리 제 박사는 음식을 한입에 40번씩 씹어 먹으면 한입에 15번 씹어 먹는 것보다 칼로리 섭취를 약 12% 줄일 수 있다고 밝혔다. 실험은 비만 그룹과 날씬한 그룹으로 나눠 실시했다. 같은 음식을 먹었을 때 한입 베어 먹는 크기와 씹어 먹는 속도는 두 그룹이 비슷했으나 비만 그룹이 날씬한 그룹에 비해 음식을 빨리 삼키는 것으로 나타났다. 또 두 그룹에 같은 음식을 주고 한입에 15번씩 씹어 먹게 했을 때와 40번씩 씹은 뒤 삼키도록 했을 때를 비교한 결과, 40번씩 씹어 삼켰을 때가 평균 11.9% 덜 먹은 것으로 나타났다.
- 결국 음식을 빠르게 먹는 것이 과체중에 상당한 영향을 미친다는 것을 이번 실험으로 알 수 있었다. 즉, 비만 참가자들은 음식을 덜 씹고, 더 빨리 더 많이 섭취했다.

❼ 스트레스 호르몬을 줄이는 음식을 먹자.

일상의 리듬은 특정한 호르몬 분비의 패턴에 많이 좌우됩니다. 또한 스트레스와 수면은 실과 바늘의 관계입니다. 잠이 충분하지 않으면 일상의 경쾌한 리듬은 깨질 수밖에 없습니다.

밤에는 스트레스 호르몬인 코티졸의 수치가 내려가므로 잠을 자게 됩니다. 그러나 스트레스를 받아 코티졸의 수치가 정상이 아니라면 밤에 잘 자고 아침에 잘 일어나는 능력이 손상됩니다. 설탕, 백밀, 흰쌀의 정제된 탄수화물과 자극적인 식품의 과도한 섭취가 스트레스 호르몬인 코티졸에 가장 큰 영향을 주는 요인입니다.

스트레스 호르몬의 분비를 줄이려면 균형 잡힌 영양소의 섭취 만큼 중요한 해결책은 없습니다. 특히 스트레스를 자주 받거나 예민한 사람들은 다음의 음식에 관심과 주의를 기울여야 합니다.

- 설탕, 흰쌀, 백밀, 설탕음료, 카페인 음료를 입에 달고 산다면 극도의 피곤함, 짜증, 공격성, 우울감, 변덕스런 기분을 조절하기 어렵다.

- 마그네슘이 풍부하게 들어 있는 호박씨를 꾸준히 먹으면 정서적으로 안정감을 준다. 무엇보다 혈액 속에 콜레스테롤이 쌓이는 것을 막아주므로 신진대사에 효과적이다.

- 기분을 좋게 하는 세로토닌은 단백질 식품으로부터 만들어진다. 달걀, 생선, 닭고기, 콩, 두부, 치즈, 귀리를 다이어트 식단에 넣도록 한다. 이때 반드시 현미를 식단에 포함시켜야 한다. 현미가 몸속에서 단백질의 완전한 소화와 흡수를 돕기 때문이다.

- 우엉, 연근, 당근, 감자, 무, 고구마 등의 뿌리채소와 푸른 잎의 녹색채소는 기분을 좋게 하는 세로토닌과 같은 호르몬이 생성되는 것을 돕는다.

비움의 단계
7일 다이어트
프로그램 사용법

1단계 7일 다이어트 프로그램은 내 몸에 쌓인 독소와 노폐물을 배출하는 단계입니다. 그동안 몸 곳곳에 쌓인 독소와 노폐물을 제거해 몸의 균형 시스템을 정상화시켜야 합니다. 자, 당신을 위한 해독 프로그램을 이제 실천해 봅시다.

비움의 단계에서는 주로 무엇을 먹는가?

- 해독 기능이 탁월한 채소와 식이섬유소가 풍부한 채소
  양파, 마늘, 부추, 생강, 현미, 브로콜리, 토마토, 양배추, 청국장, 미나리, 무, 우엉, 비트, 셀러리, 로메인, 케일 등의 녹색채소와 뿌리채소
- 사과, 매실, 레몬, 자몽
- 미역, 다시마, 견과류, 씨앗류, 크랜베리
- 코티지 치즈, 유산균 요거트, 생균제 식품
- 올리브오일, 프락토 올리고당 또는 이소말토 올리고당

♥ 독소와 노폐물을 빼는 해독 주스 먹기

아침 식사 대용으로 해독 주스를 1~3컵 정도 먹을 수 있는 만큼 먹는다. 독소와 노폐물이 쌓인 장의 정상화를 위해서는 생으로 먹는 과일과 채소가 가장 좋다. 갈아서 먹는 과일과 채소는 장속에 이로운 박테리아를 만든다. 해독 주스 레시피에 따라 곱게 갈아서 즙만 먹는 것이 아니라 식이섬유소가 풍부한 채소 건더기도 함께 먹도록 한다.

♥ 비움의 단계를 가속화하는 물 마시기

하루 마시는 물의 양은 1.5~2ℓ이다. 식간에 나눠 마시고 운동 중에는 15분 간격으로 마신다.

♥ 비움의 단계를 가속화하는 식사법

식사 시 혹은 간식을 먹을 때 잘 씹으면 침의 분비량이 늘어나 해독효과가 높아진다. 침에는 유해산소와 같은 독소를 없애는 효소와 소화효소가 들어 있다. 한 끼 식사 시간은 30분 정도가 좋고, 한 번 씹을 때 최소 30회 이상 꼭꼭 씹어서 먹는다.

♥ 비움의 단계를 가속화하는 음료 마시는 법

카페인 음료인 녹차와 커피는 하루 최대 3잔 이상은 마시지 않는다. 카페인 음료를 많이 마시면 이뇨작용이 강해져 오히려 하루 중 마신 상당량의 수분이 필요 이상으로 배설된다. 그 외의 시판 음료는 절대 먹지 않는다. 시판 음료 대신 해독 기능이 탁월한 연근과 우엉을 우려낸 물을 1병씩 담아 가지고 다니면서 마시도록 한다. 또는 양파를 끓여 곱게 간 양파즙을 마신다.

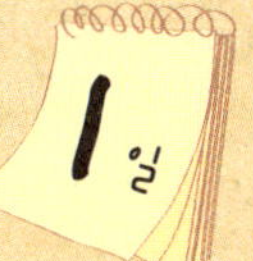

1일
- 아침 : 사과 + 토마토 + 양배추 해독 주스 1~3잔
- 점심 : 현미밥, 브로콜리 간장 피클, 다시마 우엉조림, 양배추 김치
- 저녁 : 콩나물 비빔밥 + 비빔 고추장
- 간식 : 호두 1개 + 호박씨 7개 + 생 캐슈넛 2개 + 크랜베리 7개
- 음료 : 녹차 1잔, 양파즙 1잔

2일
- 아침 : 사과 + 토마토 + 당근 해독 주스 1~3잔
- 점심 : 로메인 비빔밥 + 비빔 간장, 브로콜리 간장 피클
- 저녁 : 코티지 치즈 브로콜리 샐러드 + 요거트 드레싱
- 간식 : 호두 1개 + 호박씨 7개 + 생 캐슈넛 2개 + 크랜베리 7개
- 음료 : 녹차 1잔, 양파즙 1잔

3일
- 아침 : 사과 + 자몽 + 케일 해독 주스 1~3잔
- 점심 : 케일 쌈밥 + 낫토 쌈장, 브로콜리 간장 피클
- 저녁 : 구운 채소 샐러드 + 오리엔탈 드레싱
- 간식 : 호두 1개 + 호박씨 7개 + 생 캐슈넛 2개 + 크랜베리 7개
- 음료 : 녹차 1잔, 양파즙 1잔

4일
- 아침 : 사과 + 토마토 + 양배추 해독 주스 1~3잔
- 점심 : 현미밥, 다시마 우엉조림, 버섯 콩나물잡채
- 저녁 : 구운 채소 샌드위치
- 간식 : 호두 1개 + 호박씨 7개 + 생 캐슈넛 2개 + 크랜베리 7개
- 음료 : 녹차 1잔, 양파즙 1잔

5일
- 아침 : 사과 + 토마토 + 당근 해독 주스 1~3잔
- 점심 : 낫토 비빔밥 + 비빔 간장, 양배추 김치
- 저녁 : 닭가슴살 토마토 샐러드 + 레몬 드레싱
- 간식 : 호두 1개 + 호박씨 7개 + 생 캐슈넛 2개 + 크랜베리 7개
- 음료 : 녹차 1잔, 양파즙 1잔

6일
- 아침 : 사과 + 자몽 + 케일 해독 주스 1~3잔
- 점심 : 닭가슴살 마늘밥, 다시마 우엉조림
- 저녁 : 버섯덮밥, 양배추 김치
- 간식 : 호두 1개 + 호박씨 7개 + 생 캐슈넛 2개 + 크랜베리 7개
- 음료 : 녹차 1잔, 양파즙 1잔

7일
- 아침 : 사과 자몽 샐러드 + 요거트 드레싱
- 점심 : 화이트 파스타, 브로콜리 간장 피클
- 저녁 : 현미밥 브로콜리 샐러드, 양배추 김치
- 간식 : 호두 1개 + 호박씨 7개 + 생 캐슈넛 2개 + 크랜베리 7개
- 음료 : 녹차 1잔, 양파즙 1잔

7일 다이어트 레시피를 따라하기 전에 '미리 보기'를 읽어보세요!

❶ 7일 다이어트를 실천하기 쉽도록 날짜가 기입되어 있고 그날의 하루 식단을 소개합니다. 아침, 점심, 저녁 3식 레시피와 하루 중 먹으면 좋을 간식과 음료도 소개되어 있습니다.

❷ 레시피에 대한 소개, 재료에 함유된 영양 정보, 음식 매칭과 코디법에 대해 알려줍니다. 무엇보다 다이어트 음식의 맛이 소개되어 있어 맛에 대한 궁금증과 두려움을 해소해 줍니다. 음식을 만들기 전 미리 읽어두면 유용한 정보를 얻고 다이어트의 동기부여를 받을 수 있어요.

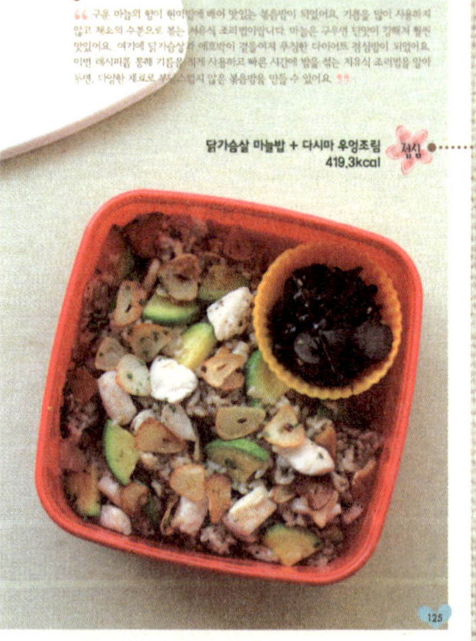

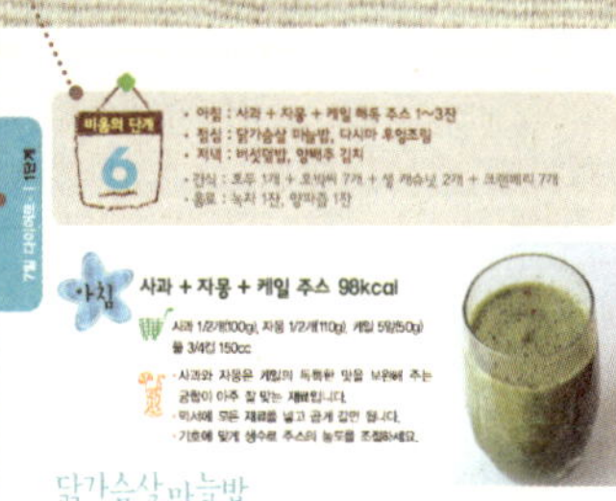

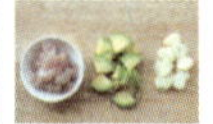

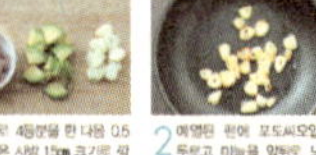

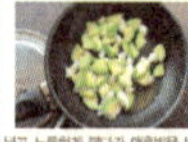

❸ 이 책에서 제시한 다이어트 레시피는 3단계 다이어트 원리에 따라 7일씩 구성되어 있습니다. 단계별로 찾아보기 쉽게 바를 만들어 색상과 위치를 다르게 디자인했습니다. 단계별 색을 찾으면 필요한 다이어트 레시피를 보다 쉽게 찾을 수 있어요.

❹ 레시피를 따라하면서 생기는 실수에 대한 대처 요령, 대체 가능한 재료와 양념, 만든 음식의 보관법 등 알찬 쿠킹 팁이 소개되어 있습니다.

❺ 이 책에 소개된 모든 레시피의 양은 1인분입니다. 한 끼 먹을 음식의 칼로리가 소개되어 있으니 참고해서 맛있게 먹어요~

❻ 이 책에 소개된 7일 다이어트 레시피는 만드는 과정이 복잡하지 않고, 조리 시간이 소개되어 있어 편리해요. 양념과 재료는 계량공식을 사용해 보다 정확한 양의 음식을 만들 수 있어요. 건강한 다이어트를 위해 저염식, 저당식, 저유식, 저수분 조리법을 채택했어요. 또한 7일간의 장보기 코너가 있어 무엇을 얼마나 먹게 되는지 한눈에 파악할 수 있습니다.

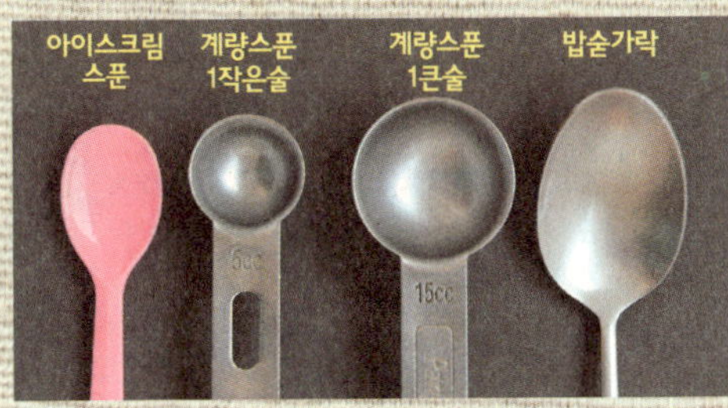

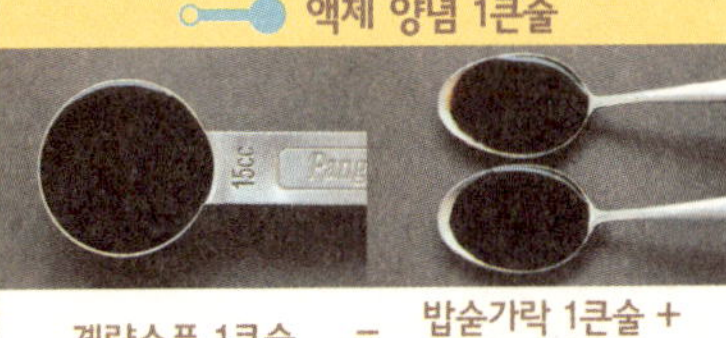

계량스푼 1큰술　=　밥숟가락 1큰술 +
1/2~2/3큰술

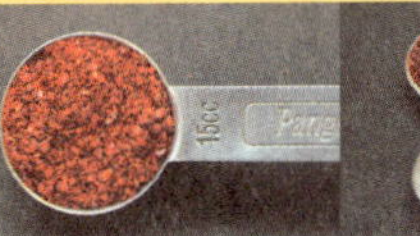

계량스푼 1큰술　=　밥숟가락 1큰술
+ 1/2큰술

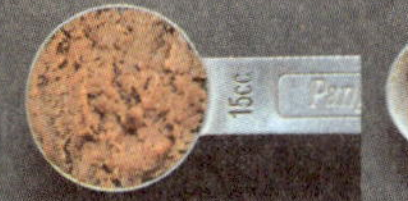

계량스푼 1큰술　=　밥숟가락
수북하게 1큰술

♥ 1큰술 비교 계량

1큰술의 양은 15cc(15㎖)입니다. 장과 가루 양념의 경우 계량스푼으로 1큰술이 밥숟가락으로 수북하게 1스푼과 같은 양이며, 액체 양념은 계량스푼 1큰술이 밥숟가락 1스푼과 1/2스푼을 더 넣은 양과 같습니다.
계량스푼 1/2큰술의 양은 7.5cc(7.5㎖)입니다. 이와 같은 양은 장과 가루 양념일 경우 밥숟가락으로 약간 수북하게 1/2스푼, 액체로는 조금 적은 양의 1스푼과 같습니다.

♥ 저염식을 위한 소금의 밥숟가락 비교 계량

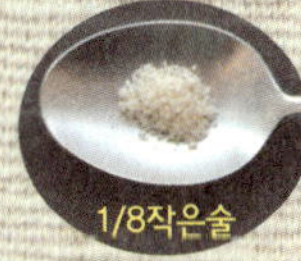
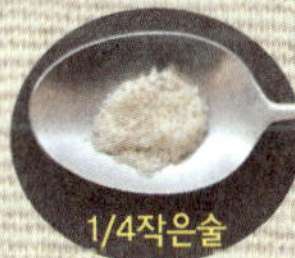
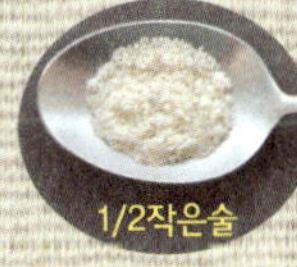
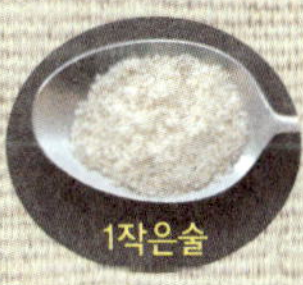

1/8작은술　　1/4작은술　　1/2작은술　　1작은술

하루 섭취 소금 권장량은
1작은술, 5g입니다.

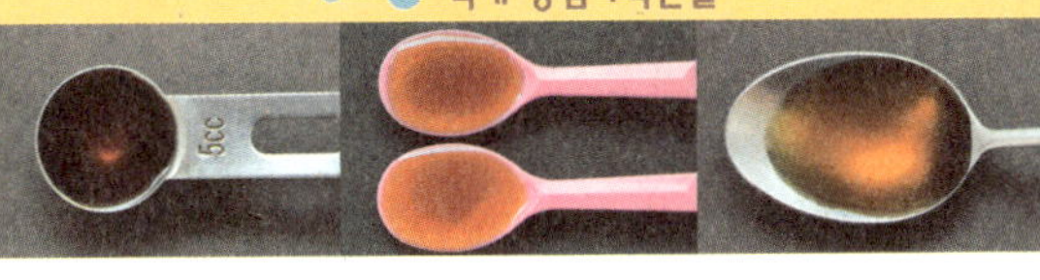

계량스푼 1작은술　= 아이스크림 스푼 2스푼 =　밥숟가락 1/2큰술

♥ 1작은술 비교 계량

1작은술의 양은 5cc(5㎖)입니다. 장과 가루 양념의 1작은술은 밥숟가락으로 1/3 정도 수북하게 담은 양과 같고, 액체 양념은 밥숟가락으로 절반의 양을 담으면 적당합니다.

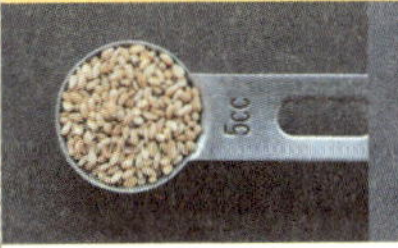
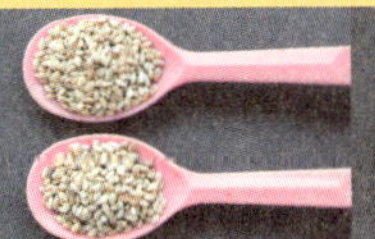
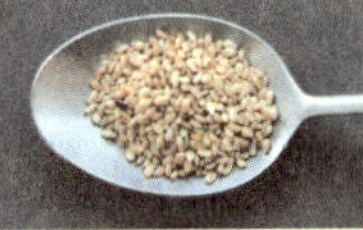

계량스푼 1작은술　= 아이스크림 스푼 2스푼 =　밥숟가락
수북하게 1/2큰술

♥ 액체 1컵 비교 계량

이 책에서 사용한 1컵은 200㎖이며, 종이컵 1컵과 동일한 양입니다.

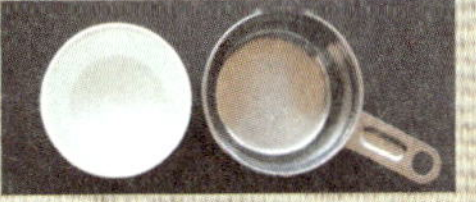

비움의 단계를 위한 7일 식단 장보기

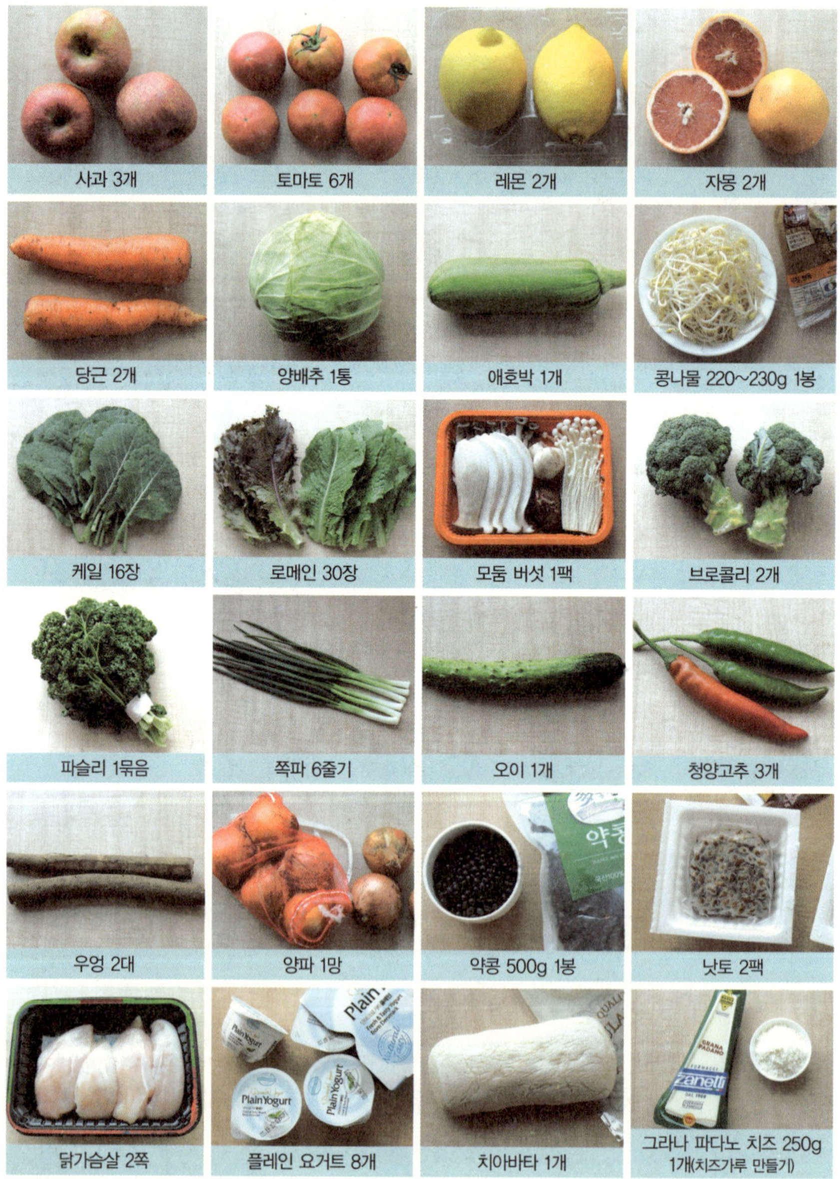

- etc. 우유 1ℓ 1팩
- 모든 단계에 사용할 공통 재료 : 현미, 현미찹쌀, 마늘, 자른 다시마, 듀럼밀 파스타 면

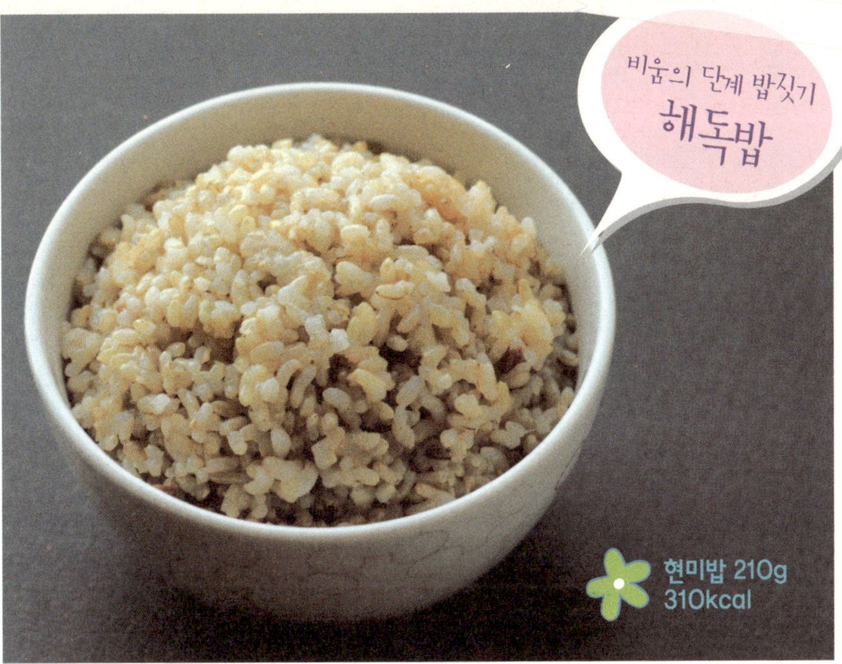

변비와 숙변을 제거하는 해독밥은?
바로 현미와 현미찹쌀로 지은 현미밥입니다. 현미에 함유된 풍부한 식이섬유소는 배변활동을 활발하게 해주고, 노폐물을 제거합니다. 특히 현미밥은 콜레스테롤 수치를 내리고, 장내 유익한 박테리아이 활동을 활발하게 해줍니다. 또 중금속 등의 유해물질을 배출시키는 최고의 해독밥입니다. 변비가 오래 지속되어 아랫배가 더부룩한 느낌이 심해질 때는 식이섬유소가 풍부한 검은콩과 현미, 현미찹쌀을 곱게 갈아 만든 죽을 먹도록 하세요.

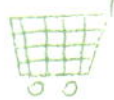 현미 1.5컵, 현미찹쌀 1/2컵, 물 2.5컵(500㎖)

1 현미와 현미찹쌀을 씻어 물에 담가 2시간 정도 불린다. 그런 다음 불린 현미와 현미찹쌀을 체에 담는다.

2 압력밥솥에 불린 쌀을 넣고 밥물을 맞춘다. 중불에서 끓이다가 소리가 나면 5분간 중불에서 더 끓인다.

3 5분이 지나면 약한 불로 바꾸고 10분 정도 둔다. 불을 끈 다음 추는 내리고 그대로 뜸을 들인다.

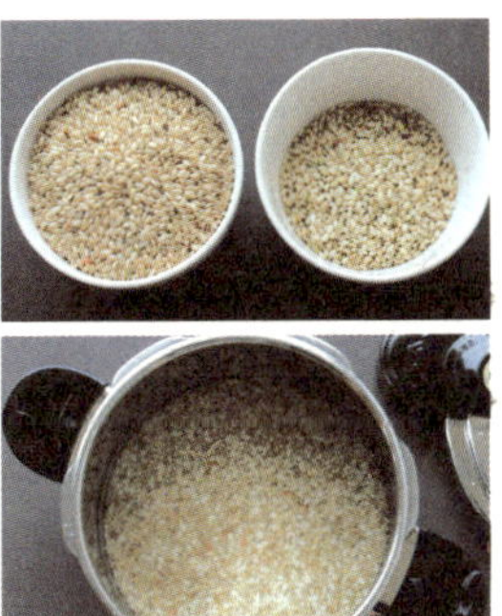

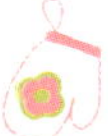 냄비에 밥을 할 때는 현미를 4시간 이상 충분히 물에 담가 불려야 밥이 부드럽게 됩니다.

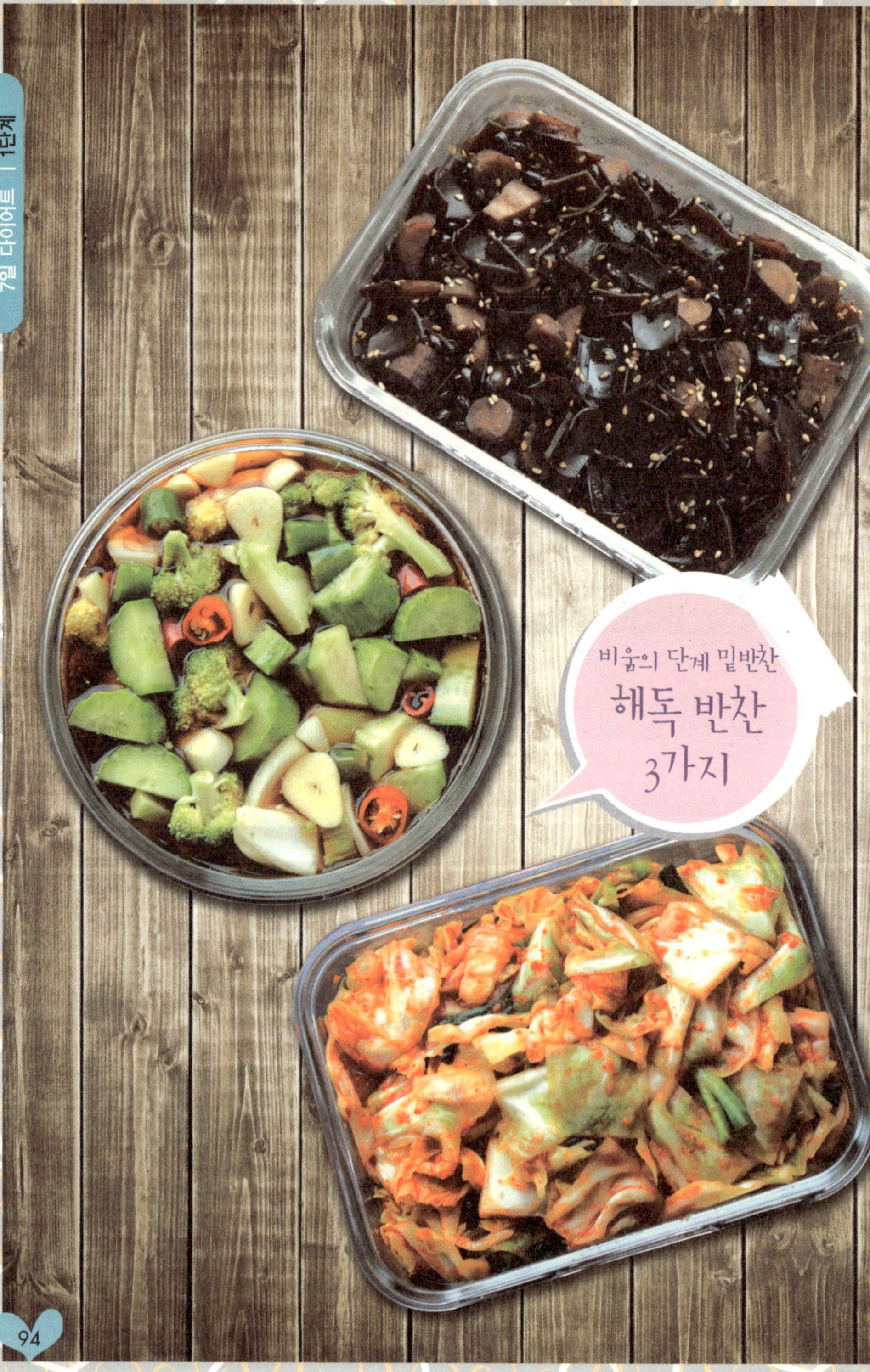

비움의 단계 밑반찬
해독 반찬 3가지

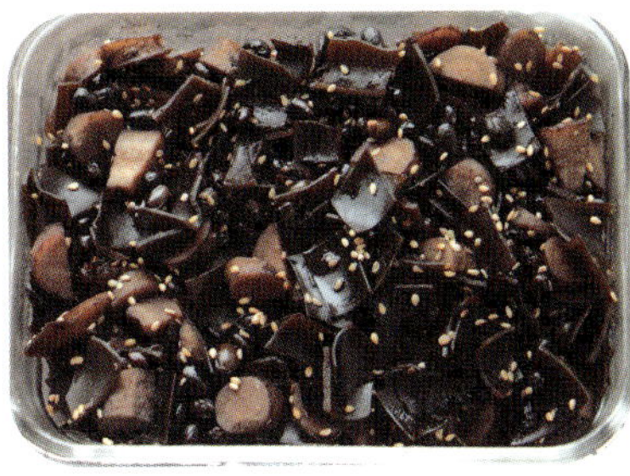

다시마 우엉조림

만든 분량 738.5g / 448.4kcal
1회분 먹는 양 100g / 60.7kcal

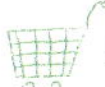 우엉 200g, 약콩 50g, 다시마 10㎝ 길이 3조각, 물 3컵

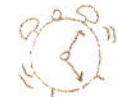 **Cooking Time 40m**

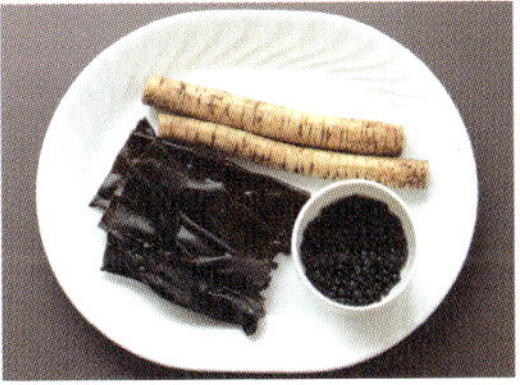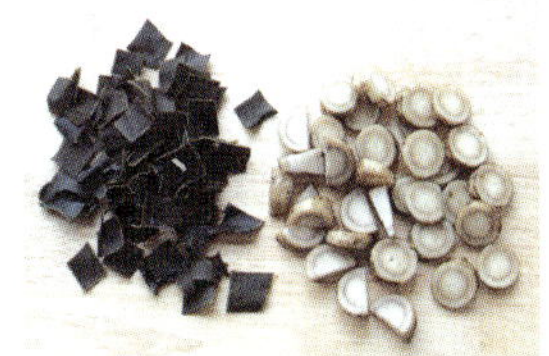

1 다시마는 흐르는 물에 표면을 씻어 사방 1cm 크기로 자른다. 우엉은 수세미로 흙만 닦는 정도로 살살 문지르면서 씻는다. 씻은 우엉은 5mm 두께로 동글동글하게 썬다.

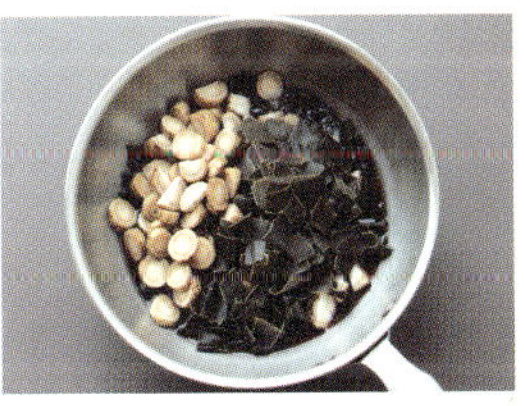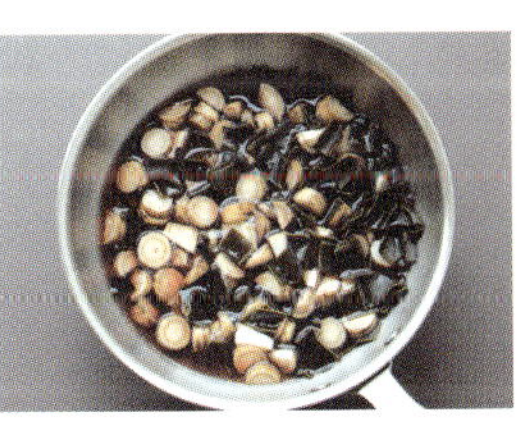

2 냄비에 씻은 약콩과 물 1컵을 넣고 약한 불에서 10분간 은근하게 끓인다. 물 2컵을 더 붓고 간장, 올리고당, 우엉, 다시마를 넣고 약한 불에서 20분 정도 더 끓이다가 양념 국물이 약간 남을 때까지 졸인다. 마지막에 참깨 1/2큰술과 참기름 1작은술을 넣고 섞는다.

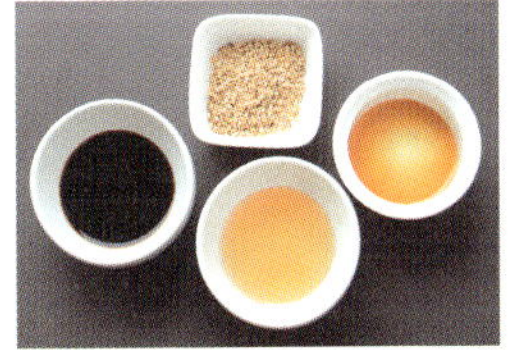

간장 2큰술
올리고당 2큰술
참깨 1/2큰술
참기름 1작은술

- 다시마는 수분을 흡수하기 때문에 국물이 어느 정도 있어야 촉촉하게 먹을 수 있어요.
- 우엉이 두꺼우면 길이로 반을 잘라 반달 모양으로 썰어도 됩니다.
- 살짝 아삭하게 씹히는 약콩과 우엉의 맛이 참 좋아요.
- 마냥 집어먹기에 좋고 짜지 않으며, 해독에 좋은 영양 반찬입니다.

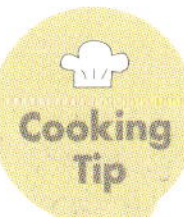

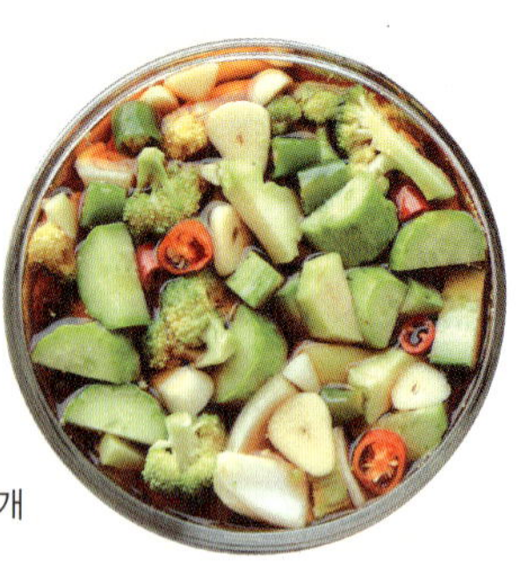

브로콜리 간장 피클

만든 분량 1053g / 217.7kcal
1회분 먹는 양 100g / 20.7kcal

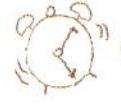 브로콜리 1개(250g), 청양고추 3개, 마늘 2쪽, 오이 1개, 양파 1/4개

Cooking Time 2h 20m

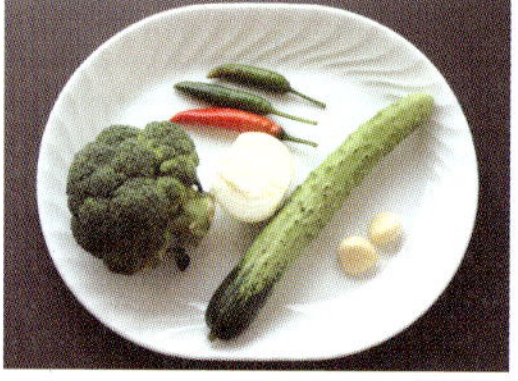

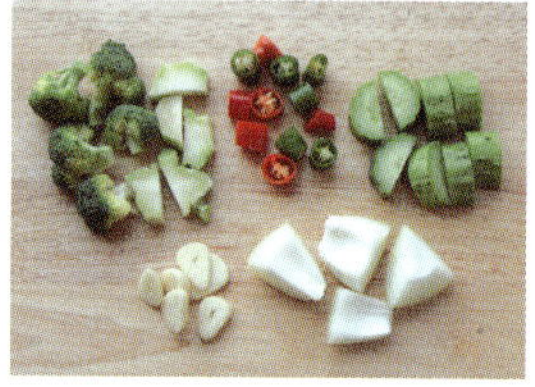

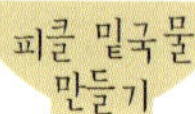

★ 냄비에 피클 밑국물 재료를
모두 넣고 팔팔 끓여요!

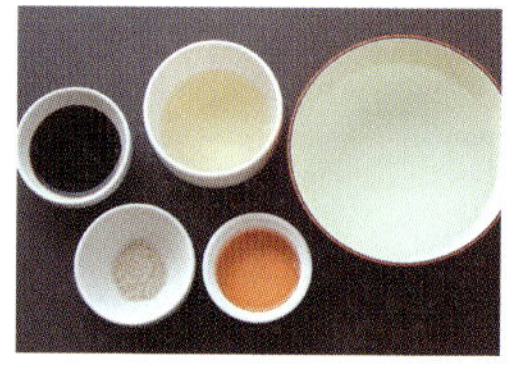

간장 3큰술
식초 1/4컵
매실액 2큰술
소금 1/2작은술
물 2컵

1 브로콜리는 꽃, 잎, 줄기 모두 다듬어 먹기 좋게 썬다. 청양고추는 1cm 두께로 송송 썰고 마늘은 편으로 썬다. 양파는 길이로 3~4등분을 한 후 반으로 자른다. 오이는 길이로 반을 잘라 1.5cm 두께로 썬다.

2 손질한 피클 재료를 용기에 골고루 담는다. 피클용 밑국물이 팔팔 끓으면 뜨거운 상태로 피클 재료 위에 그대로 붓는다. 만든 브로콜리 간장 피클은 실온에 두고 식힌 다음 냉장고에 넣고 차게 보관한다.

- 아삭아삭하게 씹히는 오이의 식감이 참 좋아요.
- 피클 국물 맛은 짜지 않고 살짝 새콤달콤해서 자극적이지 않아요.
- 1단계 7일간 먹을 분량이니 냉장고에 넣고 차게 보관하세요.

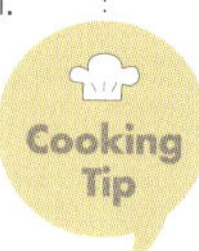

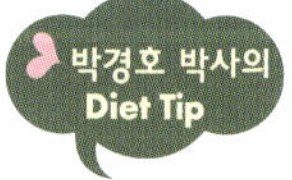

비움의 단계에서 먹는 밑반찬, 다시마 우엉조림은?
뿌리채소인 우엉에 다시마와 콩을 곁들인 조합은 해독에 매우 좋은 재료들로 구성된 밑반찬입니다.

다시마에 함유된 알긴산은 중금속, 농약, 환경 호르몬, 발암물질 등의 독소를 체외로 배출시킵니다. 특히 다시마에는 양질의 섬유질이 다량 함유되어 있어 음식물이 장내에 머무는 시간을 짧게 하고, 장의 활동을 가속화시키기 때문에 변비와 숙변을 없애는 데 탁월한 효과가 있습니다. 또한 불필요한 나쁜 지방, 과다한 염분, 중금속, 유해물질을 몸 밖으로 신속히 배출시킵니다. 다시마는 칼슘과 칼륨, 마그네슘 등의 미네랄도 풍부한 알칼리성 식품입니다.
우엉은 중금속을 제거하고 장속의 노폐물을 없애줍니다. 또한 몸속 독소를 해독하면서 신장 기능을 도와줍니다. 특히 신장에 축적된 각종 노폐물과 독소를 배설해 주므로 우엉으로 물을 끓여 매일 마시면 다이어트에 정말 좋아요.

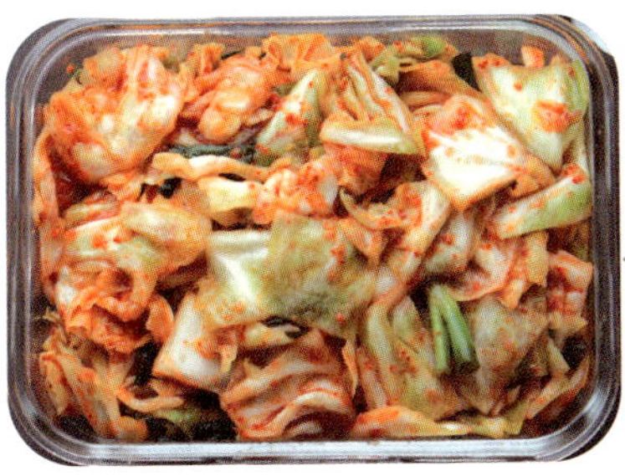

양배추 김치

만든 분량 665g / 277.3kcal
1회분 먹는 양 100g / 41.6kcal

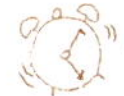 양배추 1/2통(500g), 쪽파 5줄기, 절이는 소금 1큰술

Cooking Time 2h 30m

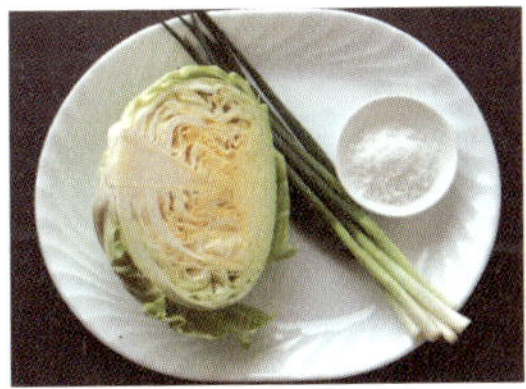
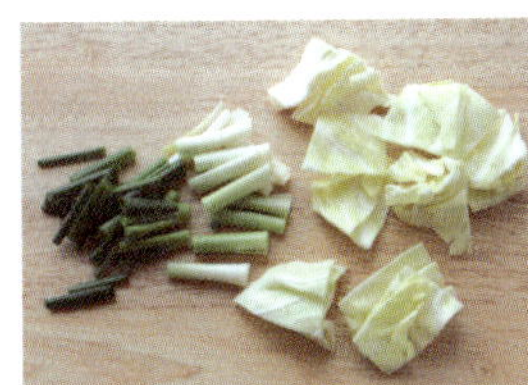

1 양배추는 한 잎씩 떼어 깨끗이 씻은 후 물기를 제거한다. 양배추의 가운데 심을 제거한 다음 사방 5㎝ 크기로 자른다. 쪽파는 씻어서 물기를 제거하고 3㎝ 길이로 썬다.

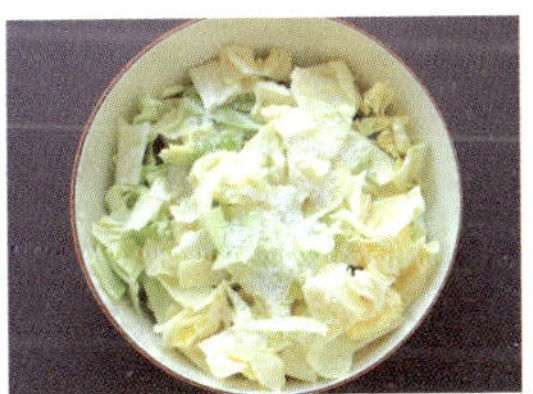
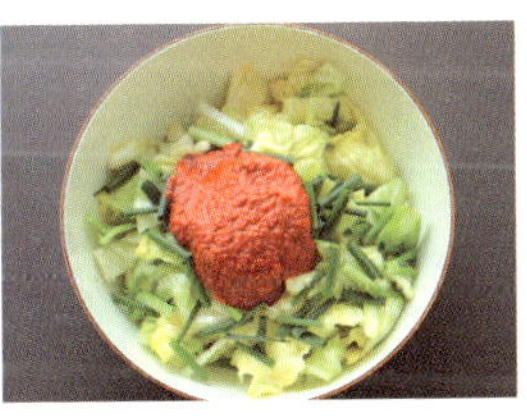

2 양배추에 소금을 골고루 뿌려 2시간 정도 절인다. 어느 정도 숨이 죽으면 물로 헹군 후 체에 담아 물기를 뺀다. 넓은 그릇에 양배추, 쪽파, 양념장을 넣고 골고루 버무린다. 김치통에 양배추 김치를 담고 하룻밤 실온에 둔 다음 냉장고에 넣는다.

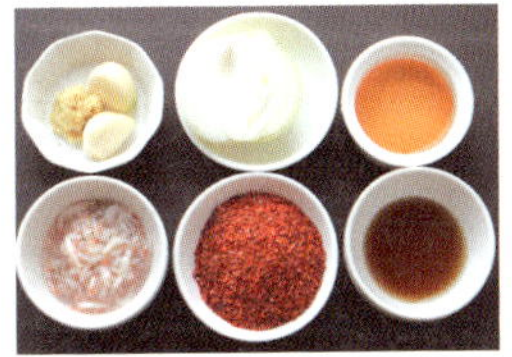

다진 생강 1작은술
마늘 2쪽
액젓 1/2큰술
새우젓 1큰술
고춧가루 1.5큰술
매실액 2큰술

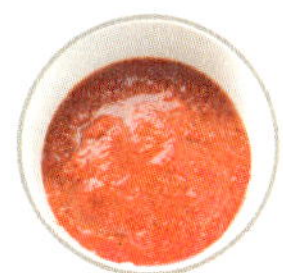

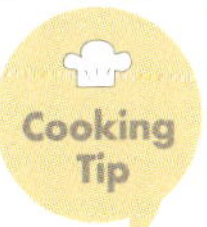

- 그릇에 묻은 양념은 물이나 멸치 다시마물 1/2컵으로 헹궈 양배추 김치 위에 부어요.
- 양념장을 만들 때 믹서에 넣고 갈기 때문에 생강은 통생강을 사용해도 됩니다.
- 아삭하고 시원한 맛의 양배추 김치는 만들기도 쉽고 속을 개운하게 하는 밑반찬입니다.

Cooking Tip

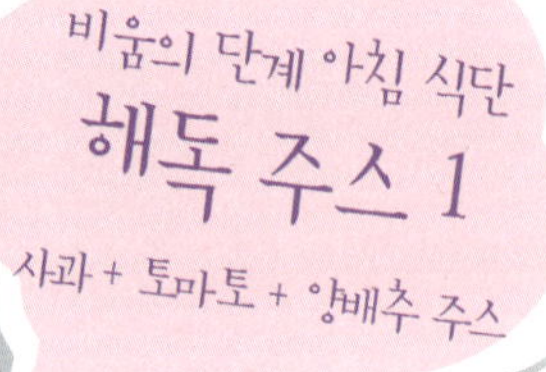

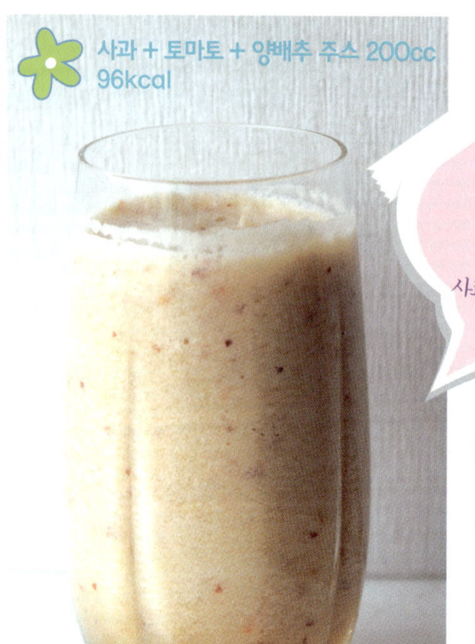

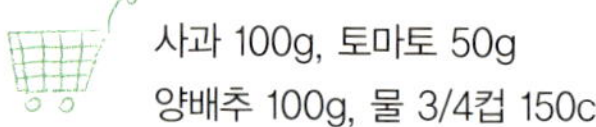

사과 100g, 토마토 50g
양배추 100g, 물 3/4컵 150cc

1 사과는 깨끗하게 씻어 씨를 제거한 다음 껍질째 조각을 낸다.

2 양배추는 깨끗하게 씻어 잘게 조각을 낸다.

3 토마토는 꼭지를 떼고 깨끗하게 씻은 다음 잘게 썬다.

4 모든 재료를 믹서기에 넣고 곱게 간다. 이때 수분 섭취를 위해 물을 더 많이 첨가해서 먹어도 된다.

해독 재료를 통째로 먹을 수 있고 재료 손질이 번거롭지 않은 초간단 해독 주스입니다. 씹어 먹는 주스이니 기호에 맞게 물로 농도를 조절하세요.

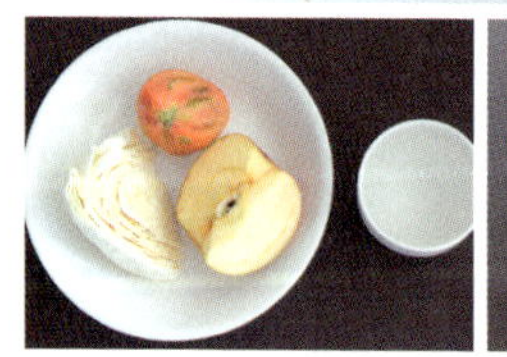

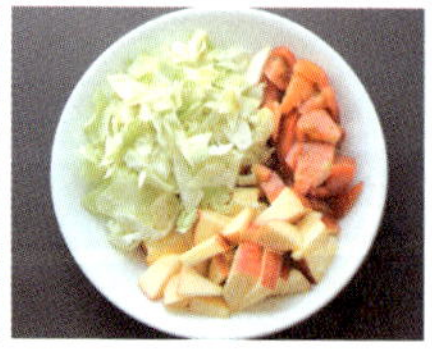

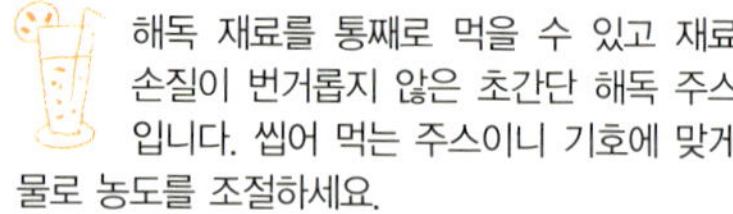

몸을 정화하는 해독 주스는?

하루를 시작하는 아침 식사로는 신선한 과일과 채소를 갈아 만든 주스를 마셔 몸을 정화하세요. 생채소를 먹으면 5~10% 정도만 몸으로 영양소가 흡수되지만 갈아서 먹으면 80% 이상 흡수할 수 있어요. 대부분의 채소는 알칼리성으로 체내에 쌓인 독소를 제거하고 배변에 큰 도움을 줍니다. 또한 채소에는 유독물질을 배변과 함께 빠져나가게 하는 식이섬유소가 아주 풍부합니다. 비움의 단계에서 아침 식사로 해독 주스를 1~3컵 정도 먹도록 하세요. 충분히 포만감을 주면서 맛도 좋아요. 만들 때는 식이섬유소를 충분히 섭취하기 위해 주서보다는 믹서에 넣고 곱게 갈아 건더기까지 먹을 수 있도록 합니다.

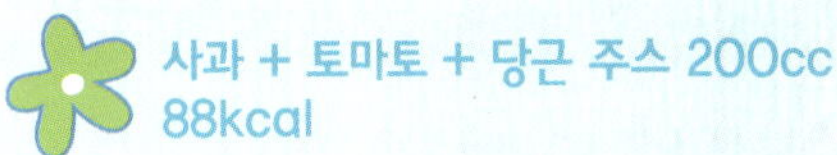

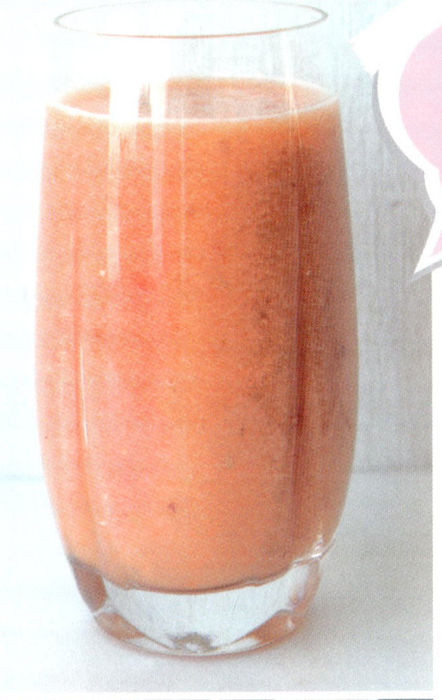

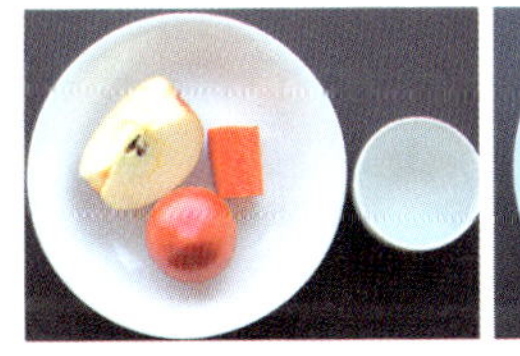

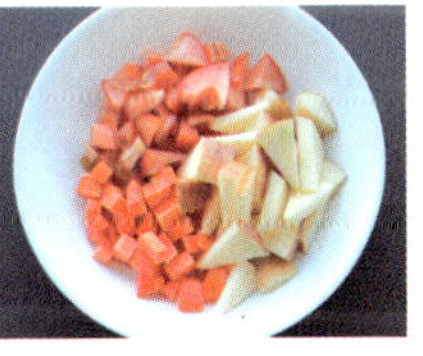

사과 70g, 토마토 100g, 당근 50g
물 3/4컵 150cc

1 사과는 깨끗하게 씻어 씨를 제거한 다음 껍질째 조각을 낸다.

2 토마토는 꼭지를 떼고 깨끗하게 씻은 다음 잘게 썬다.

3 당근은 흙을 깨끗하게 씻어 잘게 조각을 낸다.

4 모든 재료를 믹서에 넣고 곱게 간다. 이때 수분 섭취를 위해 물을 더 많이 첨가해도 된다.

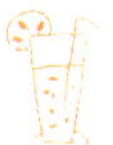 토마토를 넣어 사과와 당근의 퍽퍽한 식감을 부드럽게 해줍니다. 살짝 달콤하면서 마시기 좋은 해독 주스입니다.

독소와 노폐물 배출효과가 탁월한 재료 4가지는?
양배추는 칼륨과 식이섬유소가 풍부해 환경 호르몬, 나트륨, 각종 화학첨가제의 독소를 배출시키는 데 탁월한 효과를 발휘합니다. 또한 피를 맑게 정화하고 활발한 장 운동에 도움을 줍니다. 사과의 풍부한 식이섬유소 역시 중금속과 독성물질이 몸속으로 흡수되지 않도록 도와줍니다. 특히 펙틴이라는 성분은 장에 젤리 모양의 벽을 만들어 유독성 물질의 흡수를 막고, 장속 유익한 박테리아의 수를 증가시킵니다. 당근은 베타카로틴이 풍부해 활성산소를 제거합니다. 토마토는 몸속에 들어온 공해물질을 해독하고, 발암물질이 흡착되는 것을 막아줍니다. 특히 동물성 지방을 해독하고 활성산소를 없애줍니다.

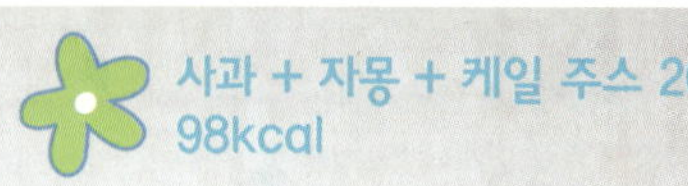

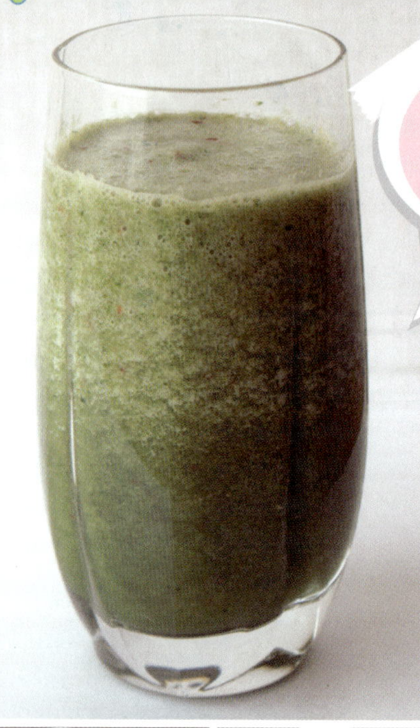

사과 1/2개(100g), 자몽 1/2개(110g)
케일 5잎(25g), 물 3/4컵 150cc

1 사과는 깨끗하게 씻어 씨를 제거한 다음 껍질째 조각을 낸다.

2 케일은 깨끗하게 씻어 잘게 조각을 낸다.

3 자몽은 깨끗하게 씻어 껍질을 벗긴 후 과육만 잘게 썬다.

4 모든 재료를 믹서에 넣고 생수를 부어 농도를 조절한다. 이때 수분 섭취를 위해 물을 더 첨가해도 된다.

상큼하고 달콤한 사과와 자몽의 맛 때문에 케일 특유의 맛을 완화해 맛있는 해독 주스가 되었어요. 푸른 잎 케일의 좋은 성분을 즐겁게 마실 수 있어 참 좋아요.

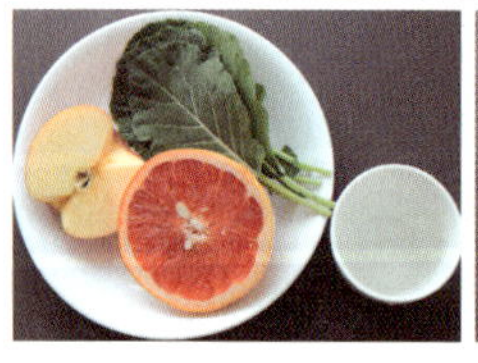

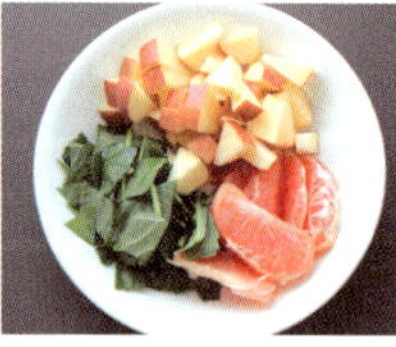

박경호 박사의 Diet Tip

장 운동을 촉진하고 알칼리성 체질로 만드는 최고의 재료는? 바로 푸른 잎의 케일입니다. 현미밥과 함께 케일을 쌈으로 먹어도 좋지만 곱게 갈아 해독 주스로 먹으면 더욱 좋아요. 푸른 케일의 엽록소는 피를 새롭게 만들어 식사량을 줄여야 하는 다이어트 기간 중 생기는 빈혈에 좋습니다. 또 케일은 섭취량에 따라 우유의 45~100배에 이르는 양질의 단백질도 함께 섭취할 수 있어요. 케일의 톡 쏘는 듯한 독특한 맛은 티오시아네이트라는 성분 때문인데, 빈속에 케일즙을 많이 마시면 속이 쓰릴 수 있으니 적절한 양을 먹도록 합니다. 유기산이 풍부한 사과와 자몽을 함께 넣고 갈아 마시면 두 과일의 단맛이 잘 어우러져 속이 불편하지 않고, 비타민 C의 파괴도 막을 수 있어요.

7일 다이어트를 위한 샐러드 드레싱은?

배변은 해독의 기본입니다. 따라서 장내 유익한 박테리아의 먹이가 되는 프리바이오틱스 성분인 프락토 올리고당 또는 이소말토 올리고당을 단맛으로 사용합니다. 또 생균제 식품인 플레인 요거트, 발효 양조간장, 발효 식초로 맛을 더합니다. 해독 기능이 탁월한 레몬은 신맛을, 유익한 박테리아가 좋아하는 씨앗류는 고소한 맛을 내는 데 사용하세요. 올리브를 압착해 만든 올리브오일은 체내에 불필요한 유해 콜레스테롤의 생성을 억제하는 성분인 불포화지방산의 함량이 높아요. 그중 올레산이 특히 풍부한데 이는 혈관 속에 각종 공해물질이 들어오거나 지방, 산화물질, 콜레스테롤이 쌓이는 것을 막고 몸 밖으로 배출해 줍니다. 7일 다이어트 3단계 모두 올리브오일을 사용해서 음식을 만드세요. 단, 올리브오일은 고온에서 오랜 시간 볶거나 튀기면 트랜스 지방이 생겨 오히려 다이어트에 해가 됩니다. 낮은 온도에서 빠른 시간에 조리해 먹거나 드레싱에 생으로 섞어 먹는 것이 좋습니다.

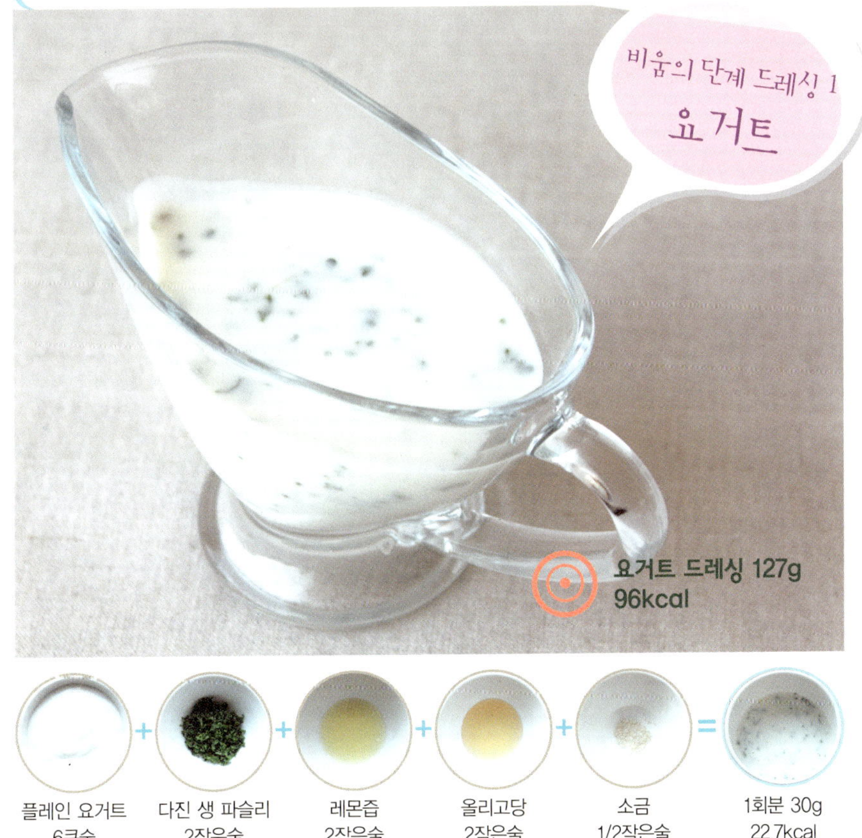

◎ 오리엔탈 드레싱 162g
142.8kcal

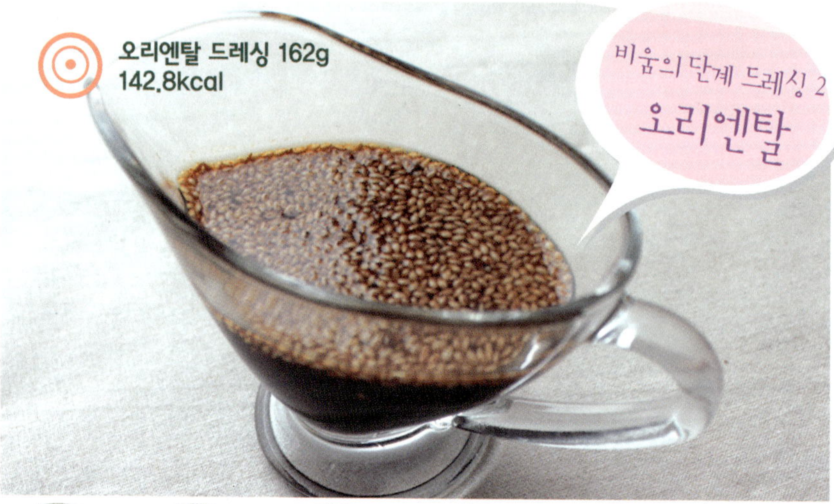

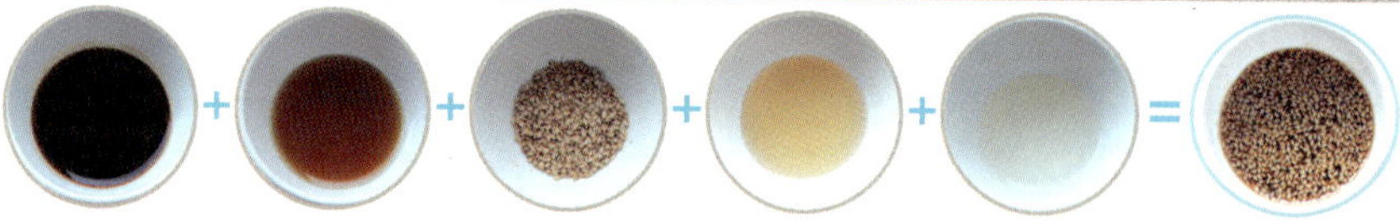

양조간장
2큰술

참기름
2큰술

참깨가루
1큰술

올리고당
2큰술

발효 식초
1큰술

1회분 30g
35.1kcal

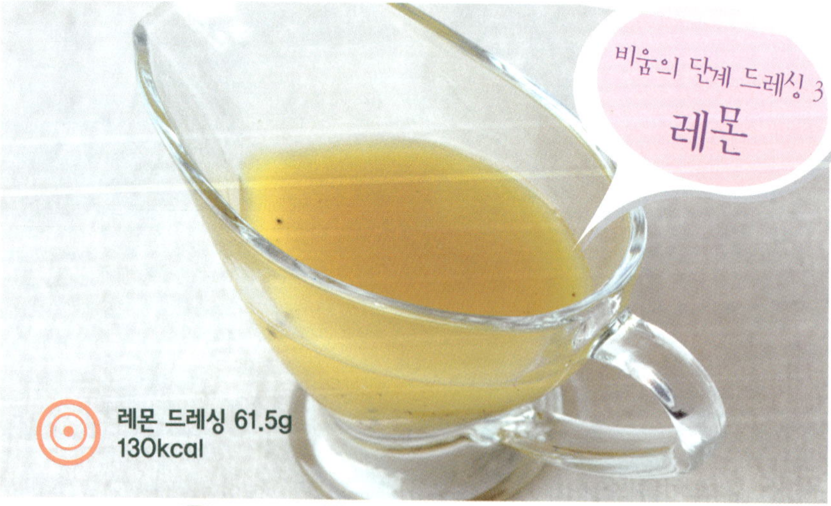

◎ 레몬 드레싱 61.5g
130kcal

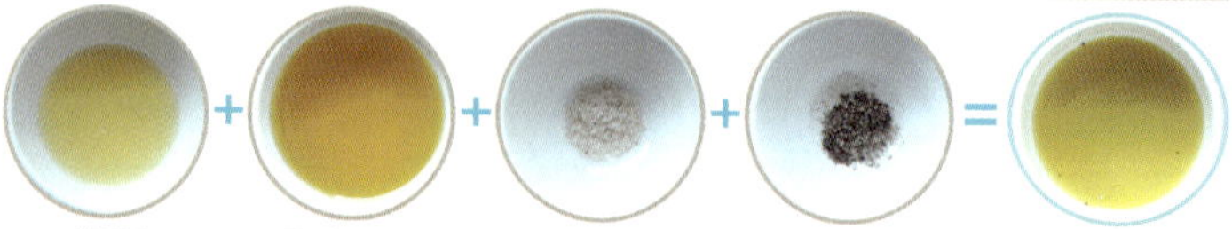

레몬즙
1큰술

올리브오일
3큰술

소금
1/4작은술

후추
1/8작은술

1회분 30g
63.4kcal

7일 다이어트를 위한 비빔장과 쌈장은?

몸속 독소와 노폐물을 제거하는 데는 규칙적인 배변습관이 중요합니다. 이를 위해 꼭 섭취해야 할 영양소는 바로 식이섬유소입니다. 한국인의 식사에서 식이섬유소를 가장 쉽게 섭취할 수 있는 방법은 다양한 채소를 넣은 비빔밥과 쌈밥입니다. 그런데 비빔장이 너무 짜거나 달면 오히려 몸속 칼슘 성분이 빠져나가 영양이 불균형한 다이어트가 되기 쉽습니다. 물론 칼륨 성분이 풍부한 채소를 먹으면 몸속 나트륨을 배출하지만, 다량의 나트륨을 배출하기 위해서는 아주 많은 양의 채소를 먹어야 합니다. 식이섬유소가 풍부한 식재료는 조금만 먹어도 포만감을 주므로 나트륨 배출을 위해 많이 먹고 싶어도 배가 불러서 먹기 힘들 것입니다. 따라서 반드시 짜지 않게, 달지 않게, 자극적이지 않게 비빔장과 쌈장을 만들어 신선한 채소의 좋은 영양소를 내 몸이 흡수할 수 있도록 합니다.

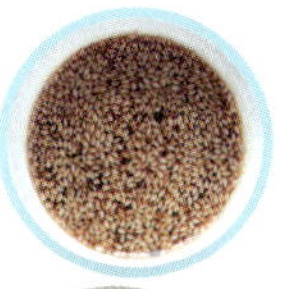

비빔 간장 만든 분량 95g / 218kcal
1회분 먹는 양 30g / 68.8kcal

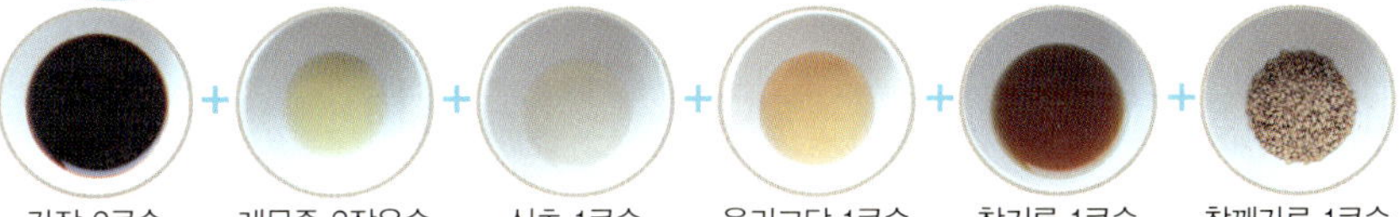

간장 2큰술 + 레몬즙 2작은술 + 식초 1큰술 + 올리고당 1큰술 + 참기름 1큰술 + 참깨가루 1큰술

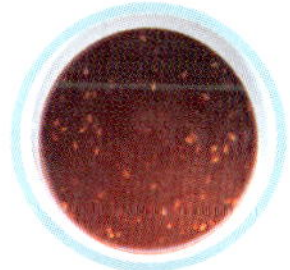

비빔 고추장 만든 분량 108.5g / 105.4kcal
1회분 먹는 양 30g / 29.1kcal

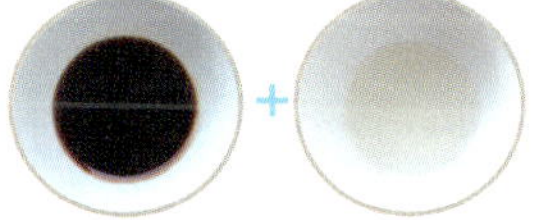

간장 1작은술 + 맛술 1/2큰술

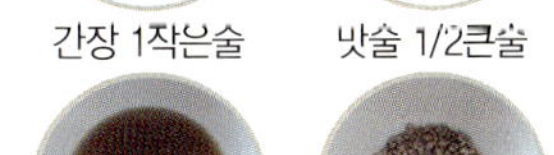

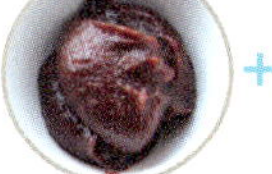

고추장 3큰술 + 다진 마늘 1작은술 + 식초 1큰술 + 올리고당 1큰술 + 참기름 1/2큰술 + 참깨가루 1/2큰술

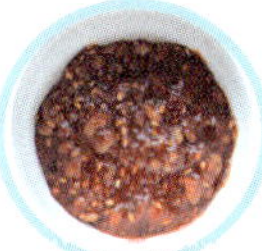

낫토 쌈장 만든 분량 106.6g / 264.8kcal
1회분 먹는 양 30g / 74.5kcal

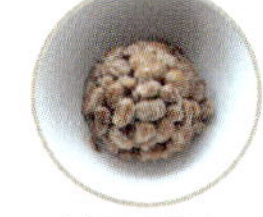

낫토 2큰술

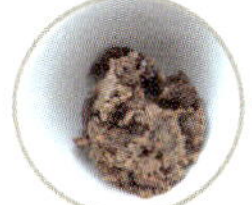 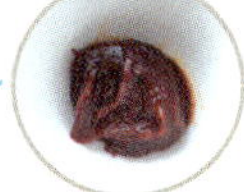 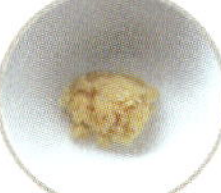 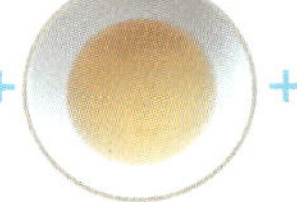 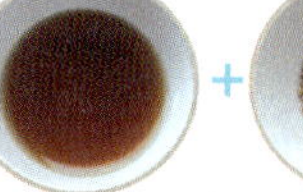 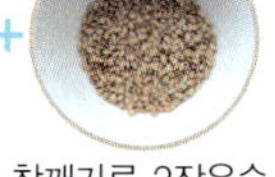

된장 2큰술 + 고추장 1큰술 + 다진 마늘 1작은술 + 올리고당 2작은술 + 참기름 2작은술 + 참깨가루 2작은술

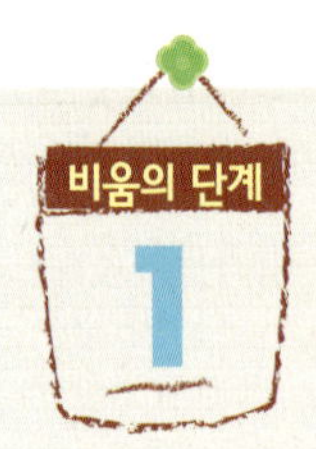

- 아침 : 사과 + 토마토 + 양배추 해독 주스 1~3잔
- 점심 : 현미밥, 브로콜리 간장 피클, 다시마 우엉조림, 양배추 김치
- 저녁 : 콩나물 비빔밥 + 비빔 고추장
- 간식 : 호두 1개 + 호박씨 7개 + 생 캐슈넛 2개 + 크랜베리 7개
- 음료 : 녹차 1잔, 양파즙 1잔

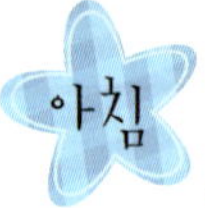

아침 — 사과 + 토마토 + 양배추 해독 주스 96kcal

사과 100g, 토마토 50g, 양배추 100g, 물 3/4컵 150cc

- 만들기 간편하고 맛있는 해독 주스입니다.
- 믹서에 모든 재료를 넣고 곱게 갈면 됩니다.
- 기호에 맞게 생수로 주스의 농도를 조절하세요.

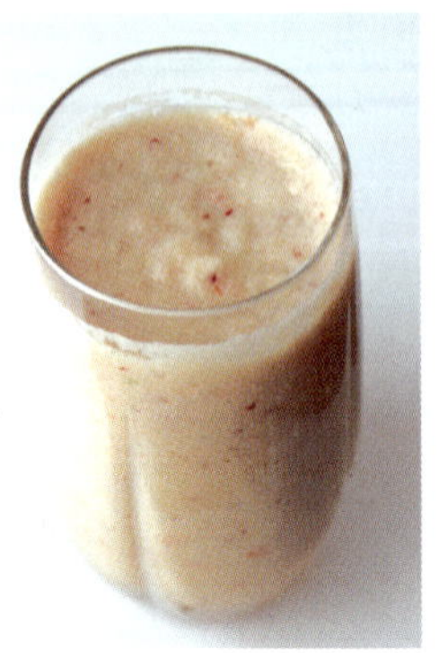

현미밥 + 브로콜리 간장 피클 + 양배추 김치 + 다시마 우엉조림

전날 미리 한 주를 준비한 밑반찬으로 1일째 점심 도시락을 준비하세요. 1단계 밑반찬들은 모두 해독 기능이 탁월합니다. 만들기 쉽고 아삭한 양배추 김치, 씹을수록 고소한 콩에 우엉과 다시마까지~~ 눈으로 보기만 해도 건강해지는 느낌입니다. 브로콜리 간장 피클은 맛이 썩 강하지 않고 살짝 새콤달콤해서 현미밥을 좀 더 맛있게 먹을 수 있어요. 소박하지만 알찬 밑반찬으로 건강한 다이어트 시작하세요~~~!

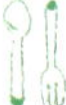

- 브로콜리 간장 피클 100g / 20.7kcal
- 양배추 김치 100g / 41.6kcal
- 다시마 우엉조림 100g / 60.7kcal

- 현미밥 150g / 225kcal

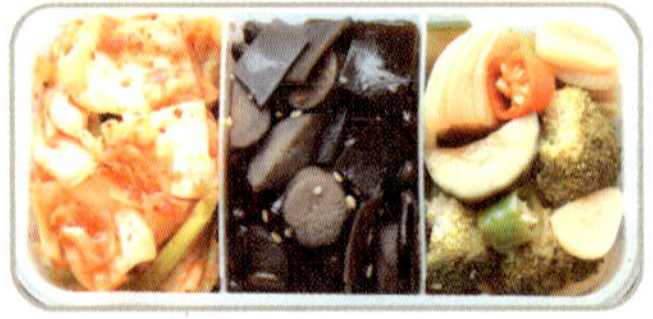

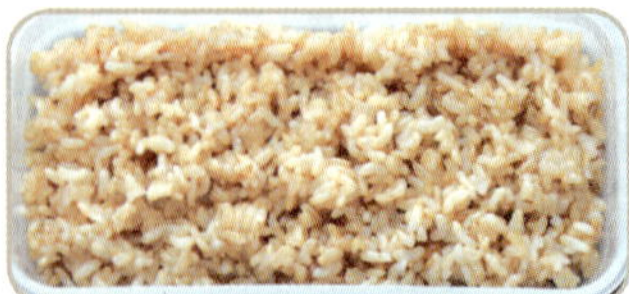

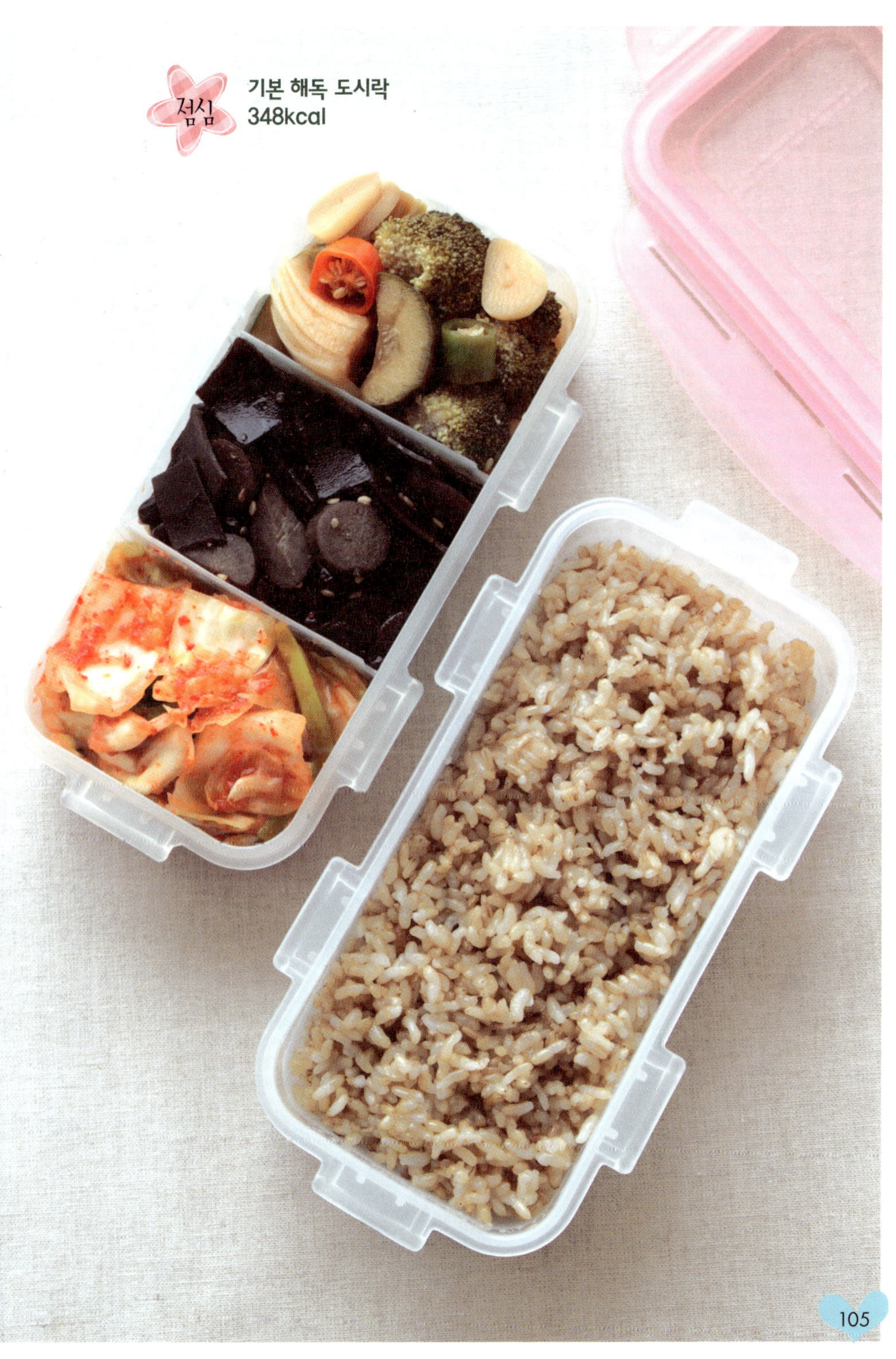

점심
기본 해독 도시락
348kcal

저녁 콩나물 비빔밥 + 비빔 고추장
346.9kcal

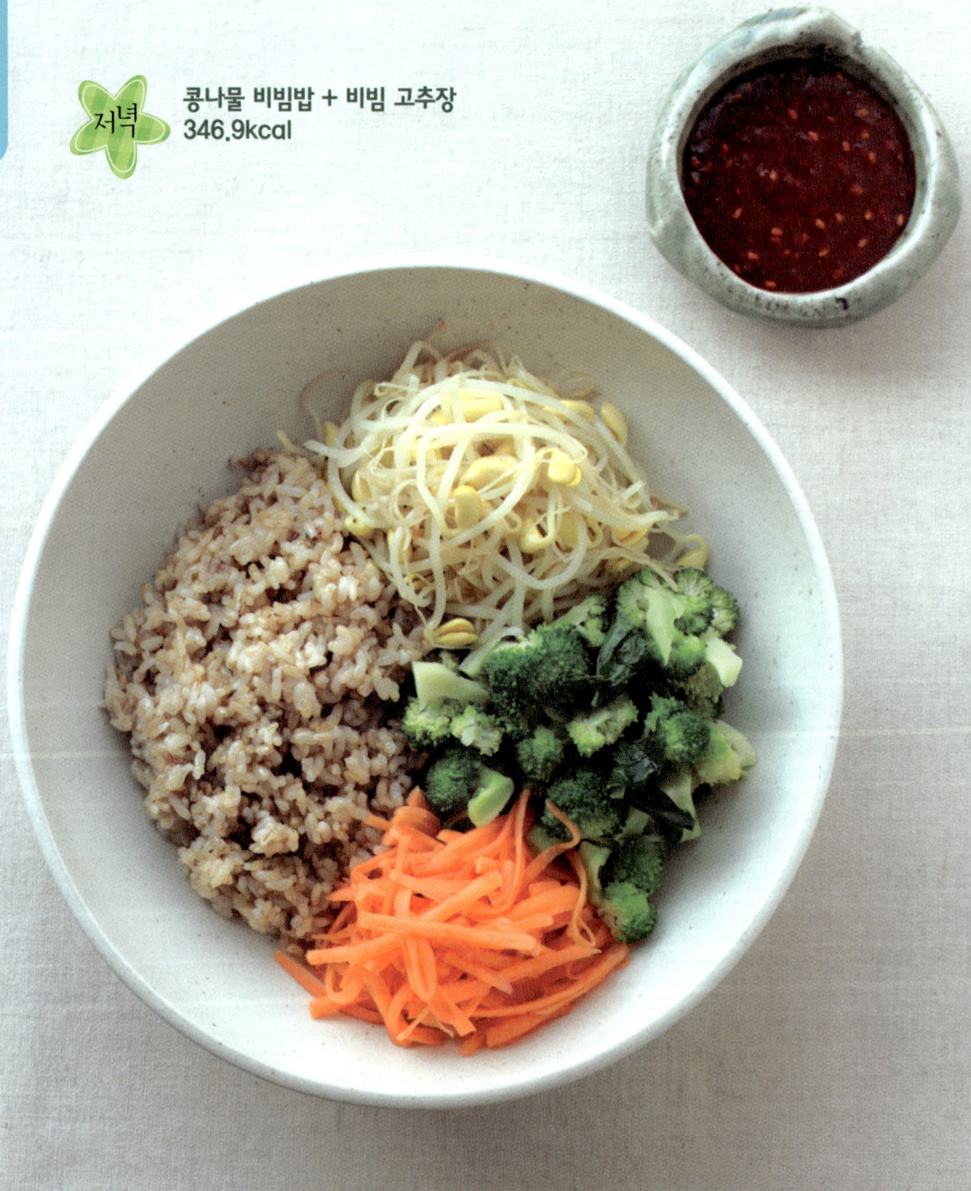

콩나물 비빔밥 + 비빔 고추장

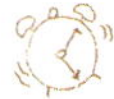 콩나물 100g, 브로콜리 60g, 당근 40g, 현미밥 150g, 비빔 고추장 30g

Cooking Time 10m

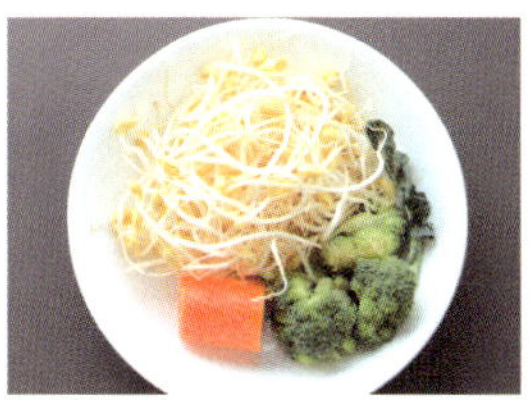 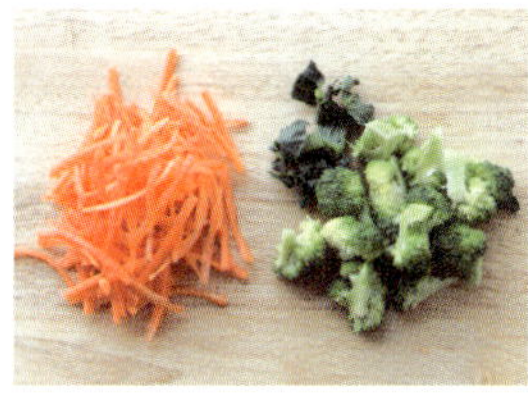

1 당근은 채를 썰고, 브로콜리는 먹기 좋게 작은 크기로 썬다. 콩나물은 씻어 물기를 제거하고, 내열용기에 담아 전자레인지에서 2분 정도 익힌 후 그대로 냉장고에 넣어 식힌다.

♥ 1인분씩 만들기 때문에 전자레인지를 이용해 재료를 찌듯이 익히면 간편하고 시간도 절약할 수 있어요. 무엇보다 재료의 자체 수분으로 익히기 때문에 영양 손실이 적어요.

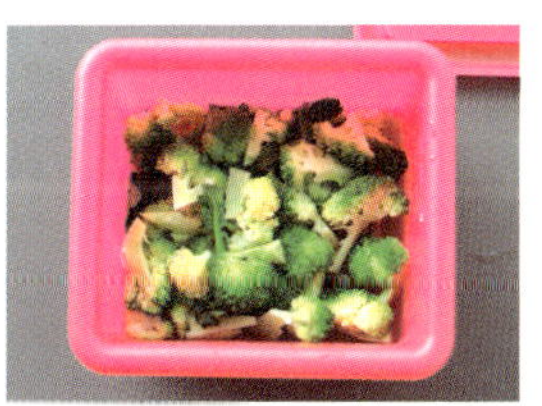 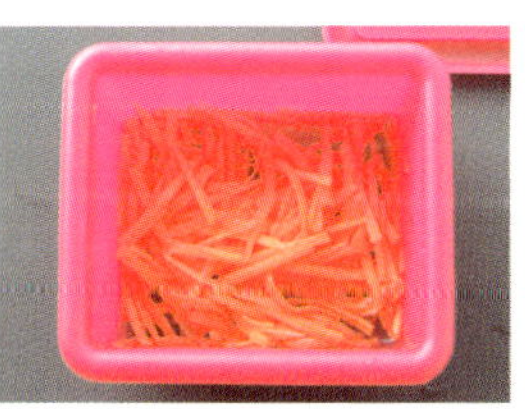

2 브로콜리는 내열용기에 담아 전자레인지에서 50초 정도 익힌 후 그대로 냉장고에 넣고 식힌다. 같은 방법으로 당근은 30초 정도 익힌 후 식힌다.

finish 그릇에 밥을 담고 준비한 재료들을 가지런히 올린 후 비빔 고추장을 곁들여 먹는다.

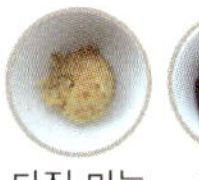 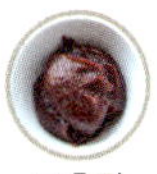 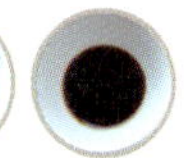

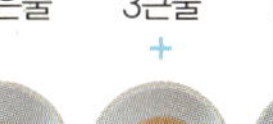

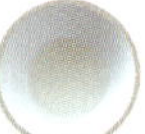 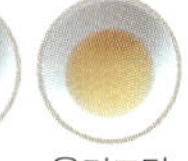 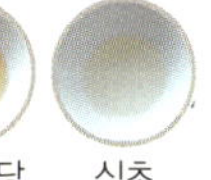

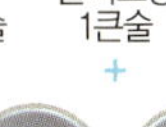 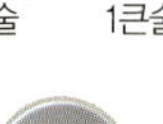

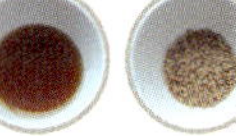

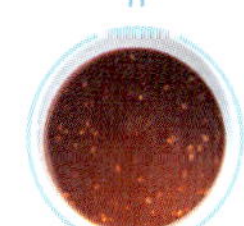

만든 분량 108.5g / 105.4kcal
1회분 30g / 29.1kcal

- 전자레인지에서 익힐 때는 수분이 증발하는 것을 막고 재료의 자체 수분으로 익히기 위해 내열용기에 재료를 담은 다음 꼭 랩을 씌우거나 뚜껑을 덮어야 합니다.
- 재료들을 익히고 나서 찬물에 헹구지 않고 냉장고에 그대로 넣고 식히면 영양성분과 맛이 물에 씻겨 나가지 않아 더욱 달콤합니다.

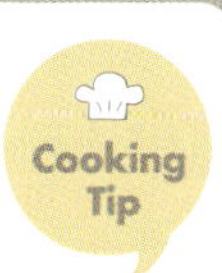

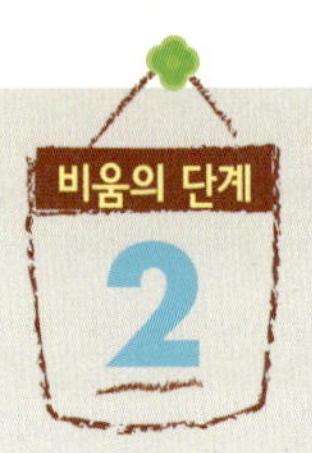

- 아침 : 사과 + 토마토 + 당근 해독 주스 1~3잔
- 점심 : 로메인 비빔밥 + 비빔 간장, 브로콜리 간장 피클
- 저녁 : 코티지 치즈 브로콜리 샐러드 + 요거트 드레싱
- 간식 : 호두 1개 + 호박씨 7개 + 생 캐슈넛 2개 + 크랜베리 7개
- 음료 : 녹차 1잔, 양파즙 1잔

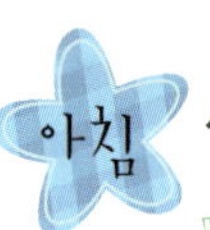

아침 사과 + 토마토 + 당근 해독 주스 88kcal

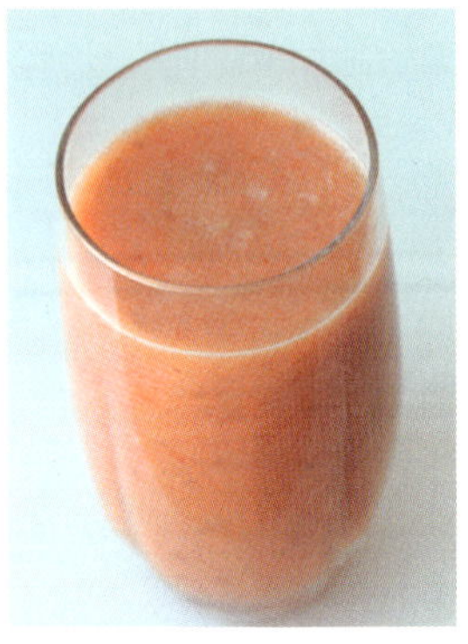

사과 70g, 토마토 100g, 당근 50g, 물 3/4컵 150cc

- 토마토를 끓는 물에 넣고 살짝 데쳐 껍질을 벗기면 식감이 훨씬 부드러워져요.
- 믹서에 모든 재료를 넣고 곱게 갈면 됩니다.
- 기호에 맞게 생수로 주스의 농도를 조절하세요.

로메인 비빔밥 + 비빔 간장

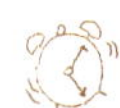

사과 1/4개(50g), 로메인 6장(20g), 토마토 100g
현미밥 150g, 비빔 간장 30g

Cooking Time 15m

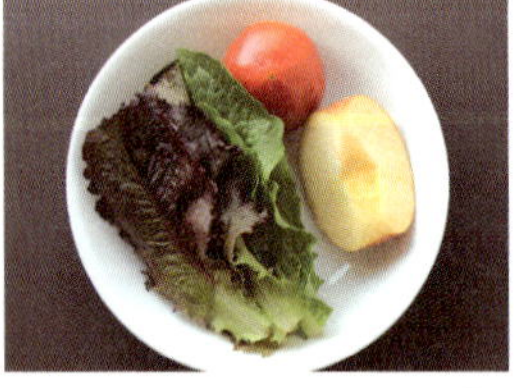

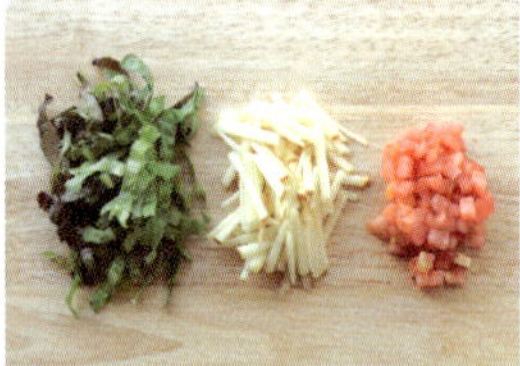

1 사과는 채를 썰고, 로메인은 0.5cm 간격으로 채를 썬다. 토마토는 꼭지와 씨를 제거하고 과육만 주사위 모양으로 자른다.

2 도시락에 현미밥과 준비한 재료들을 가지런히 담는다. 비빔 간장은 뚜껑이 있는 밀폐용기에 담고, 1단계 해독 반찬인 브로콜리 간장 피클도 곁들인다.

- 시간이 지나면 색이 변하는 사과에 식초나 레몬즙을 뿌려놓으면 갈변하는 것을 막을 수 있어요. 도시락에 사과를 넣을 때 참고하세요.

★ 볼에 양념 재료를 모두 넣고
잘 섞어요!

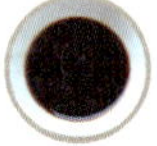
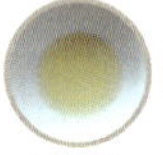
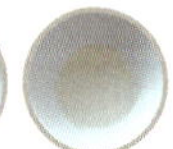

간장
2큰술 · 레몬즙
2작은술 · 식초
1큰술

+

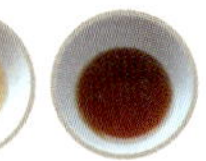
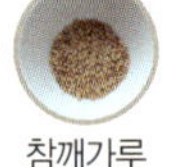
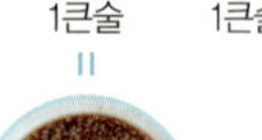

올리고당
1큰술 · 참기름
1큰술 · 참깨가루
1큰술

=

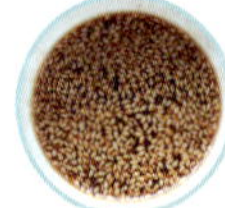

만든 분량 95g / 218kcal
1회분 30g / 35.1kcal

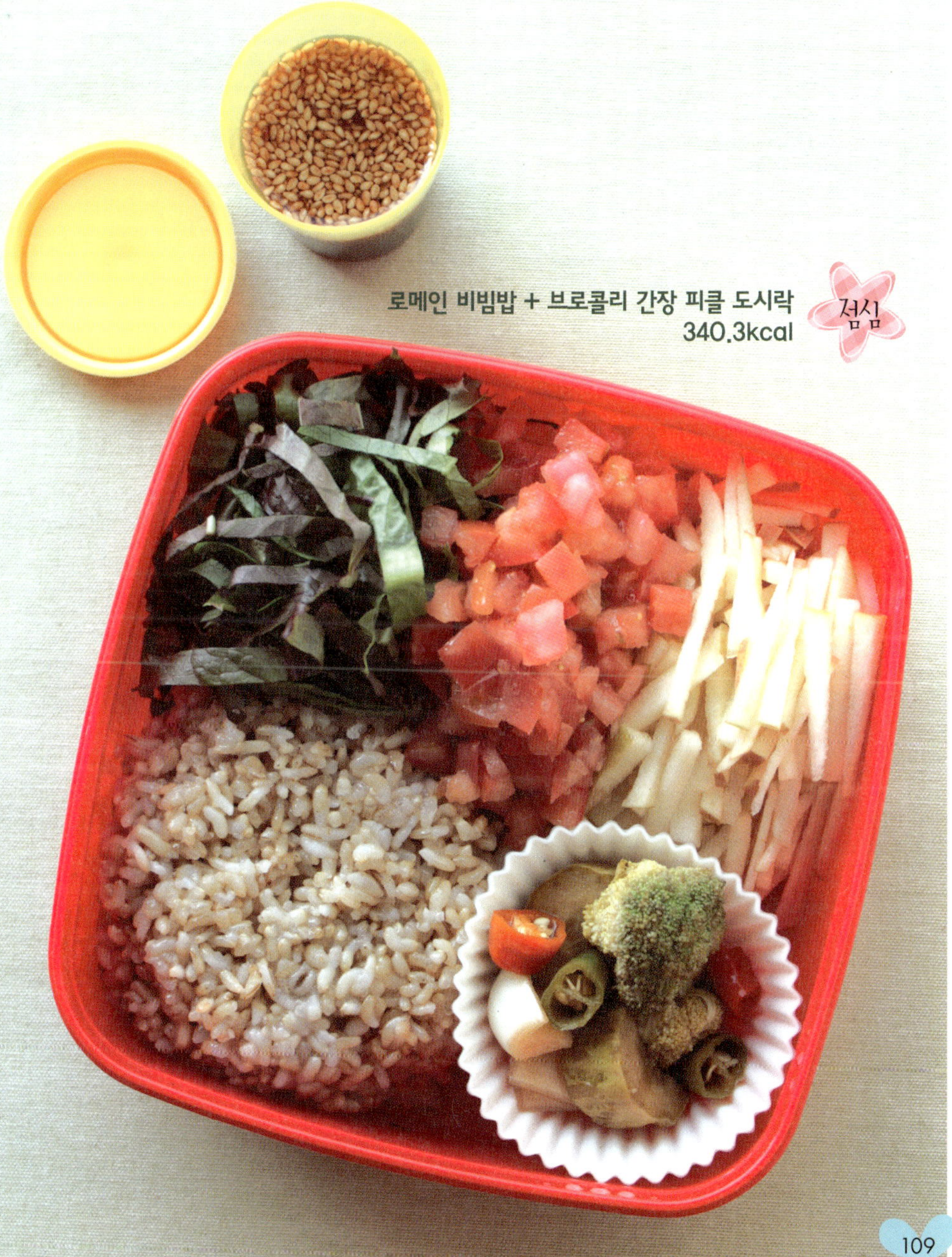

로메인 비빔밥 + 브로콜리 간장 피클 도시락
340.3kcal

점심

저녁 코티지 치즈 브로콜리 샐러드 + 요거트 드레싱
163kcal

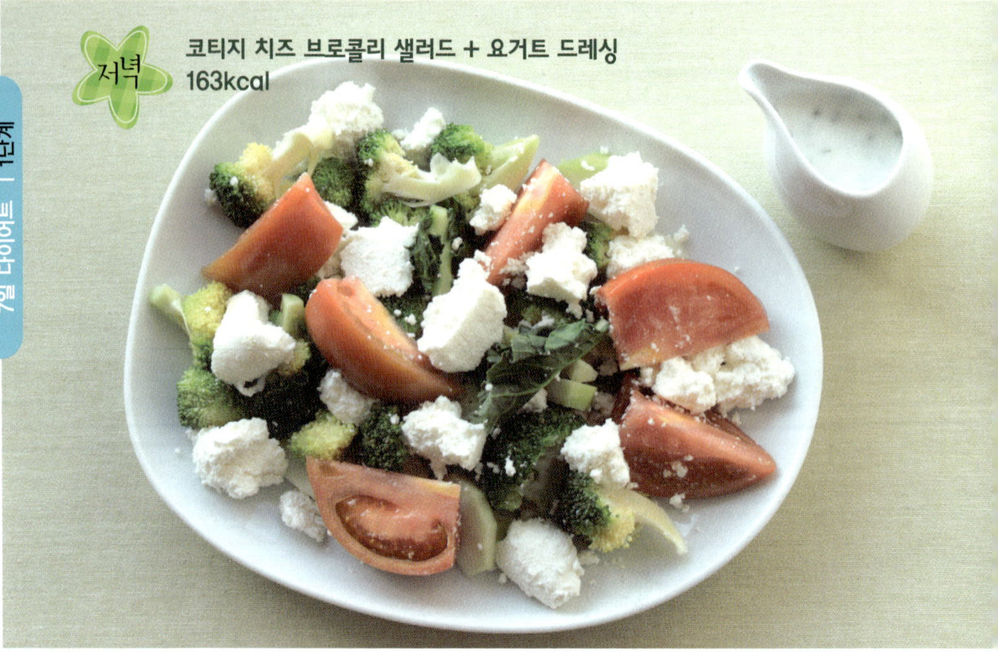

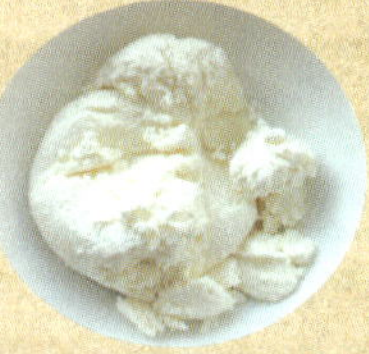

코티지 치즈 100g / 92.3kcal

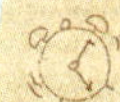 우유 500cc, 레몬즙 2.5큰술, 소금 1/2작은술

Cooking Time 20m

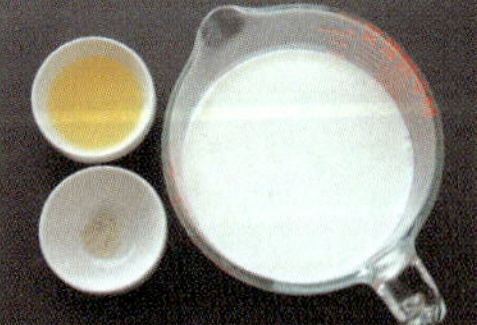
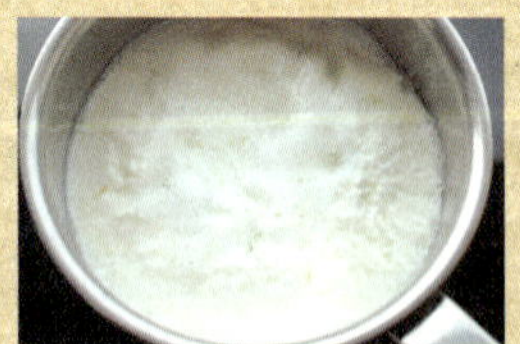

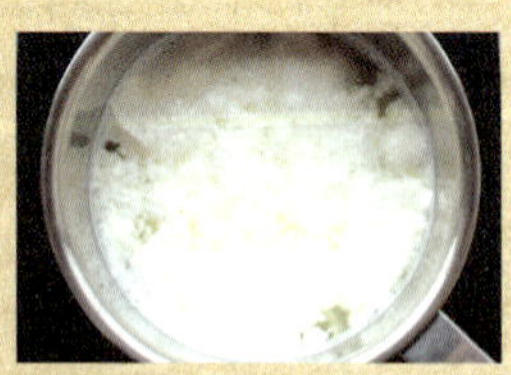

1 레몬즙에 소금을 넣고 소금이 녹을 때까지 젓는다. 냄비에 우유를 담고 약한 불에서 끓인다.

2 우유에 얇은 막이 생기면 불을 최대한 약하게 줄이고 소금을 푼 레몬즙을 넣는다. 레몬즙을 넣고 우유가 덩어리로 엉기기 시작하면 젓지 않고 5분 정도 둔 다음 불을 끈다. 생크림을 넣고 만드는 것보다 빨리 엉기므로 주의한다.

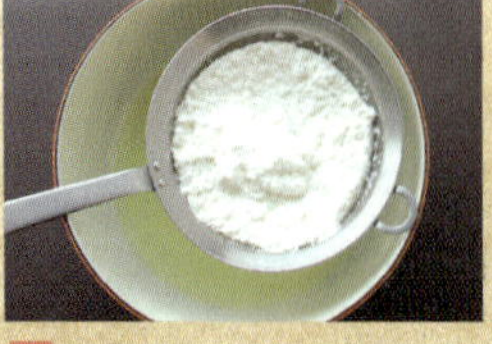
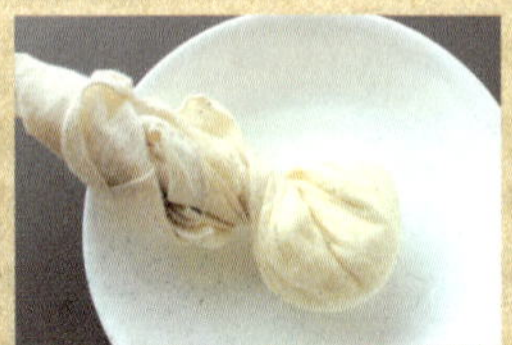

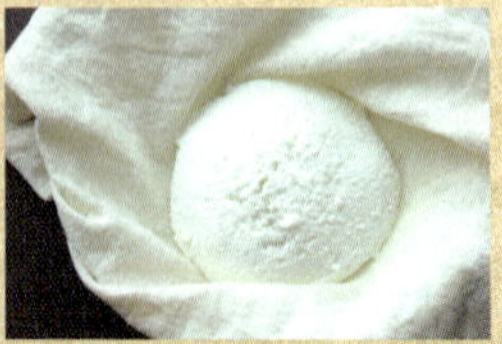

3 고운체로 걸러 물기를 뺀 다음 면보에 담는다.

4 면보로 코티지 치즈를 감싼 다음 무거운 것을 올리고 30분 정도 두면서 식힌다. 면보를 펼치면 코티지 치즈가 완성된다. 시간이 지나면 약간 덩어리가 부서지지만 맛이 고소하고 담백하다.

코티지 치즈 브로콜리 샐러드 + 요거트 드레싱

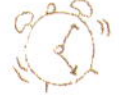 브로콜리 120g, 토마토 1개(100g), 코티지 치즈 100g, 요거트 드레싱 30g

Cooking Time 10m

> 고소한 코티지 치즈와 브로콜리, 토마토는 해독하는 1단계 다이어트 기간 중 먹으면 좋은 저녁 식사용 샐러드입니다. 씹는 맛이 좋아 충분히 포만감을 느낄 수 있고, 곁들이는 요거트 드레싱의 상큼한 맛이 잘 어울립니다.

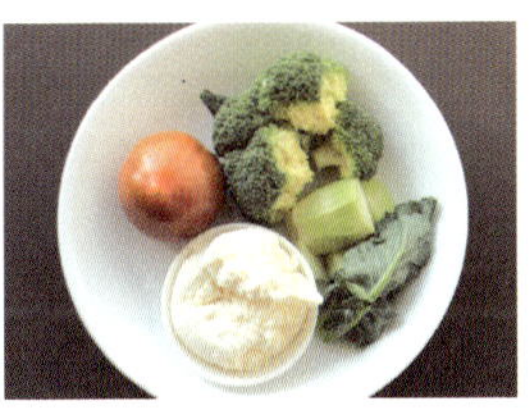

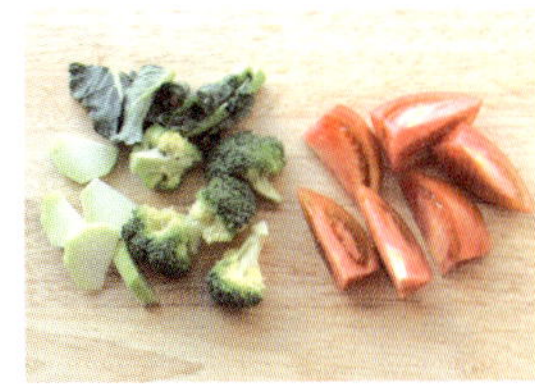

1 브로콜리는 깨끗하게 씻은 다음 꽃, 잎, 줄기까지 다듬어 먹기 좋게 자른다. 손질한 브로콜리를 내열용기에 담아 전자레인지에서 50초간 익힌 후 냉장고에 그대로 넣고 식힌다.

♥ 브로콜리는 줄기와 잎의 영양이 꽃보다 더 풍부하므로 버리지 말고 모두 먹도록 합니다. 줄기는 질긴 껍질을 벗긴 후 먹도록 합니다.

2 토마토는 깨끗하게 씻은 다음 꼭지를 떼고 6등분으로 자른다.

finish 그릇에 브로콜리와 토마토를 예쁘게 담고 코티지 치즈를 먹음직스럽게 한 덩어리씩 올린다. 칼로리가 적은 요거트 드레싱을 곁들인다.

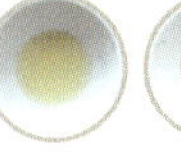
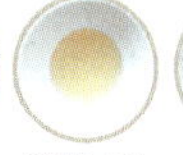
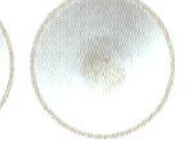

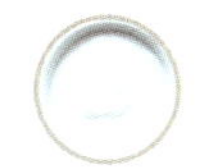
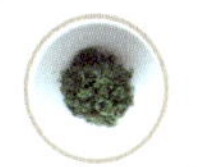

• 전자레인지를 이용해 브로콜리를 찌듯이 익히면 끓는 물에 넣고 데치는 것보다 간편하고 시간도 절약할 수 있어요. 무엇보다 브로콜리의 자체 수분으로 익히기 때문에 영양 손실이 적어서 좋아요.

Cooking Tip

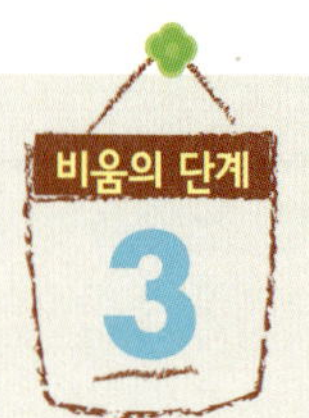

- 아침 : 사과 + 자몽 + 케일 해독 주스 1~3잔
- 점심 : 케일 쌈밥 + 낫토 쌈장, 브로콜리 간장 피클
- 저녁 : 구운 채소 샐러드 + 오리엔탈 드레싱
- 간식 : 호두 1개 + 호박씨 7개 + 생 캐슈넛 2개 + 크랜베리 7개
- 음료 : 녹차 1잔, 양파즙 1잔

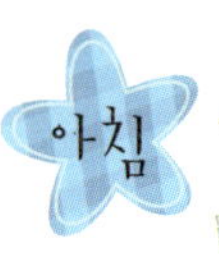

아침 사과 + 자몽 + 케일 해독 주스 98kcal

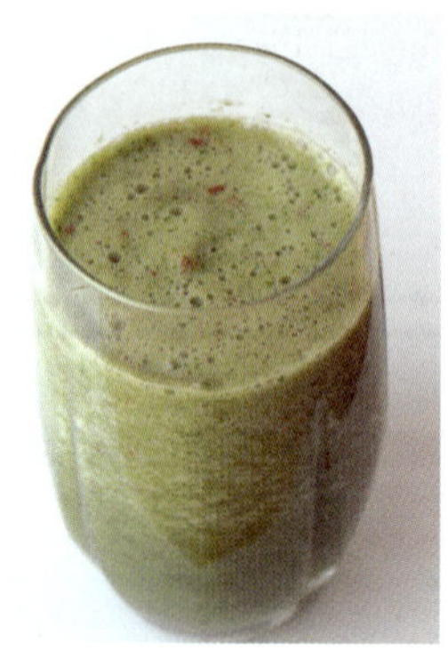

사과 1/2개(100g), 자몽 1/2개(110g), 케일 5잎(25g)
물 3/4컵 150cc

- 사과와 자몽은 케일의 독특한 맛을 보완하므로 궁합이 아주 잘 맞는 재료입니다.
- 믹서에 모든 재료를 넣고 곱게 갈면 됩니다.
- 기호에 맞게 생수로 주스의 농도를 조절하세요.

케일 쌈밥 + 낫토 쌈장

케일 14장(70g), 현미밥 150g, 낫토 쌈장 30g

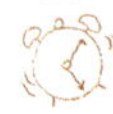

Cooking Time 20m

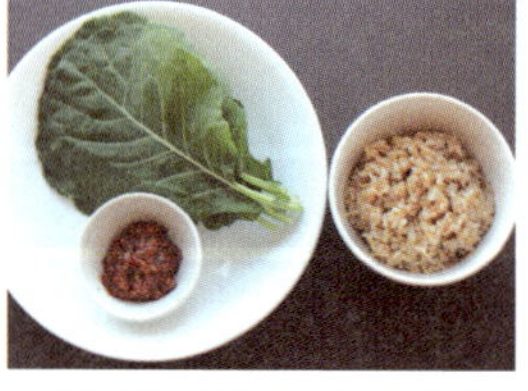 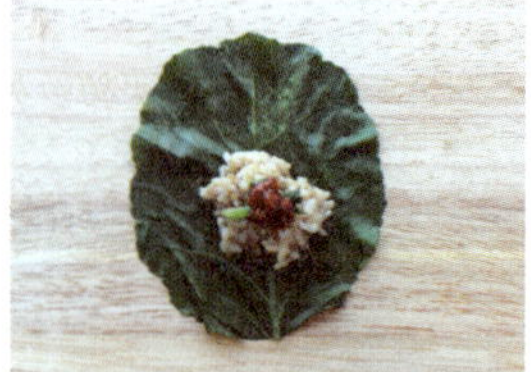

1 케일은 씻은 후 내열용기에 담아 전자레인지에서 30초 정도 익힌 다음 냉장고에 그대로 넣고 식힌다. 익힌 케일은 겉면이 아래로 가도록 펼친다. 케일 위에 현미밥을 얹고 낫토 쌈장을 조금 올린다.

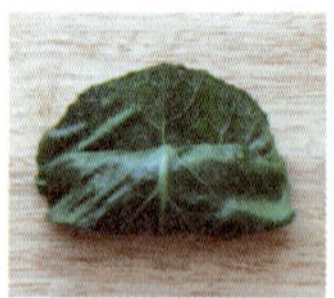 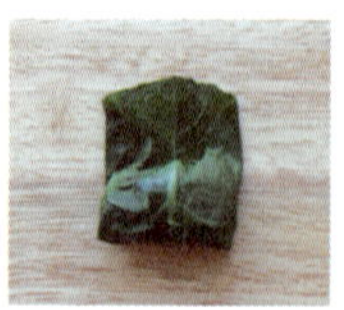 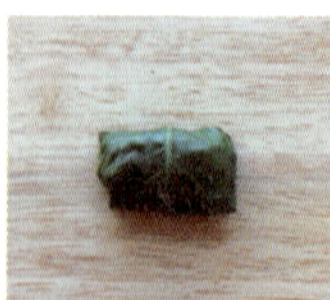

2 케일잎의 2/3 정도만 말고 가장자리를 안으로 접은 다음 끝까지 돌돌 말아준다.

- 케일의 줄기는 자른 후 밥 위에 얹어 같이 싸주세요.
- 쌈밥은 먹기 좋게 한입 크기로 작게 만드세요.

Cooking Tip

낫토 쌈장 만들기

★ 볼에 양념 재료를 모두 넣고 잘 섞어요!

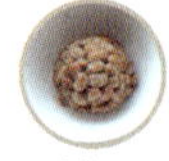 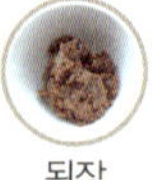 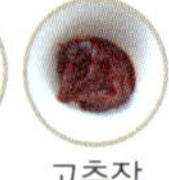

낫토
2큰술

된장
2큰술

고추장
1큰술

+

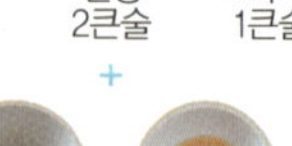

다진 마늘
1작은술

올리고당
2작은술

+

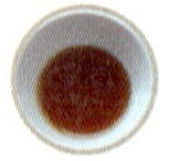 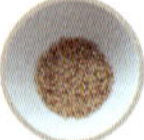

참기름
2작은술

참깨가루
2작은술

=

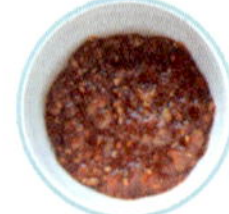

만든 분량 106.6g / 264.8kcal
1회분 30g / 74.5kcal

케일 쌈밥 + 브로콜리 간장 피클 도시락 점심
322.7kcal

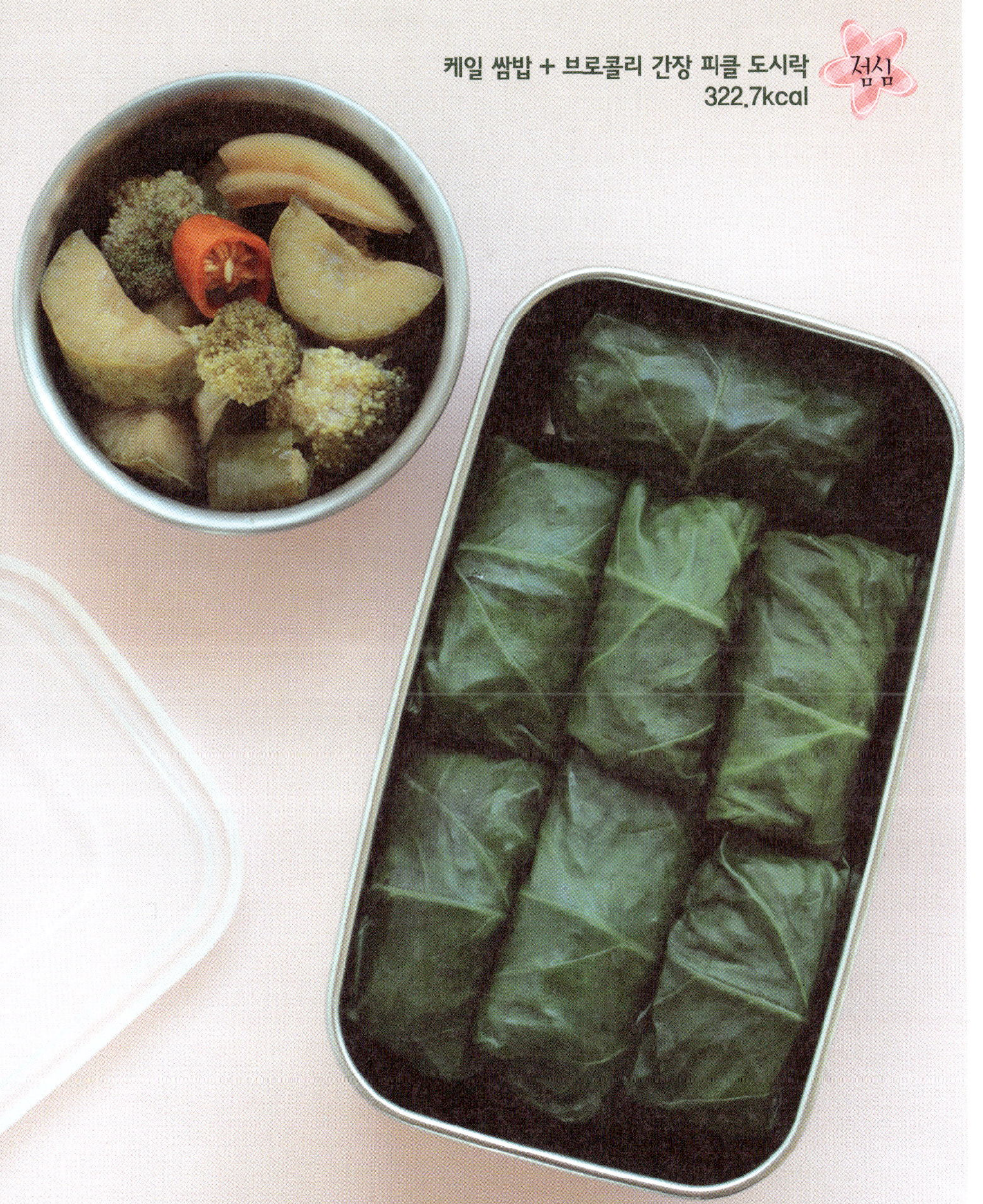

❝ 채소에 양념을 하지 않아도 부드럽고 달콤합니다. 구운 채소에 아삭한 로메인과 치즈가루를 곁들이니 고기 못지않은 향과 풍미를 느낄 수 있어요. 특히 오리엔탈 드레싱은 구운 채소와 매우 잘 어울리는 맛입니다. 구운 채소 하나하나의 맛을 음미하면서 먹어도 좋아요. ❞

저녁

구운 채소 샐러드 + 오리엔탈 드레싱
255.8kcal

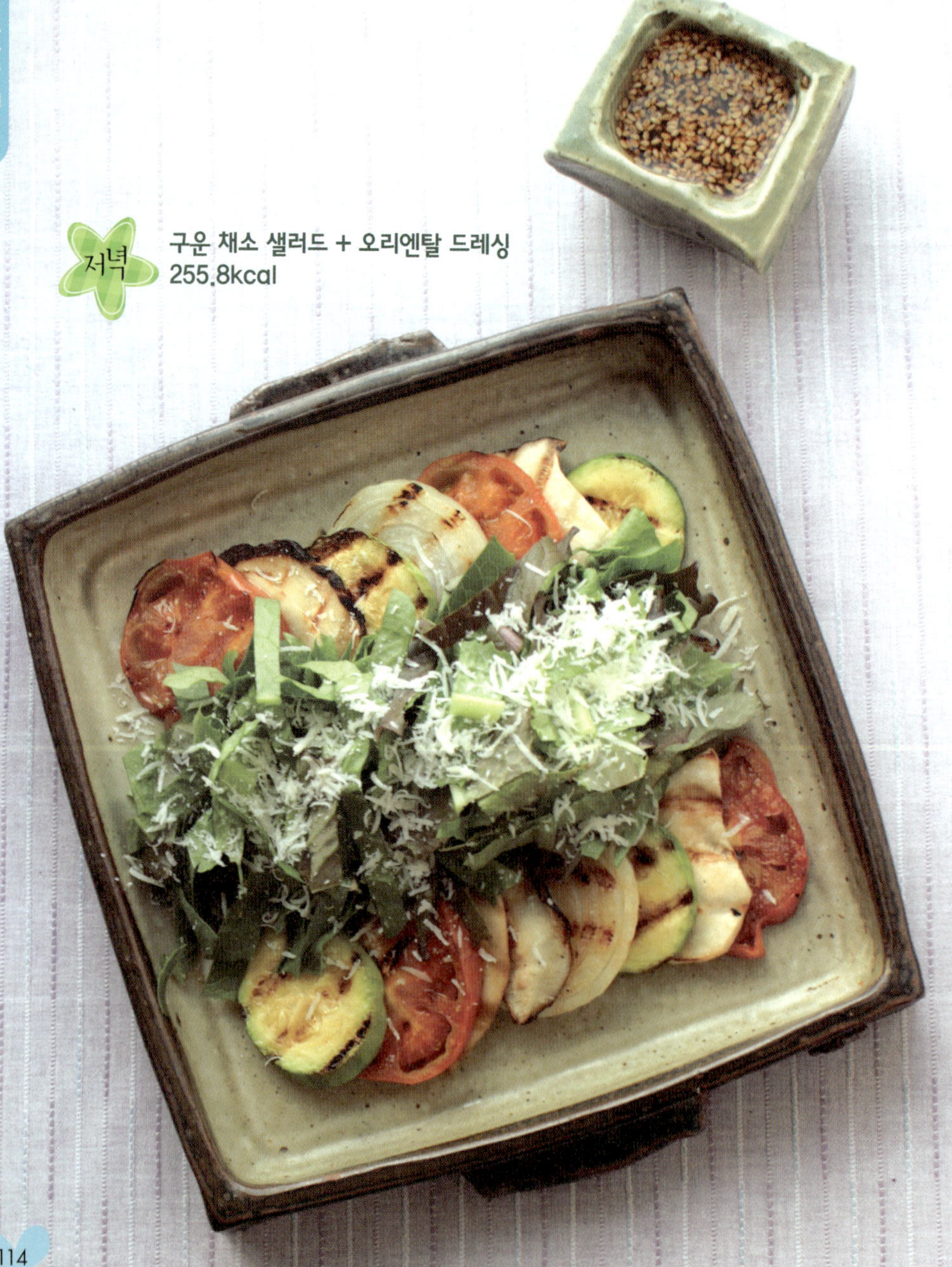

구운 채소 샐러드 + 오리엔탈 드레싱

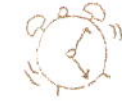
애호박 80g, 토마토 100g, 표고버섯 15g, 새송이버섯 40g, 양파 50g, 로메인 8장(30g)
치즈가루 1큰술, 포도씨오일 1/2큰술, 오리엔탈 드레싱 30g

Cooking Time 20m

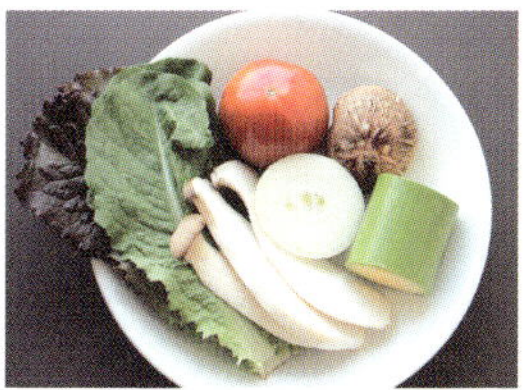
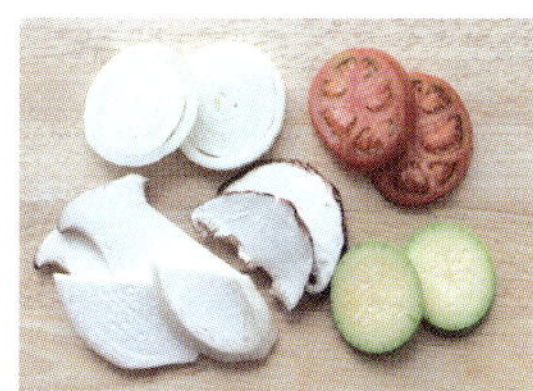

1 표고버섯은 0.5㎝ 두께로 살짝 옆으로 저며서 썬다. 새송이버섯은 모양을 유지하면서 0.5㎝ 두께로 썬다. 그런 다음 비스듬하게 반을 자른다. 토마토와 애호박은 0.8㎝ 두께로 썬다. 로메인은 1㎝ 폭으로 채를 썬다.

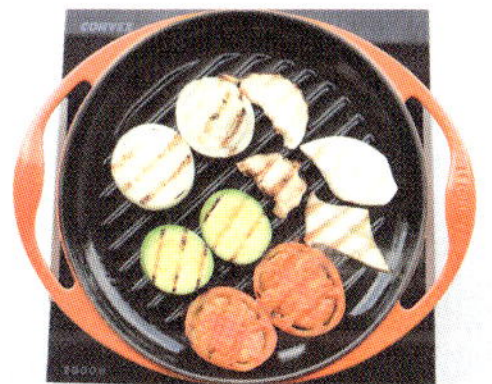
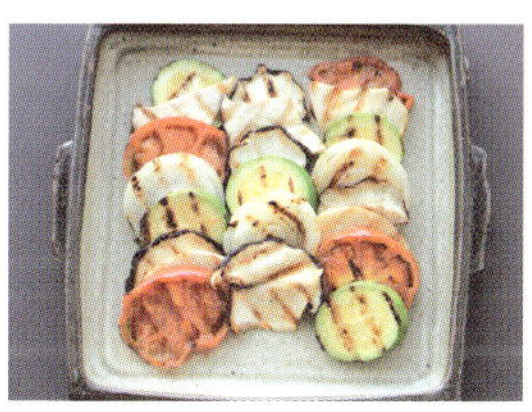

2 그릴 팬을 달군 후 포도씨오일을 코팅하듯이 바른다. 그런 다음 팬 위에 채소를 가지런히 올리고 그릴 자국이 생기도록 앞뒤로 굽는다.

finish 접시에 구운 채소를 담고 로메인을 올린 다음 치즈가루를 솔솔 뿌린다. 만든 오리엔탈 드레싱을 곁들인다.

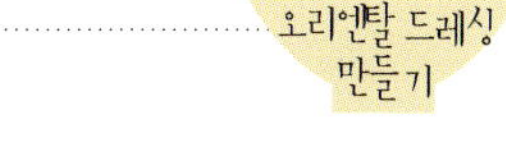

★ 볼에 드레싱 재료를 모두 넣고 잘 섞어요!

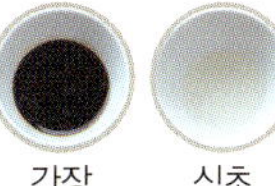
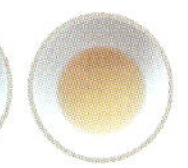

+

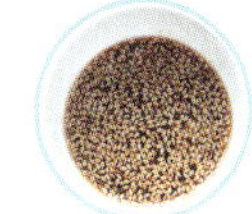

=

만든 분량 162g / 142.8kcal
1회분 30g / 35.1kcal

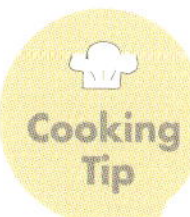

- 토마토는 무를 수 있으니 살짝 구워야 해요.
- 칼로리가 매우 낮은 식단이면서 포만감을 주는 레시피입니다 .

Cooking Tip

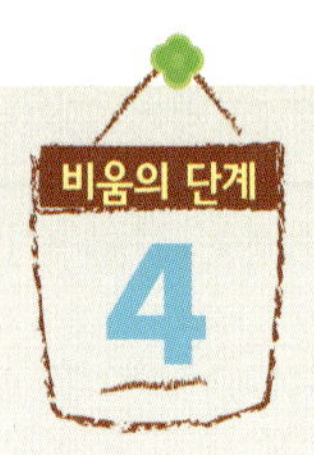

- 아침 : 사과 + 토마토+ 양배추 해독 주스 1~3잔
- 점심 : 현미밥, 버섯 콩나물잡채, 다시마 우엉조림
- 저녁 : 구운 채소 샌드위치
- 간식 : 호두 1개 + 호박씨 7개 + 생 캐슈넛 2개 + 크랜베리 7개
- 음료 : 녹차 1잔, 양파즙 1잔

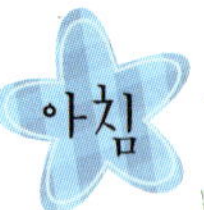

아침 — 사과 + 토마토+ 양배추 해독 주스 96kcal

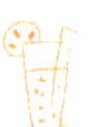 사과 100g, 토마토 50g, 양배추 100g, 물 3/4컵 150cc

- 만들기 간편하고 맛있는 해독 주스입니다.
- 믹서에 모든 재료를 넣고 곱게 갈면 됩니다.
- 기호에 맞게 생수로 주스의 농도를 조절하세요.

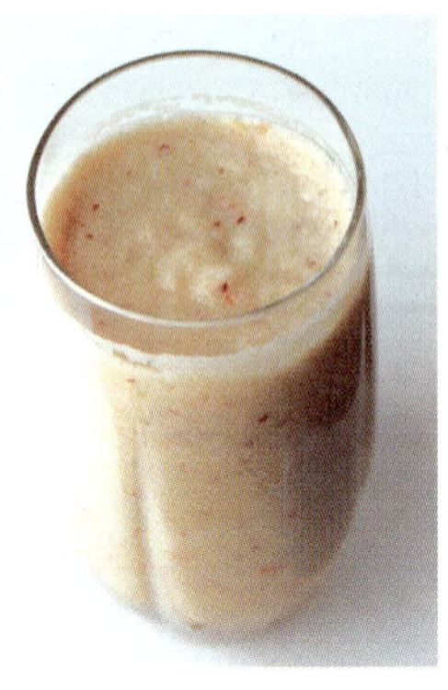

버섯 콩나물잡채

느타리버섯 25g, 팽이버섯 20g, 새송이버섯 25g, 콩나물 120g, 현미밥 150g

Cooking Time 15m

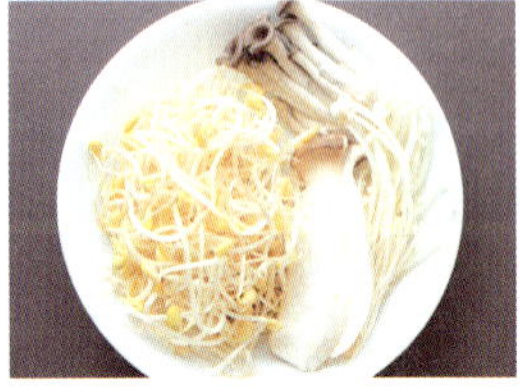
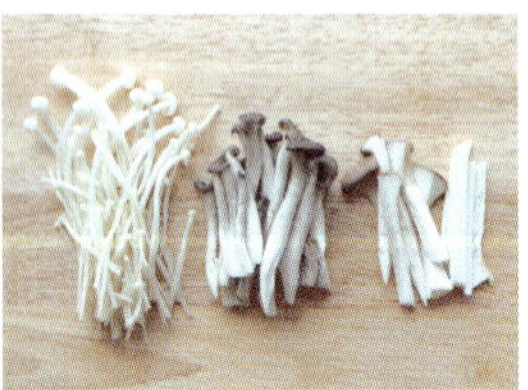

1 팽이버섯은 밑동을 잘라 가르고, 느타리버섯은 가늘게 찢는다. 같은 길이로 새송이버섯도 잘라 가늘게 채를 썬다.

2 콩나물은 씻어서 내열용기에 담아 전자레인지에서 3분 정도 익힌 다음 냉장고에 그대로 넣고 식힌다. 준비한 버섯은 내열용기에 모두 담아 전자레인지에서 1분 정도 익힌다. 그런 다음 냉장고에 그대로 넣고 식힌 후 살짝 손으로 물기를 짠다.

finish 큰 볼에 준비한 재료를 모두 담고 잡채 양념장을 넣어 가볍게 버무린다.

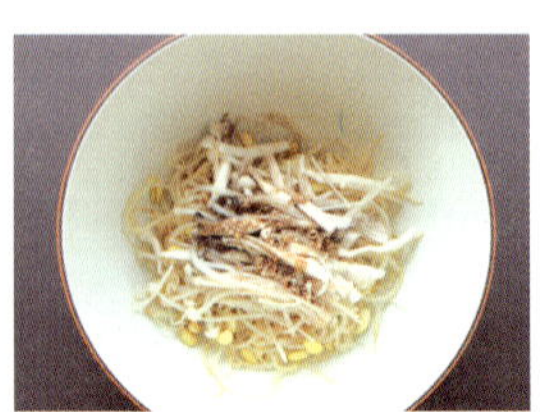

잡채 소스 만들기

★ 볼에 소스 재료를 모두 넣고 잘 섞어요!

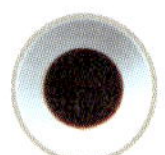
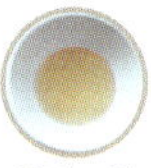
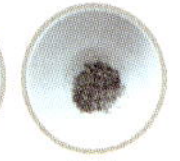

간장 1/2큰술 / 올리고당 1/2큰술 / 후추 1/8작은술

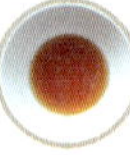
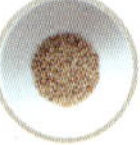

참기름 1작은술 / 참깨가루 1작은술

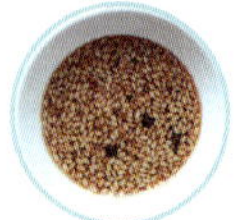

1회분 25g / 79kcal

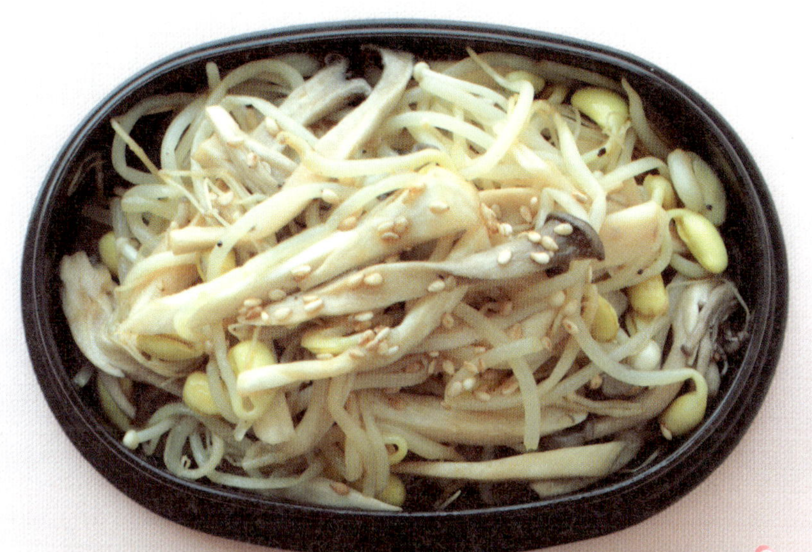

현미밥 + 버섯 콩나물잡채 + 다시마 우엉조림 도시락
354.6kcal

점심

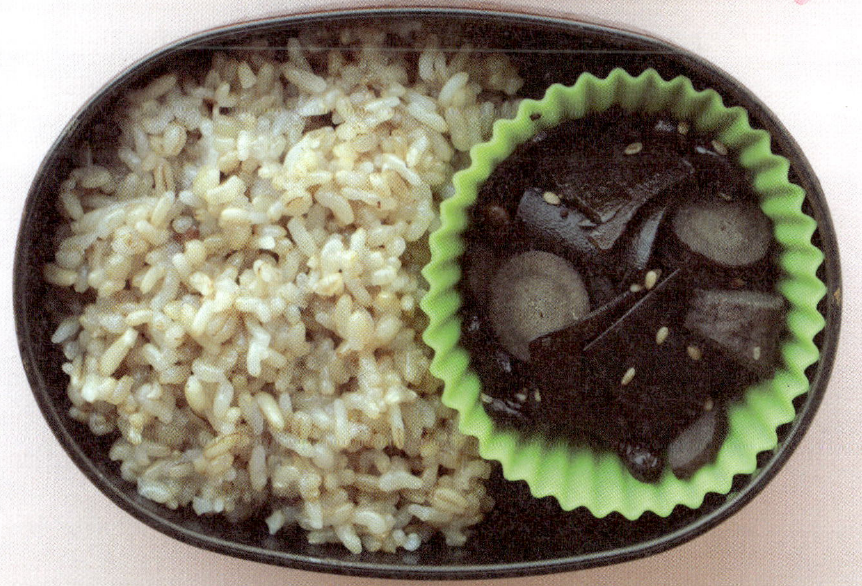

저녁 **구운 채소 샌드위치**
518.4kcal

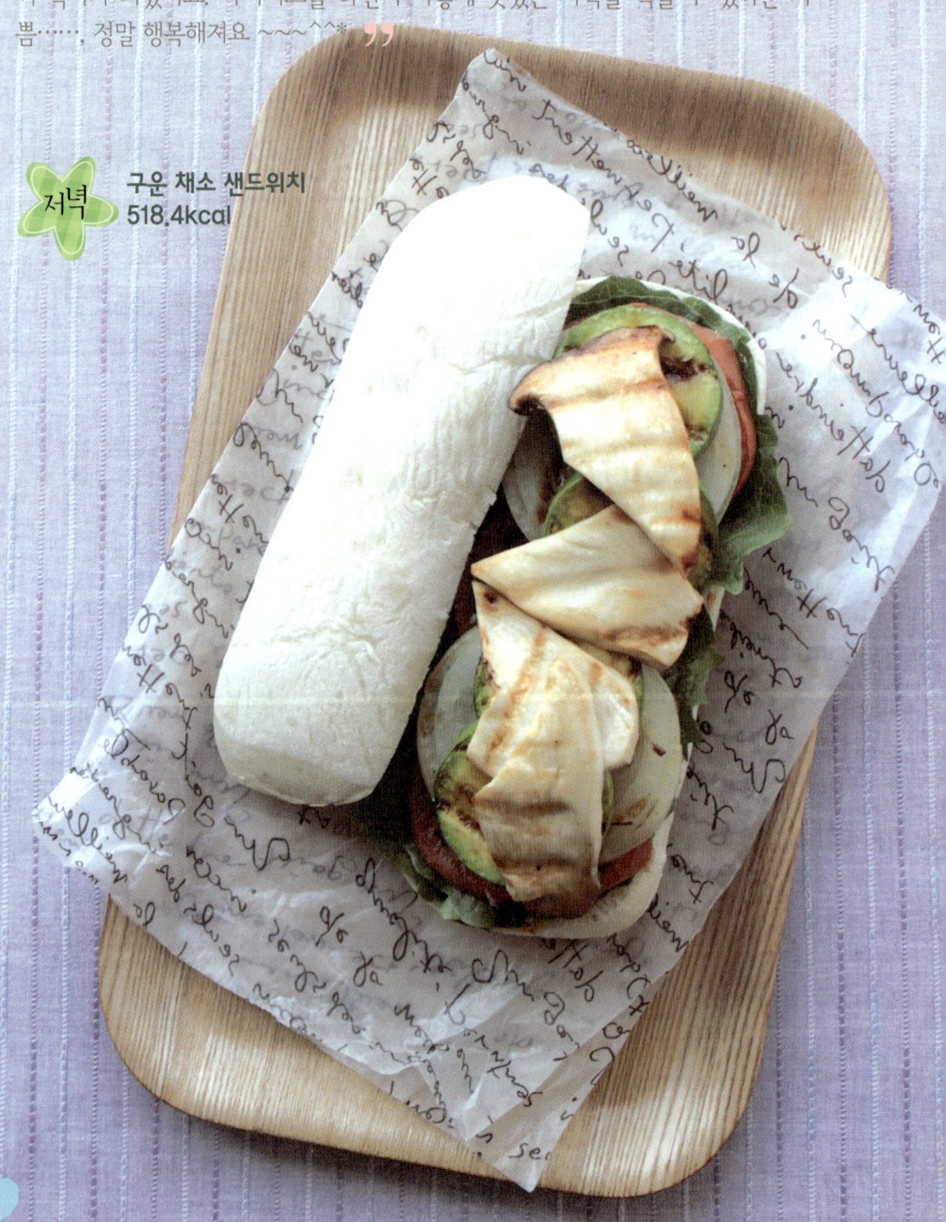

구운 채소 샌드위치

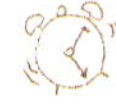 양파 35g, 애호박 60g, 토마토 1개(100g), 새송이버섯 30g, 로메인 4장(15g)
치아바타 1개(120g), 포도씨오일 1작은술

Cooking Time 20m

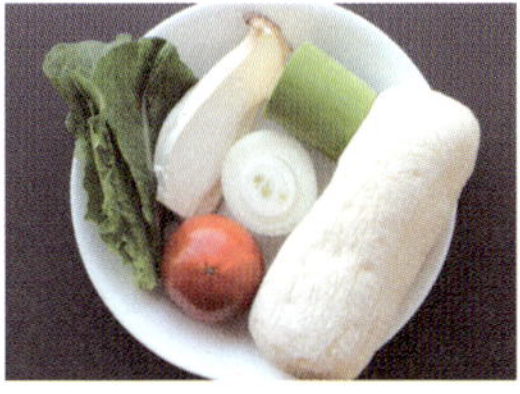 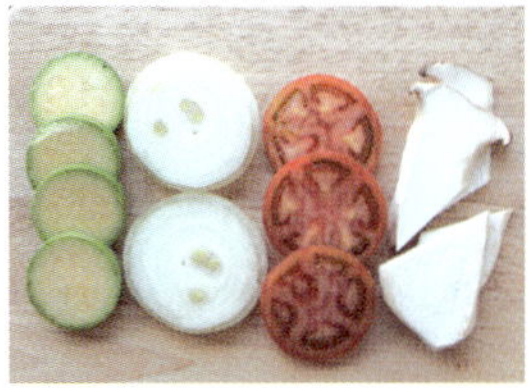

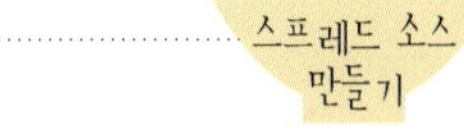

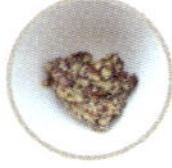

+

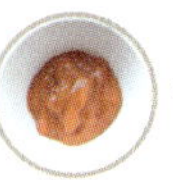

=

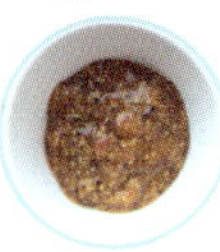

1 양파, 애호박, 토마토는 0.8㎝ 두께로 동그랗게 썬다. 새송이버섯은 0.5㎝ 두께로 썬 다음 반으로 어슷하게 자른다.

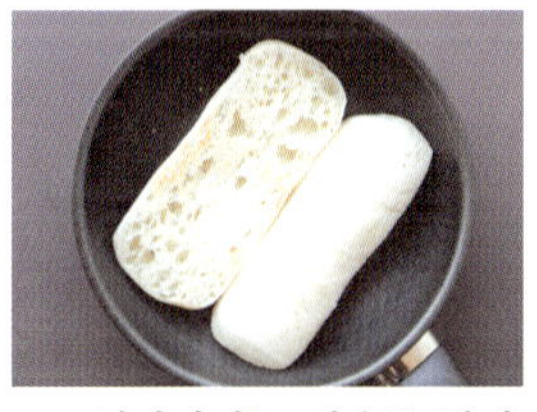 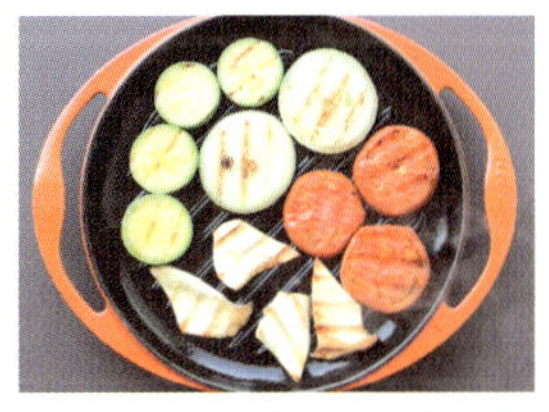

2 치아바타는 반으로 잘라 예열된 팬에 기름 없이 빵 안쪽을 노릇하게 굽는다. 예열된 그릴 팬에 포도씨오일을 코팅하듯이 바른다. 그런 다음 채소를 얹어 그릴 자국이 잘 생기도록 앞뒤로 굽는다.

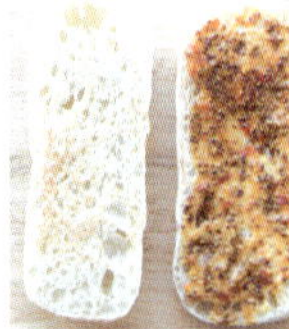 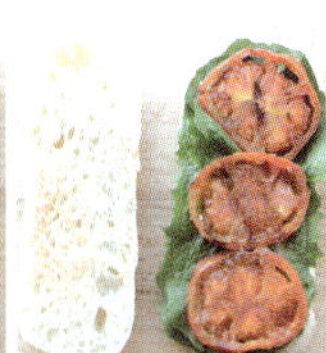 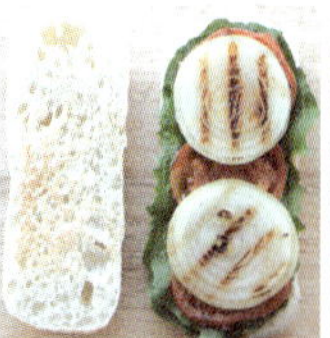 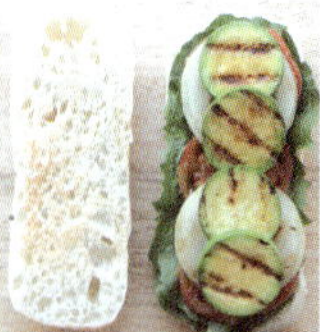 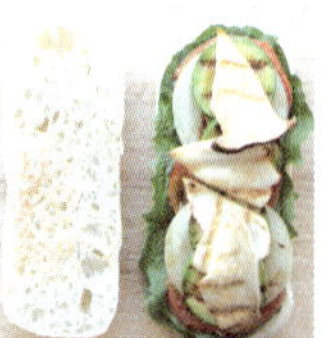

3 빵 한 면에 만든 스프레드 소스를 골고루 바르고, 그 위에 로메인을 얹는다. 그런 다음 토마토→양파→애호박→버섯을 차례대로 올리고 나머지 빵을 덮는다.

- 토마토는 너무 많이 구우면 물러지기 쉬우므로 살짝 구워요.
- 채소를 더 넣고 싶으면 스프레드 소스에 새싹채소를 버무려 빵 속에 더 넣어도 됩니다.

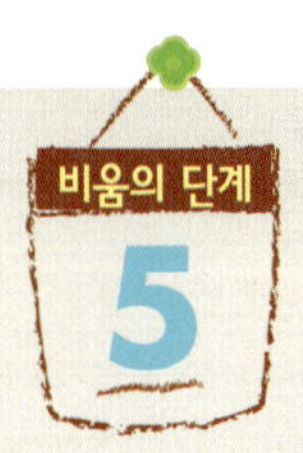

- **아침** : 사과 + 토마토 + 당근 해독 주스 1~3잔
- **점심** : 낫토 비빔밥 + 비빔 간장, 양배추 김치
- **저녁** : 닭가슴살 토마토 샐러드 + 레몬 드레싱
- **간식** : 호두 1개 + 호박씨 7개 + 생 캐슈넛 2개 + 크랜베리 7개
- **음료** : 녹차 1잔, 양파즙 1잔

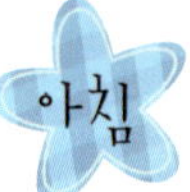

아침 사과 + 토마토 + 당근 해독 주스 88kcal

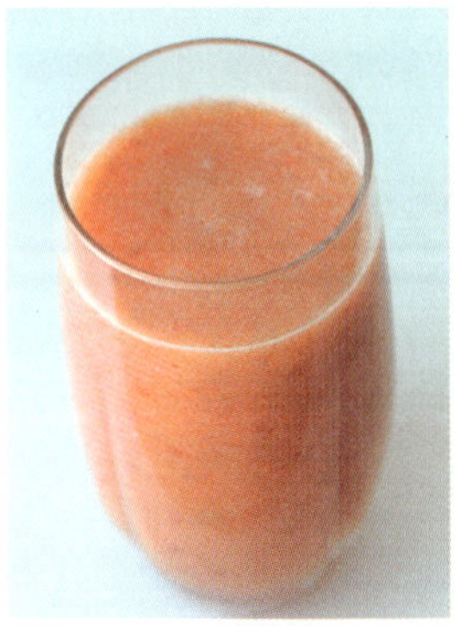

사과 70g, 토마토 100g, 당근 50g, 물 3/4컵 150cc

- 토마토를 끓는 물에 넣고 살짝 데쳐 껍질을 벗기면 식감이 훨씬 부드러워져요.
- 믹서에 모든 재료를 넣고 곱게 갈면 됩니다.
- 기호에 맞게 생수로 주스의 농도를 조절하세요.

낫토 비빔밥 + 비빔 간장

낫토 1팩, 로메인 5장(17g), 현미밥 150g

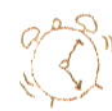

Cooking Time 10m

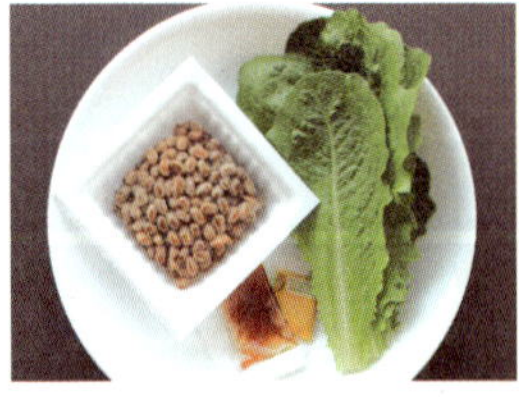 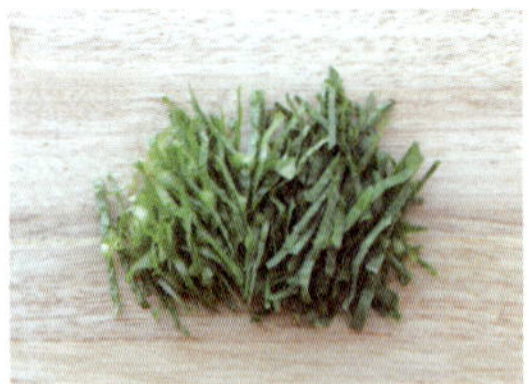

1 로메인은 씻어서 물기를 톡톡 털어내고 가늘게 채를 썬다.

2 현미밥 위에 로메인을 올리고 낫토를 그 위에 얹는다. 낫토와 함께 포장되어 있는 겨자와 간장 소스를 곁들여 비벼 먹는다. 그러나 동봉된 간장 대신 비빔 간장을 넣고 비벼 먹으면 훨씬 더 건강하고 맛있게 먹을 수 있다.

- 시판용 낫토를 이용하면 편리합니다.
- 낫토와 청국장은 끈끈한 액이 많고 저염식으로 만든 제품을 구입하세요.
- 낫토를 그냥 먹을 때는 겨자, 간장, 달걀 노른자, 김가루, 참기름, 참깨, 다진 쪽파, 다진 마늘을 넣고 비벼 먹으면 맛있게 먹을 수 있어요.

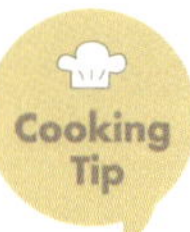

★ 볼에 양념 재료를 모두 넣고 잘 섞어요!

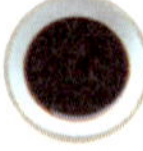 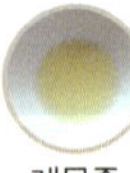 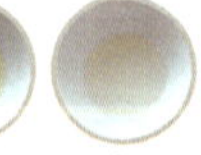

   +

=

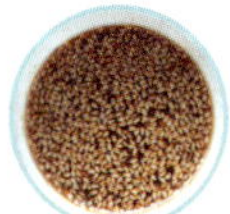

만든 분량 95g / 218kcal
1회분 30g / 35.1kcal

낫토는 일본식 청국장입니다. 한국의 청국장과 비슷한 대표 발효식품이지요. 다이어트식으로 많이들 먹고 있지만 그동안 레시피가 다양하지는 않았어요. 그래서 7일 다이어트에서는 다양한 낫토 레시피를 소개하려고 합니다. 특히 비움의 단계에서는 청국장과 낫토가 해독을 위해 꼭 필요한 음식이지요. 여기에서는 독특한 낫토의 맛 때문에 꺼려지는 부분을 보완했습니다. 처음엔 어색하지만 자꾸 먹어보면 그 맛을 알게 되어 구수한 감칠맛을 느낄 수 있어요. 5일째는 씹을수록 고소한 로메인과 양배추 김치를 곁들여 낫토의 느끼함을 보완한 초간단 점심 도시락을 만들어보세요.

점심

낫토 비빔밥 + 양배추 김치 도시락
310kcal

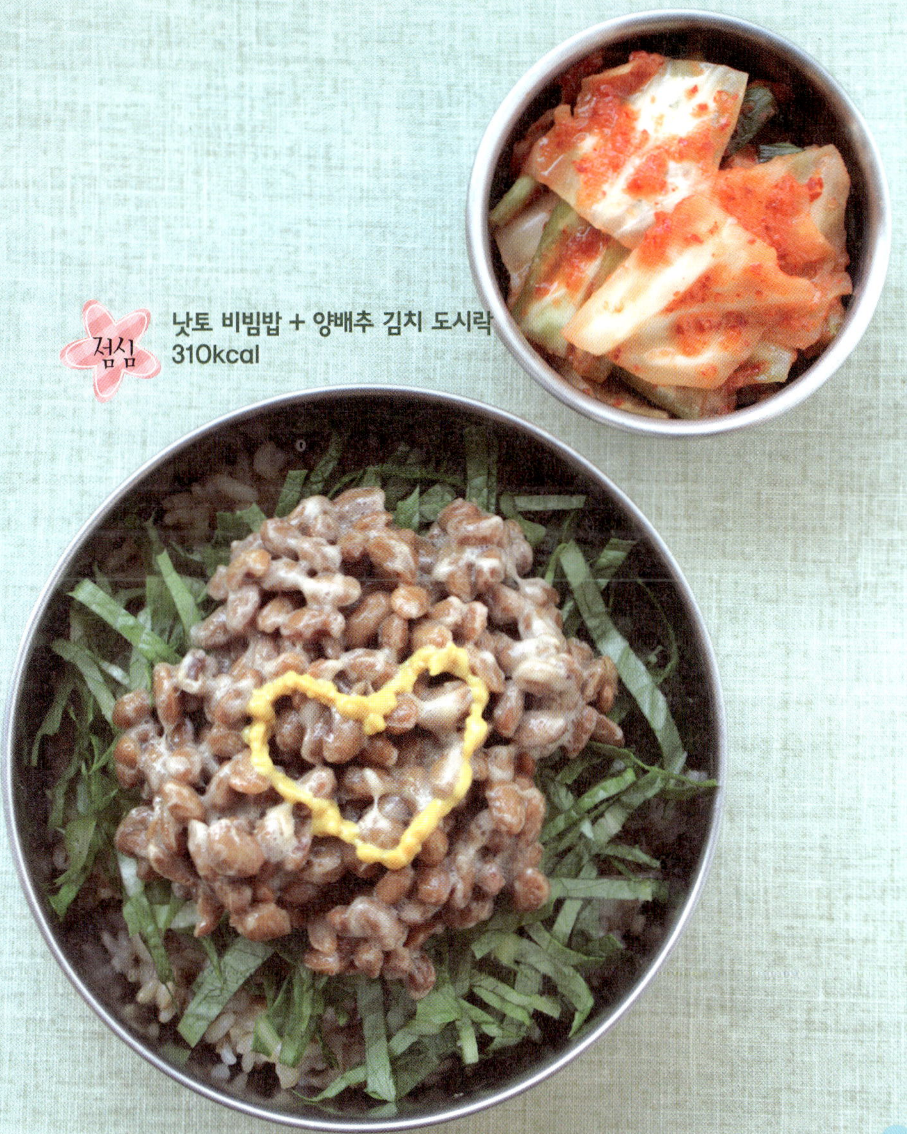

로메인이 1단계 레시피에 자주 등장하는데요. 로메인은 청상추와 아주 비슷하게 생긴 채소입니다. 씹는 식감이 좋고 씹을수록 고소한 맛이 납니다. 특히 로메인은 정말 양껏 먹어도 칼로리가 높지 않아 다이어트식에 참 좋은 식재료입니다. 이렇게 요긴한 로메인을 샐러드와 쌈으로 먹으면 맛도 좋고 든든한 식사가 됩니다. 또 식이섬유소와 미네랄이 풍부해 몸속 독소와 노폐물을 제거해 주는 고마운 채소랍니다. 5일째 저녁에는 포만감을 주면서 맛있게 먹을 수 있는 닭가슴살 샐러드를 만들어요. 토마토, 레몬 드레싱과 잘 어울려서 즐겁게 먹을 수 있어요~~~.

닭가슴살 토마토 샐러드 + 레몬 드레싱
239.4kcal 저녁

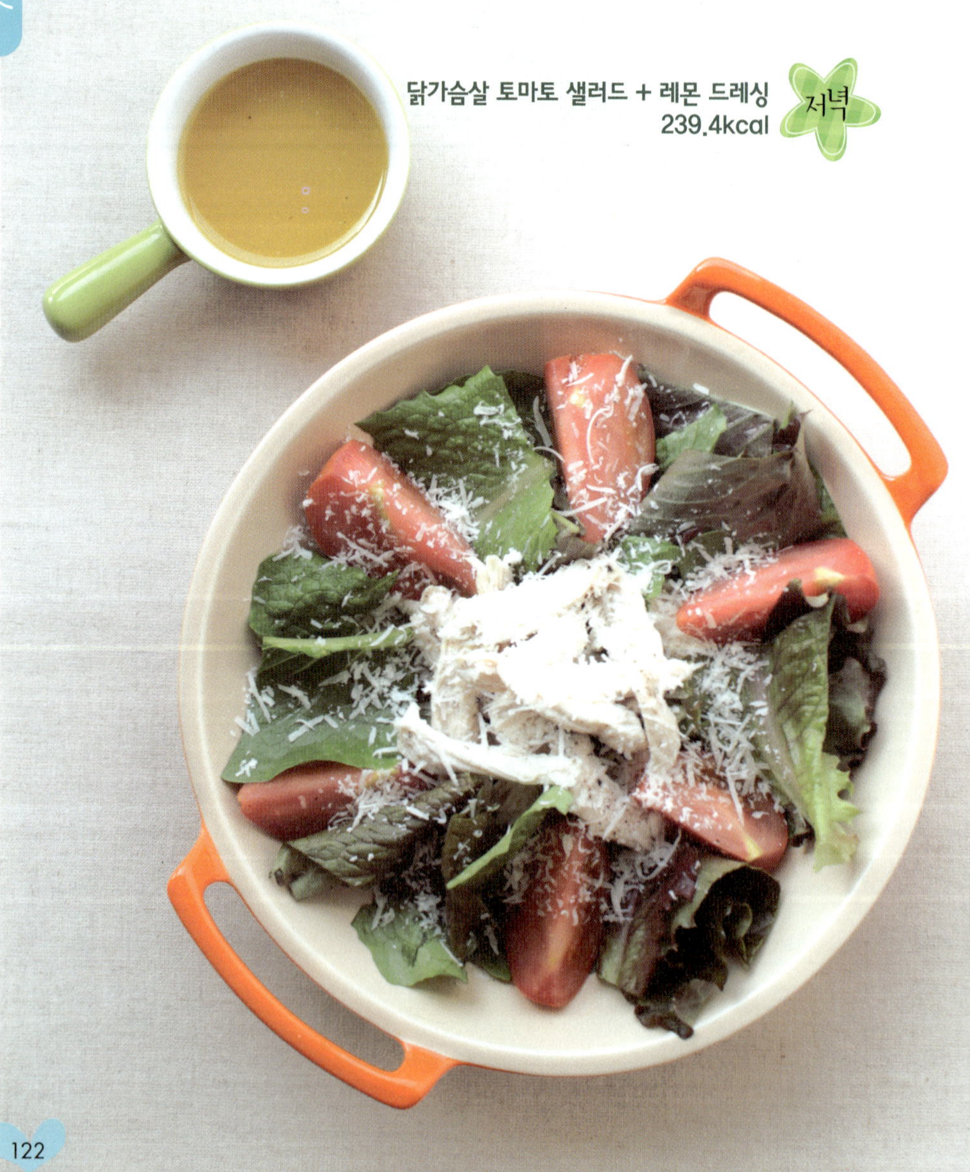

닭가슴살 토마토 샐러드 + 레몬 드레싱

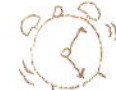
닭가슴살 1쪽(100g), 토마토 1개(100g), 로메인 12장(40g), 치즈가루 1큰술, 레몬 드레싱 30g
• 닭가슴살 밑간 양념 : 맛술 1큰술, 소금 1/8작은술, 후추 1/8작은술

Cooking Time 15m

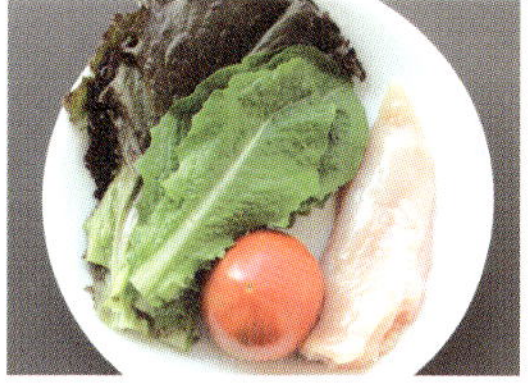

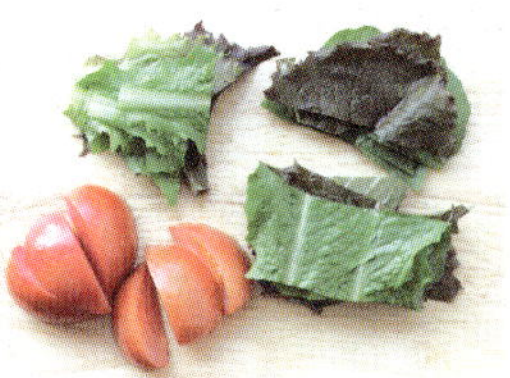

1 로메인은 씻어서 5cm 간격으로 썬다. 토마토는 꼭지를 떼고 6등분을 한다.

2 닭가슴살은 반으로 저며 내열용기에 담고 맛술, 소금, 후추로 버무린 후 5분간 재운다. 양념으로 밑간한 닭가슴살은 내열용기에 담고 전자레인지에서 3분간 익힌다. 이때 반드시 중간에 한 번 뒤집어준다. 냉장고에 그릇째 넣고 식힌다.

3 식은 닭가슴살을 먹기 좋게 결대로 찢는다.

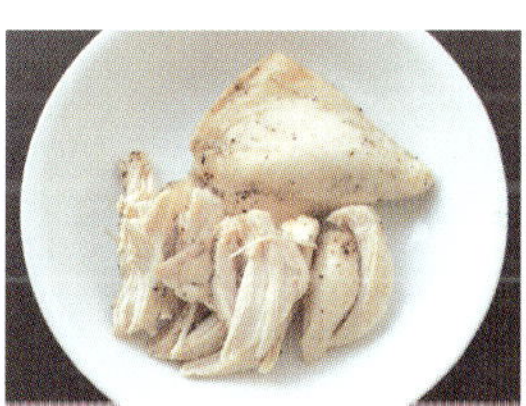

finish 그릇에 준비한 재료를 예쁘게 담고 치즈가루를 솔솔 뿌려 장식한다. 미리 만든 레몬 드레싱을 곁들인다.

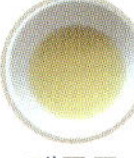

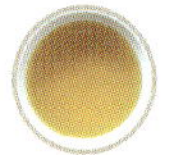

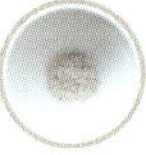

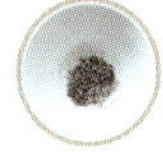

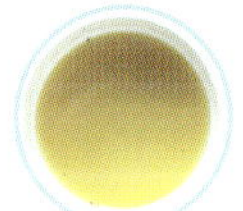

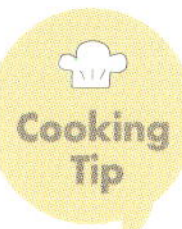

- 전자레인지는 음식을 위쪽부터 익히므로 닭가슴살을 전자레인지에서 익힐 때는 중간에 한 번 뒤집어주면 골고루 익게 됩니다.
- 밑간한 닭가슴살은 냄비에 물 1/4컵을 넣고 약한 불에서 익혀도 됩니다.
- 닭가슴살을 알맞게 익혀야 퍽퍽하지 않고 부드러워요.

Cooking Tip

비움의 단계 6

- 아침 : 사과 + 자몽 + 케일 해독 주스 1~3잔
- 점심 : 닭가슴살 마늘밥, 다시마 우엉조림
- 저녁 : 버섯덮밥, 양배추 김치
- 간식 : 호두 1개 + 호박씨 7개 + 생 캐슈넛 2개 + 크랜베리 7개
- 음료 : 녹차 1잔, 양파즙 1잔

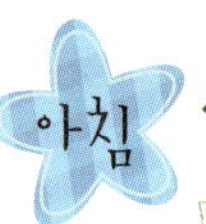

아침

사과 + 자몽 + 케일 해독 주스 98kcal

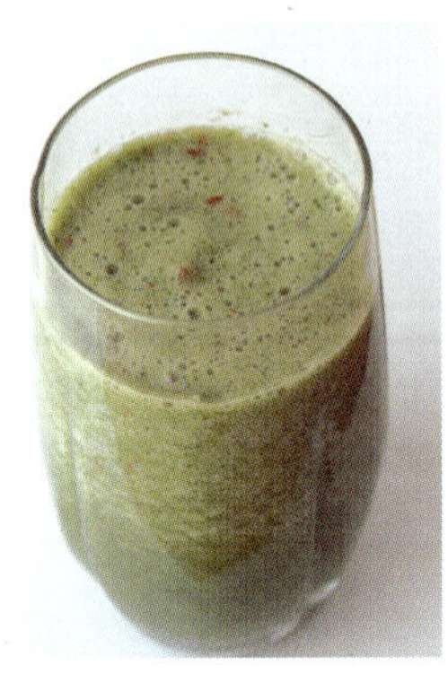

사과 1/2개(100g), 자몽 1/2개(110g), 케일 5잎(25g)
물 3/4컵 150cc

- 사과와 자몽은 케일의 독특한 맛을 보완하므로 궁합이 아주 잘 맞는 재료입니다.
- 믹서에 모든 재료를 넣고 곱게 갈면 됩니다.
- 기호에 맞게 생수로 주스의 농도를 조절하세요.

닭가슴살 마늘밥

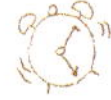

닭가슴살 1쪽(100g), 마늘 3쪽, 애호박 100g, 현미밥 150g, 포도씨오일 1/2큰술, 파슬리가루 1/2작은술
- 닭가슴살 밑간 양념 : 소금 1/4작은술, 후추 1/8작은술

Cooking Time 20m

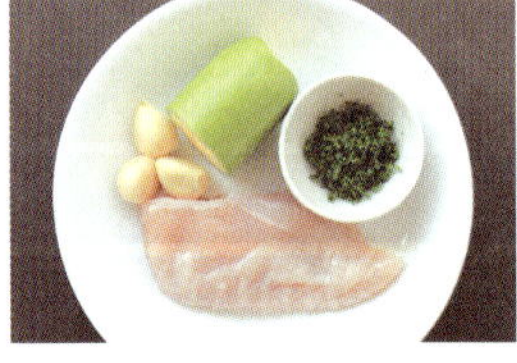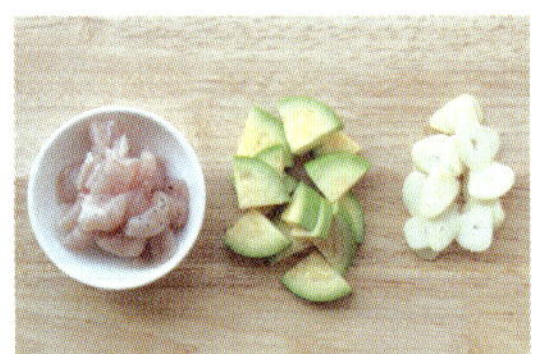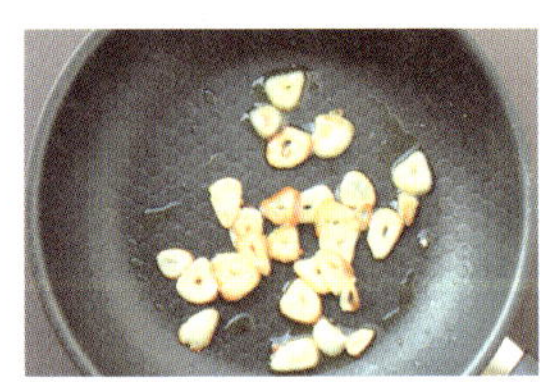

1 마늘은 얇게 편썰기를 한다. 애호박은 길이로 4등분을 한 다음 0.5cm 두께의 부채꼴 모양으로 썬다. 닭가슴살은 사방 1.5cm 크기로 깍둑썰기를 한 다음 소금, 후추로 밑간을 한다.

2 예열된 팬에 포도씨오일을 두르고 마늘을 앞뒤로 노릇하게 구운 다음 꺼낸다.

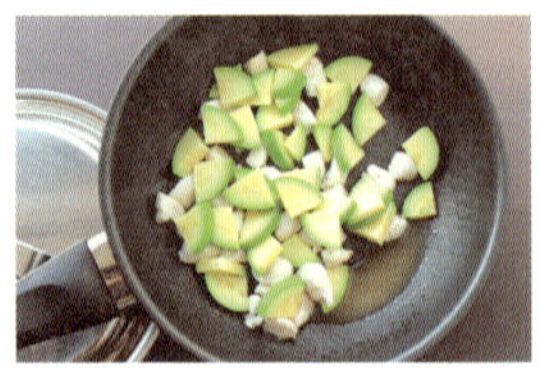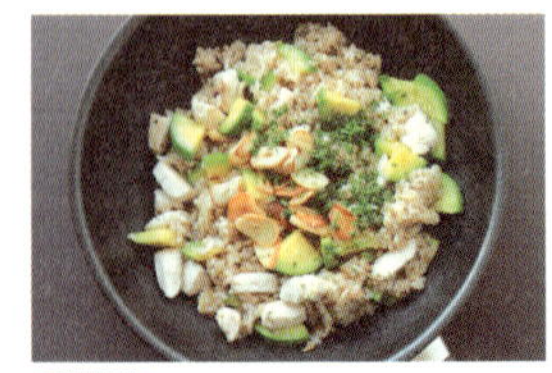

3 마늘을 구운 팬에 닭가슴살을 넣고 노릇하게 볶다가 애호박을 넣고 뚜껑을 덮는다. 약한 불로 줄인 다음 2분간 익힌 후 뚜껑을 열고 살짝 섞는다.

finish 밥을 넣고 섞은 다음 그릇에 담고 파슬리가루를 뿌린다.

- 볶음 요리를 할 때 재료를 익히는 과정에서 약한 불로 줄이고, 뚜껑을 잠시 덮으면 채소에서 수분이 나와 기름을 적게(저유식 조리법) 사용할 수 있습니다.

닭가슴살 마늘밥 + 다시마 우엉조림
419.3kcal

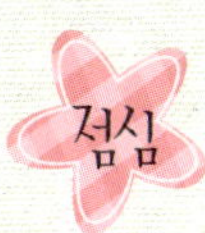

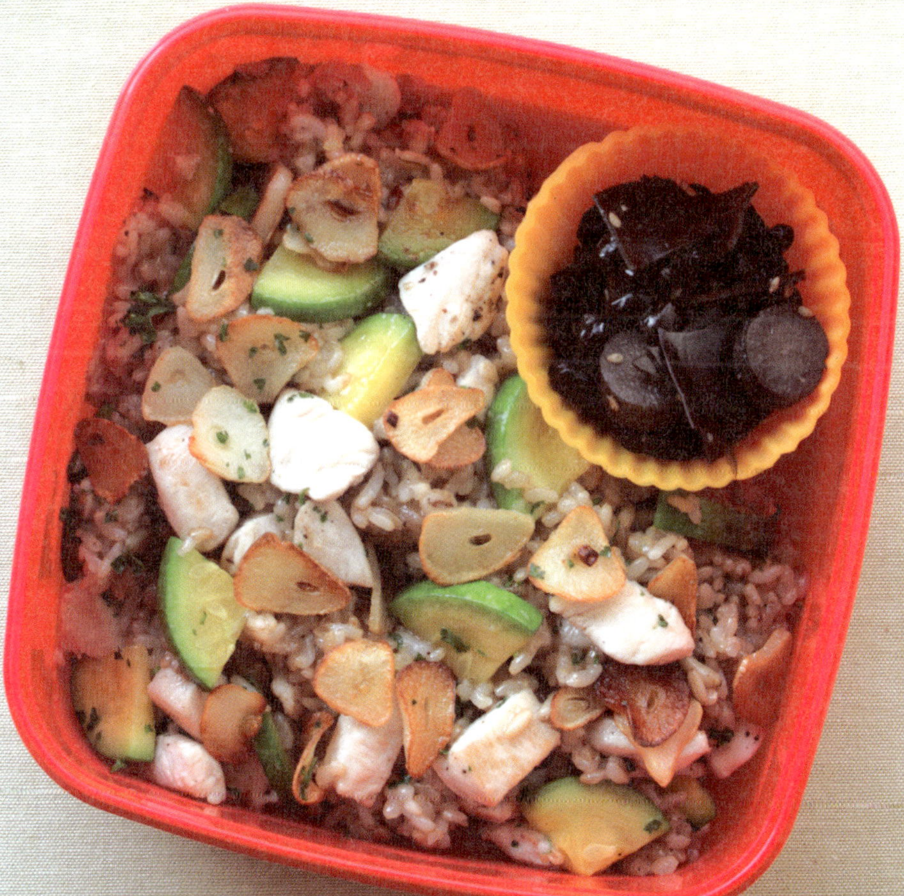

오늘은 모둠 버섯에 양배추를 넣고 덮밥을 만들어요. 여기에 반찬으로 양배추 김치까지 곁들여지니 그야말로 양배추 실컷 먹는 날입니다~~! 양배추와 양파가 익으면서 빠져나온 채소물은 달콤한 맛을 냅니다. 쫄깃한 버섯의 씹는 맛까지 더해지니 자극적이지 않으면서 마냥 먹기 좋아요. 덮밥 소스에 넣을 다시마물 만드는 법도 알아두세요. 한 번 만들어두면 다양한 밑국물로 사용할 수 있고, 채소를 볶을 때는 기름 대신 사용할 수 있어 참 좋아요.

저녁

버섯덮밥 + 양배추 김치
290.4kcal

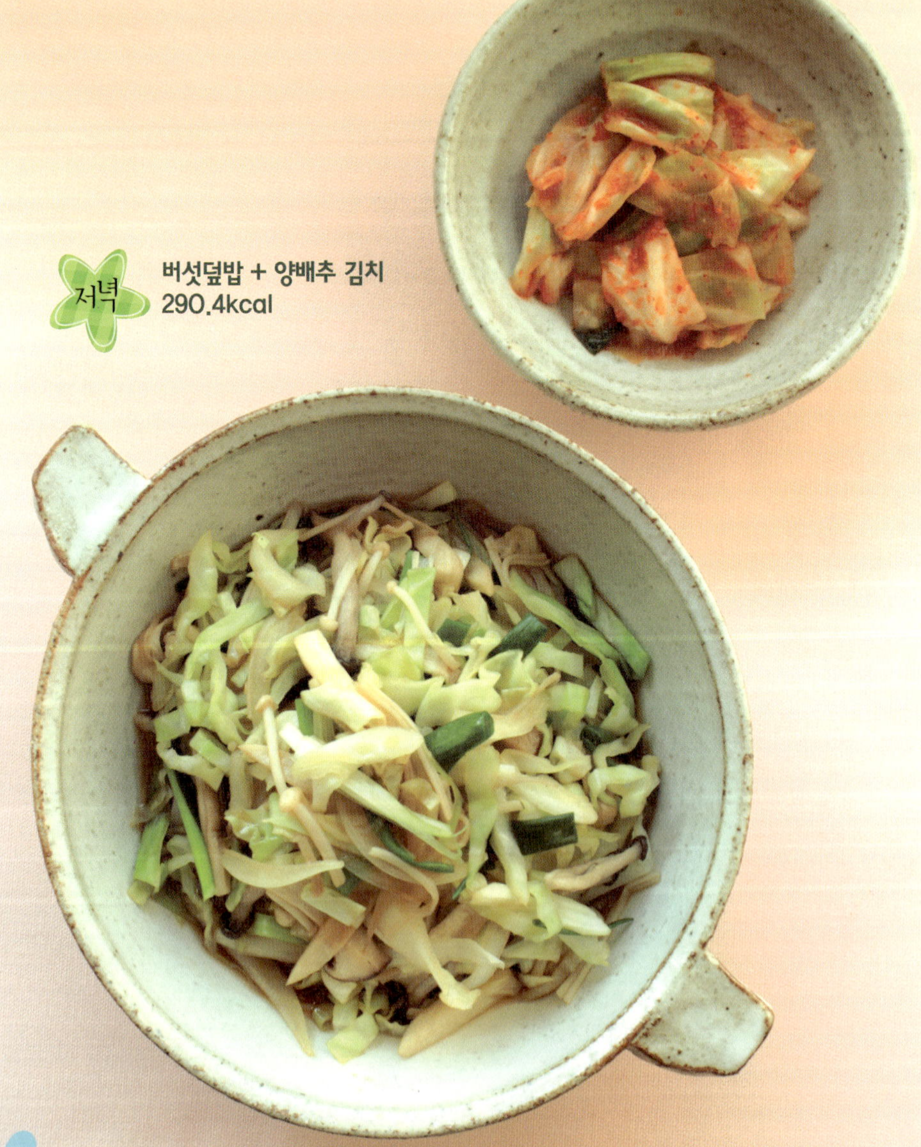

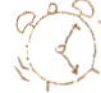 # 버섯덮밥

느타리버섯 15g, 팽이버섯 20g, 새송이버섯 15g, 양파 25g, 쪽파 2줄기, 양배추 90g, 현미밥 150g

Cooking Time 20m

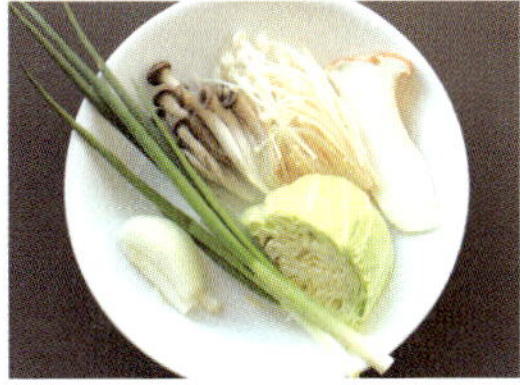 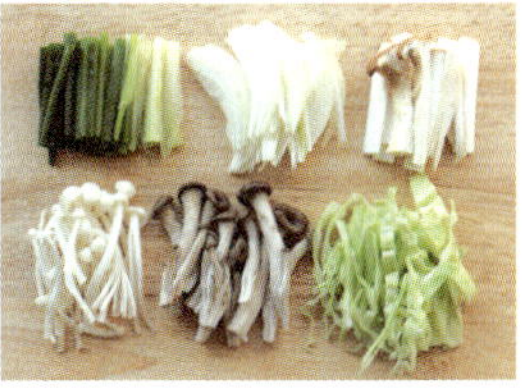

1 새송이버섯은 채 썰고, 느타리버섯은 잘게 찢고, 팽이버섯은 밑동을 자른다. 양파와 양배추는 채를 썰고, 쪽파는 4cm 길이로 썬다.

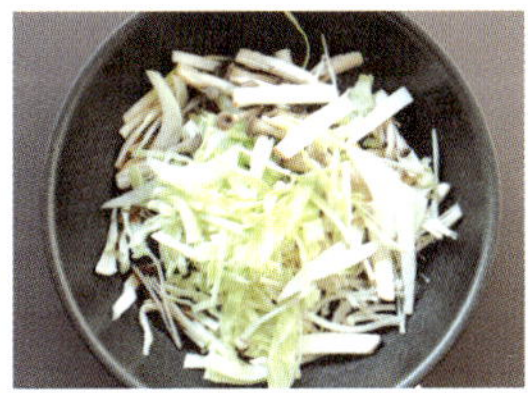 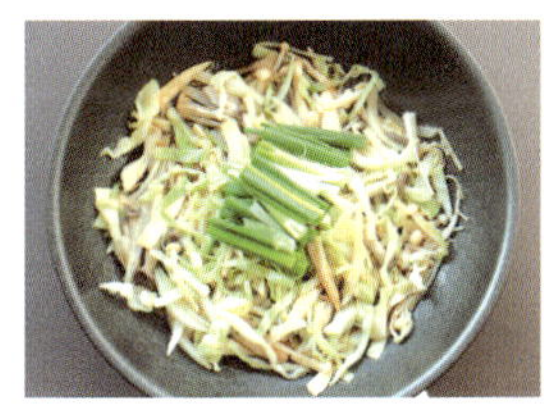

2 팬에 덮밥 소스를 넣고 끓이다가 끓으면 손질해 놓은 버섯과 양파, 양배추를 넣고 뒤적이며 살짝 익힌다. 마지막에 쪽파를 넣고 한소끔 더 끓인다.

finish 그릇에 밥을 담고 완성한 버섯덮밥 소스를 올린다.

덮밥 소스 만들기

★ 불에 양념 재료를 모두 넣고 잘 섞은 후 사용해요!

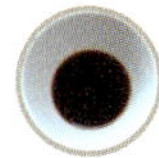
간장
1큰술

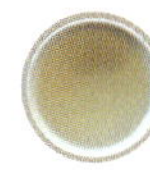
다시마물
1/4컵

+

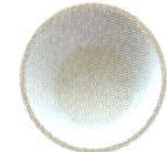
맛술
1/2큰술

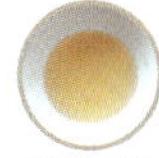
올리고당
1작은술

=

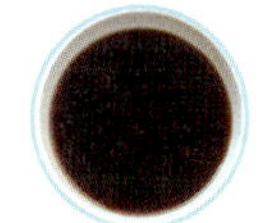

1회분 79.5g / 24kcal

다시마물 만들기

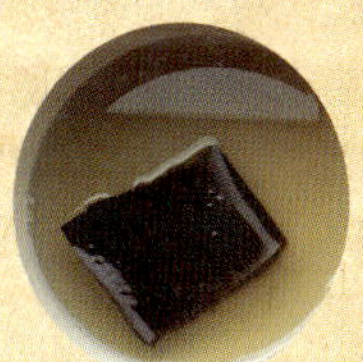 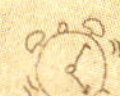

다시마물 5컵

다시마물 5컵 분량 : 물 6컵, 다시마 10cm 크기 1조각

Cooking Time 45m

1 다시마 표면을 흐르는 물로 가볍게 씻는다.

Tip 보통 물 1ℓ에 다시마 10cm 크기 1개 정도면 충분하다.
채소를 볶을 때 기름 대신 다시마물을 사용하면 기름 섭취를 줄일 수 있어 좋다.

2 냄비에 찬물을 붓고 다시마를 담가 30분 정도 불린 후 냄비 그대로 약한 불에서 끓인다.

3 은근하게 끓이다가 국물이 끓으면 다시마는 바로 꺼내고 불을 끈다.

Tip 다시마를 물에 불리면 크기는 커지고 끈끈한 점액이 나온다. 다시마의 진액에는 식이섬유소와 알긴산이 다량 함유되어 변비에 좋고 콜레스테롤을 낮추는 효과가 있다.

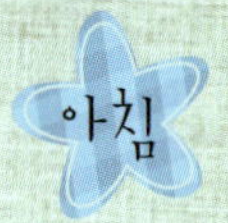

아침 사과 자몽 샐러드 + 요거트 드레싱
199.7kcal

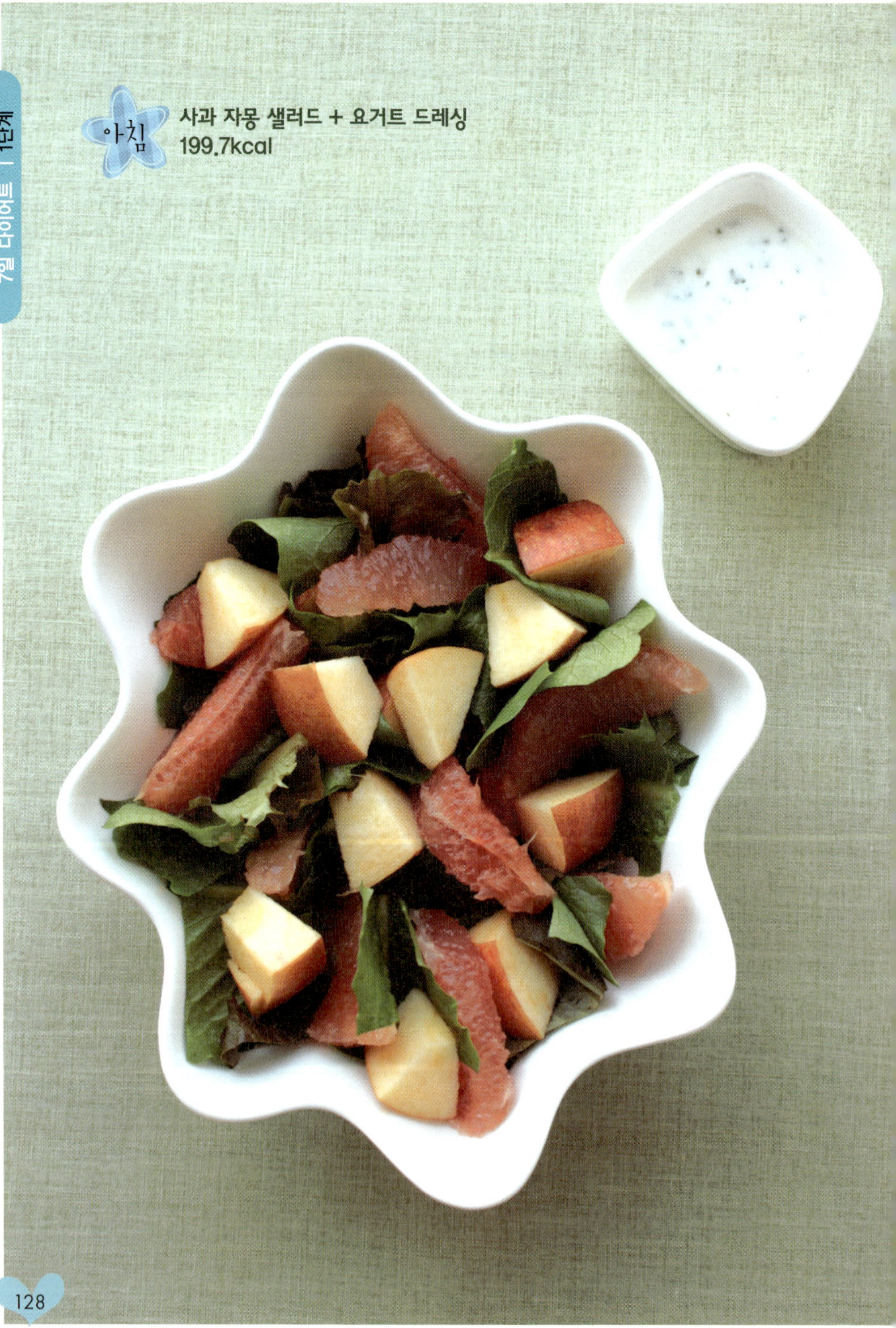

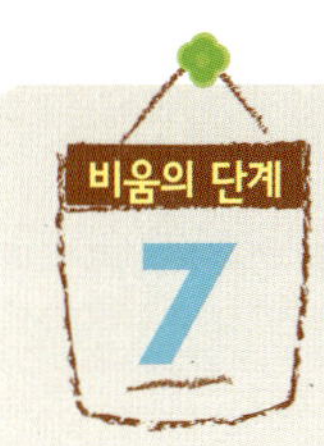

- 아침 : 사과 자몽 샐러드 + 요거트 드레싱
- 점심 : 화이트 파스파, 브로콜리 간장 피클
- 저녁 : 현미밥 브로콜리 샐러드, 양배추 김치
- 간식 : 호두 1개 + 호박씨 7개 + 생 캐슈넛 2개 + 크랜베리 7개
- 음료 : 녹차 1잔, 양파즙 1잔

사과 자몽 샐러드 + 요거트 드레싱

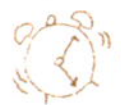 사과 1/2개(100g), 자몽 1개(365g), 로메인 12장, 요거트 드레싱 30g

Cooking Time 10m

❝ 비움의 단계 마지막을 위해 멋진 해독 샐러드를 만들어요. 식이섬유소가 풍부한 사과는 좋은 콜레스테롤을 증가시키고 몸속 나쁜 콜레스테롤을 저하시킵니다. 또 사과와 자몽은 활성산소를 제거하는 대표적인 항산화 식품입니다. 여기에 장속 유익한 박테리아의 증가를 위해 요거트 드레싱을 곁들이면 정말 환상적인 샐러드가 됩니다. 상쾌한 아침에 딱인 시원하고 상큼한 맛의 샐러드로 하루를 시작하세요~. ❞

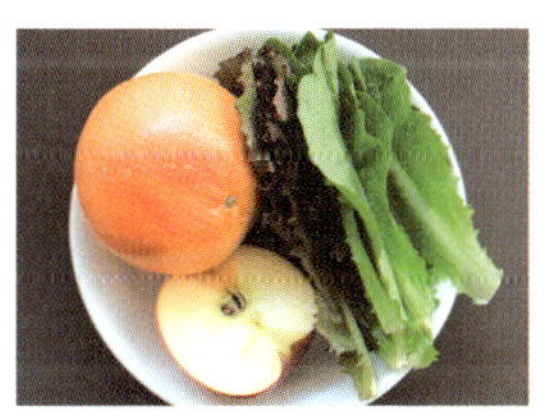
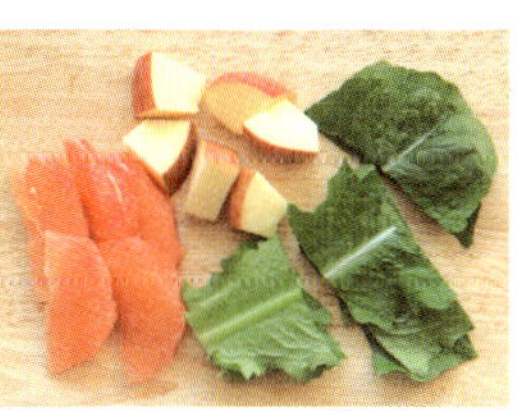

1 로메인은 씻어서 물기를 제거한 후 5cm 두께로 썬다. 사과는 길이로 4등분을 하고 2cm 두께로 도톰하게 썬다. 자몽은 칼로 껍질을 저미듯이 벗겨내고, 과육만 모양대로 자른다.

finish 그릇에 샐러드 재료들을 예쁘게 담고 요거트 드레싱을 곁들인다.

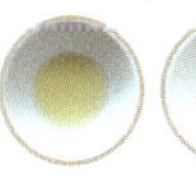
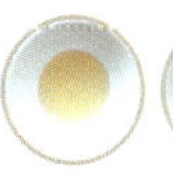
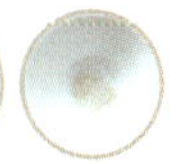

레몬즙　　올리고당　　소금
2작은술　　2작은술　　1/2작은술

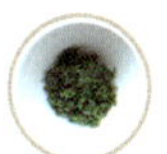

플레인 요거트　　다진 생 파슬리
6큰술　　2작은술

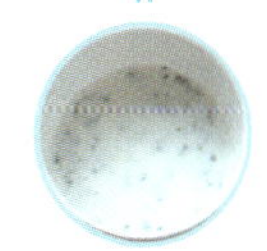

만든 분량 127g / 96kcal
1회분 30g / 22.7kcal

다이어트 중인데 웬 파스타? 1단계를 마무리하는 날, 지금까지 잘 실천한 나를 위한 선물 레시피입니다. 그렇다고 다이어트에 방해가 될 정도의 레시피는 아니니 염려하지 않아도 된답니다. 기름을 적게 사용하고 생크림 대신 우유로 만든 화이트 파스타입니다. 생크림을 넣어야만 고소한 화이트 파스타가 된다고 생각했는데……, 그건 괜한 우려였어요. 우유만으로도 충분히 고소하답니다. 다이어트를 하면서 파스타를 즐길 수 있는 요리법은 뒤에서도 계속됩니다~~~!

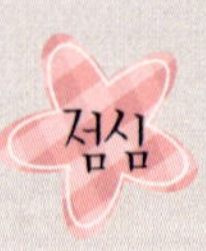

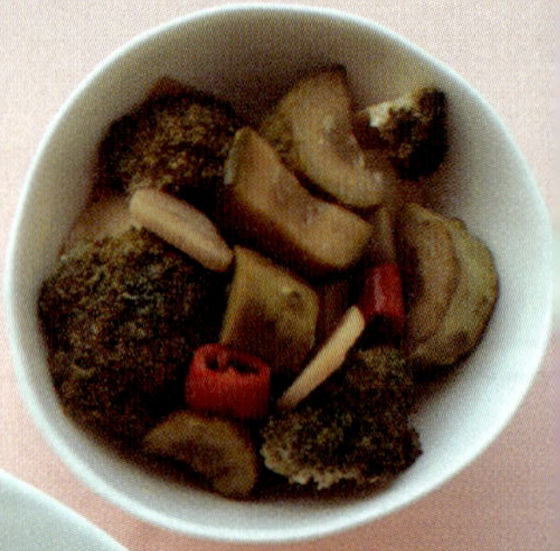

점심

화이트 파스타 + 브로콜리 간장 피클
556.2kcal

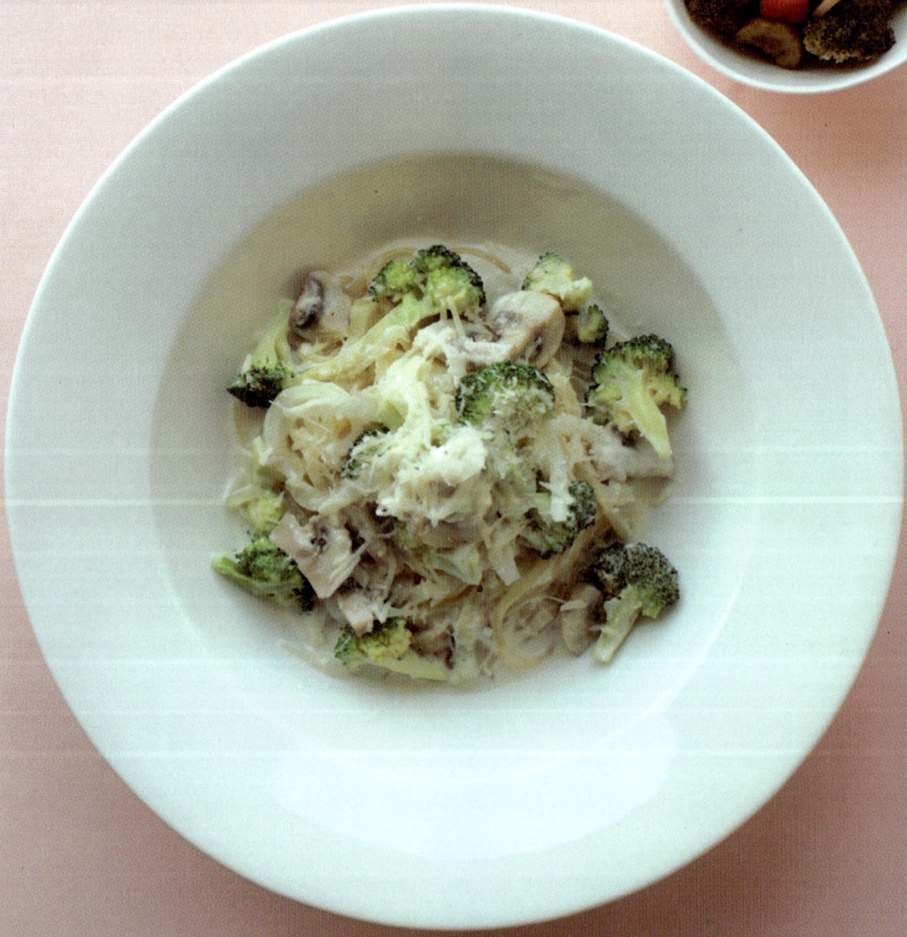

화이트 파스타

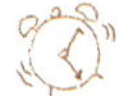 우유 200ml, 듀럼밀 파스타 면 70g, 양파 25g, 브로콜리 50g, 양송이버섯 1개, 마늘 2쪽
치즈가루 2큰술, 소금 1/8작은술, 후추 1/8작은술, 올리브오일 1/2큰술

Cooking Time 20m

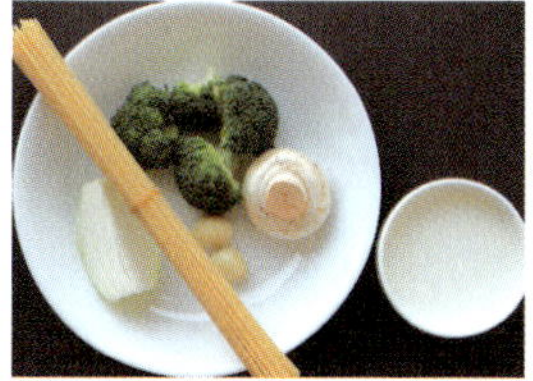

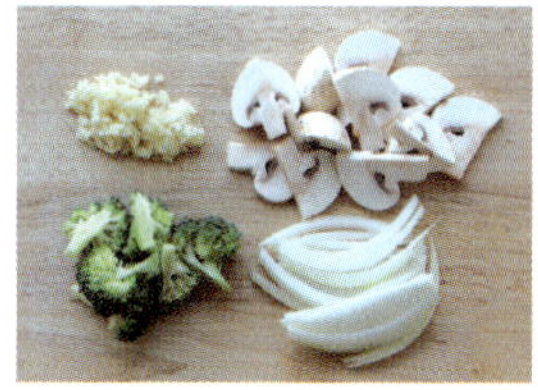

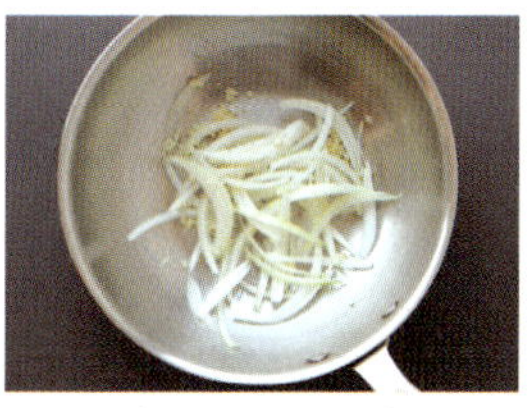

1 브로콜리는 씻어서 잘게 자른다. 내열용기에 담아 전자레인지에서 50초 정도 익힌 다음 냉장고에 그대로 넣고 식힌다. 양송이버섯은 4등분으로 나눈 다음 얇게 썰고, 양파는 채 썰고, 마늘은 다진다.

♥ 파스타 면 삶기! 채소를 손질하는 동안 물 1ℓ에 소금 약간을 넣고 끓여요. 물이 팔팔 끓으면 파스타 면을 넣고 삶으면 됩니다. 면은 보통 9분 정도면 익는데, 젓가락으로 면을 들었을 때 축 처지면 잘 익은 상태입니다.

2 팬을 예열한 다음 약한 불로 줄이고 올리브오일을 두른다. 그런 다음 다진 마늘을 넣고 살짝 저은 다음 양파를 넣고 섞는다.

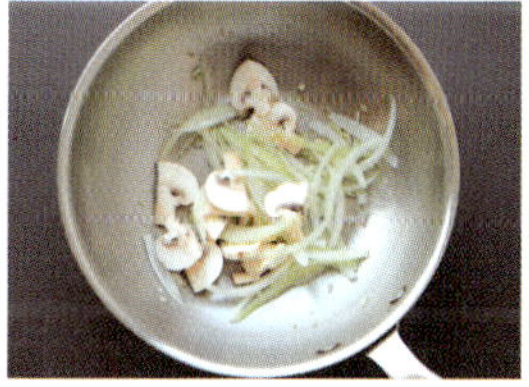

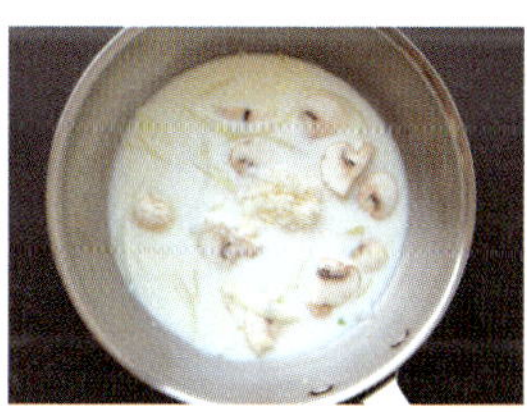

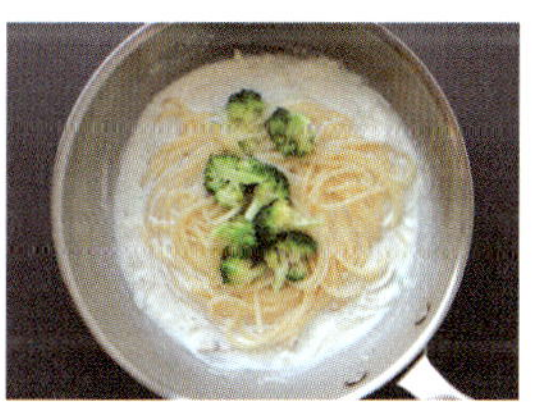

3 양송이버섯을 넣고 뒤적인 후 우유를 넣는다. 이때 중간 불로 조절한 다음 끓인다. 우유의 수분감이 어느 정도 자작하게 줄어들면 치즈가루 1.5큰술, 소금, 후추를 넣고 섞는다.

♥ 그릇에 만든 파스타를 담고, 남은 치즈가루를 솔솔 뿌리면 됩니다. 파슬리가루나 허브가루를 뿌려서 먹어도 좋아요.

4 우유가 엉기기 시작하면 삶은 파스타 면을 넣고 잘 섞은 다음 더 졸인다. 마지막에 익힌 브로콜리를 넣고 살짝 버무린다.

● 아무리 몸에 좋은 압착 올리브오일이라 해도 고온에서 오랜 시간 볶거나 튀기면 트랜스 지방이 생겨 오히려 다이어트에 해가 됩니다. 올리브오일은 약한 불에서 조리해 먹거나 드레싱에 생으로 섞어 사용하는 것이 좋습니다.

현미밥 브로콜리 샐러드 + 양배추 김치
383.2kcal

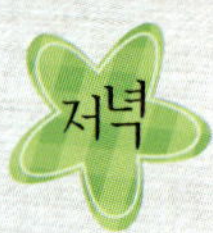

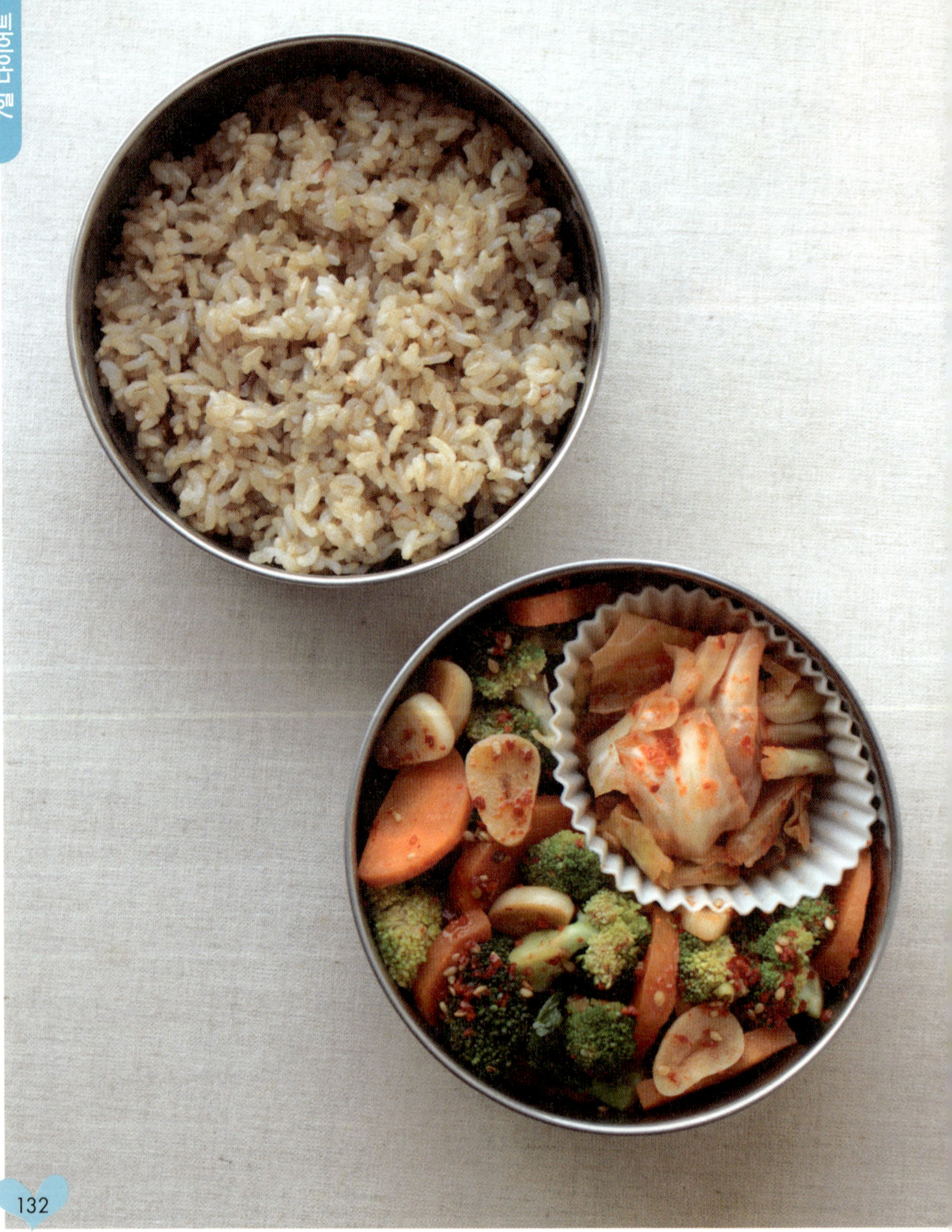

현미밥 브로콜리 샐러드

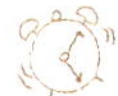 브로콜리 60g, 당근 60g, 마늘 5쪽, 현미밥 150g

Cooking Time 17m

이번 레시피는 화끈하게 고춧가루를 넣은 한국식 밥 샐러드 레시피로 먹는 방식에 독특한 재미를 넣었어요. 밥 따로 브로콜리 따로 먹거나 젓가락으로 현미밥과 섞어서 샐러드처럼 먹어도 됩니다. 선택은 자유롭게~~~. 우리에게 익숙한 맛의 양념 배합을 적용해 더욱 친근한 밥 샐러드는 고소한 맛이 반전 포인트입니다!

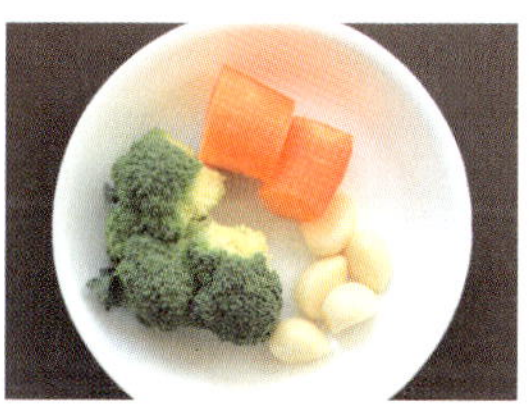 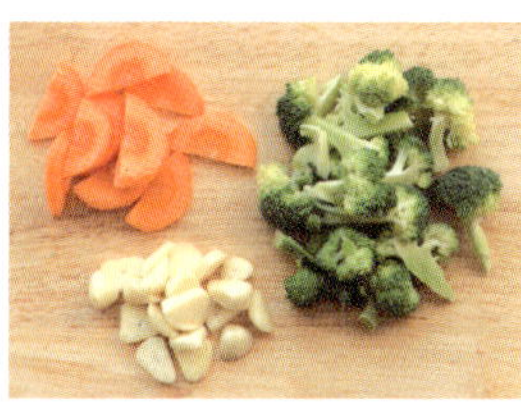

1 브로콜리는 씻어서 잘게 자른다. 당근은 반으로 잘라 0.5㎝ 두께의 반달 모양으로 썰고 마늘은 도톰하게 슬라이스 한다.

2 내열용기에 브로콜리, 당근, 마늘을 담아 전자레인지에서 익힌다. 이때 브로콜리는 50초 정도 지나서 먼저 꺼내고, 당근과 마늘은 1분간 더 익혀 냉장고에 그대로 넣고 식힌다.

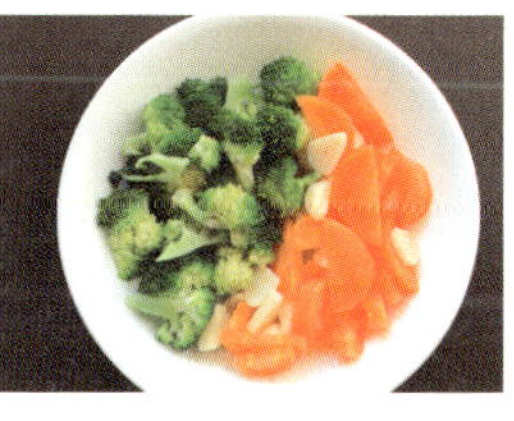

finish 볼에 차게 식힌 재료와 소스를 넣고 골고루 잘 버무린다.

밥 샐러드 소스 만들기

★ 볼에 양념 재료를 모두 넣고 잘 섞은 후 사용해요!

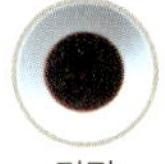 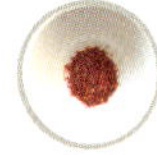

간장 1/2큰술 + 고춧가루 1/2작은술

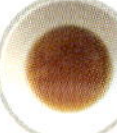 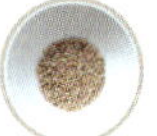

참기름 1/2큰술 + 참깨 1작은술

=

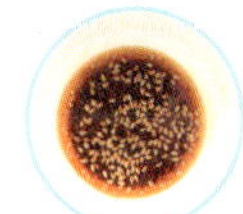

1회분 23.5g / 88.5kcal

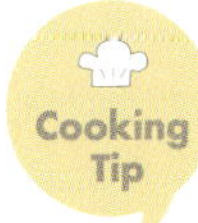

Cooking Tip

- 브로콜리를 손질할 때는 가위로 꽃과 잎을 하나씩 자르고, 굵은 줄기는 딱딱한 겉면을 자른 후 부드러운 속살을 납작하게 썰면 됩니다.
- 씻을 때는 식초를 조금 떨어뜨린 물에 5분 정도 담근 후 헹구면 됩니다.

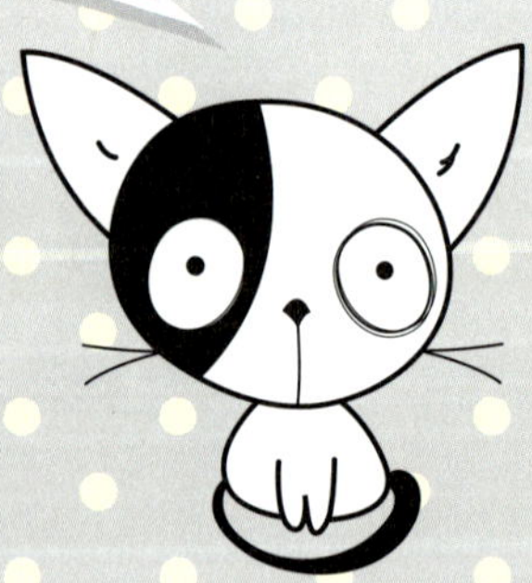
- 1단계 끝~~~! -

살을 뺀다는 것은
바로 몸속 독소와 노폐물을
비워내는 것~!

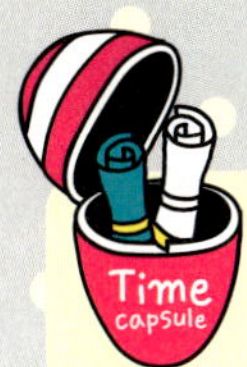

비움의 단계를 점검하는 첫 번째 타임 캡슐~~~!

❶ 하루 1.5~2ℓ의 물을 균일하게 조금씩 나눠서 마시자. ☐

❷ 아침 식사는 해독 주스를 1~3잔까지 꼭꼭 씹으면서 마시자. ☐

❸ 점심과 저녁 식사는 식이섬유소가 풍부한 재료로 만들어 먹자. ☐

❹ 매일 마시는 음료는 양파즙 1잔, 녹차 1잔 정도만 식간에 마시자. ☐

❺ 프로바이오틱스 섭취를 위해 생균제 식품을 매일 먹자. ☐

❻ 장속 유익한 균들의 먹이가 되는 프리바이오틱스 섭취를 위해
　 프락토 올리고당이나 이소말토 올리고당으로 음식의 단맛을 내자. ☐

❼ 간식으로는 장속의 유익한 균들이 좋아하는
　 호두 1개 + 호박씨 7개 + 생 캐슈넛 2개 + 크랜베리 7개를 먹자. ☐

❽ 해독 기능이 탁월한 현미 + 현미찹쌀밥을 꼭꼭 씹으면서 먹자. ☐

❾ 해독 기능이 탁월한 반찬 3가지를 일주일 분량으로 만들어 먹자. ☐

❿ 신선한 샐러드를 먹을 때는 해독 기능이 탁월한
　 드레싱 3가지를 일주일 분량으로 만들어 먹자. ☐

⓫ 콜레스테롤이 쌓이는 것을 막고 독소를 배출하는
　 압착 올리브오일을 먹자. ☐

⓬ 스트레스 호르몬인 코티졸이 나오지 않도록 설탕을 버리자. ☐

⓭ 폭식을 방지하기 위해 반드시 혈당 관리를 하고 혈당 관리에 나쁜
　 영향을 주는 백밀가루로 만든 음식들과 바나나를 많이 먹지 말자. ☐

⓮ 체지방을 줄이는 월수금 운동과 화목토 운동을 실천하자. ☐

⓯ 노폐물을 제거하는 반신욕을 하자. ☐

Step 2 — 머리부터 발끝까지 흐르게 하라!

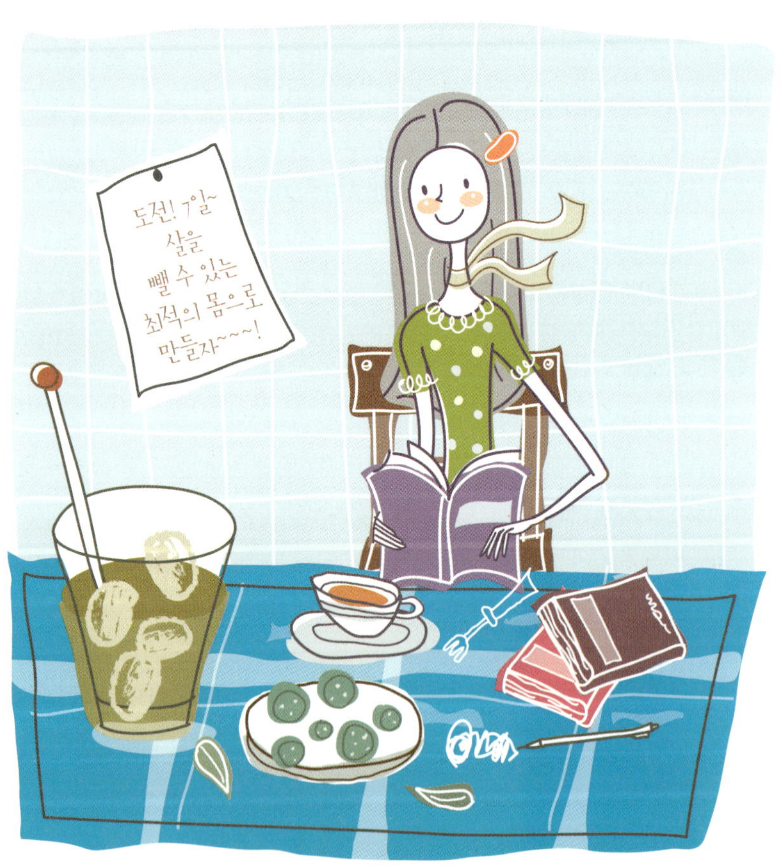

2단계의 핵심 내용은 내 몸을 살이 빠지는 체질로 만드는 것입니다. 그것은 신진대사율을 높이라는 의미와 같습니다.

신진대사란 호흡, 혈액순환, 장기의 활동, 에너지 생성 등 생명을 유지하기 위해 몸 스스로 영양소를 분해한 다음, 필요한 것은 흡수하고 불필요한 것은 몸 밖으로 내보내는 작용을 말합니다.

살이 찌는 가장 큰 원인은 활동량에 비해 많은 양의 칼로리를 섭취하기 때문입니다. 미처 소비되지 않은 잔여 칼로리가 지방으로 축적되고 매일 각종 유해 독소와 노폐물이 쌓이는 것이 문제입니다. 1단계에서는 그동안 몸 속에 축적된 독소와 노폐물을 해독하는 과정이 필요했습니다. 이제 2단계에서는 해독한 몸에 더 이상 과거와 같이 독소와 노폐물이 축적되지 않도록 예방하고, 내 몸의 순환 기능을 정상으로 회복시켜야 합니다. 또한 식이요법과 운동으로 잔여 칼로리가 몸에 축적되지 않도록 해야 합니다. 잔여 칼로리가 몸속에 쌓이게 되면 또 다른 독소와 노폐물이 되기 때문입니다. 결국 내 몸의 신진대사율을 높이는 것이 2단계 7일 다이어트의 해법입니다.

2단계를 실천할 때 기억해야 할 것은 몸을 움직이지 않고서는 살을 뺄 수 없다는 당연한 진리입니다. 이렇게 몸이 무거운 상태가 지속된다면 굶어도 결코 살을 뺄 수 없습니다.

순간적으로 몸무게가 줄면 살이 빠졌다고 착각할 수도 있습니다. 하지만 이 경우 살이 빠진 것이 아니라 수분과 근육이 줄어든 것이 대부분입니다. 오히려 신진대사량이 줄어 요요현상만 올 뿐입니다.

신진대사량은 기초대사량과 활동대사량을 합친 개념입니다. 기초대사량은 몸을 움직이지 않아도 체온을 유지하고, 심장이 뛰고, 몸속 세포들이 활동하는 데 필요한 최소한의 에너지를 의미합니다. 또 활동대사량은 잠을 자고, 말하고, 걷고, 목욕하는 등 몸을 움직일 때 소모하는 에너지를 말합니다. 내 몸이 큰 질병 없이 정상적이라면 기초대사량에는 문제가 없을 것입니다. 따라서 몸을 많이 움직여 활동대사량을 늘리는 것이 관건입니다.

2단계의 목표는 신진대사량 중에서도 활동대사량을 늘려 머리끝에서 발끝까지 내 몸을 순환하게 만드는 것입니다. 즉, 살이 잘 빠지는 몸으로 만들면 되는 것입니다. 이제부터는 올바로 먹고, 잘 배출하고, 많이 움직여 신진대사량을 늘리는 데 집중하기 바랍니다. 그래야 머리부터 발끝까지 내 몸이 막힘 없이 잘 흐르게 하는 순환 기능을 정상화할 수 있습니다.

평소 내 식습관을 점검하자~!

평소에 내가 무엇을, 어떻게, 언제, 얼마나 먹는지 점검해 보면 현재 내 몸의 흐름 상태를 파악할 수 있습니다.

- ☐ 아침에 일어나면 몸과 눈이 잘 붓는다.
- ☐ 먹는 양이 많지 않은 데도 살이 빠지지 않는다.
- ☐ 흰 쌀밥에 묵은지만 보면 밥을 많이 먹게 된다.
- ☐ 목삼겹과 묵은지를 넣고 끓인 김치찌개만 있으면 밥을 많이 먹게 된다.
- ☐ 라면을 먹을 때는 국물을 끝까지 다 먹는다.
- ☐ 새우튀김, 치킨 등 기름에 튀긴 음식을 좋아해 자주 먹는다.
- ☐ 밤에 잠이 잘 오지 않아 종종 콜라, 맥주, 소주를 야식과 함께 먹는다.
- ☐ 고기를 먹을 때는 쌈채소나 현미밥과 먹지 않고, 고기만 먹거나 흰 쌀밥과 함께 먹는다.
- ☐ 아침에 일어나면 커피를 꼭 마시고, 온종일 커피를 입에 달고 산다.
- ☐ 술자리에서는 늘 전과 삼겹살을 먹고, 꼭 간장과 소금장에 찍어 먹는다.

□ 빵을 먹을 때는 꼭 커피와 함께 먹는다.

□ 햄버거, 피자를 먹을 때는 반드시 콜라와 함께 먹는다.

□ 냉장고에 시판 주스 등 각종 음료를 늘 사다 놓는다.

□ 냉동고에는 냉동 만두, 냉동 피자, 냉동 튀김류 등의 음식이 구비되어 있다.

□ 반찬으로 소시지전, 어묵, 햄, 게맛살류를 즐겨 먹는다.

□ 친구를 만나면 늘 소다수와 달달한 생크림을 올린 커피류를 즐겨 마신다.

□ 간식으로 과자와 비스킷, 튀긴 감자 스낵, 팝콘 등을 즐겨 먹는다.

□ 가끔 빵이나 떡으로 끼니를 때운다.

□ 집 밖에서 밥을 먹고 나면 늘 커피를 마신다.

□ 집에서 밥을 먹고 나면 갑자기 피로감이 몰려오거나 바로 그 자리에 눕는다.

□ 주말에는 식사 시간이 일정하지 않다.

□ 다이어트를 한다고 아예 굶거나 하루에 한 끼만 먹은 적이 많다.

□ 다이어트를 한다고 고구마, 바나나 등 한 가지 음식만을 지속적으로 먹은 적이 있다.

이 중에 한 가지라도 체크를 했다면 현재 당신의 신진대사는 원활하지 않은 상태일 가능성이 높습니다. 어쩌면 굉장히 심각한 상태일 수도 있습니다. 7일 다이어트 2단계에서는 내 몸의 원활한 흐름을 위해 무엇을, 어떻게, 언제, 얼마나 먹는지 반드시 체크해야 합니다. 그래야 살을 뺄 수 있는 몸을 만들 수 있고, 3단계에서 주력할 균형 잡힌 영양 보충의 다이어트가 가능합니다. 살이 쉽게 찌는 몸 또는 신진대사가 원활하지 않은 몸을 지금까지 방치했다면, 이제는 내 몸의 원활한 흐름을 위해 식습관부터 바꿔야 할 것입니다.

신진대사가 원활하지 않은 내 몸의 증거를 포착하자~!

살이 찌는 이유와 쉽게 빠지지 않는 이유는 비슷합니다. 신진대사가 원활하지 않아 순환장애가 생기기 때문인데, 이는 건강이 나빠지기 시작했다는 증거이기도 합니다.

- 아침에 일어나면 몸이 붓고 무겁다.
- 꼭 아침이 아니어도 몸이 잘 붓는 편이다.
- 물만 먹어도 살이 찌는 것 같다.
- 먹는 양을 줄여도 살이 빠지지 않는다.
- 몸이 힘들어서 운동하기가 싫다.
- 잠을 충분히 자고도 피곤이 풀리지 않는다.
- 퍼머를 자주 하지 않는데도 머리카락이 푸석푸석하고 잘 갈라진다.
- 뱃속이 항상 불편하고 배를 누르면 아프다.
- 배가 자주 차갑고, 손과 발 등 몸이 차가운 편이다.
- 얼굴이 자주 붉어지고 눈 밑에 기미가 생긴다.
- 음식을 먹으면 늘 설사와 변비를 반복한다.
- 입맛이 없어 굶을 때가 많다.
- 머리카락이 자주 많이 빠진다.
- 눈 밑과 눈꺼풀이 자주 떨린다.
- 손과 팔에 힘이 쭉 빠질 때가 있다.

내 몸이 건강할 때는 운동을 많이 하지 않아도 신진대사가 활발해 열량 소모가 많아집니다. 그래서 쉽게 살이 찌지 않습니다. 그러나 건강이 나빠지면 움직임이 점점 줄어들고 신진대사에 문제가 생겨 열량 소모가 잘 되지 않게 됩니다. 몸속 수분대사와 근육의 양도 줄어듭니다. 식사량을 줄이거나 섭취한 음식의 양과 같은 강도로 운동을 하더라도 열량의 소모는 적어지게 됩니다. 결국 살이 잘 빠지지 않거나 찌기 쉬워집니다.

신진대사와 순환장애는 언제나 같이 따라다닙니다. 원인이 무엇이든 신진대사가 잘 되지 않아 순환장애가 생긴다면, 지금부터라도 꾸준한 운동으로 몸속의 지방을 줄이고 근육의 양을 늘리는 운동을 해야 합니다. 또 내 몸이 소비할 수 있는 만큼의 적절한 칼로리를 섭취하기 바랍니다.

흐름의 단계를 위한 7가지 규칙을 실천하자~!

2단계에서는 신진대사를 높이는 데 좋은 7가지 방법을 실천하기 바랍니다.

❶ 절대 과식하지 말자.

과식한 만큼 기초대사량과 활동대사량을 늘릴 수 있다면 마음껏 과식해도 됩니다. 그러나 먹은 만큼 칼로리를 소비할 자신이 없다면 내 활동량에 맞는 적절한 식사량을 찾아 그 만큼만 먹어야 합니다.

❷ 절대 굶지 말자.

무작정 굶는 것은 오히려 신진대사를 저하시킵니다. 몸은 늘 균형 시스템을 유지해야 되는데 굶었다 먹기를 반복하면 몸의 모든 기능은 혼란에 빠지게 됩니다. 내게 맞는 적절한 양만큼 먹고 활기차게 운동을 하기 바랍니다.

❸ 자주 움직이고 매일 운동을 하자.

매일 최소 30분 정도의 운동으로 활동대사량을 높이도록 합니다. 이때 운동의 실천 목표는 칼로리 소모와 근육의 양을 늘리는 것입니다.

만일 운동해야 할 시간이 식사 시간에 가깝다면 되도록 운동하기 30분 전에 먹어야 합니다. 운동 중 수분 보충은 15분 간격으로 하는 것이 좋습니다.

또한 생활 속에서 자주 몸을 움직여야 합니다. 다이어트를 하려고 굶었다가 많이 먹거나, 급격하게 운동했다가 하지 않기를 반복했다면 이미 몸은 신진대사가 현저하게 떨어진 상태일 것입니다. 그렇다고 지나치게 무리한 운동을 해서 운동이 노동이 되면 오히려 식욕이 생기고 신진대사를 더욱 떨어뜨리게 됩니다. 따라서 규칙적인 운동도 중요하지만 우선 생활 속에서 자주 움직이고, 식사 후 10분 이내에는 앉거나 눕지 말아야 합니다.

❹ 하루 1500kcal를 유지하는 규칙적인 식사를 하자.

평소에 자주 굶으면 오히려 기초대사량은 감소합니다. 즉, 극단적으로 칼로리를 줄이면 기초대사량과 함께 신진대사량도 줄어들게 됩니다. 반면에 균형 잡힌 식사로 적절한 양을 섭취할 경우 줄어드는 기초대사량의 변화는 미

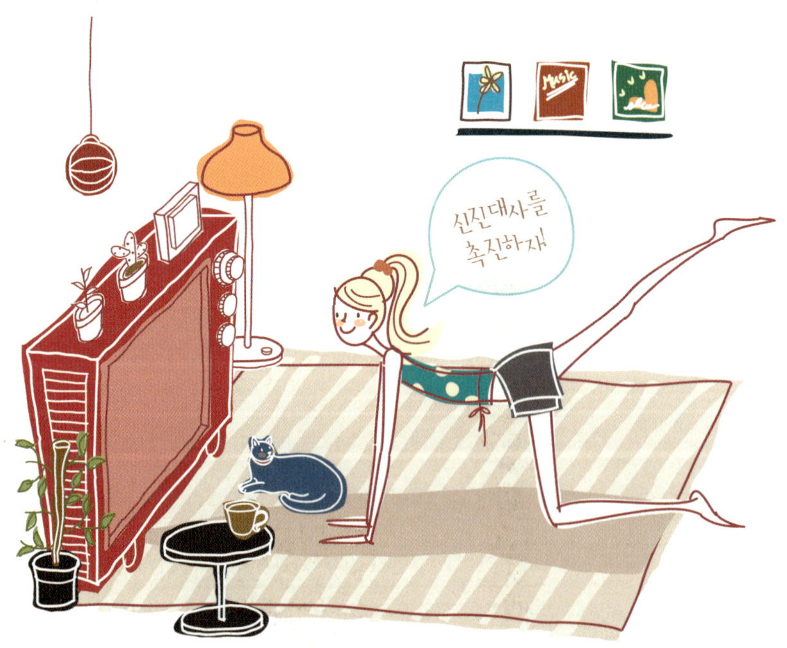

미합니다. 하루 1500~1600kcal 정도의 열량을 섭취하면 매일 30분 정도의 운동으로 감소한 기초대사량을 충분히 보완할 수 있습니다. 따라서 살이 잘 빠지는 몸을 만들기 위해서는 오히려 균형 잡힌 식사로 적절한 영양소를 공급해 주는 것이 필요합니다.

❺ 소금의 섭취를 줄이는 저염식을 실천하자

몸이 잘 붓는 사람은 살도 잘 찝니다. 몸의 흐름이 좋지 않으면 수분대사장애의 흔적으로 부종이 나타나기 쉽습니다. 부종은 신진대사가 원활하지 못한 증거인 셈입니다. 몸이 부으면 지방대사 또한 저하되므로 당연히 살이 찌게 되는 것입니다.

노폐물이 잘 배출되지 않아 피하조직에 쌓인 상태에서 술, 고염분 식사, 영양 불균형, 스트레스, 수면 부족 등의 좋지 않은 생활습관이 더해지면 부종이 더 심해지고 다양한 질병에 노출되기 쉽습니다. 물론 단순한 부종일 경우 일정한 시간이 지나면 붓기가 저절로 빠지지만, 부종이 지속적으로 반복된다면 결국 살찌기 쉬운 체질이 됩니다.

특히 과도한 소금의 섭취는 진해진 몸속 나트륨의 농도를 희석하기 위해 수분을 필요 이상으로 다량 섭취하게 만들어 수분대사장애로 이어집니다. 이로 인해 순환하는 혈액의 양이 증가하면 많은 양의 혈액을 내보내기 위해 혈압이 상승합니다. 또한 나트륨과 당분은 아주 궁합이 잘 맞아 짠 음식을 먹으면 흰 쌀밥과 단 음식의 섭취를 촉진합니다. 결국 살이 찔 수밖에 없습니다.

저염식 식사는 7일 다이어트에서 매우 중요합니다. 처음에는 맛이 없다고 느껴지지만, 저염식이 습관이 되면 식재료 하나하나가 가진 본연의 맛을 느끼게 되어 매우 만족스런 식사를 하게 됩니다.

사실 대부분의 식재료에는 자체적으로 나트륨과 당질이 함유되어 있습니다. 여기에 굳이 소금과 설탕을 많이 첨가해 음식을 만들 필요는 없지 않을까요? 저염식·저당식이 맛이 없다고 느끼는 이유가 짠맛과 단맛에 너무 길들여졌기 때문은 아닌지 생각해 볼 필요가 있습니다. 재료 본연의 맛을 느낄 수 있도록 음식을 꼭꼭 씹어 먹는 것도 하나의 방법입니다. 이제부터는 신선한 재료 하나하나에서 느껴지는 다양한 맛을 느껴보세요.

❻ 아침을 굶지 말자.

아침을 굶지 않는 것이 건강한 다이어트에 좋다는 연구결과는 굉장히 많습니다.

> • 미국의 《역학저널》에 실린 한 연구결과를 살펴보자. 하루 동안 섭취하는 총 칼로리 중 아침 식사로 22~55%를 섭취한 참가자들은 4년 동안 평균 1.7파운드의 체중이 증가했다. 반면에 하루 동안 먹는 총 칼로리 중 0~11%만을 아침 식사로 섭취한 사람들은 3파운드가 증가했다고 한다.

몸은 공복 상태가 길어지면 섭취하는 에너지를 체지방으로 저장하려는 습성이 강해집니다. 만약 오후 6시에 저녁 식사를 하고 아침을 굶은 뒤 낮 12시에 점심을 먹는다면 공복 시간이 무려 18시간이나 됩니다. 공복 시간이 길어질수록 몸의 균형 시스템은 비상체계로 돌변해 점심 때 섭취한 열량을 몸속에 고스란히 지방으로 저장하게 됩니다.

아침을 굶지 말아야 할 또 다른 이유는 한 끼 식사를 거르면 다음 식사 때 과식할 확률이 높아지기 때문입니다. 따라서 하루 3식을 규칙적으로 실행하되 반드시 적절한 양으로, 균형 잡힌 영양소로, 저염식으로 먹는 것이 다이어트에는 가장 좋습니다.

다만 식습관에 대한 또 다른 연구 중에는 격일 단식 등이 체지방을 줄이는 효과가 있다는 연구결과도 있지만, 아직까지 대부분의 연구들은 굶어서 살을 빼는 것에는 회의적입니다.

❼ 밤에 잠을 잘 자자.

식욕은 렙틴(Leptin)과 그렐린(Ghrelin)이라는 호르몬이 조절합니다. 특히 렙틴 호르몬은 신진대사를 활성화시켜 체중을 줄이는 데 도움을 줍니다. 그런데 잠이 부족하면 식욕을 억제하고 체지방과 혈당량을 줄이는 렙틴 호르몬이 감소합니다. 또 공복감의 신호를 주는 식욕 호르몬인 그렐린이 증가합니다. 따라서 밤에 잠을 잘 자기만 해도 신진대사가 촉진될 수 있습니다.

일부 연구에서는 잠을 잘 자기만 해도 400~500g 정도 감량이 된다고 하는데, 이것은 잠을 자는 동안 멜라토닌의 분비로 인해 피하지방을 많이 소모하기 때문입니다.

세로토닌과 멜라토닌의 양은 저녁에 증가합니다. 2가지 중 어느 하나가 부족하면 수면을 방해할 수 있습니다. 몸은 세로토닌과 멜라토닌을 생성하기 위해 적절한 양의 비타민 B6와 트립토판을 필요로 합니다. 트립토판이 많은 식품은 닭고기, 치즈, 생선, 두부, 달걀, 견과류, 씨앗류, 우유 등입니다. 따라서 잠자리에 들기 전에 한 잔의 우유를 마시는 전통적인 치료법은 과학적인 근거가 있습니다.

되도록이면 늦어도 12시 직전에는 잠을 자야 합니다. 멜라토닌이 분비되는 시간대는 밤 10시~새벽 2시 사이인데, 12시쯤 가장 많이 분비되기 때문입니다.

흐름의 단계
7일 다이어트 프로그램 사용법

2단계 7일 다이어트 프로그램은 신진대사량을 늘려 머리끝에서 발끝까지 내 몸이 순환되도록 만드는 단계입니다. 즉, 몸의 기초대사량과 활동대사량을 늘려 살이 빠지는 몸으로 만듭니다. 자, 내 몸이 순환되는 프로그램을 이제 실천해 봅시다.

흐름의 단계에서는 주로 무엇을 먹는가?

- **칼륨이 풍부한 채소**(염분 배출에 도움이 되는 칼륨 함유량 / 100g 기준)
  아보카도(720mg, 191kcal), 파슬리(680mg, 31kcal), 마늘(652mg, 120kcal), 아욱(546mg, 20kcal), 시금치(502mg, 30kcal), 부추(480mg, 31kcal), 쑥갓(449mg, 19kcal), 고구마(429mg, 128kcal), 감자(396mg, 55kcal), 근대(382mg, 17kcal), 연근(377mg, 67kcal), 토란(369mg, 40kcal), 당근(362mg, 34kcal), 생강(344mg, 53kcal), 케일(324mg, 16kcal), 브로콜리(307mg, 28kcal)

- **혈액을 맑게 해 신진대사를 높이는 채소**(100g 기준)
  아스파라거스(12kcal), 브로콜리(28kcal), 파프리카(20kcal), 양배추(31kcal), 양파(35kcal), 마늘(120kcal), 생강(53kcal)

- **베타카로틴이 풍부한 항산화 식재료**(100g 기준)
  깻잎(8573ug, 29kcal), 당근(7540ug, 34kcal), 시금치(3640ug, 30kcal), 쑥갓(2746ug, 19kcal), 파슬리(2941ug, 31kcal), 파프리카(383ug, 20kcal)

- **불포화지방산의 섭취를 높이는 식재료** : 연어, 등 푸른 생선, 견과류, 씨앗류
- **과일** : 수박, 귤, 레몬, 사과, 키위, 딸기, 블루베리, 토마토
- 현미, 팥, 단호박, 느타리버섯, 청국장, 미역, 다시마, 김, 오징어
- 크랜베리, 유산균 요거트, 생균제 식품, 우롱차, 우엉차, 두유
- 올리브오일, 프락토 올리고당 또는 이소말토 올리고당, 계핏가루

♥ 신진대사를 촉진하는 우엉차 마시기
몸속의 불필요한 수분을 배출해 몸이 붓는 것을 막아준다. 특히 우엉은 몸속 중금속을 없애는 데 탁월한 효과가 있어 차와 음식으로 자주 먹도록 한다.

♥ 흐름의 단계를 활성화하는 물 마시기
하루 마시는 이상적인 물의 양은 1.5~2ℓ이다. 특히 식간에 나눠서 마시고 운동 중에는 15분 간격으로 마신다.

♥ 흐름의 단계를 활성화하는 식사법
과식을 막기 위해 식재료에 따라 매끼마다 먹는 양을 미리 정해둔다. 또한 음식은 저염식, 저유식, 저당식, 저수분 조리법으로 만들고 먹을 때는 꼭꼭 씹어 먹는다.

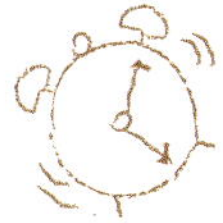# 신진대사를 높이는 저염 레시피

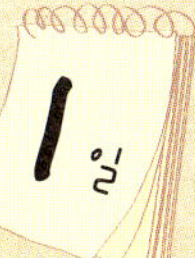

1일
- 아침 : 토마토 + 셀러리 순환 주스 1~3잔
- 점심 : 현미팥밥, 마늘종 간장 피클, 고구마 연근조림, 양배추 김치
- 저녁 : 현미팥밥, 닭가슴살 시금치 샐러드 + 된장 소스, 양배추 김치
- 간식 : 플레인 요거트 1개 + 사과 1/3개(또는 말린 크랜베리 7개)
- 음료 : 우엉차 2~3잔

2일
- 아침 : 토마토 달걀 샐러드 + 프렌치 드레싱
- 점심 : 닭가슴살 샌드위치 + 두유
- 저녁 : 시금치 된장 볶음밥, 고구마 연근조림, 마늘종 간장 피클
- 간식 : 플레인 요거트 1개 + 사과 1/3개(또는 말린 크랜베리 7개)
- 음료 : 우엉차 2~3잔

3일
- 아침 : 고구마 샐러드 + 토마토 드레싱
- 점심 : 근대 쌈밥 + 참치 쌈장, 고구마 연근조림, 마늘종 간장 피클
- 저녁 : 아욱 버섯덮밥, 양배추 김치
- 간식 : 플레인 요거트 1개 + 사과 1/3개(또는 말린 크랜베리 7개)
- 음료 : 우엉차 2~3잔

4일
- 아침 : 당근, 아스파라거스, 치아바타 + 고구마 애플 딥
- 점심 : 아스파라거스 참치볶음밥, 양배추 김치
- 저녁 : 닭가슴살 시저 샐러드 + 이탈리안 드레싱
- 간식 : 플레인 요거트 1개 + 사과 1/3개(또는 말린 크랜베리 7개)
- 음료 : 우엉차 2~3잔

5일
- 아침 : 토마토 + 당근 + 파프리카 순환 주스 1~3잔
- 점심 : 케일 쌈밥 + 닭가슴살 쌈장, 양배추 김치, 고구마 연근조림
- 저녁 : 부추 파스타, 마늘종 간장 피클
- 간식 : 플레인 요거트 1개 + 사과 1/3개(또는 말린 크랜베리 7개)
- 음료 : 우엉차 2~3잔

6일
- 아침 : 느타리버섯 올리브 샐러드 + 이탈리안 드레싱
- 점심 : 부추 비빔밥 + 비빔 고추장, 마늘종 간장 피클
- 저녁 : 매운 고추김밥, 고구마 연근조림
- 간식 : 플레인 요거트 1개 + 사과 1/3개(또는 말린 크랜베리 7개)
- 음료 : 우엉차 2~3잔

7일
- 아침 : 사과 달걀 프라이
- 점심 : 파프리카 파스타 샐러드
- 저녁 : 토마토 달걀볶음밥, 고구마 연근조림, 양배추 김치
- 간식 : 플레인 요거트 1개 + 사과 1/3개(또는 말린 크랜베리 7개)
- 음료 : 우엉차 2~3잔

흐름의 단계를 위한 7일 식단 장보기

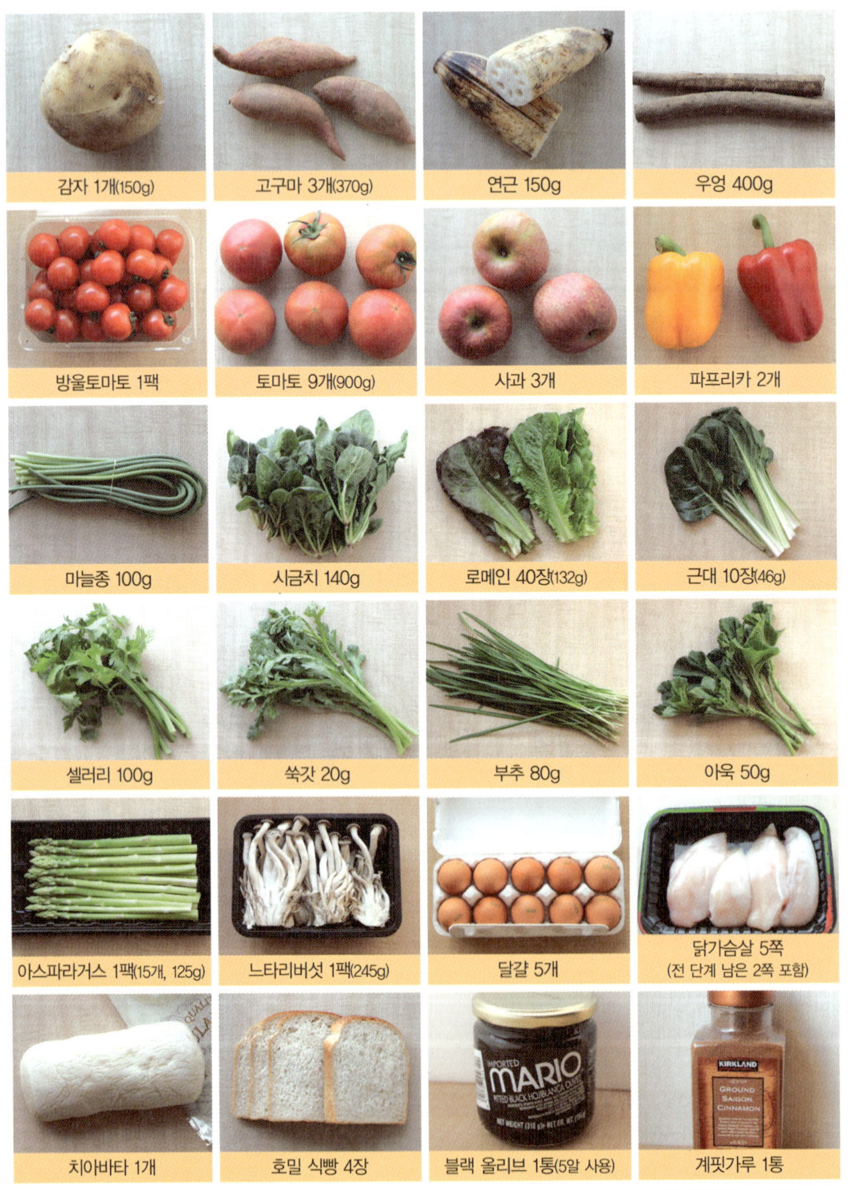

- etc. 팥 500g 1봉, 케일 10장, 당근 1개(195g), 아몬드 · 호두 · 해바라기씨(25g), 호두(20g), 두유 1병, 김밥용 김 2장, 참치 1캔(85g), 말린 크랜베리(70g), 플레인 요거트 7개
- 모든 단계에 사용할 공통 재료 : 현미, 현미찹쌀, 마늘, 양파, 자른 다시마, 듀럼밀 파스타 면

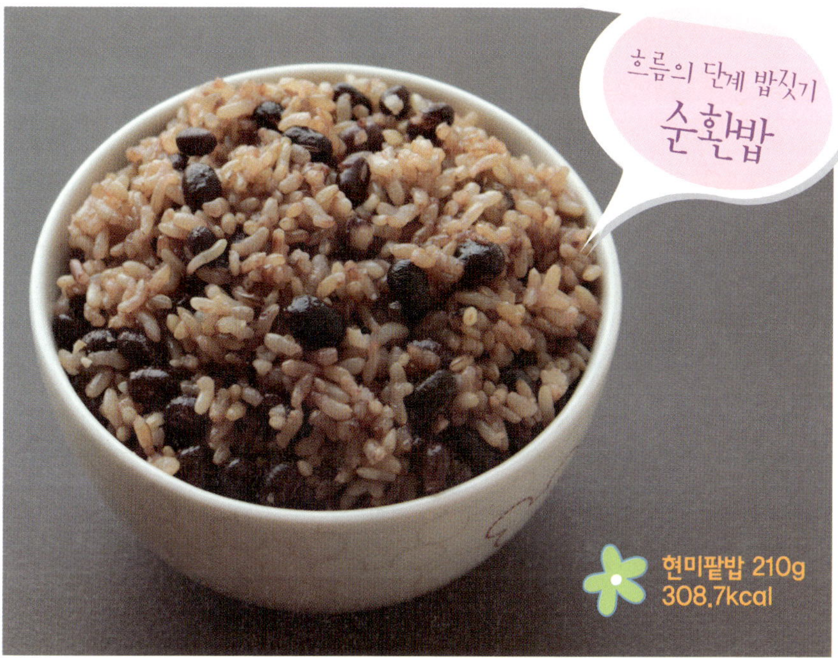

몸속 불필요한 수분을 제거해 신진대사를 촉진하는 순환밥은? 바로 현미와 현미찹쌀에 팥을 섞어 지은 현미팥밥입니다. 팥은 몸속 불필요한 수분을 소변으로 배출하게 하고, 혈액순환을 도와 몸의 붓기를 빼줍니다. 또한 염증으로 인한 몸속 독소를 해독합니다. 특히 팥의 당질은 에너지대사를 도와 몸속에 당질의 찌꺼기가 남는 것을 막아줍니다. 그러나 평소 몸이 차거나 소화가 잘 안 된다면 장기간 너무 많이 먹지 않는 것이 좋습니다.

현미 1.5컵, 현미찹쌀 1/2컵, 팥 1/2컵, 물 550㎖

1 현미와 현미찹쌀, 팥을 씻어 물에 담가 2시간 정도 불린다. 그런 다음 불린 현미와 팥을 건져 체에 담는다.

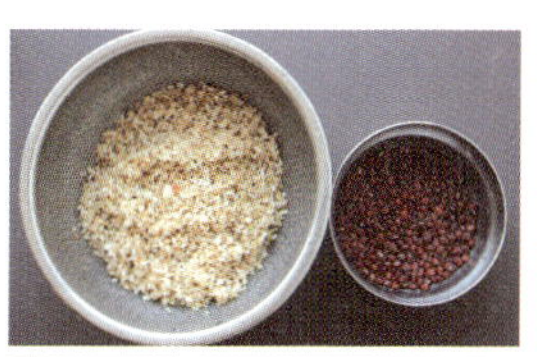

2 압력밥솥에 재료를 넣고 밥물을 맞춘다. 중불에서 끓이다가 소리가 나면 5분간 중불에서 더 끓인다.

3 불을 약한 불로 조절하고 10분 정도 둔다. 불을 끈 다음 추는 내리고 그대로 뜸을 들인다.

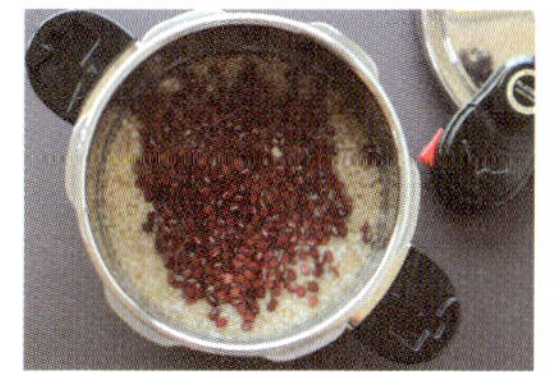

냄비에 밥을 하려면 현미를 4시간 이상 충분히 물에 담가 불립니다. 팥은 씻은 후 찬물에 넣고 끓이다가 끓으면 물만 버리고 다시 물을 붓고 삶으면 됩니다. 그래야 떫은맛이 없어집니다. 이때 팥이 너무 퍼지지 않게 익히면 됩니다. 끓인 팥과 팥물을 불린 현미, 현미찹쌀에 섞은 다음 밥을 하면 됩니다. 밥물이 부족하면 물을 조금 더 넣으세요.

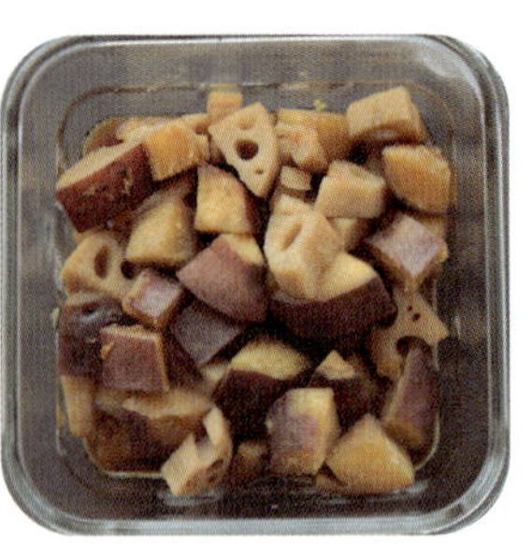

: 저염 반찬 1 :

고구마 연근조림

만든 분량 530g / 390.5kcal
1회분 먹는 양 60g / 44.2kcal

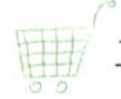 고구마 150g, 연근 150g

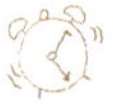 **Cooking Time 25m**

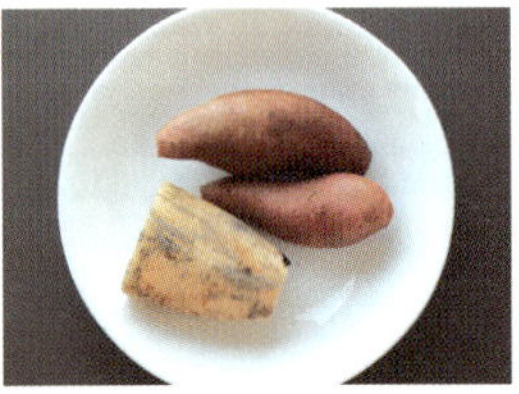
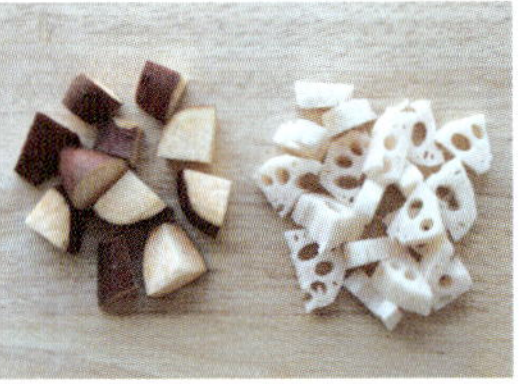

1 고구마는 깨끗이 씻어 껍질째 사방 1.5cm 크기로 썰고, 연근은 1cm 두께로 썬 다음 고구마와 비슷한 크기로 조각을 낸다.

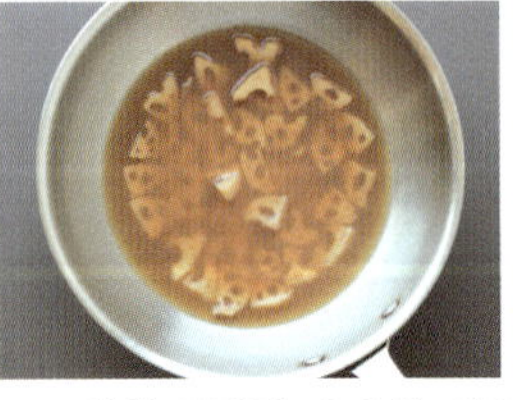
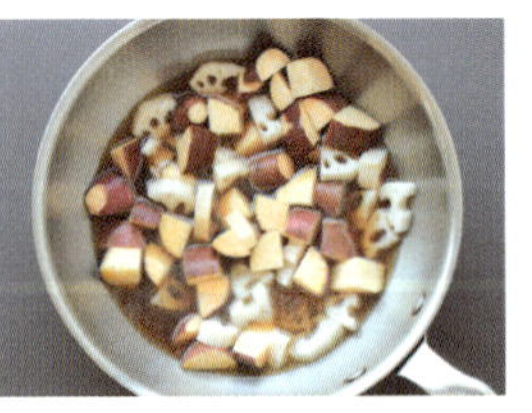

2 팬에 조림장 소스와 연근을 넣고 끓으면 불을 줄인 후 뚜껑을 덮고 5분 정도 연근을 익힌다. 연근이 어느 정도 익으면 고구마를 넣고 사각거릴 정도만 익도록 졸인다. 마지막에 참기름 1작은술을 넣고 섞는다.

조림장
만들기

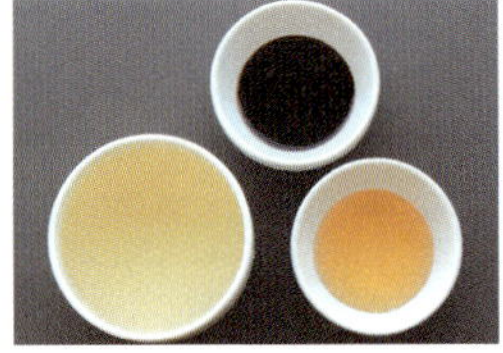

다시마물 1컵
간장 1.5큰술
올리고당 1.5큰술

- 국물이 약간 남도록 졸여야 먹는 기간 동안 마르지 않고 촉촉합니다.
- 고구마가 부서지지 않게 익히는 것이 포인트입니다.
- 일주일 먹을 분량으로 만들면 보관하기 딱 적당합니다.
- 아삭한 연근과 달콤한 고구마를 짜지 않게 졸인 조림 반찬입니다.

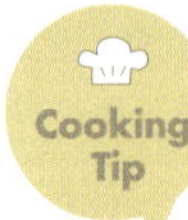

Cooking
Tip

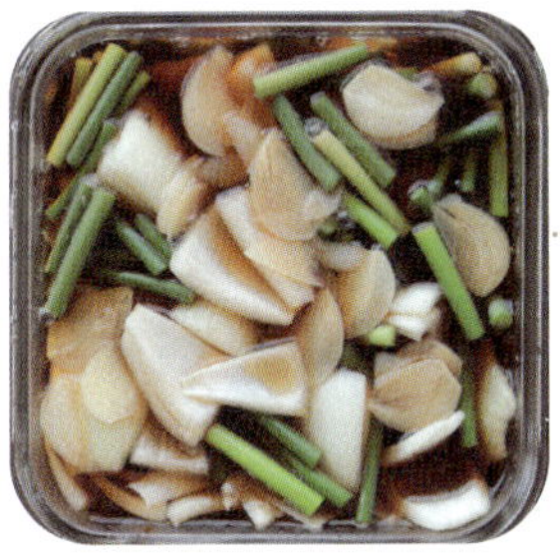

: 저염 반찬 2 :

마늘종 간장 피클

만든 분량 701g / 173.4kcal
1회분 먹는 양 100g / 24.7kcal

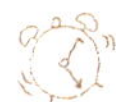 마늘종 100g, 마늘 5쪽, 양파 1개(150g)

Cooking Time 20m

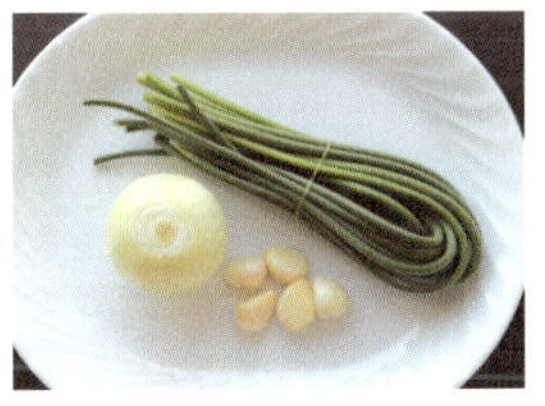 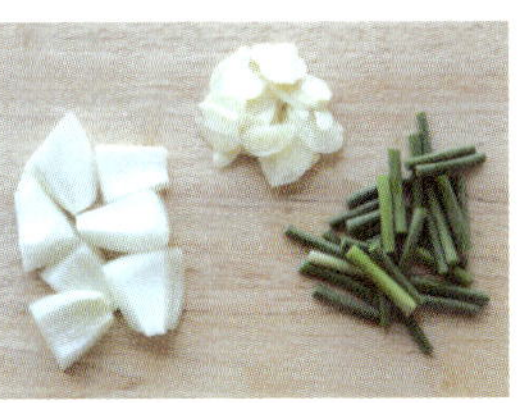

1 마늘종은 3cm 길이로 썰고 마늘은 얇게 슬라이스를 한다.
양피는 사방 2cm 크기로 썬다.

2 손질한 피클 재료를 용기에 골고루 담는다. 피클 밑국물
재료를 냄비에 넣고 팔팔 끓인다. 밑국물이 끓으면 뜨거
운 상태로 피클 재료 위에 그대로 붓는다. 그런 다음 냉장고
에 차게 보관한다.

피클 밑국물
만들기

★ 냄비에 피클 밑국물 재료를
모두 넣고 팔팔 끓여요!

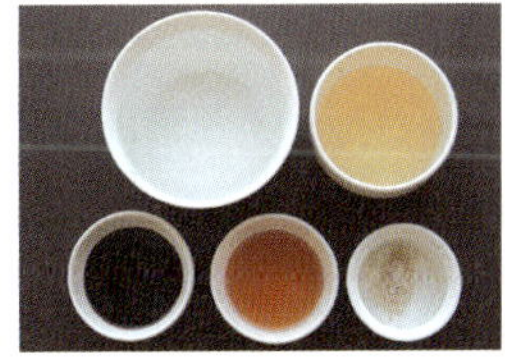

간장 3큰술
식초 1/4컵
매실액 2큰술
소금 1/2작은술
물 1.5컵(300ml)

- 약간 매운맛이 나지만 새콤달콤한 양념 맛이 잘 어울려 마냥 먹기 좋은 밑반찬입니다.

- 냉장고에서 2주 정도 보관이 가능하니 넉넉하게 만들어두고 먹어도 됩니다.

- 마늘종은 브로콜리보다 부피가 작으므로 브로콜리 간장 피클보다 물의 양을 조금 적
게 넣고 만들면 됩니다.

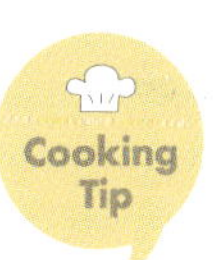
Cooking
Tip

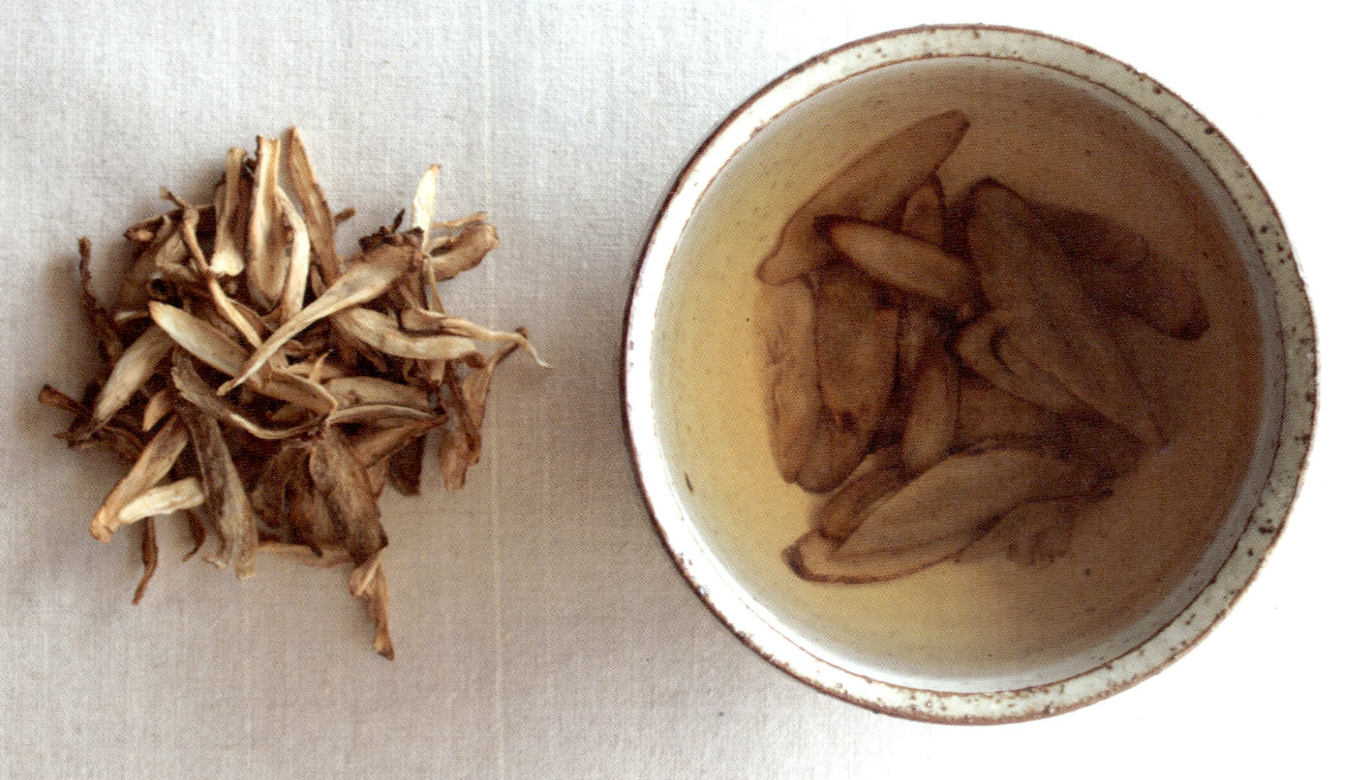

놀라운 우엉의 효과는?

우엉은 몸속 지방과 콜레스테롤을 제거할 뿐 아니라 포만감을 주어 다이어트에 도움이 됩니다. 특히 우엉을 차나 물로 마시면 매일 먹을 수 있어 더욱 좋아요. 자주 변비와 피부 트러블을 겪는다면 우엉물이 많은 도움이 됩니다. 우엉에는 장속 유익균의 먹이가 되는 성분이 양배추보다 5배나 많이 들어 있어 노폐물을 배출하고 얼굴 피지의 과잉 분비를 억제합니다.

우엉 400g

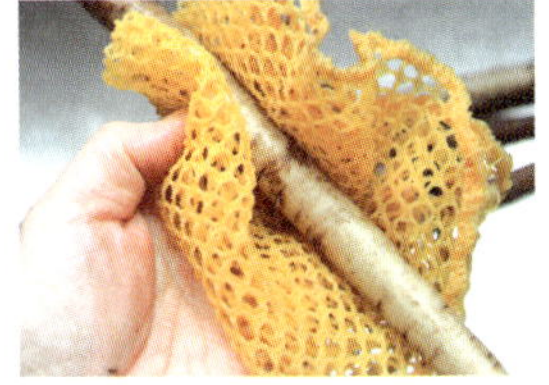

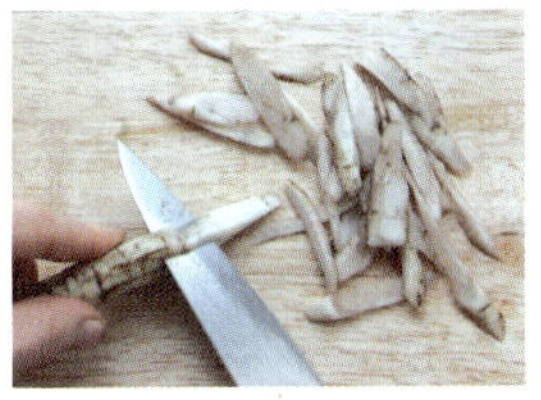

1 우엉은 수세미로 껍질 부분의 흙을 털어내면서 살살 문질러 씻는다. 또는 칼등으로 껍질의 흙을 긁어낸다. 그런 다음 물로 헹군 후 0.2~0.3㎝ 두께로 얇고 어슷하게 썬다.

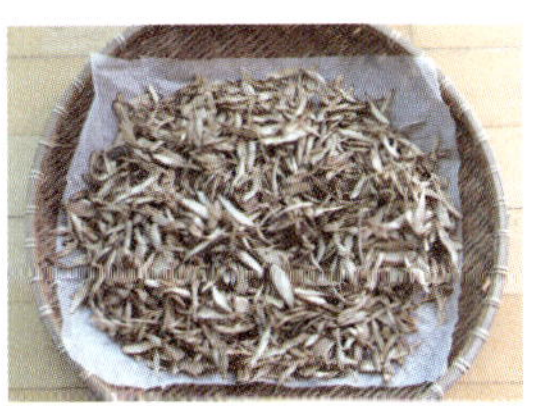

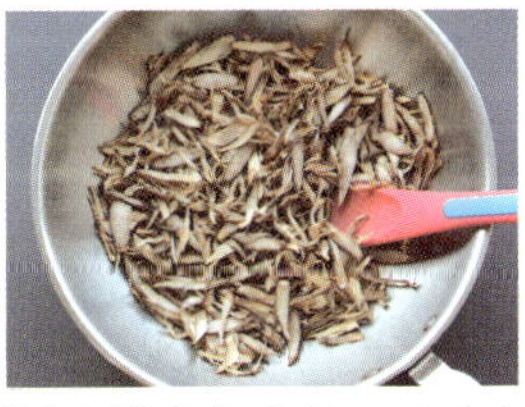

2 손질한 우엉을 채반 위에 펼쳐서 햇볕이 잘 들고 바람이 잘 통하는 곳에 두고 1~2일 정도 바짝 말린다.

3 예열된 팬에 말린 우엉을 넣고 기름 없이 중불에서 노릇하게 볶는다.

♥ 먹는 방법은? 끓인 물 1컵에 마른 우엉 5g 정도를 넣고 우려서 마시면 됩니다. 많은 양을 만들 때에는 물 1ℓ를 끓인 후 마른 우엉 10g을 넣고 팔팔 끓이면 됩니다.

- 우엉 껍질에는 향이 많아요. 감자칼로 껍실을 벗기시 밀고 수세미로 살살 문질리 흙만 닦아요.
- 끓이는 비율을 참고해 많은 양을 끓여 물처럼 마셔요. 우엉 특유의 향이 구수해요.

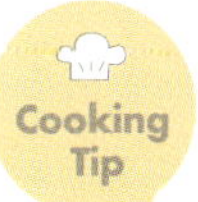

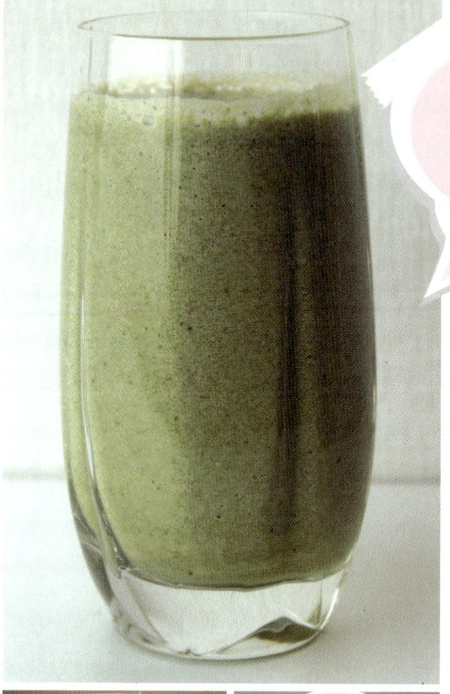

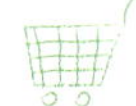

토마토 300g, 셀러리 100g
올리고당 1/2큰술, 물 50cc

1 토마토는 꼭지를 떼고 깨끗하게 씻어 잘게 조각을 낸다.

2 셀러리는 깨끗하게 씻어 5cm 길이로 자른다.

3 모든 재료를 믹서에 넣고 생수를 부어 곱게 간다. 이때 수분 섭취를 위해 물을 더 첨가해도 된다.

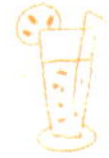
셀러리의 향이 부담스러울 때는 입맛에 맞게 농도를 맞추면 잘 마실 수 있어요. 또 향이 강한 재료를 사용할 때는 올리고당을 조금 넣어요.

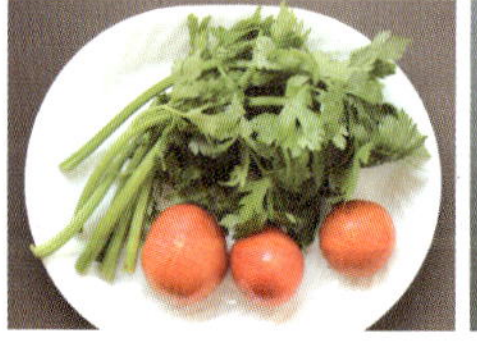
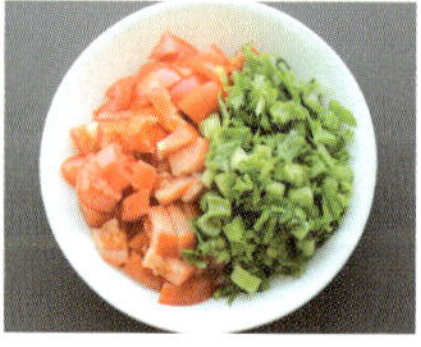

박경호 박사의 Diet Tip

몸의 흐름이 좋아지는 순환 주스는?

쌓인 독소와 노폐물을 제거하면 몸의 순환 기능을 정상화하기가 훨씬 수월해집니다. 1단계와 2단계를 통해 해독과 순환의 연결고리를 잘 이어가야 합니다. 그래야 살을 뺄 수 있는 몸을 만들 수 있습니다. 그런 다음 양질의 영양을 보충하면 몸에서 받아들이는 흡수율이 높아지고 대사작용이 원활해집니다. 이때 운동을 하게 되면 그 효과는 배가됩니다. 순환 주스의 주요 포인트는 독소와 노폐물이 쌓이지 않도록 예방하면서 몸의 순환 기능을 정상화하는 것입니다. 1단계의 해독 주스와 마찬가지로 먹을 수 있는 양만큼 1~3잔을 마시고 즙만을 먹기보다 믹서에 넣고 곱게 갈아 건더기까지 먹도록 합니다.

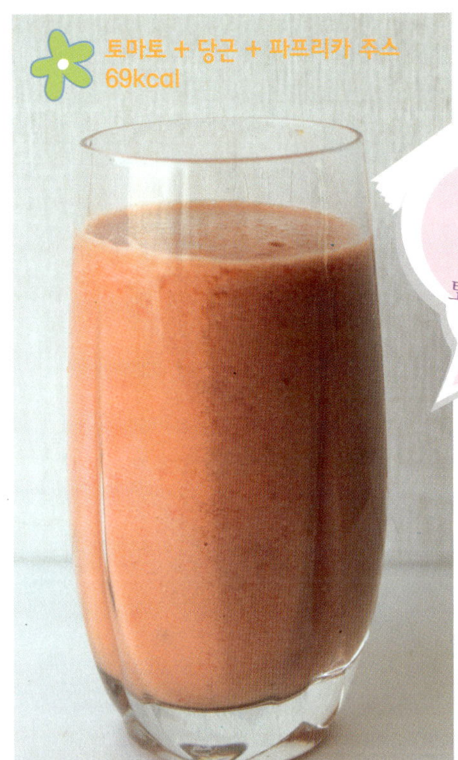

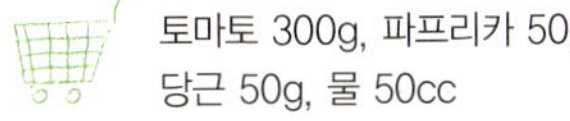

토마토 300g, 파프리카 50g
당근 50g, 물 50cc

1 토마토는 꼭지를 떼고 깨끗하게 씻어 잘게 조각을 낸다.

2 파프리카는 깨끗하게 씻어 꼭지를 떼고 씨를 제거한 다음 잘게 썬다.

3 당근은 깨끗하게 씻어 잘게 조각을 낸다.

4 모든 재료를 믹서에 넣고 생수를 부어 농도 조절을 하면서 간다. 이때 수분 섭취를 위해 물은 원하는 양만큼 더 첨가해도 된다.

올리고당을 넣지 않아도 충분히 달콤해서 맛있게 먹을 수 있는 순환 주스입니다. 특히 만들기 간편해서 활용도가 높아요.

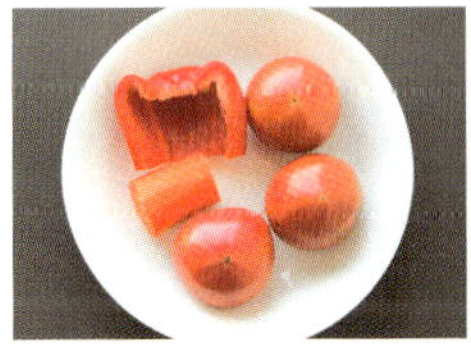

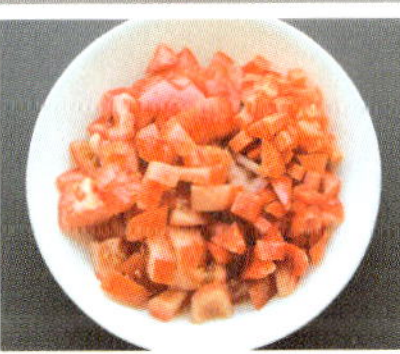

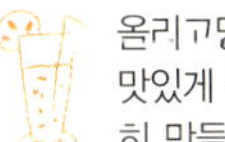

몸의 순환 기능을 도와주는 재료는?
당근, 토마토, 셀러리는 몸속 독소와 노폐물을 제거하는 해독 재료이자 몸속 흐름을 좋게 하는 식재료입니다. 무엇보다 몸속에 지방이 쌓이지 않게 합니다. 특히 셀러리는 정화 및 진정력이 우수해 몸속 과잉 수분을 제거하고 몸의 흐름에 도움을 줍니다. 셀러리의 쌉싸름한 맛과 특유의 향 때문에 먹기 불편할 수도 있지만 사실 이 쌉싸름한 맛의 성분 때문에 이뇨작용이 촉진되는 것입니다. 셀러리 주스는 아침에 먹어도 좋지만 저녁 운동 후 공복감을 느낄 때 마셔도 좋습니다. 그 이유는 셀러리에는 불면증 해소에 도움을 주는 성분(멜라토닌)이 함유되어 있기 때문입니다.

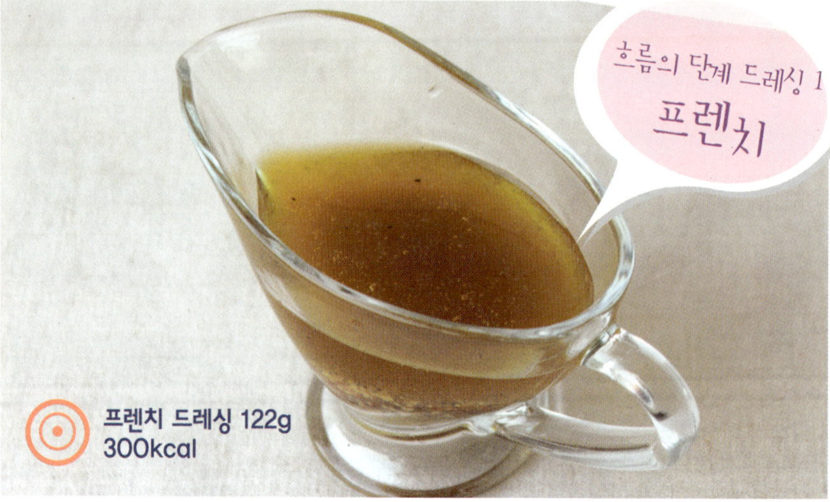

◎ 프렌치 드레싱 122g
300kcal

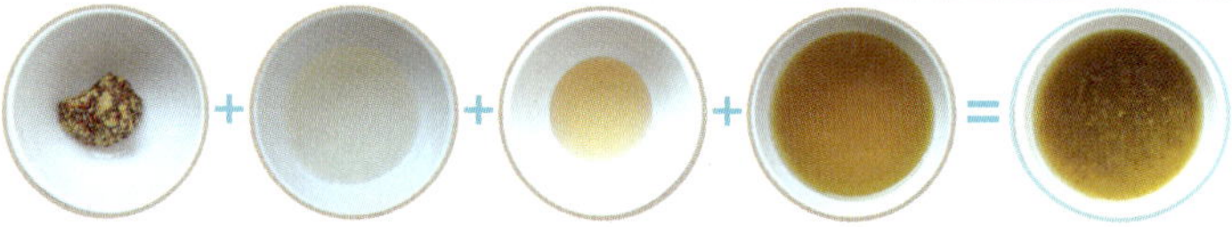

씨겨자	식초	올리고당	올리브오일	1회분 30g
2작은술	2큰술	2작은술	6큰술	73.8kcal

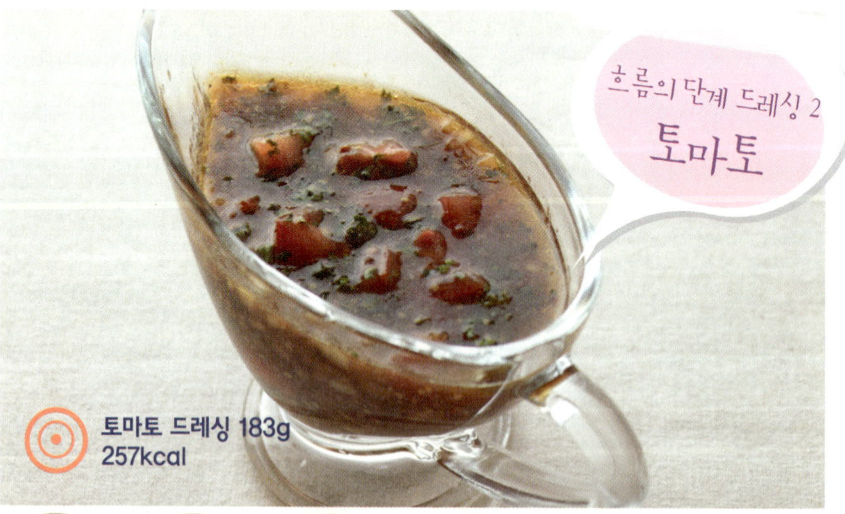

◎ 토마토 드레싱 183g
257kcal

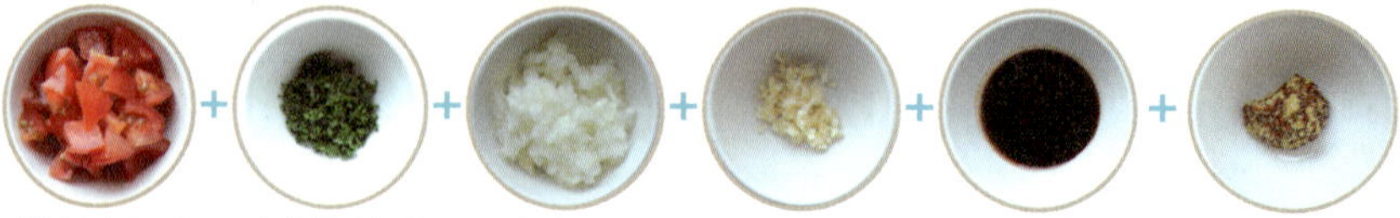

다진 토마토 50g	다진 생파슬리	다진 양파	다진 마늘	발사믹 식초	씨겨자
	1큰술	4큰술(50g)	2작은술	1큰술	1큰술

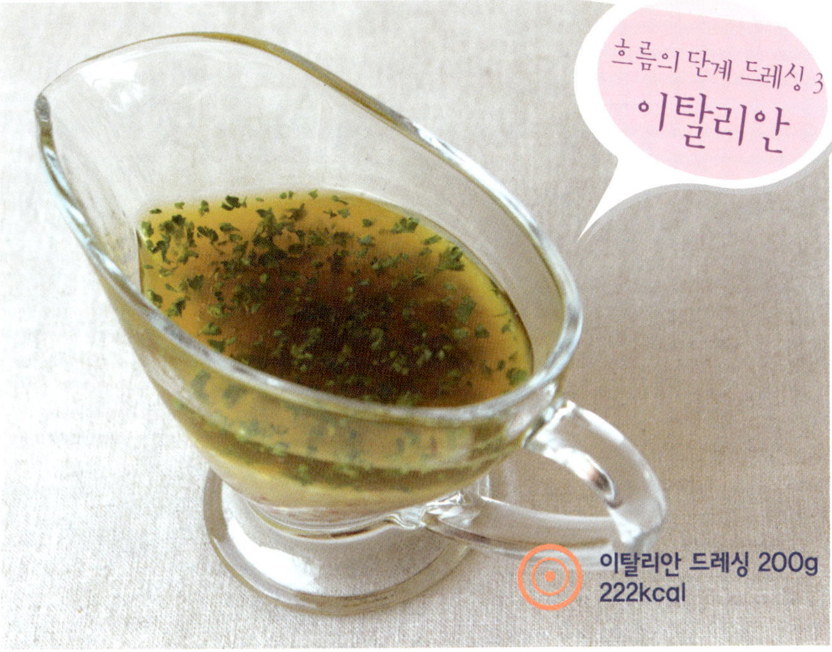

이탈리안 드레싱 200g
222kcal

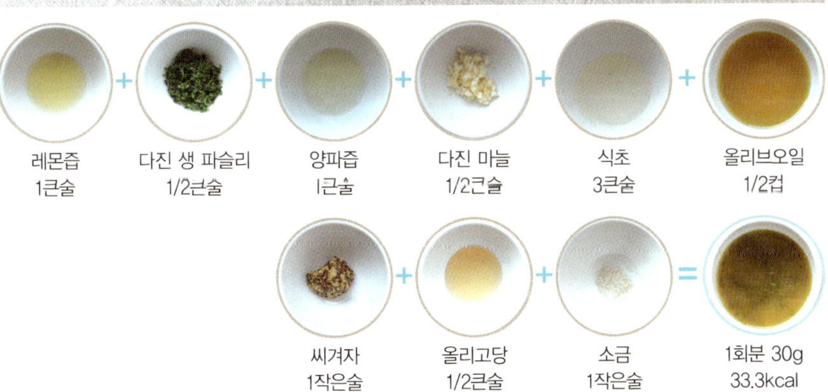

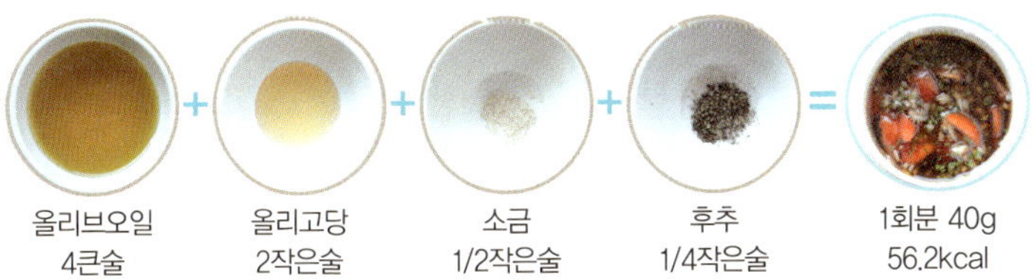

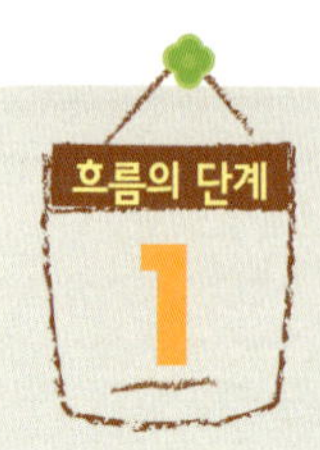

- 아침 : 토마토 + 셀러리 순환 주스 1~3잔
- 점심 : 현미밥, 마늘종 간장 피클, 고구마 연근조림, 양배추 김치
- 저녁 : 현미팥밥, 닭가슴살 시금치 샐러드 + 된장 소스, 양배추 김치
- 간식 : 플레인 요거트 1개 + 사과 1/3개(또는 말린 크랜베리 7개)
- 음료 : 우엉차 2~3잔

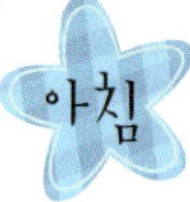

아침 — 토마토 + 셀러리 순환 주스 67.5kcal

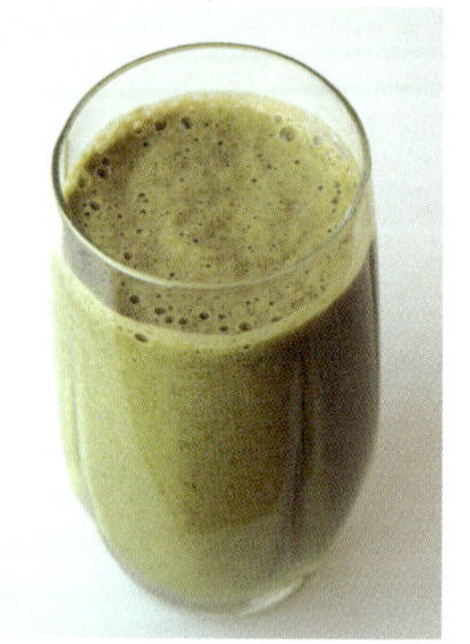

토마토 300g, 셀러리 100g, 올리고당 1/2큰술, 물 50cc

- 만들기 간편하고 맛있는 순환 주스입니다.
- 믹서에 모든 재료를 넣고 곱게 갈면 됩니다.
- 기호에 맞게 생수와 올리고당으로 농도와 맛을 조절하세요.

현미팥밥 + 양배추 김치 + 고구마 연근조림 + 마늘종 간장 피클

“ 1단계에서 만든 양배추 김치는 2단계에서도 좀 더 먹도록 합니다. 2단계에서는 뿌리채소인 고구마와 연근으로 만든 조림 반찬과 마늘종 간장 피클을 추가로 더 만들어요. 2단계 밑반찬들은 모두 순환 기능에 도움을 주는 재료들입니다. 달콤한 고구마와 아삭한 연근, 살짝 매운맛이 감도는 마늘종 피클은 점심 도시락 반찬으로는 그만이에요. 소박하지만 알찬 밑반찬으로 2단계를 시작하세요~~~! ”

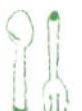

- 양배추 김치 100g / 41.6kcal
- 고구마 연근조림 60g / 44.2kcal
- 마늘종 간장 피클 100g / 24.7kcal

- 현미팥밥 1회분 150g / 220.5kcal

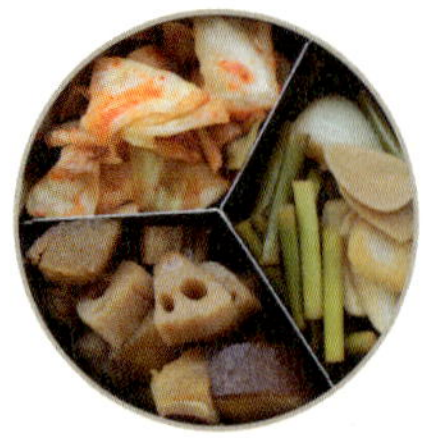

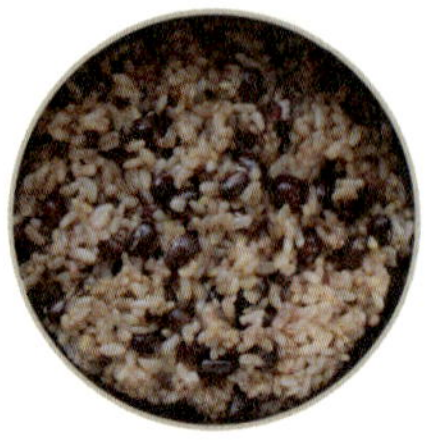

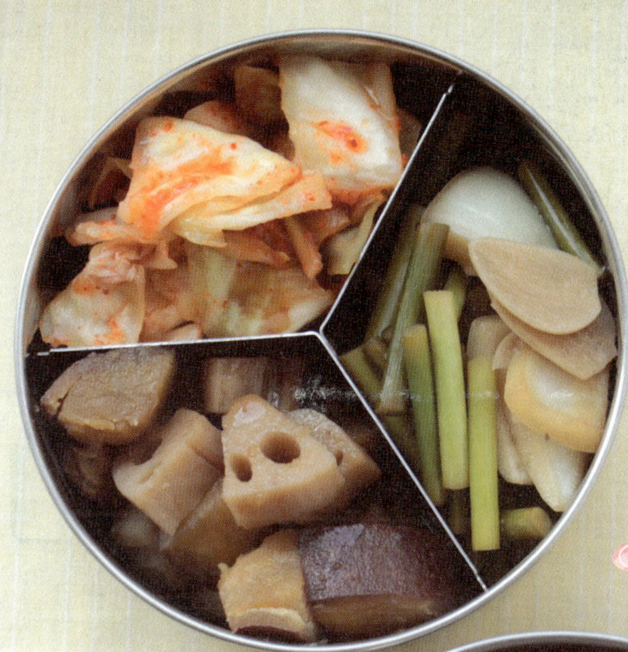

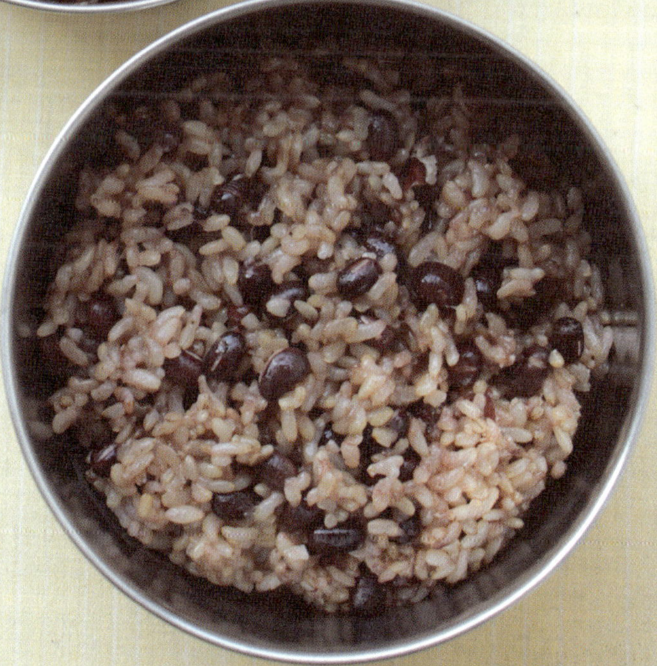

기본 저염 도시락
331kcal

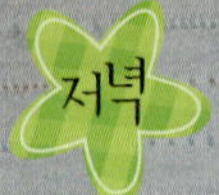

현미팥밥 + 닭가슴살 시금치 샐러드 + 양배추 김치
454.1kcal

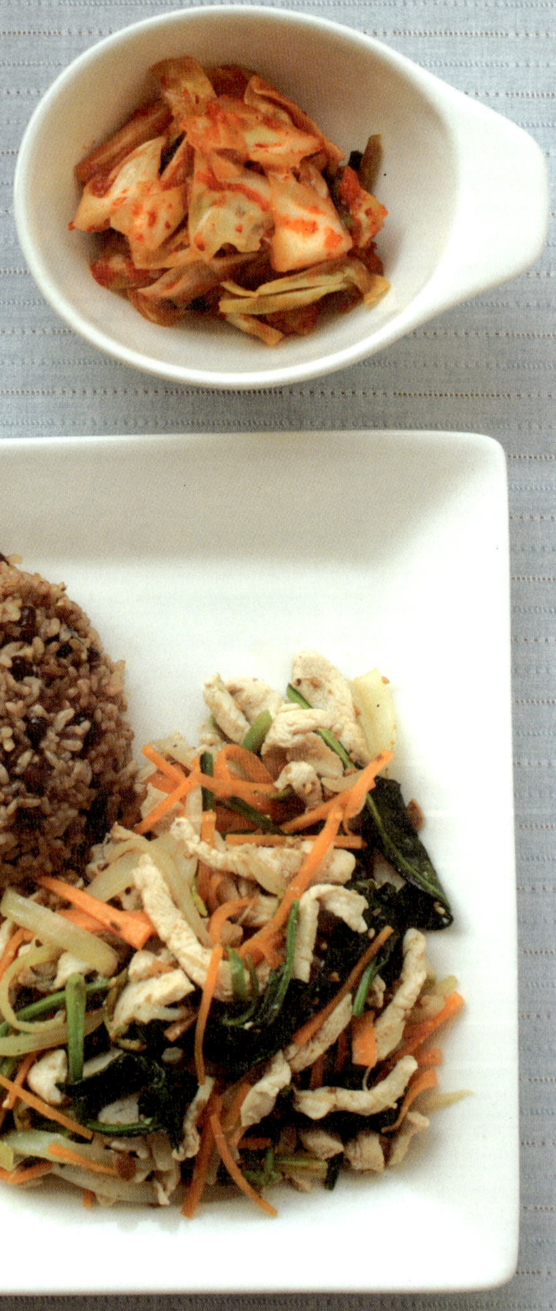

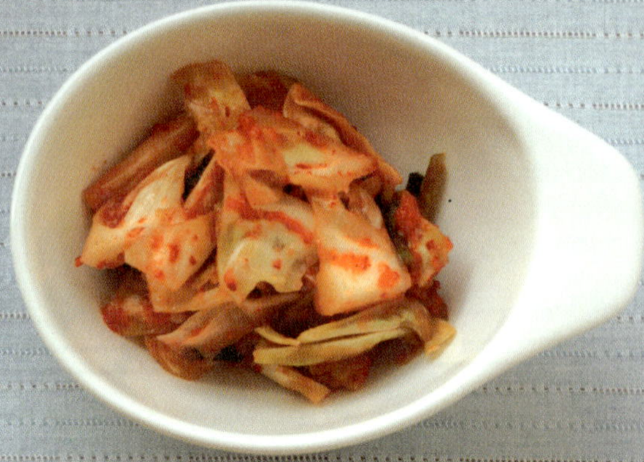

닭가슴살 시금치 샐러드 + 된장 소스

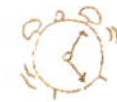
닭가슴살 1쪽(100g), 시금치 50g, 당근 30g, 양파 1/4개(50g), 청양고추 1개(7g), 다시마물 또는 물 1큰술
현미팥밥 150g, 된장 소스 23.5g

Cooking Time 15m

" 닭가슴살 시금치 샐러드는 기름을 넣지 않고 다시마물로 볶은 저유식 볶음 조리법으로 만들어요. 기름을 넣지 않아도 채소에서 수분이 나와 촉촉하게 볶을 수 있답니다. 좀 더 부드러운 맛을 원할 경우 다시마물을 약간 넣고 촉촉하게 만들면 현미팥밥과 함께 먹기에 더욱 좋아요. "

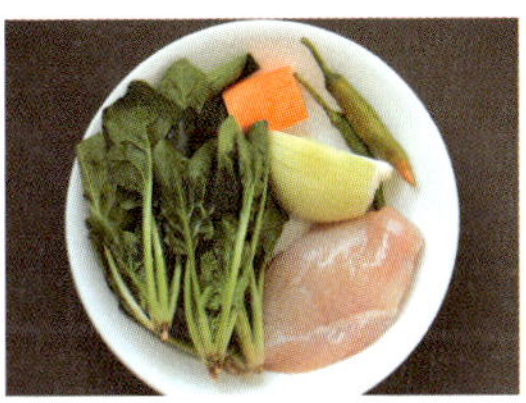
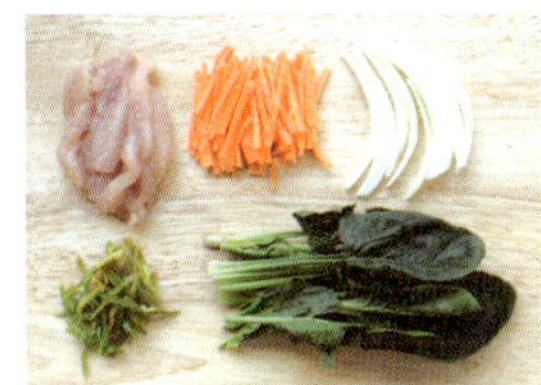

1 닭가슴살과 양파는 가늘게 채를 썬다. 시금치는 밑동을 잘라 긴 것은 반으로 자르고, 짧은 것은 그대로 쓴다. 청양고추는 반으로 갈라 씨를 빼고 약간 어슷하게 채를 썬다. 당근은 길이대로 슬라이스를 한 후 곱게 채 썬다.

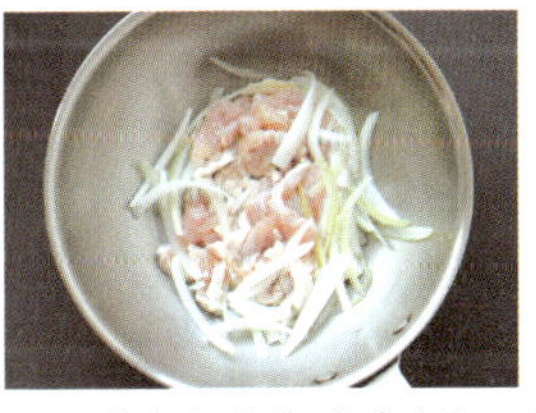
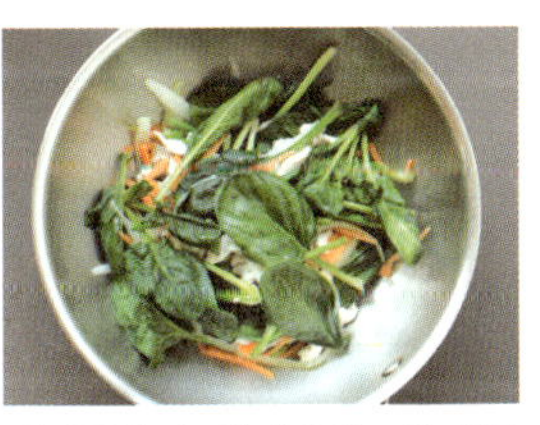

2 예열된 팬에 다시마물 또는 물 1큰술과 닭가슴살, 양파를 넣고 볶는다. 닭가슴살이 익으면, 청양고추, 당근, 시금치를 넣고 숨이 죽도록 뒤적이며 볶는다. 마지막에 된장 소스를 넣고 빠르게 버무린다.

finish 접시에 밥을 동그란 모양으로 담고, 닭가슴살 시금치 샐러드를 담는다. 양배추 김치를 조금 곁들여서 먹어도 좋다.

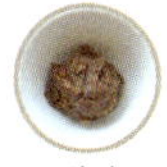
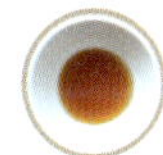

된장
1큰술

참기름
1작은술

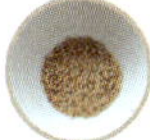
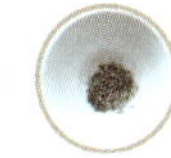

참깨가루
1/2큰술

후추
1/8작은술

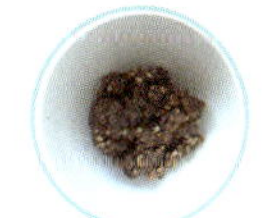

1회분 23.5g / 87.4kcal

- 기름을 쓰지 않고 다시마물을 이용해 만든 저유식 볶음 샐러드입니다.
- 볶음 샐러드이지만 된장 소스로 맛을 내 입에 잘 맞고 현미팥밥과 참 잘 어울려요.

Cooking Tip

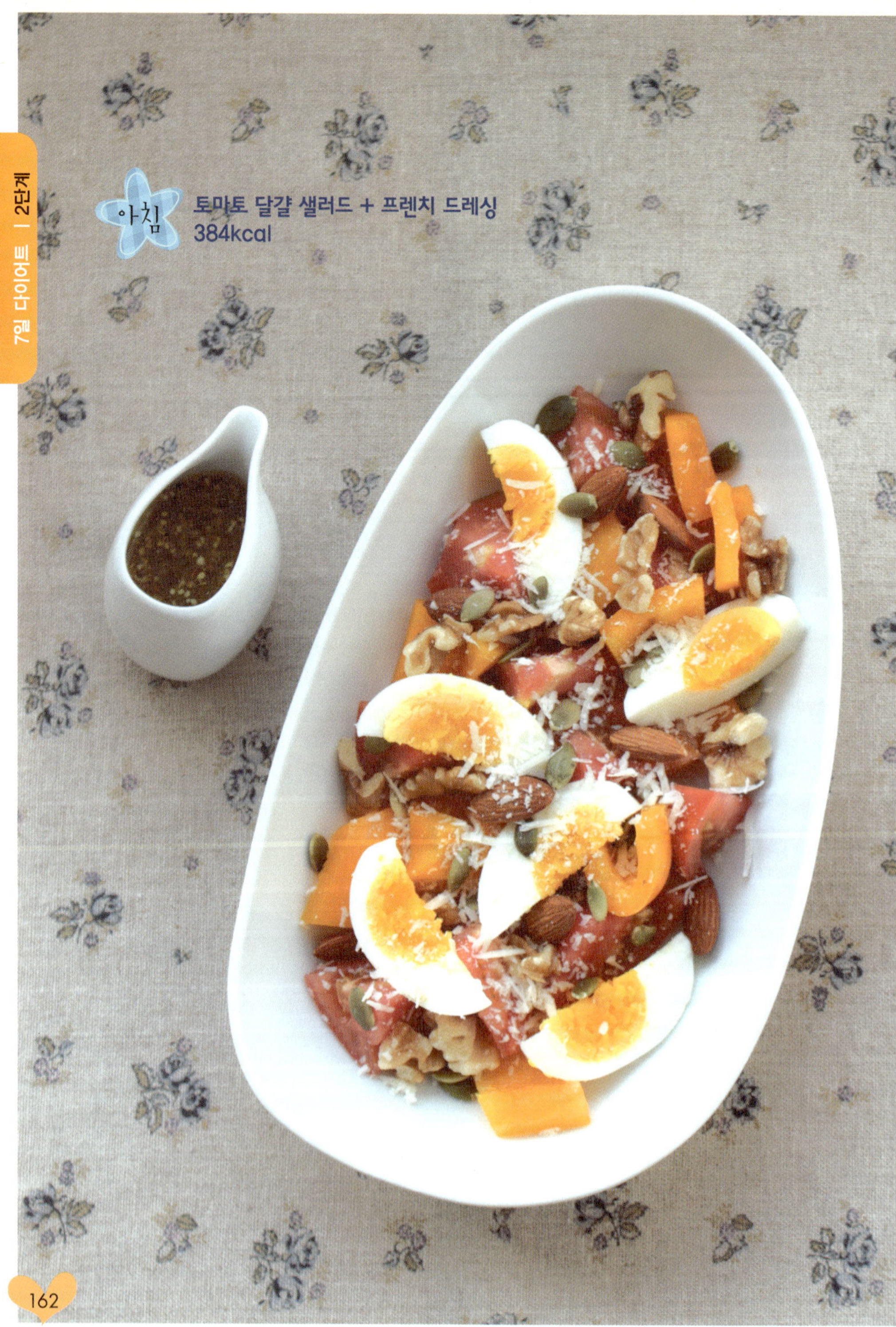

아침
토마토 달걀 샐러드 + 프렌치 드레싱
384kcal

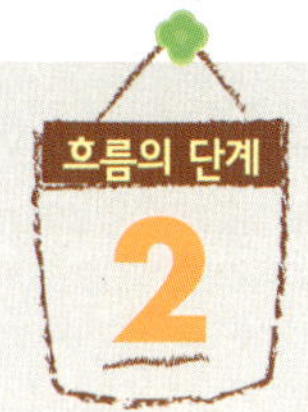

토마토 달걀 샐러드 + 프렌치 드레싱

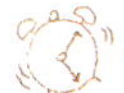 토마토 1개(100g), 달걀 1개, 파프리카 1/2개(100g), 호두 + 아몬드 + 해바라기씨 25g
치즈가루 1큰술, 프렌치 드레싱 30g

Cooking Time 15m

> 맛도 좋지만 양질의 영양소를 섭취하면서 몸속 체지방과 노폐물이 쌓이는 것을 막아주는 아침용 샐러드입니다. 토마토와 파프리카만 먹으면 뭔가 좀 심심할 텐데 삶은 달걀과 견과류를 넣어 씹는 맛도 있고 든든해서 좋아요.

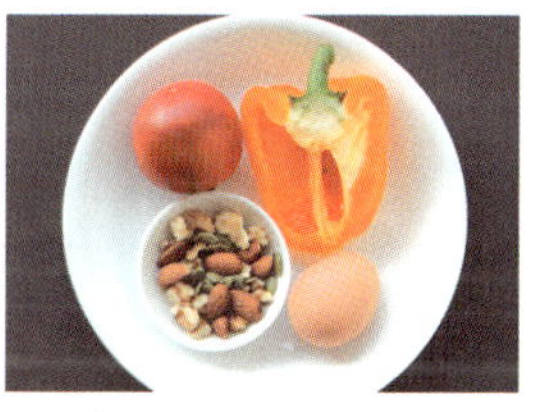

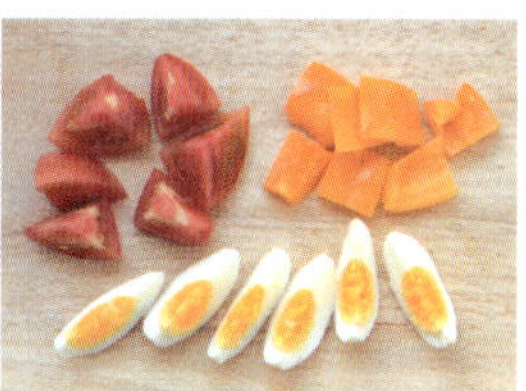

1 달걀은 반숙으로 삶아, 껍질을 제거하고 6등분으로 자른다. 파프리카는 길이로 4등분을 한 후, 큼직하게 3등분으로 자른다. 토마토는 길이로 6등분을 한 후, 반으로 자른다.

♥ 달걀 반숙 타이밍! 8분 정도 삶아 찬물로 헹궈요.

finish 그릇에 파프리카, 토마토, 달걀을 예쁘게 담고 견과류와 치즈가루를 뿌린 다음 프렌치 드레싱을 곁들인다.

박경호 박사의 Diet Tip

파프리카는 혈액 속 콜레스테롤을 감소시켜 몸의 흐름을 원활하게 하는 최고의 식재료입니다. 몸의 순환 기능을 도와주는 파프리카에는 비타민 C와 베타카로틴이 풍부합니다. 매운맛이 없는 파프리카의 단맛은 기분을 좋게 하는 상쾌함이 있어요. 그래서 파프리카는 주스의 재료로도 훌륭하지만 샐러드로 먹어도 참 좋습니다. 생으로 먹어도 좋지만 파프리카에 양파, 브로콜리, 버섯 등을 넣고 기름에 살짝 볶아 먹으면 베타카로틴의 흡수율이 더욱 좋아집니다.

프렌치 드레싱 만들기

★ 볼에 드레싱 재료를 모두 넣고 잘 섞어요!

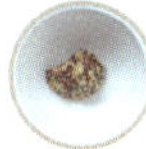

씨겨자 2작은술

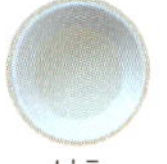

식초 2큰술

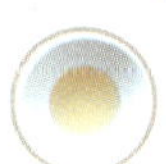

올리고당 2작은술

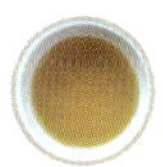

올리브오일 6큰술

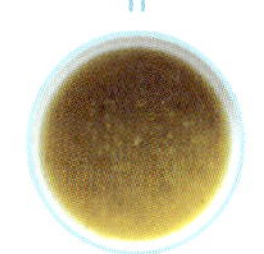

만든 분량 122g / 300kcal
1회분 30g / 73.8kcal

고단백 샌드위치 도시락입니다. 닭가슴살과 으깬 감자, 당근이 조화롭게 잘 어우러집니다. 기름을 많이 넣고 오랜 시간 열로 가열하는 조리법이 아니므로 트랜스 지방 걱정은 하지 않아도 됩니다. 무엇보다 토마토와 양파를 넣어 식감이 퍽퍽하지 않아요! 닭가슴살 샌드위치는 강하지 않고 부드러운 맛이 나면서 든든합니다~!

점심

닭가슴살 샌드위치 + 두유 도시락
522.4kcal

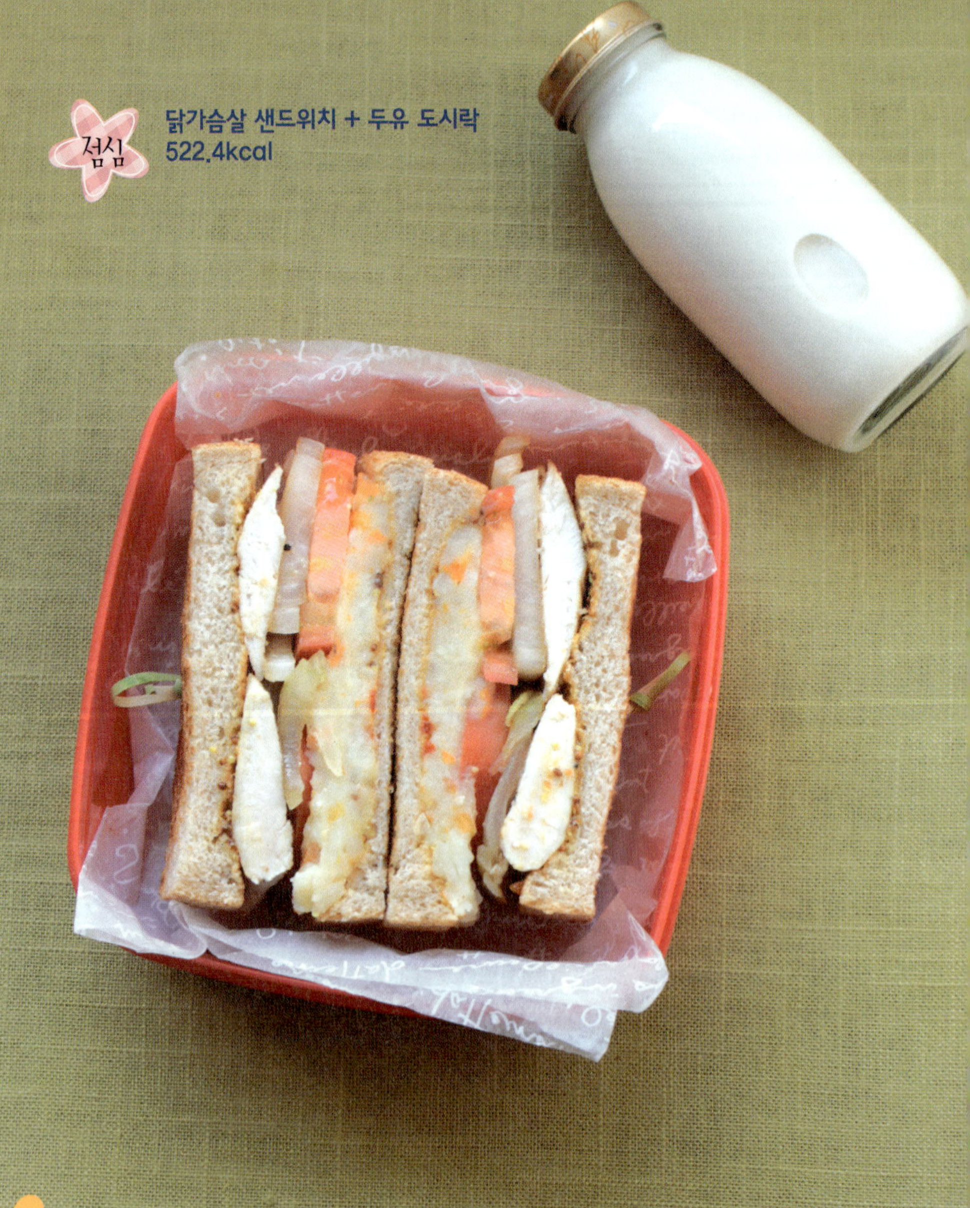

닭가슴살 샌드위치

닭가슴살 1쪽, 작은 크기의 감자 1개(150g), 당근 25g, 토마토 1개(100g), 양파 1/4개, 호밀 식빵 2장
두유 1큰술, 포도씨오일 1/2큰술 • 닭가슴살 밑간 양념 : 맛술 1큰술, 소금 1/8작은술, 후추 1/8작은술

Cooking Time 25m

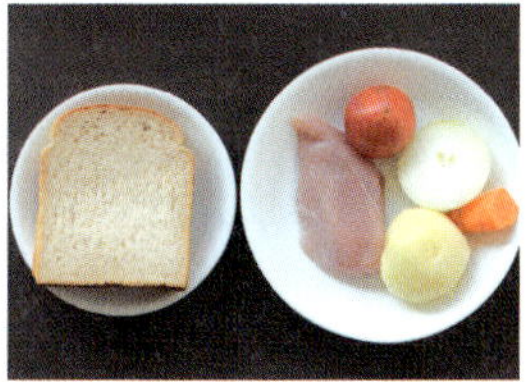 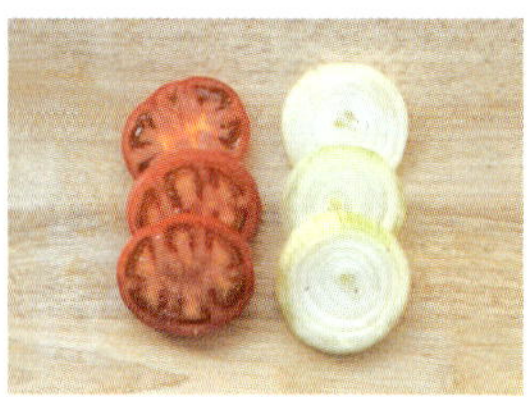

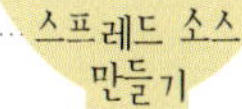

1 양파와 토마토는 0.8cm 두께로 동그랗게 썬다. 감자는 사방 1cm 크기의 주사위 모양으로 썰고, 당근은 사방 0.5cm로 깍둑썰기를 한다. 닭가슴살은 3등분으로 저며서 밑간을 한다.

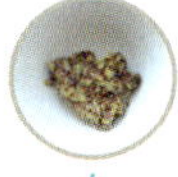

씨겨자 1/2큰술

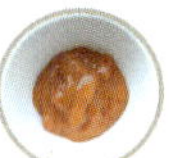

밀러 머스터드 2/3큰술

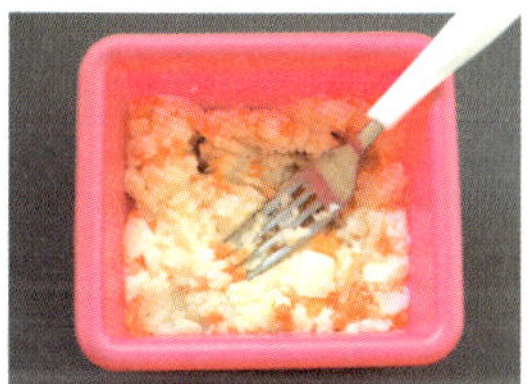 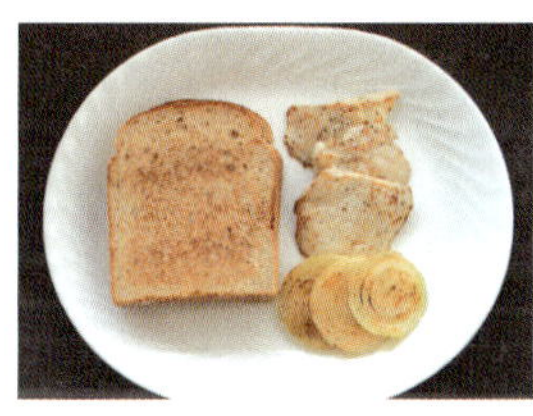

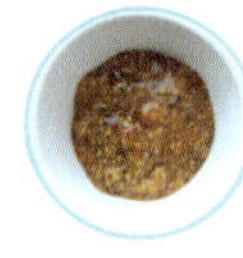

1회분 17.5g
25kcal

2 감자와 당근을 내열용기에 담고, 두유 또는 물 1큰술을 넣고 섞은 후 전자레인지에서 7~8분간 익힌다. 감자와 당근이 부드럽게 익으면 포크로 곱게 으깬다.

3 예열된 팬에 기름 없이 호밀 식빵을 앞뒤로 노릇하게 굽는다. 그런 다음 팬에 포도씨오일을 두르고 닭가슴살과 양파를 노릇하게 굽는다.

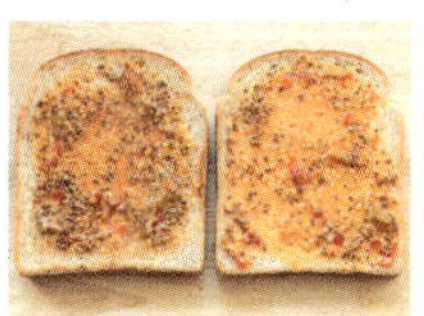 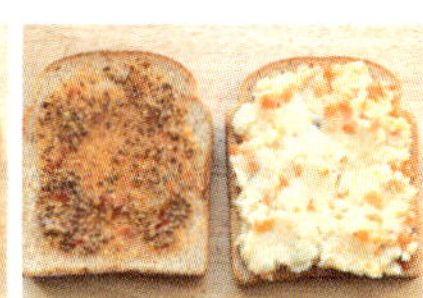 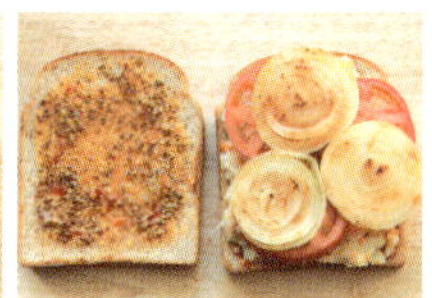 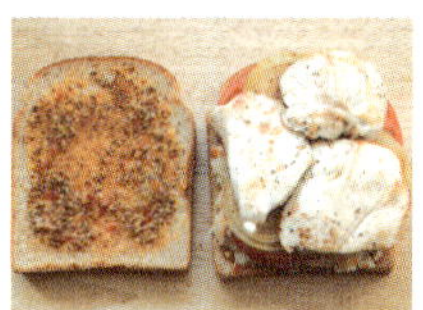

4 빵 한 면에 만든 스프레드 소스를 골고루 바르고, 그 위에 으깬 감자와 당근을 올린다. 그런 다음 차례로 토마토→양파→닭가슴살 순으로 올리고 나머지 빵으로 넒는다.

finish 도시락에 담을 때 샌드위치가 무너질 수 있으니 꽂이로 꽂아서 고정시킨다.

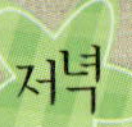

저녁 시금치 된장 볶음밥 + 고구마 연근조림 + 마늘종 간장 피클
424.4kcal

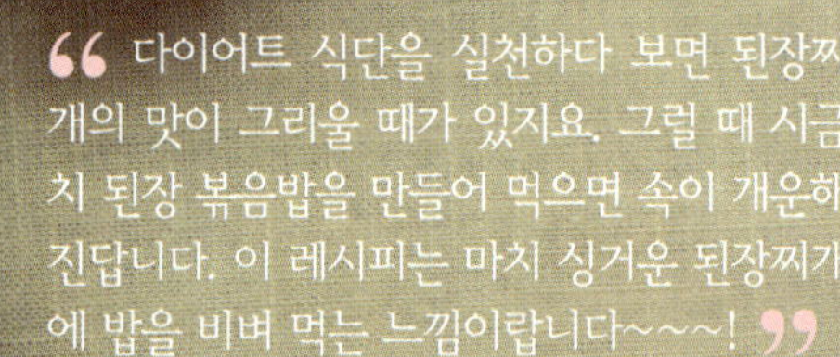

66 다이어트 식단을 실천하다 보면 된장찌개의 맛이 그리울 때가 있지요. 그럴 때 시금치 된장 볶음밥을 만들어 먹으면 속이 개운해진답니다. 이 레시피는 마치 싱거운 된장찌개에 밥을 비벼 먹는 느낌이랍니다~~~! 99

시금치 된장 볶음밥

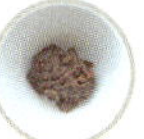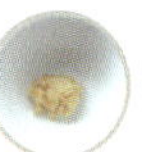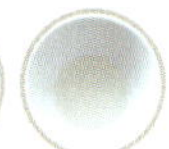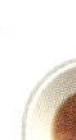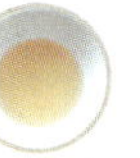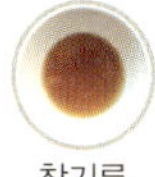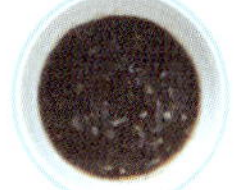

시금치 40g, 당근 30g, 느타리버섯 45g, 양파 1/4개(50g), 현미팥밥 150g
된장 소스 33g, 참깨가루 1작은술, 올리브오일 1작은술, 다시마물 또는 물 1큰술

Cooking Time 15m

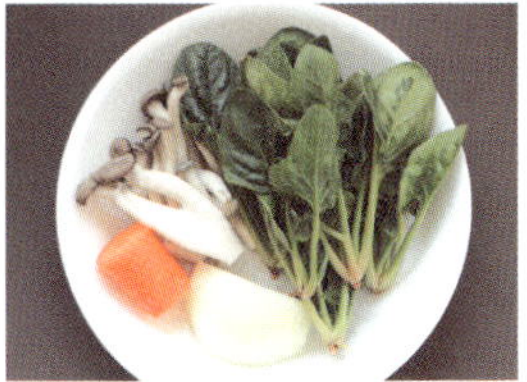 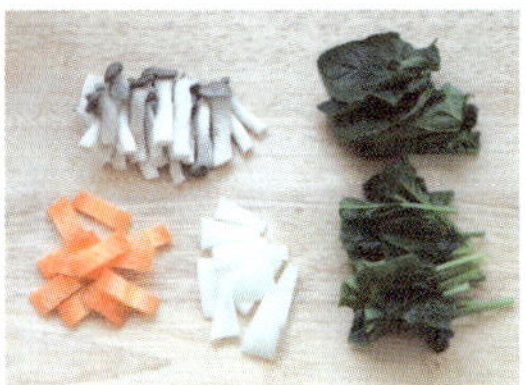

1 시금치는 밑동을 살짝 잘라 반으로 썰고 당근은 1×2cm 직사각형으로 약간 도톰하게 썬다. 느타리버섯은 3cm길이로 썰고 양파는 당근과 비슷한 크기로 썬다.

2 시금치는 내열용기에 담아 전자레인지에서 30초 정도 익힌 다음 냉장고에 그대로 넣고 식힌다.

♥ 시금치는 고르게 익지 않을 수 있으므로 미리 살짝 익힌 후 사용하면 좋아요.

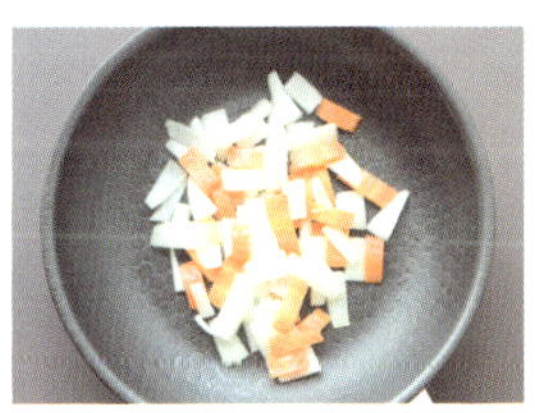 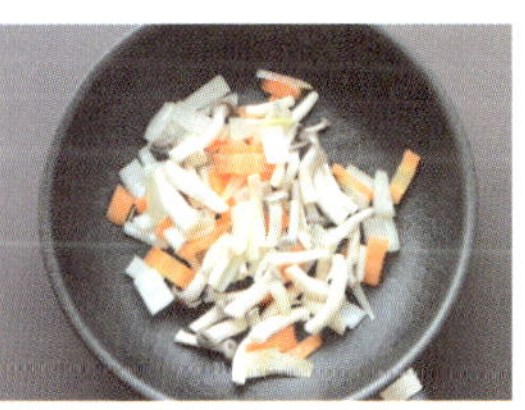

3 예열된 팬에 다시마물을 두르고 양파와 당근을 볶다가 버섯을 넣고 볶는다.

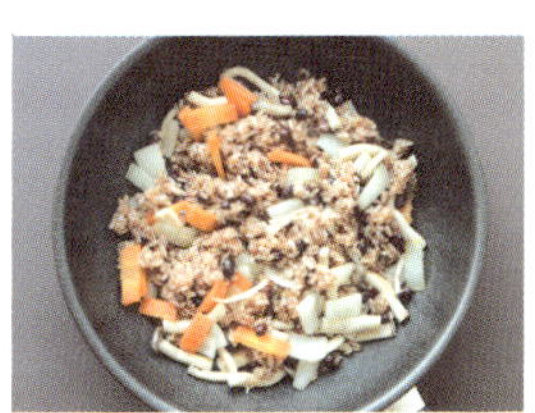 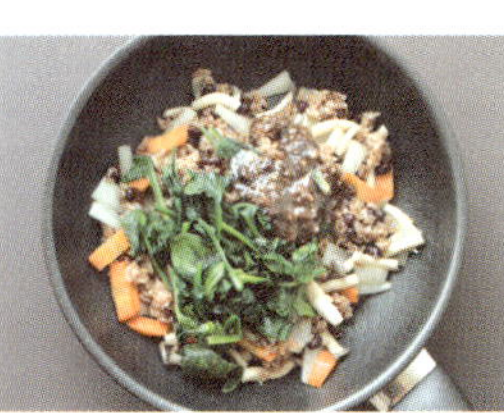

4 이제 밥과 올리브오일을 넣고 약한 불에서 1분간 더 볶는다. 그런 다음 시금치와 된장 소스를 넣고 버무리듯이 30초간 볶는다.

finish 그릇에 볶음밥을 담고 참깨가루를 솔솔 뿌린다.

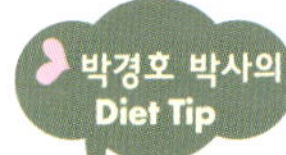

볶음밥을 만들 때는 고온에서 조리하지 않도록 합니다. 트랜스 지방은 고온에서 기름을 많이 넣고 음식을 튀기거나 볶는 과정에서 생기는 변형된 지방입니다. 따라서 수분을 이용해 볶다가 마지막에 불을 끈 다음 올리브오일을 넣고 섞듯이 가볍게 볶는 것이 좋아요.

> **66** 식이섬유소가 풍부한 고구마를 넣어 포만감이 좋아요. 또 간결한 맛의 토마토 드레싱이 샐러드를 좀 더 상큼하게 만들어줍니다. 2단계 3일째의 아침을 풍요롭게 만드네요~~~! **99**

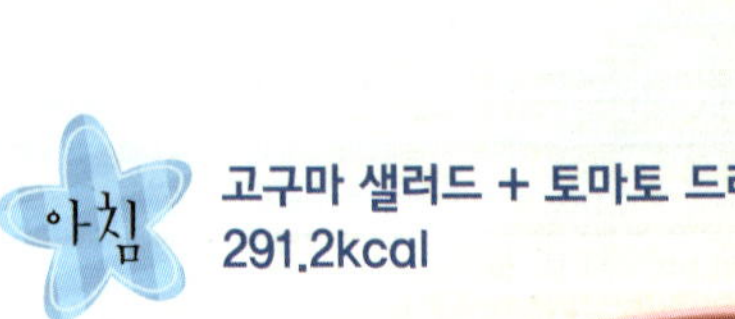

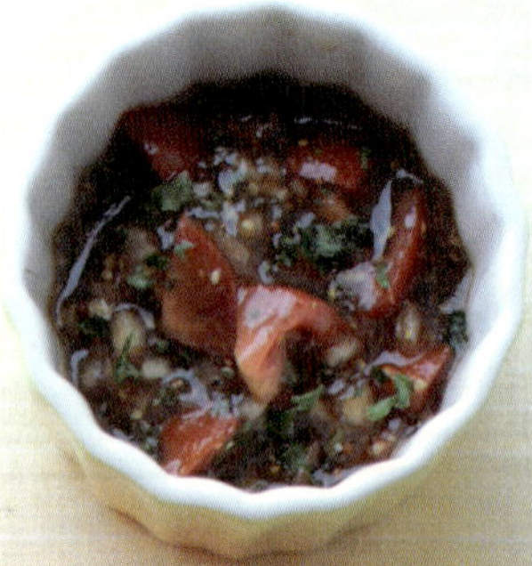

아침 **고구마 샐러드 + 토마토 드레싱**
291.2kcal

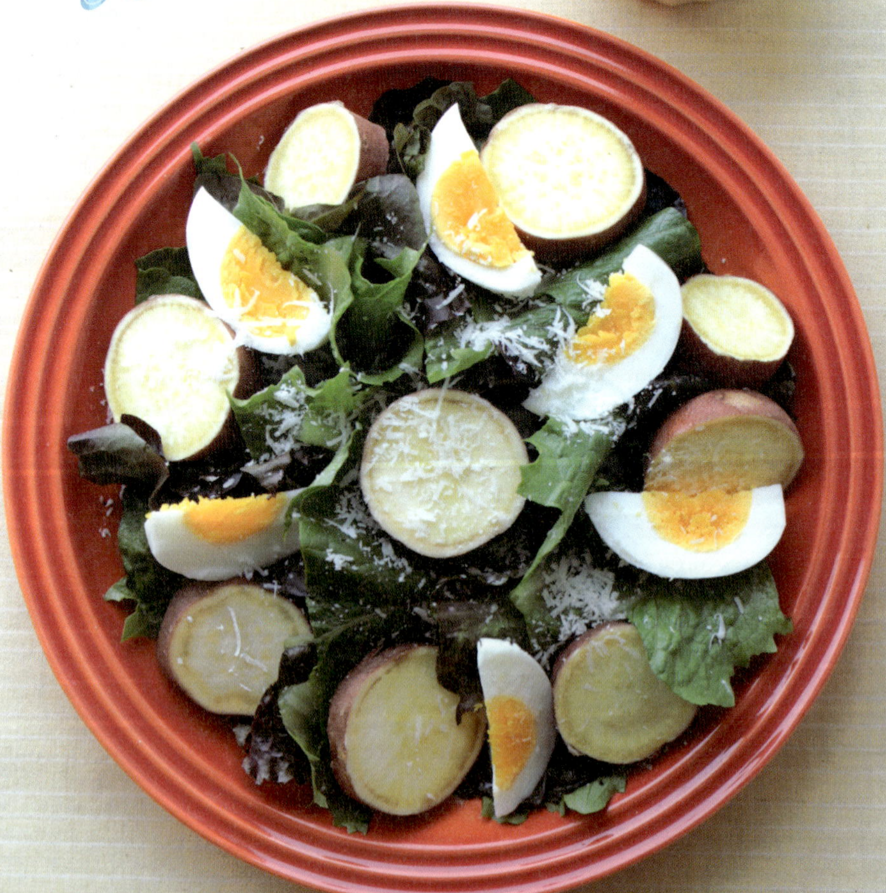

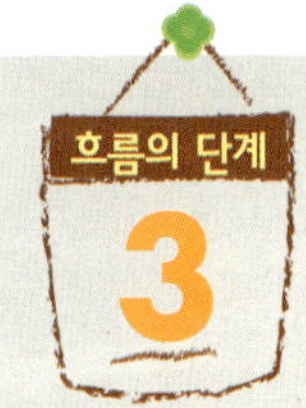

- 아침 : 고구마 샐러드 + 토마토 드레싱
- 점심 : 근대 쌈밥 + 참치 쌈장, 고구마 연근조림, 마늘종 간장 피클
- 저녁 : 아욱 버섯덮밥, 양배추 김치
- 간식 : 플레인 요거트 1개 + 사과 1/3개(또는 말린 크랜베리 7개)
- 음료 : 우엉차 2~3잔

고구마 샐러드 + 토마토 드레싱

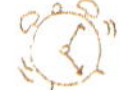 고구마 120g, 달걀 1개, 로메인 12장(40g)
치즈가루 1큰술, 토마토 드레싱 40g

Cooking Time 15m

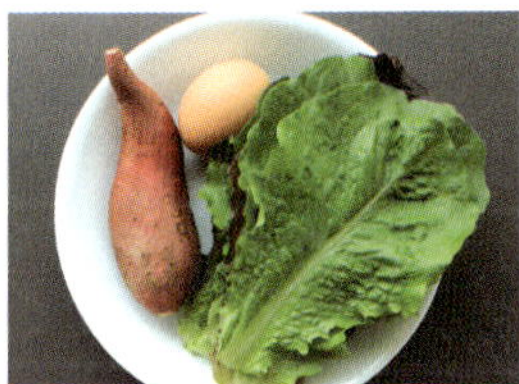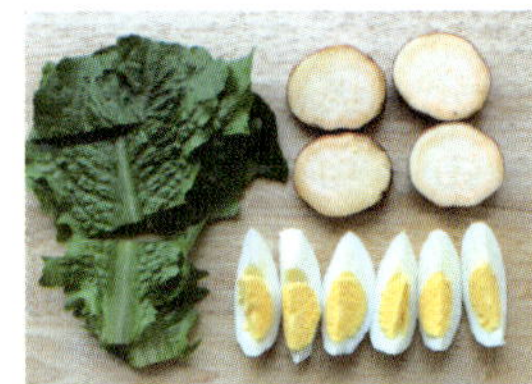

1 달걀은 8분 정도 반숙으로 삶은 다음 찬물로 헹군다. 고구마는 1cm 두께로 동그랗게 자른 다음 내열용기에 물 1/2큰술을 넣고 전자레인지에서 3분 정도 익힌다.

2 삶은 달걀은 6등분으로 썰고, 로메인은 씻어서 물기를 제거한 다음 5cm 간격으로 썬다.

finish 그릇에 고구마, 달걀, 로메인을 예쁘게 담고 치즈가루를 솔솔 뿌린 다음 토마토 드레싱을 곁들인다.

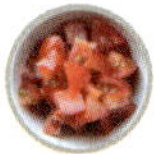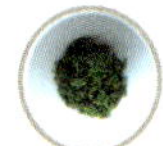
다진 토마토 50g · 다진 생 파슬리 1큰술

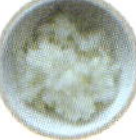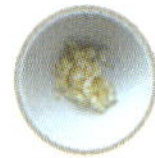
다진 양파 4큰술 · 다진 마늘 2작은술

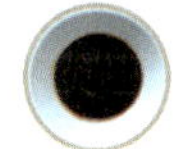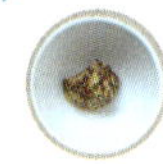
발사믹 식초 1큰술 · 씨겨자 1큰술

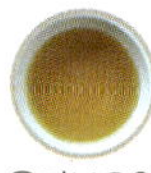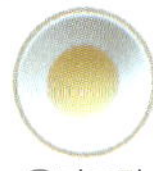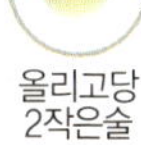
올리브오일 4큰술 · 올리고당 2작은술

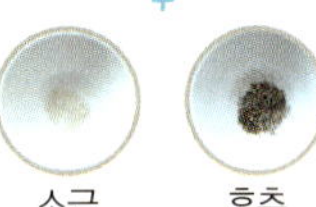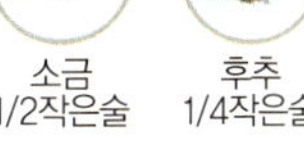
소금 1/2작은술 · 후추 1/4작은술

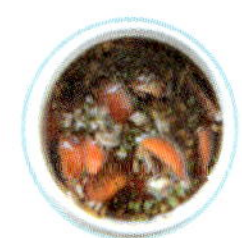
만든 분량 183g / 257kcal
1회분 40g / 56.2kcal

소금을 과잉 섭취하면 몸속에는 여분의 나트륨이 쌓입니다. 이때 칼륨은 몸속에 쌓인 나트륨을 배출해 줍니다. 고구마는 이러한 칼륨이 풍부하고, 식이섬유소도 풍부해 나트륨의 배출 외에도 몸속 콜레스테롤과 당을 대변과 함께 배설하는 작용을 합니다. 또한 탁해진 혈액을 청소하는 역할두 해 몸의 순환 기능을 최상으로 끌어올립니다. 이밖에도 고구마는 비타민이 풍부하고 베타카로틴을 함유하고 있습니다. 특히 몸속 나쁜 콜레스테롤의 산화를 방지하는 항산화 식재료이기도 합니다.

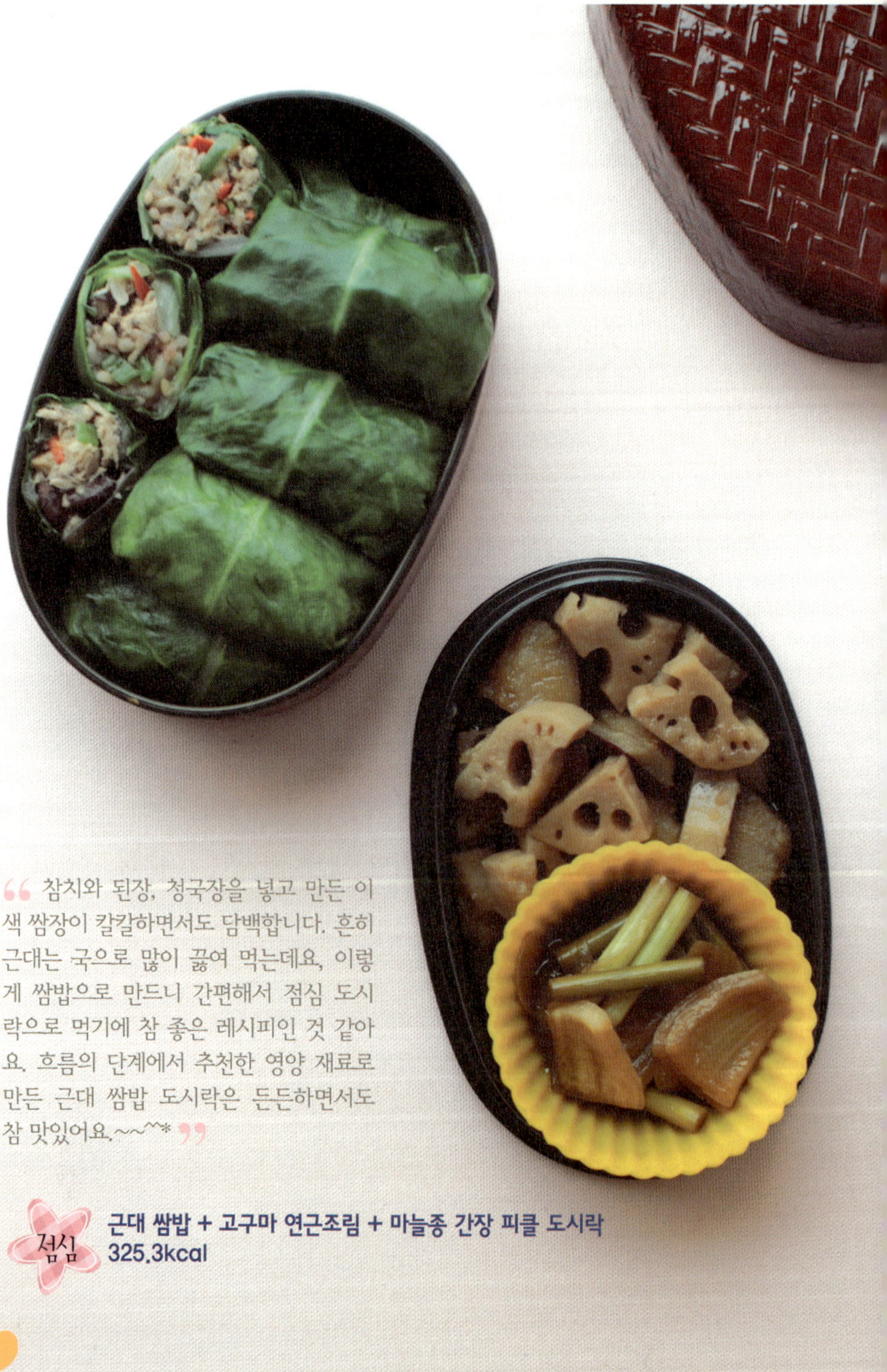

> 참치와 된장, 청국장을 넣고 만든 이
> 색 쌈장이 칼칼하면서도 담백합니다. 흔히
> 근대는 국으로 많이 끓여 먹는데요, 이렇
> 게 쌈밥으로 만드니 간편해서 점심 도시
> 락으로 먹기에 참 좋은 레시피인 것 같아
> 요. 흐름의 단계에서 추천한 영양 재료로
> 만든 근대 쌈밥 도시락은 든든하면서도
> 참 맛있어요.~~^*

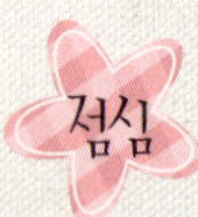

점심 근대 쌈밥 + 고구마 연근조림 + 마늘종 간장 피클 도시락
325.3kcal

근대 쌈밥 + 참치 쌈장

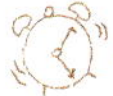 현미팥밥 150g, 근대 10장(46g), 참치 쌈장 142.5g

Cooking Time 20m

1 근대는 깨끗하게 씻은 후 내열용기에 담아 뚜껑을 덮는다. 그런 다음 전자레인지에서 1분 정도 익힌 후 냉장고에 그대로 넣고 식힌다.

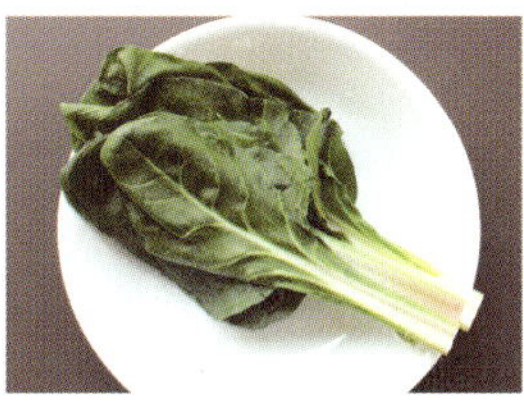

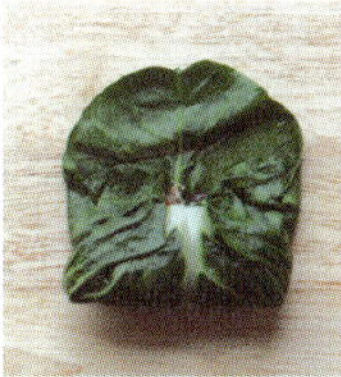
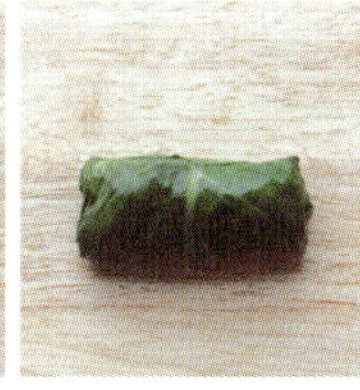

2 근대 위에 현미팥밥을 올리고, 만든 참치 쌈장을 얹는다. 근대 잎의 2/3 정도만 말고 가장자리를 안으로 접은 다음 끝까지 돌돌 만다. 이때 근대 줄기도 잘게 썰어 쌈밥 속에 넣고 같이 만다.

finish 도시락 용기에 근대 쌈밥을 가지런히 담고, 고구마 연근조림과 마늘종 간장 피클을 담는다.

참치 쌈장 만들기

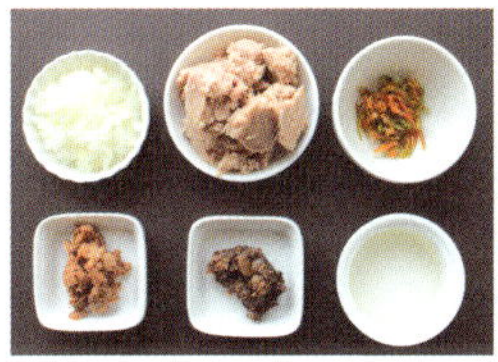

참치 50g
된장 1작은술
청국장 1/2큰술
다진 양파 2큰술
다진 청양고추 1개(5g)
다시마물 3큰술

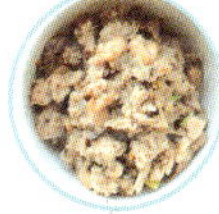

1회분 142.5g / 101.4kcal

박경호 박사의 Diet Tip

콩이 발효되면서 청국장에는 비타민이 생성됩니다. 이 비타민은 신진대사를 촉진하므로 영양분이 몸속에서 지방으로 축적되는 것을 예방하고, 완전히 분해 및 흡수되도록 도와줍니다. 특히 청국장을 먹으면 육류를 먹지 않고도 채식으로는 섭취하기 힘든 비타민 B12를 얻을 수 있어요.

그 외에도 청국장은 칼슘 등의 미네랄이 풍부해 신진대사가 촉진되므로 다이어트에 도움이 됩니다. 또한 사포닌과 레시틴 성분은 지방을 배출해 살이 찌는 것을 막아줍니다. 양질의 단백질과 식이섬유소도 풍부해 포만감을 주고, 발효 균주들이 장 기능을 좋게 해 몸속 노폐물 제거에도 매우 좋습니다.

저녁 아욱 버섯덮밥 + 양배추 김치
346.2kcal

아욱 버섯덮밥

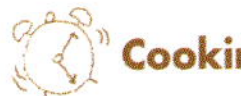
아욱 50g, 느타리버섯 50g, 달걀 1개, 양파 1/4개(50g), 현미팥밥 150g

Cooking Time 15m

아욱은 칼륨, 베타카로틴, 비타민 A, 식이섬유소 등 다이어트에 필요한 영양이 풍부한 반면, 칼로리는 적은 식재료입니다. 그래서 양껏 먹어도 좋은 최고의 식재료이지요. 익을수록 부드러운 아욱을 촉촉한 덮밥으로 만들면 현미팥밥과 함께 먹기에 아주 좋고, 나트륨 섭취를 줄일 수 있어 더욱 좋아요.

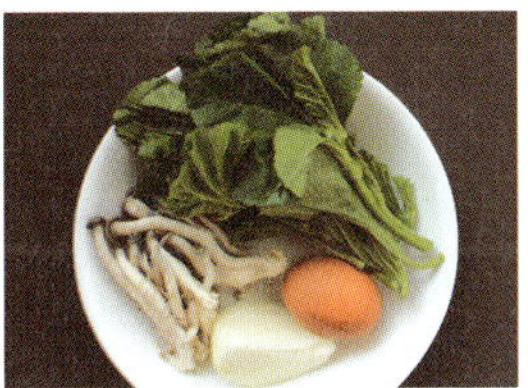
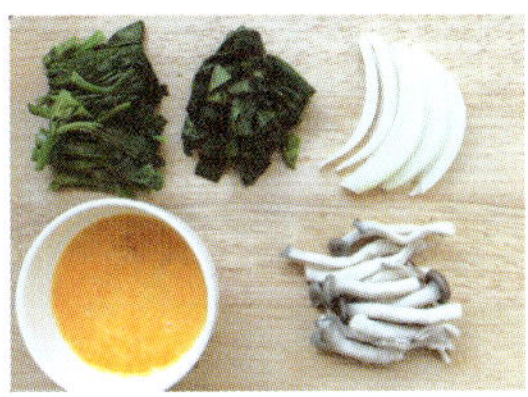

1 아욱은 3cm 길이로 잘라 내열용기에 담고 전자레인지에서 1분간 익힌다. 느타리버섯은 3cm 길이로 자르고 양파는 채를 썬다. 달걀은 소금 간을 하지 않고 미리 풀어놓는다.

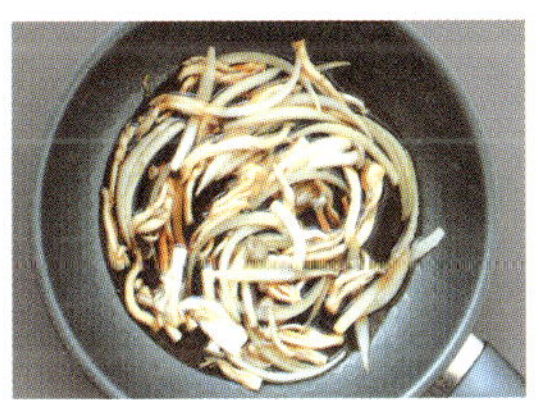
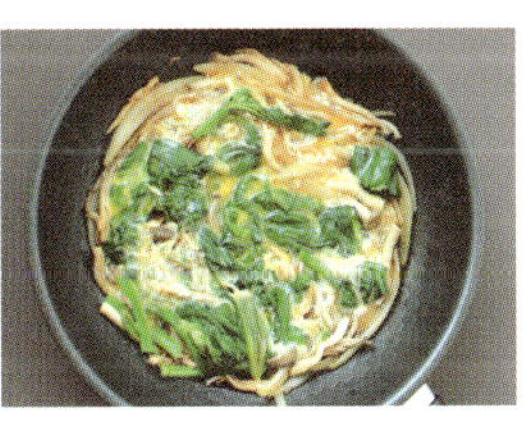

2 예열된 팬에 소스 재료를 섞어 넣고 양파, 느타리버섯 순으로 익힌다. 그런 다음 아욱을 넣고, 푼 달걀물을 골고루 부어 달걀이 살짝 익을 때까지 끓인다.

finish 그릇에 밥을 담고 완성한 아욱 버섯덮밥 소스를 올린다.

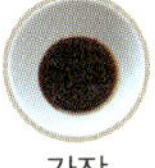
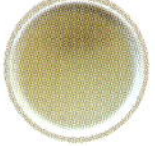

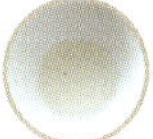
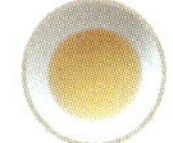

- 아욱은 생으로 넣는 것보다 익혀서 넣는 것이 조리 시간도 빠르고 아욱을 넉넉히 넣을 수 있어 좋아요.
- 달걀은 한 번에 완전히 익히는 것보다 살짝 익힌 다음 불을 끄고 뜨거운 국물에서 마저 익히는 것이 좀 더 부드럽게 먹을 수 있는 방법이에요.

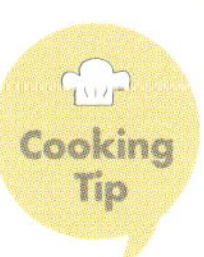

아침 당근 + 아스파라거스 + 치아바타 + 고구마 애플 딥
531.3kcal

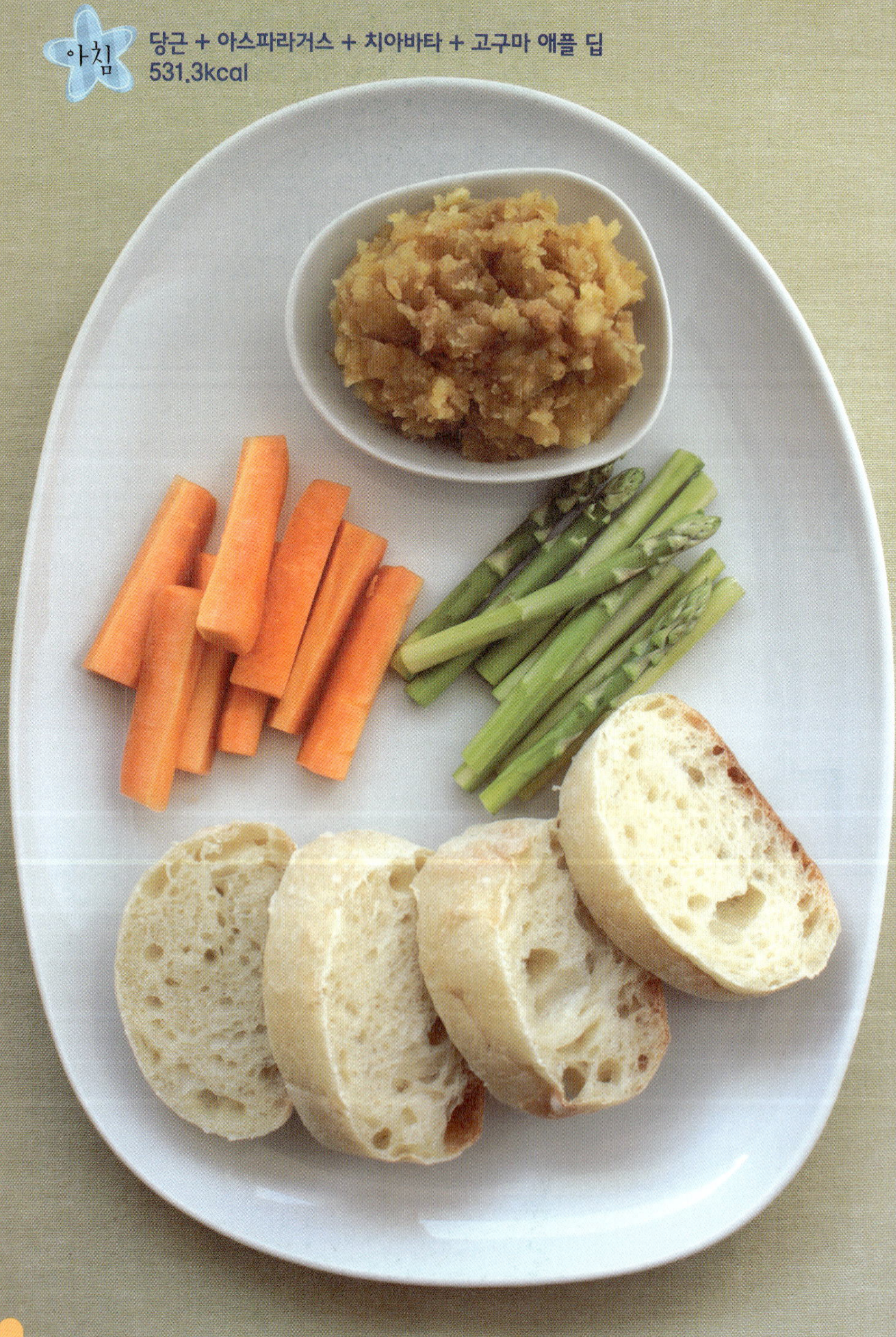

- 아침 : 당근, 아스파라거스, 치아바타 + 고구마 애플 딥
- 점심 : 아스파라거스 참치볶음밥, 양배추 김치
- 저녁 : 닭가슴살 시저 샐러드 + 이탈리안 드레싱
- 간식 : 플레인 요거트 1개 + 사과 1/3개(또는 말린 크랜베리 7개)
- 음료 : 우엉차 2~3잔

당근과 아스파라거스 + 고구마 애플 딥

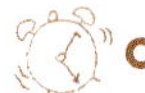 당근 60g, 아스파라거스 50g, 고구마 100g, 사과 70g, 치아바타 1개(120g)

Cooking Time 20m

66 생채소를 보다 맛있게 먹을 수 있는 레시피입니다. 고구마와 사과로 만든 딥 소스에 혈당 수치의 균형을 유지하는 데 도움을 주는 계핏가루를 넣었어요. 무엇보다 애플 딥은 만들기가 무척 쉽고, 생채소를 찍어 먹거나 빵에 발라 먹기에 좋아 활용도가 높은 실용 레시피랍니다~. 99

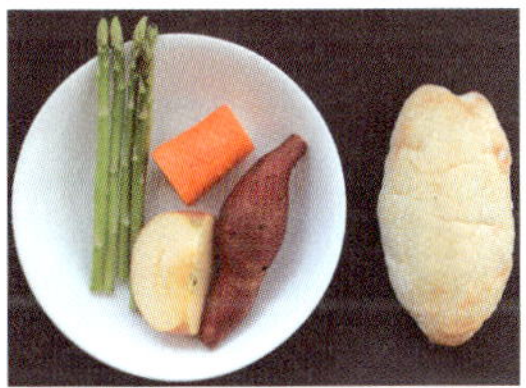

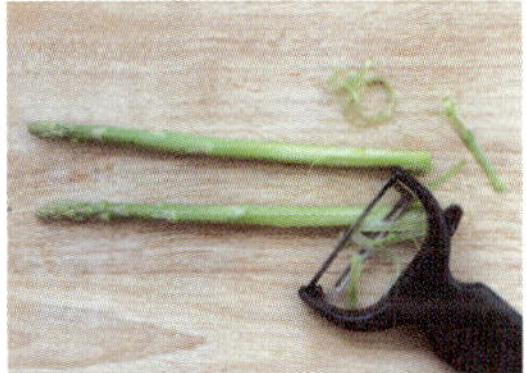

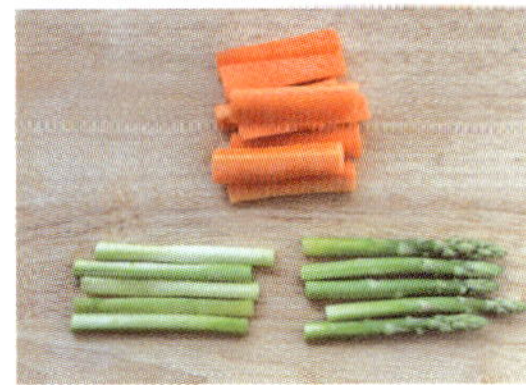

1 아스파라거스는 필러로 껍질을 얇게 벗긴 후 7cm 길이로 썬다. 당근은 길이로 4등분을 한 다음 7cm 크기로 썬다. 치아바타는 먹기 좋게 2cm 두께로 썬다.

2 고구마와 사과는 작게 다진다. 소스 재료로 버무린 후 내열용기에 담아 뚜껑을 덮은 다음 전자레인지에서 5분 정도 익혀서 충분히 으깬다.

finish 접시에 빵, 당근, 아스파라거스를 예쁘게 담고 고구마 애플 딥 소스를 곁들인다.

고구마 애플 딥 만들기

★ 볼에 소스 재료를 모두 넣고 잘 섞어요!

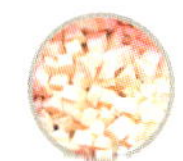

다진 고구마 100g
다진 사과 70g

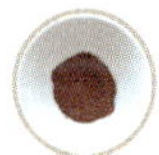

계핏가루
1/2작은술

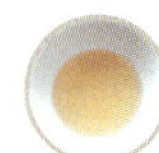

올리고당
1큰술

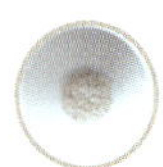

소금
1/4작은술

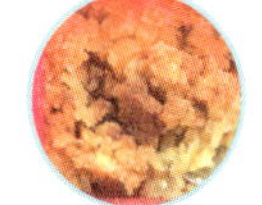

1회분 178g / 196kcal

- 아스파라거스의 약간 쓴맛이 싫다면 아주 살짝 익혀 먹으면 됩니다.
- 딥 소스는 잼처럼 약간 촉촉하게 농도를 맞추면 됩니다. 농도가 너무 퍽퍽하다면 생수를 조금 넣고 촉촉하게 만드세요.

Cooking Tip

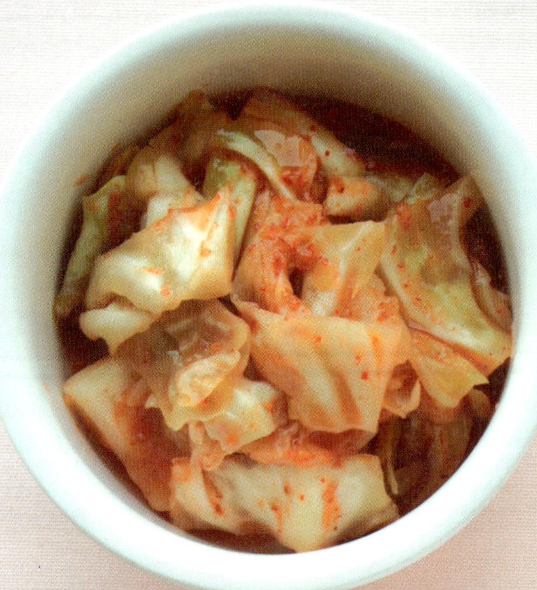

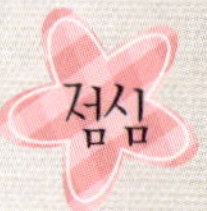

점심 아스파라거스 참치볶음밥 + 양배추 김치 도시락
365.2kcal

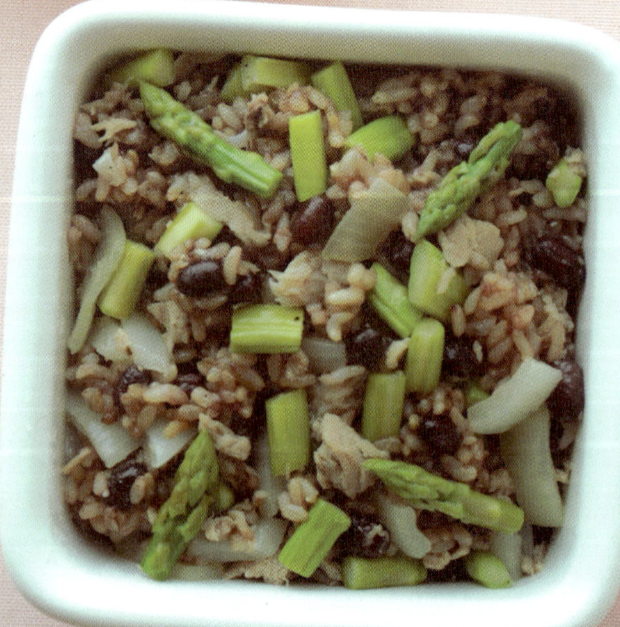

아스파라거스 참치볶음밥

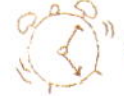 현미팥밥 150g, 참치 50g, 아스파라거스 50g, 양파1/4개(50g), 올리브오일 1/2큰술, 다시마물 1큰술
소금 1/4작은술, 후추 1/8작은술

Cooking Time 15m

> 아스파라거스는 비타민 C의 작용을 도와 지방에 의해 끈끈해진 혈액을 정화하고
> 흐름을 원활하게 해주는 식재료입니다. 아삭아삭하게 씹히는 아스파라거스에 담백한
> 참치를 넣고 맛있는 볶음밥을 만들어요. 만들기 쉬운 데다 저유식 조리법으로 볶음밥
> 을 만들어서 그런지 심플하면서도 맛있어요.

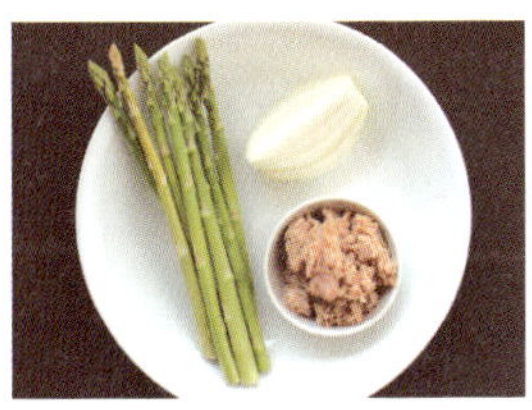 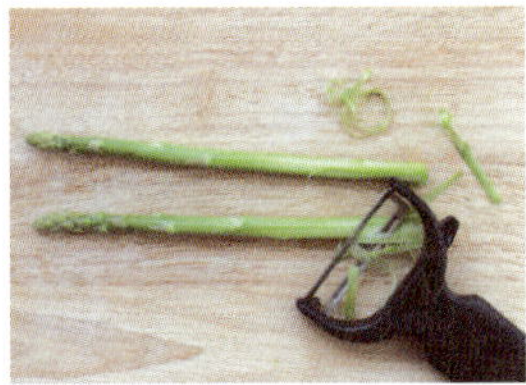 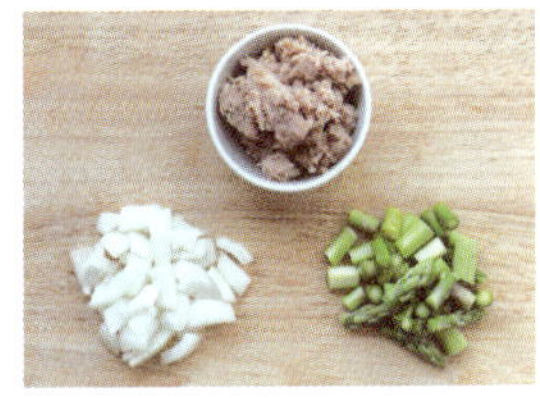

1 참치는 잘게 으깨고, 아스파라거스는 필러로 껍질을 얇게 벗긴 후 먹기 좋게 1.5cm 길이로
썬다. 양파는 아스파라거스와 비슷한 크기로 썬다.

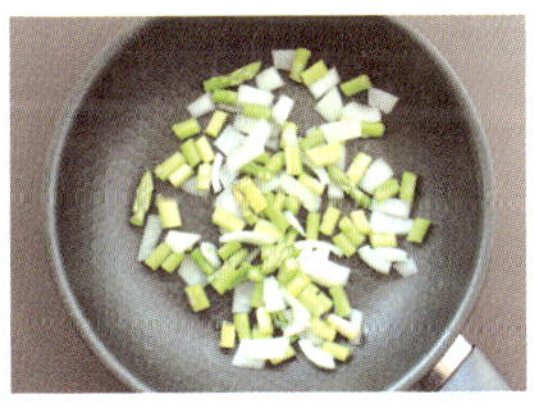 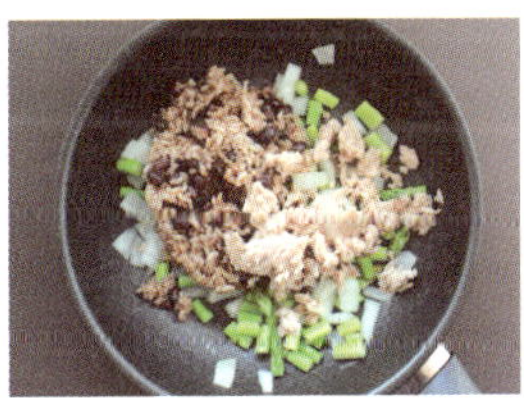

2 예열된 팬에 다시마물을 넣고, 양파와 아스파라거스 순으
로 넣고 익힌다. 재료들이 익을 때쯤 소금과 후추로 간을
하고 약한 불로 줄인다. 그런 다음 현미팥밥, 참치, 올리브오
일을 넣고 버무리듯이 살짝 볶는다.

finish 볶은 밥이 살짝 식으면 도시락 용기에 담는다.

- 다이어트에 도움이 되는 조리법인 저유식으로 만든 레시피입니다.
- 다시마물로 먼저 재료를 익힌 후 마지막에 올리브오일을 넣고 버무리듯이 섞으면서
  한 번 더 볶으면 됩니다. 올리브오일은 반드시 약한 불에서 조리해야 합니다.

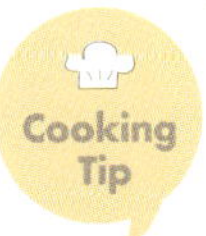

레스토랑에서 자주 접하는 시저 샐러드를 완벽하게 다이어트식에 맞춘 레시피 입니다. 밀가루의 두려움을 없앤 호밀빵의 고소한 맛과 포만감을 주는 고단백 닭가 슴살, 아삭아삭한 로메인이 잘 어우러져 환상적인 샐러드가 탄생했답니다. 여기에 가끔씩 입안에서 터지는 방울토마토의 상큼함은 먹는 즐거움을 더합니다. 푸짐하고 씹는 맛이 좋을 뿐 아니라 마냥 먹어도 칼로리 걱정이 없는 샐러드~~~. 다이어트 를 하면서 이렇게 맛있는 저녁을 먹을 수 있다니 정말 행복해져요. ^^*

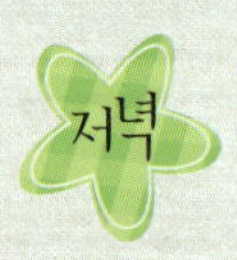

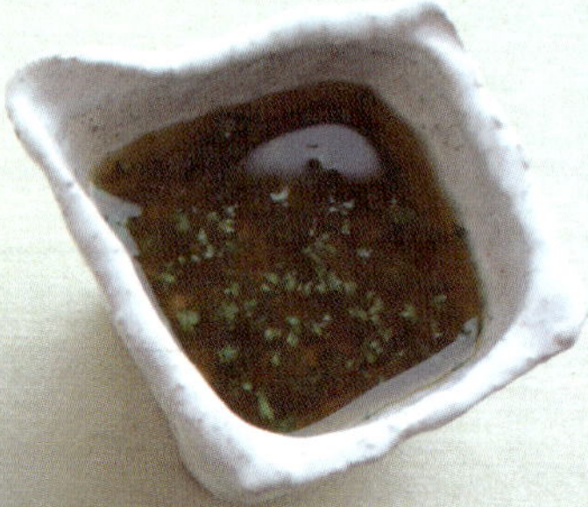

저녁

닭가슴살 시저 샐러드 + 이탈리안 드레싱
269kcal

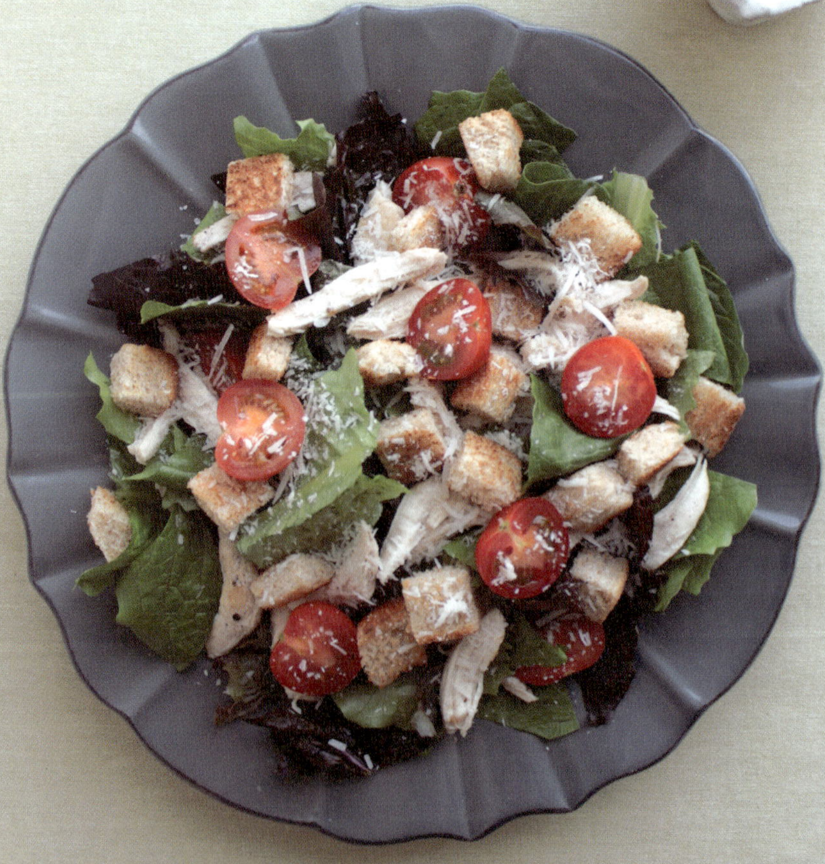

닭가슴살 시저 샐러드 + 이탈리안 드레싱

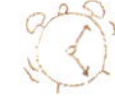
닭가슴살 1쪽, 방울토마토 5개(100g), 로메인 12장(40g)
호밀 식빵 1장, 이탈리안 드레싱 30g
치즈가루 1큰술, 다시마물 또는 물 1큰술
• 닭가슴살 밑간 양념 : 맛술 1큰술, 소금 1/8작은술, 후추 1/8작은술

Cooking Time 25m

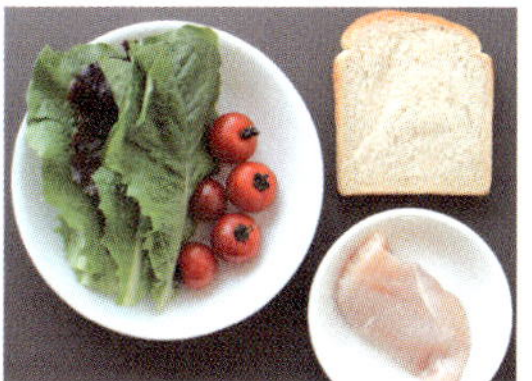
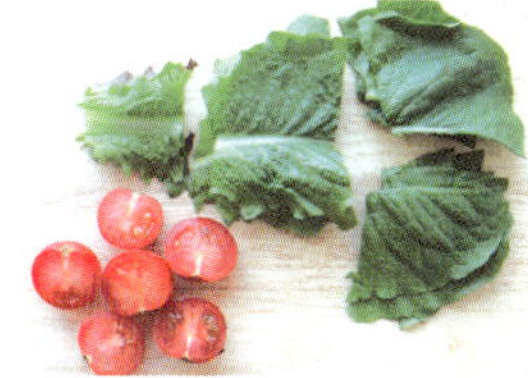

1 닭가슴살은 저며서 밑간 양념을 한 후 5분간 재운다. 로메인은 4cm 폭으로 썰고 방울토마토는 반으로 자른다.

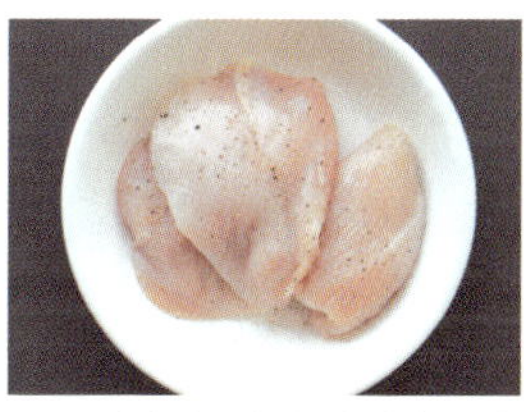
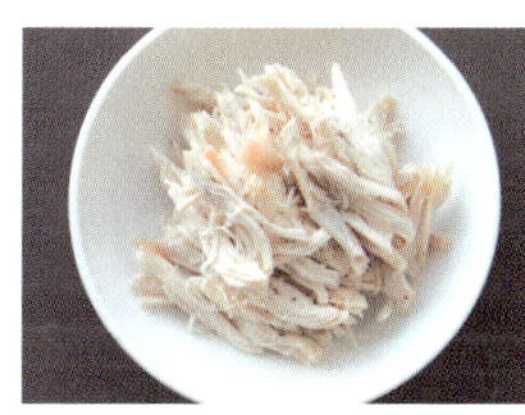

2 예열된 팬에 다시마물과 닭가슴살을 넣고 앞뒤로 노릇하게 익힌 후 냉장고에 넣고 식힌다. 식은 닭가슴살을 먹기 좋게 결대로 찢는다.

3 호밀 식빵은 예열된 팬에 바삭하게 구워 사방 2cm 크기로 썬다.

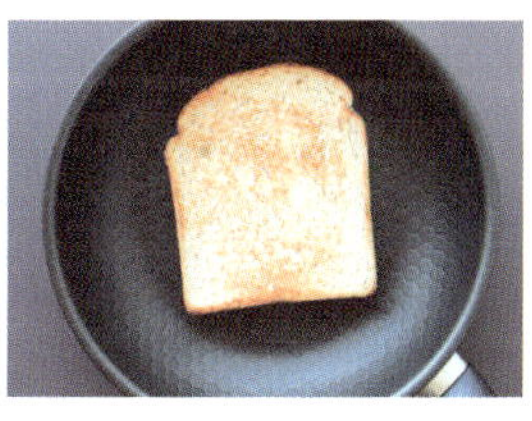

finish 접시에 재료를 골고루 예쁘게 담아 치즈가루를 솔솔 뿌리고 드레싱을 곁들인다.

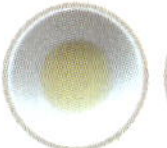
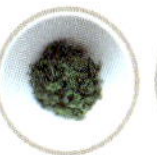
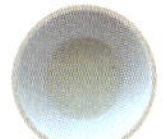

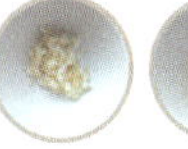
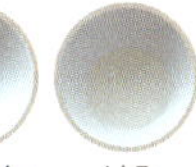
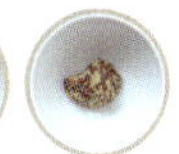

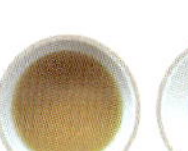
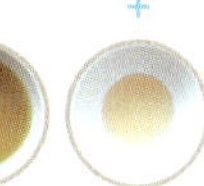
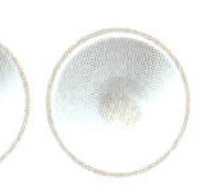
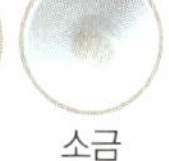

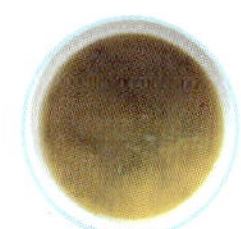

만든 분량 200g / 222kcal
1회분 30g / 33.3kcal

• 닭가슴살은 퍽퍽하지 않게 익히는 것이 중요해요. 그래야 맛나게 먹을 수 있답니다. 일단 고기가 위로 봉긋해지면 불을 끄고 뒤적입니다. 남은 열기만으로도 속까지 익힐 수 있기 때문이에요.

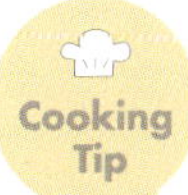

- 아침 : 토마토 + 당근 + 파프리카 순환 주스 1~3잔
- 점심 : 케일 쌈밥 + 닭가슴살 쌈장, 양배추 김치, 고구마 연근조림
- 저녁 : 부추 파스타, 마늘종 간장 피클
- 간식 : 플레인 요거트 1개 + 사과 1/3개(또는 말린 크랜베리 7개)
- 음료 : 우엉차 2~3잔

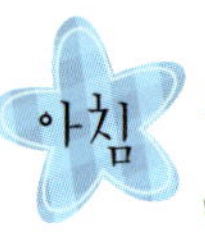

아침 토마토 + 당근 + 파프리카 주스 69kcal

토마토 300g, 파프리카 50g, 당근 50g, 물 50cc

- 아침에 먹기 무척 간편한 주스입니다.
- 달달하고 아주 맛있어요.
- 믹서에 모든 재료를 넣고 곱게 갈면 됩니다.
- 기호에 맞게 생수로 주스의 농도를 조절하세요.

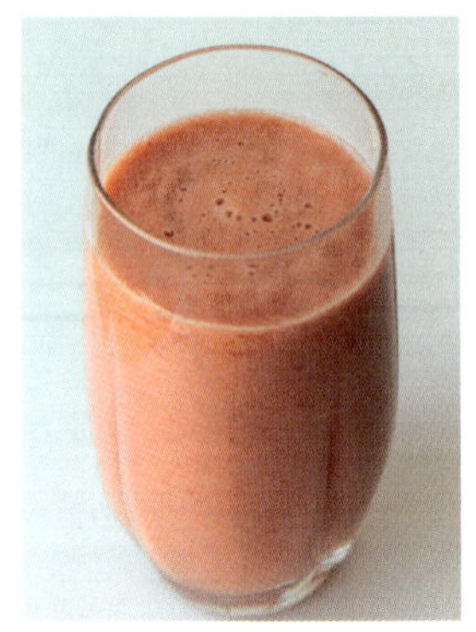

케일 쌈밥 + 닭가슴살 쌈장

케일 10장(50g), 현미팥밥 150g, 닭가슴살 쌈장 112g

Cooking Time 25m

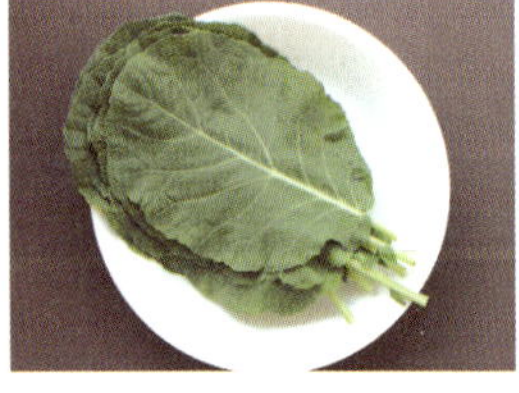
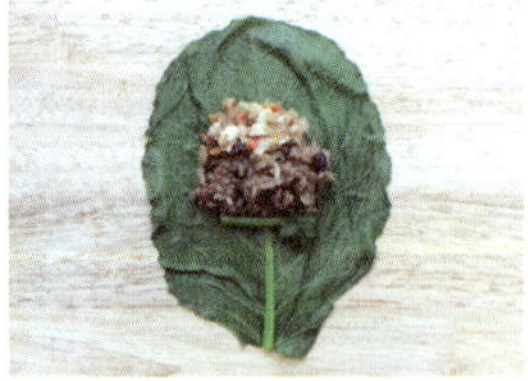

1 케일은 씻어 내열용기에 담은 후 전자레인지에서 30초 정도 익힌다. 그런 다음 냉장고에 그대로 넣고 식힌다. 익힌 케일은 겉면이 아래로 가도록 펼친 후 현미밥을 얹고 닭가슴살 쌈장을 조금 올린다.

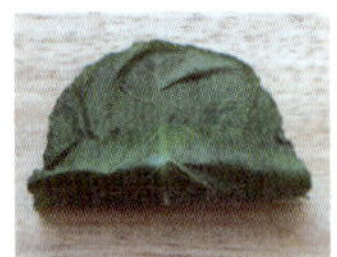
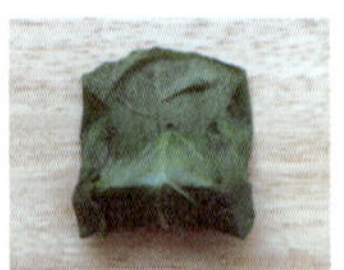
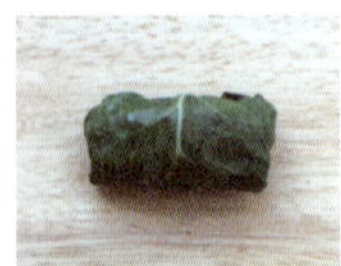

2 케일 잎의 2/3 정도만 말고 가장자리를 안으로 접은 다음 끝까지 돌돌 만다.

- 케일의 줄기는 자른 후 밥 위에 얹어 같이 말아요.
- 쌈밥은 먹기 좋게 한입 크기로 작게 만드세요.

Cooking Tip

★ 다시마 물을 넣고 닭가슴살을 익히다가 나머지 재료를 모두 넣고 자작하게 끓여요!

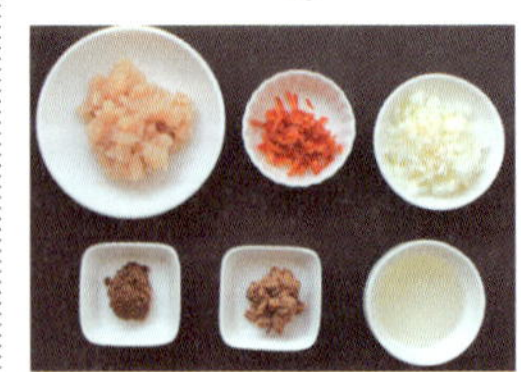

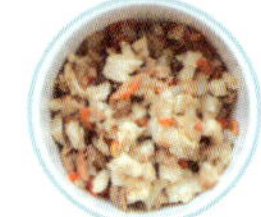

굵게 다진 닭가슴살 60g
된장 1작은술
청국장 1/2큰술
다진 양파 30g
청양고추 1개
다시마물 3큰술

1회분 112g / 94.8kcal

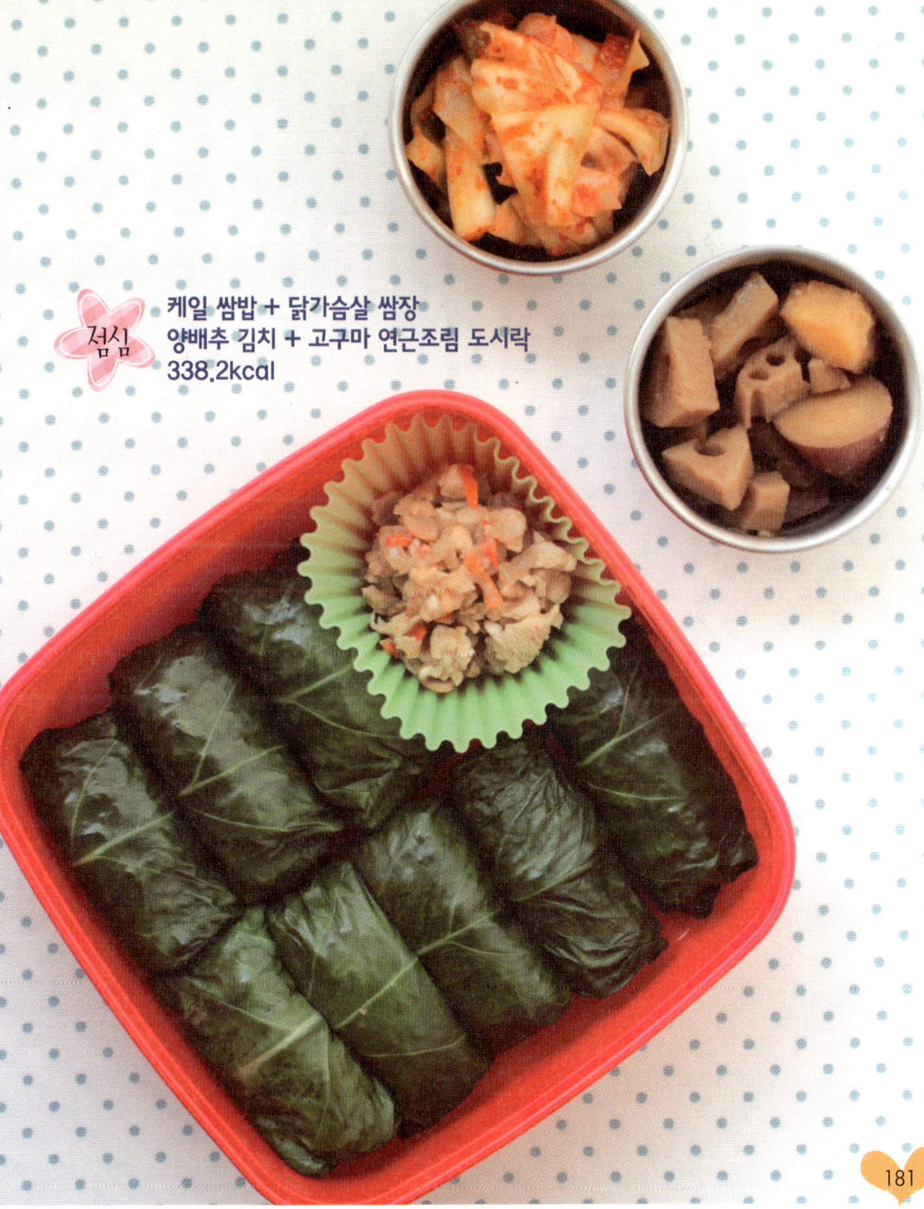

점심

케일 쌈밥 + 닭가슴살 쌈장
양배추 김치 + 고구마 연근조림 도시락
338.2kcal

면 음식을 만들 때는 백밀가루 대신 메밀, 통밀, 호밀, 듀럼밀로 만든 면을 선택하는 것이 다이어트에 도움이 됩니다. 특히 밀가루의 글루텐 성분은 음식 과민증을 초래하고 당부하지수가 높아 살이 찌기 쉽습니다. 그래서 5일째 저녁에는 단백질이 풍부한 듀럼밀 파스타 면에 칼륨이 풍부한 부추를 넣고 부추 파스타를 만들어요. 의외로 만들기 쉽고 맛도 깔끔하면서 고소하답니다. 맛있게 칼칼한 매운맛~~~ 기대해도 좋아요.

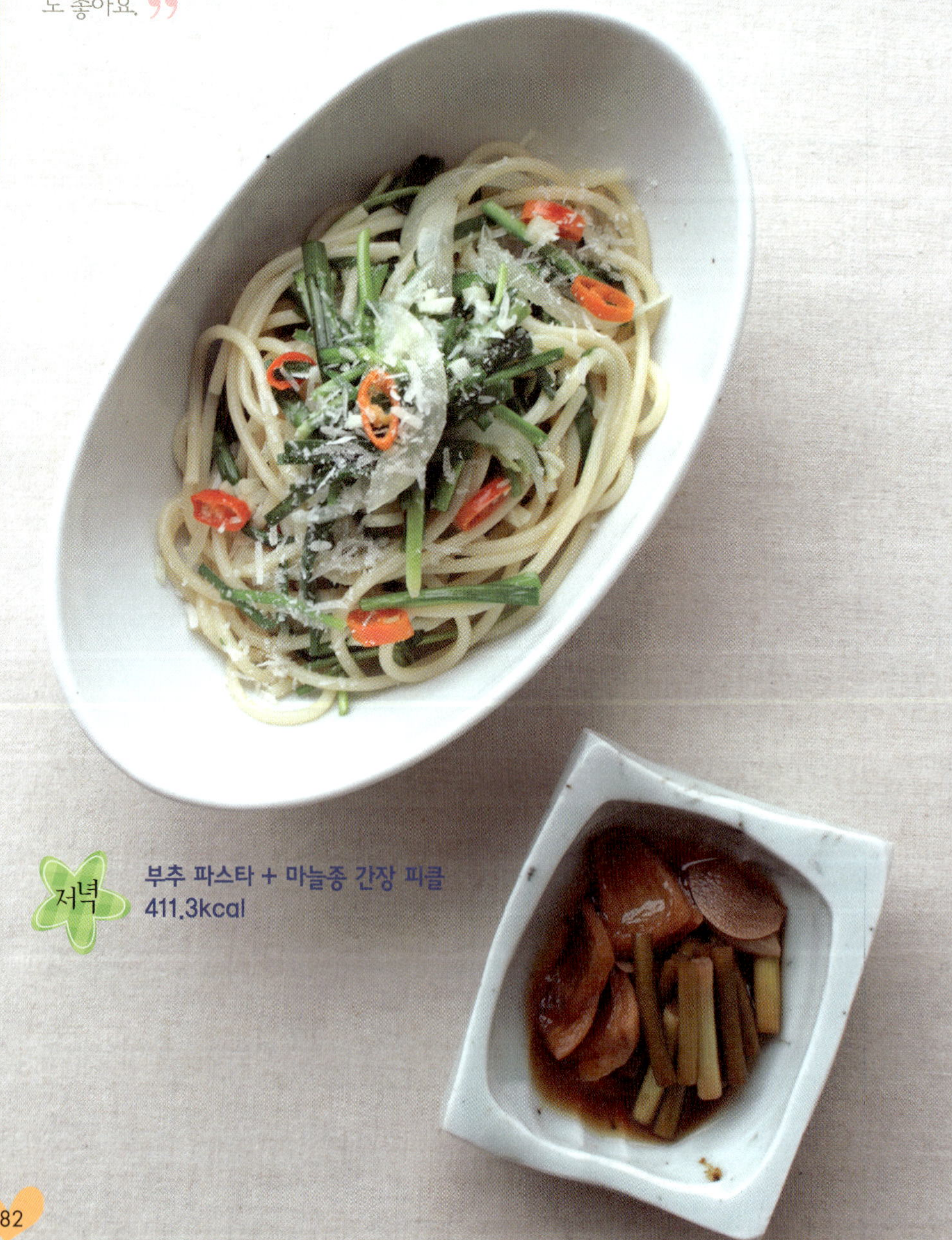

저녁 부추 파스타 + 마늘종 간장 피클
411.3kcal

부추 파스타

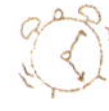

부추 50g, 듀럼밀 파스타 면 70g, 양파 1/4개(50g), 청양고추 2개, 마늘 2쪽
치즈가루 1큰술, 소금 1/4작은술, 후추 1/8작은술, 올리브오일 2작은술, 다시마물 또는 물 1큰술

Cooking Time 20m

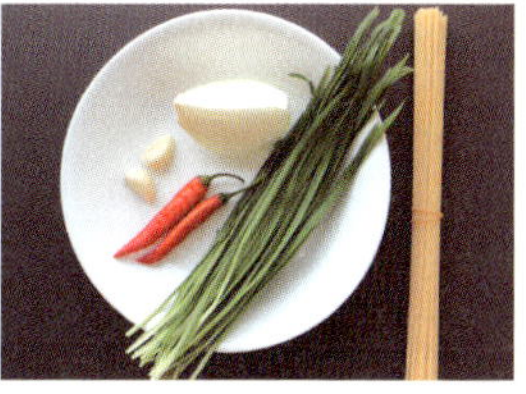

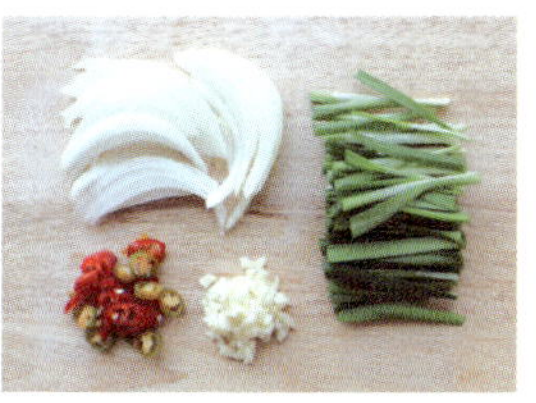

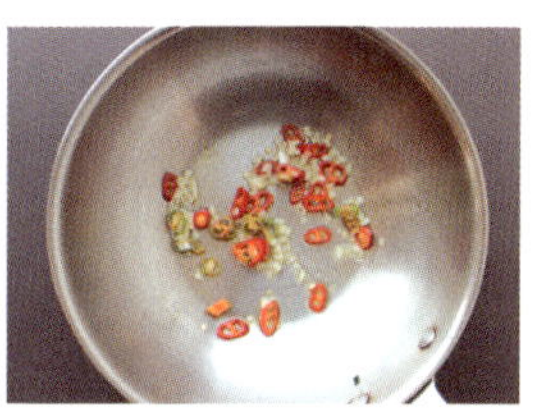

1 부추는 5cm 길이로 썰고 양파는 얇게 채를 썬다. 마늘과 고추는 다진다. 물에 소금을 넣고 팔팔 끓인다.

♥ 파스타 면 삶기! 파스타를 만들 때는 팬 1개와 냄비 1개가 필요해요. 채소를 손질하는 동안 냄비에 물을 넣고 끓입니다. 물이 팔팔 끓으면 소금 약간과 파스타 면을 넣고 삶아요. 젓가락으로 면을 들었을 때 축 처지면 잘 익은 상태입니다.

2 팬을 예열한 다음 약한 불로 줄이고 올리브오일 1작은술과 다시마물 1큰술을 넣는다. 그런 다음 다진 마늘과 고추를 넣고 볶는다.

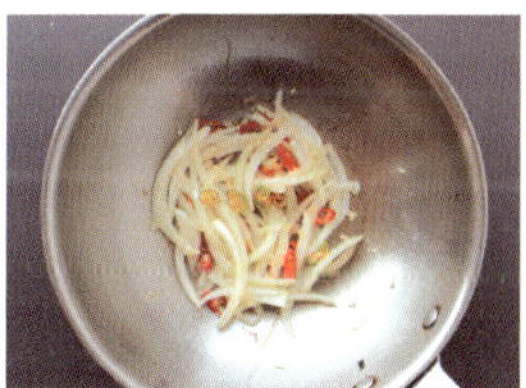

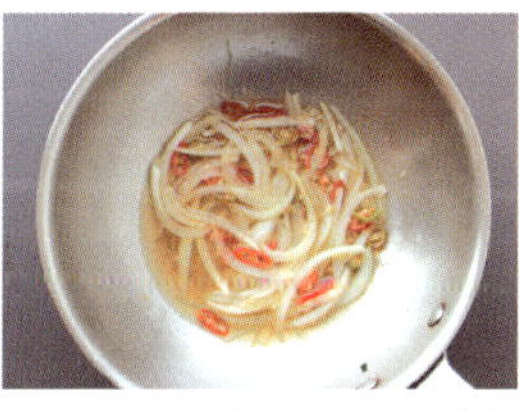

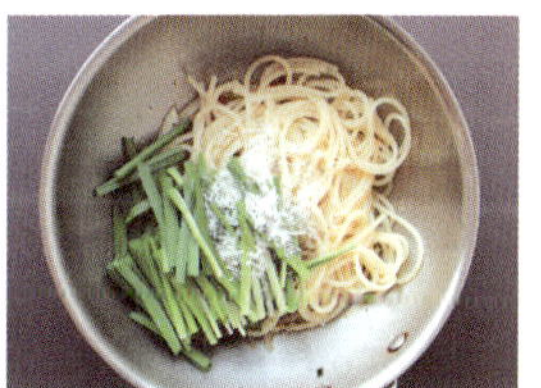

3 고추와 마늘 향이 나면 양파를 넣고 볶는다. 그런 다음 면을 삶고 있는 냄비에서 물 1국자를 떠 파스타 밑국물로 사용한다.

♥ 파스타 면을 삶은 물은 버리지 마세요. 파스타 면은 볶으면서 수분을 흡수하기 때문에 약간의 밑국물이 필요해요. 그래야만 촉촉하면서도 맛있는 파스타가 됩니다. 면 삶은 물 대신 치킨 스톡 1/3개를 물 1/4컵(50mℓ)에 녹여 사용해도 됩니다.

4 삶은 면을 선셔 양파 볶은 팬에 넣고 섞는다. 그런 다음 치즈가루 1/2큰술, 후추, 부추를 넣고 섞은 후 불을 끄고 마지막에 올리브오일 1작은술을 넣고 섞는다.

finish 그릇에 파스타를 담고 치즈가루 1/2큰술을 뿌린다.

- 부추는 마지막에 넣어야 합니다. 부추를 너무 오래 익히면 수분이 빠져나가 오히려 질겨집니다. 씹는 식감을 좋게 하려면 살짝 볶는 것이 좋아요.
- 올리브오일로 음식을 만들 때는 항상 약한 불에서 조리해야 합니다.

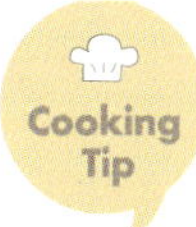

❝ 느타리버섯은 버섯 중에서도 식이섬유소와 수분이 많은 편입니다. 음식을 만들 때 자체 수분을 이용하면 훨씬 더 건강하게 먹을 수 있어요. 느타리버섯은 칼로리가 매우 낮고 포만감을 주기 때문에 다이어트 식으로는 그만입니다. 무엇보다 지방의 흡수를 방해하고 혈액 속 콜레스테롤 수치를 떨어뜨려 몸의 순환 기능에 더욱 좋습니다. 쫄깃한 식감은 마치 고기의 씹는 질감과 비슷해 다이어트 중일 때 참 유용하답니다. 이 좋은 느타리버섯을 저염식으로 섭취할 수 있는 최고의 레시피는 샐러드입니다. 올레산이 풍부한 블랙 올리브와 신선한 로메인을 넣으세요. 양껏 먹어도 되는 훌륭한 배합의 샐러드가 됩니다~~~! **❞**

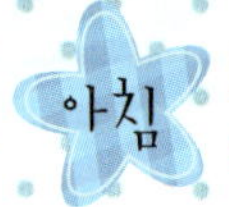

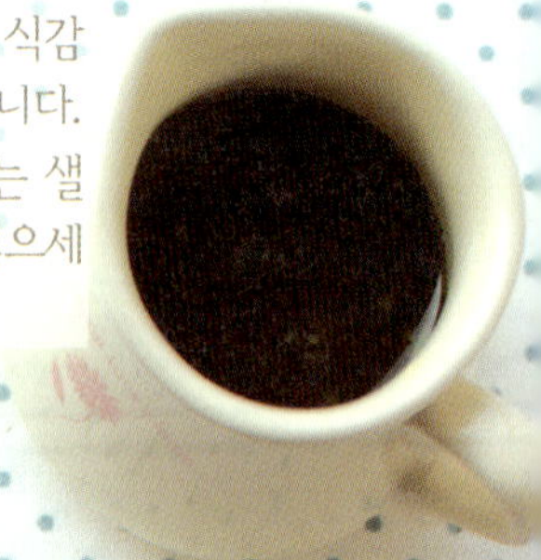

느타리버섯 올리브 샐러드 + 이탈리안 드레싱
213.8kcal

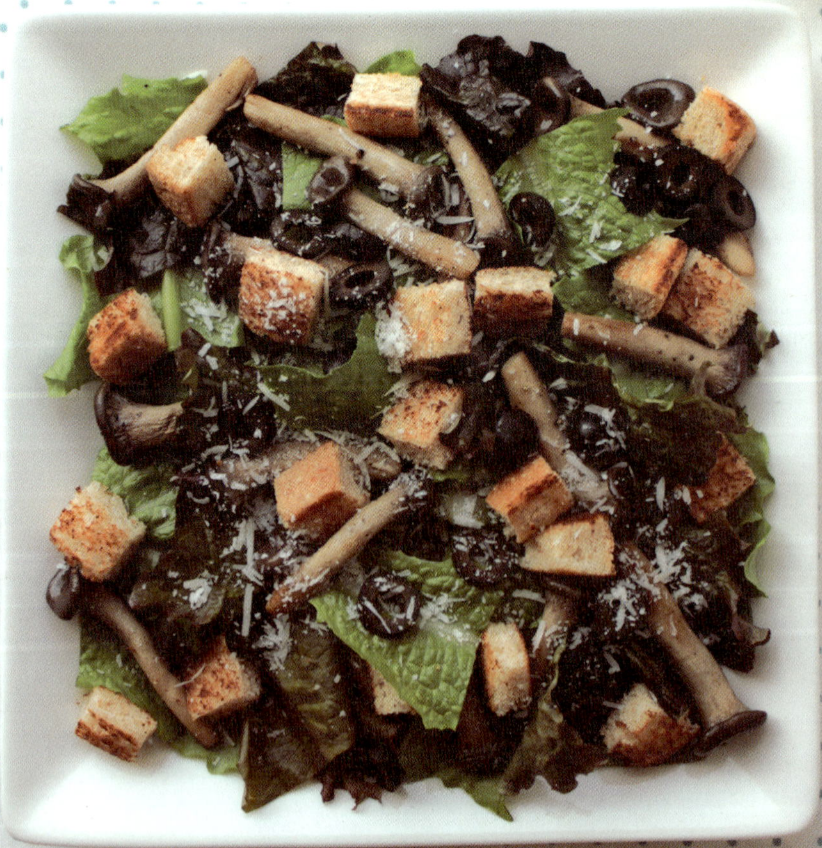

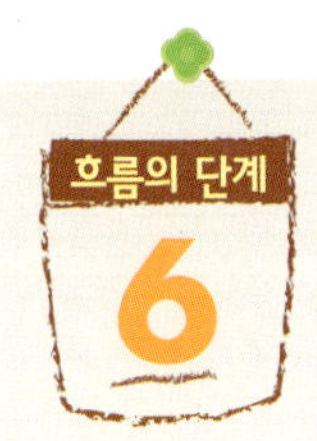

- 아침 : 느타리버섯 올리브 샐러드 + 이탈리안 드레싱
- 점심 : 부추 비빔밥 + 비빔 고추장, 마늘종 간장 피클
- 저녁 : 매운 고추김밥, 고구마 연근조림
- 간식 : 플레인 요거트 1개 + 사과 1/3개(또는 말린 크랜베리 7개)
- 음료 : 우엉차 2~3잔

느타리버섯 올리브 샐러드 + 이탈리안 드레싱

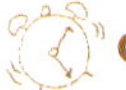 느타리버섯 100g, 블랙 올리브 5알(16g), 호밀 식빵 1장, 로메인 12장(40g), 치즈가루 1큰술
이탈리안 드레싱 30g, 소금 1/4작은술, 후추 1/8큰술

Cooking Time 25m

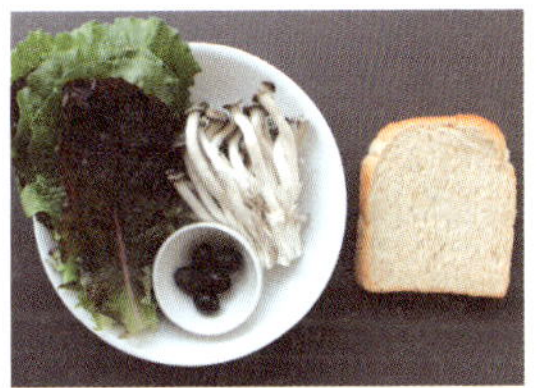 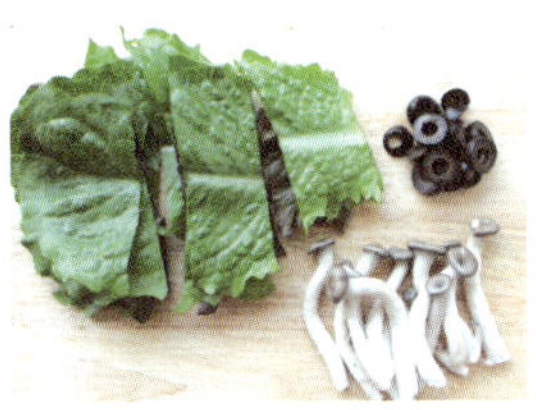

1 블랙 올리브는 얇게 편썰기를 하고 로메인은 4㎝ 폭으로 썬다. 느타리버섯은 밑동을 잘라 한 가닥씩 뗀다.

2 예열된 팬에 기름 없이 호밀 식빵을 바삭하게 구워 사방 2㎝ 크기로 자른다.

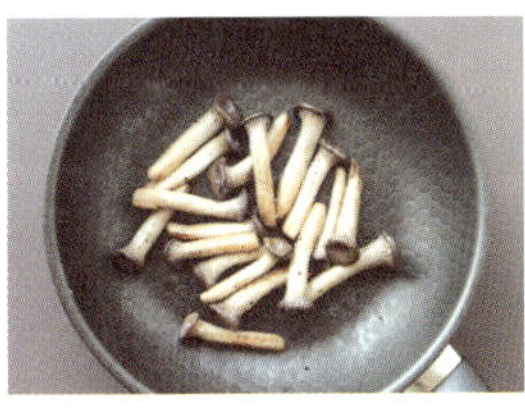

3 느타리버섯은 기름을 두르지 않고 소금과 후추를 뿌린 후 살짝 볶는다.

finish 접시에 준비한 재료를 예쁘게 담고 치즈가루를 솔솔 뿌린다. 그런 다음 이탈리안 드레싱을 곁들인다.

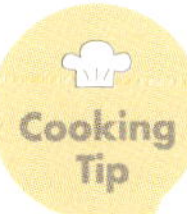

- 느타리버섯에 소금을 넣고 볶으면 조금만 지나도 자체에서 수분이 나와 기름을 넣지 않고도 볶을 수 있어요. 단, 느타리버섯은 볶으면 부피가 많이 줄어들기 때문에 넉넉한 양으로 만드세요.

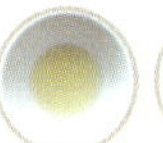 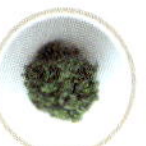 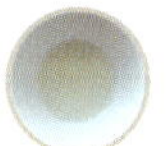

레몬즙 / 다진 생 파슬리 / 양파즙
1큰술 / 1/2큰술 / 1큰술
+

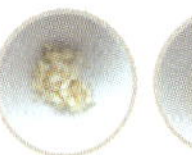 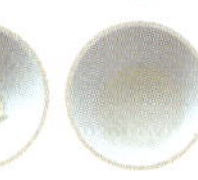 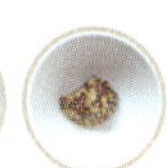

다진 마늘 / 식초 / 씨겨자
1/2큰술 / 3큰술 / 1작은술
+

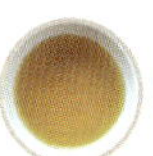 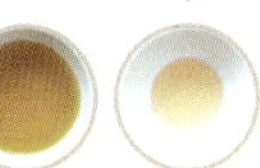 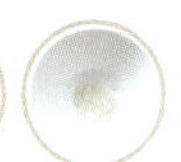

올리브오일 / 올리고당 / 소금
1/2컵 / 1/2큰술 / 1작은술
=

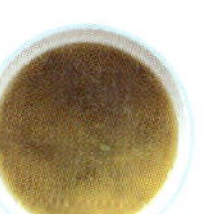

만든 분량 200g / 222kcal
1회분 30g / 33.3kcal

부추 비빔밥 + 마늘종 간장 피클 도시락
371.7kcal

점심

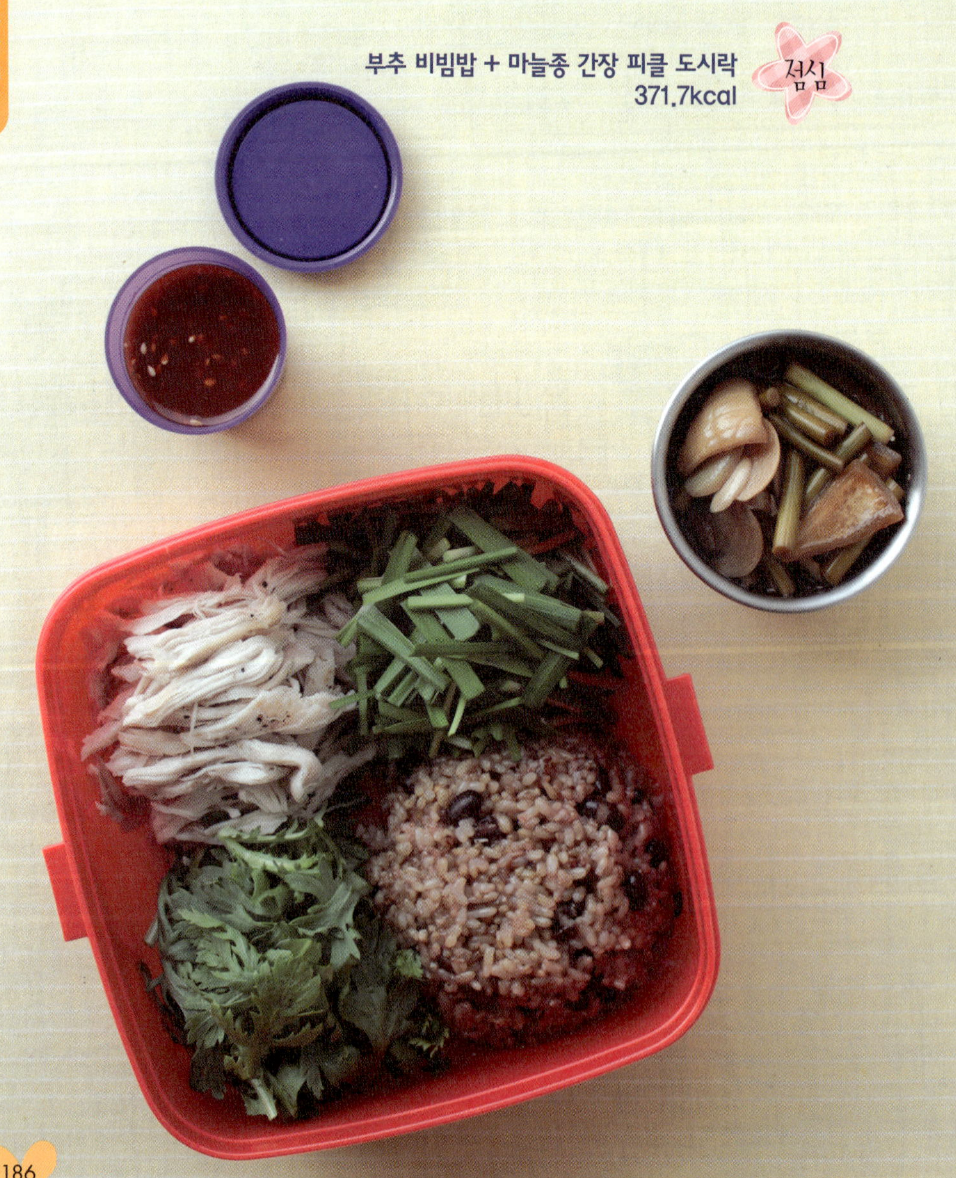

부추 비빔밥 + 비빔 고추장

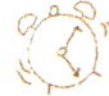

부추 30g, 쑥갓 20g, 닭가슴살 1쪽(100g)
현미팥밥 150g, 비빔 고추장 30g
• 닭가슴살 밑간 양념 : 소금 1/8작은술, 후추 1/8작은술

Cooking Time 15m

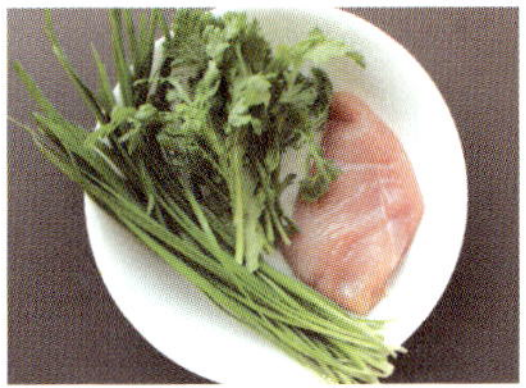

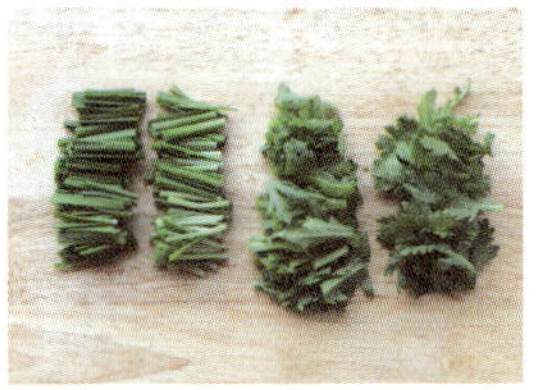

1 부추는 2.5㎝ 길이로 썰고 쑥갓은 2.5㎝ 길이로 썬다. 닭가슴살은 얇게 저며 밑간 양념으로 5분간 재운다.

2 닭가슴살을 내열용기에 넣어 전자레인지에 3분간 찐 다음 냉장고에 그대로 넣어 식힌다. 닭가슴살은 손으로 먹기 좋게 찢는다.

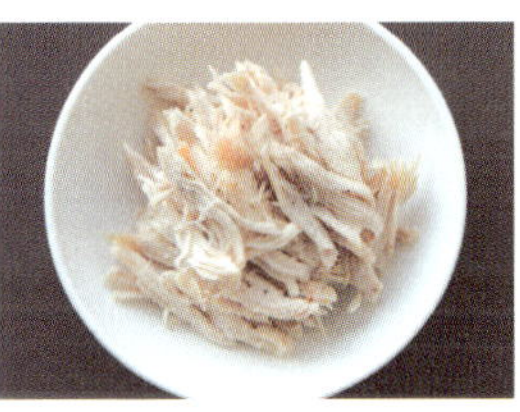

finish 그릇에 현미팥밥을 담고 준비한 재료들을 예쁘게 담는다. 만든 비빔 고추장을 곁들인다.

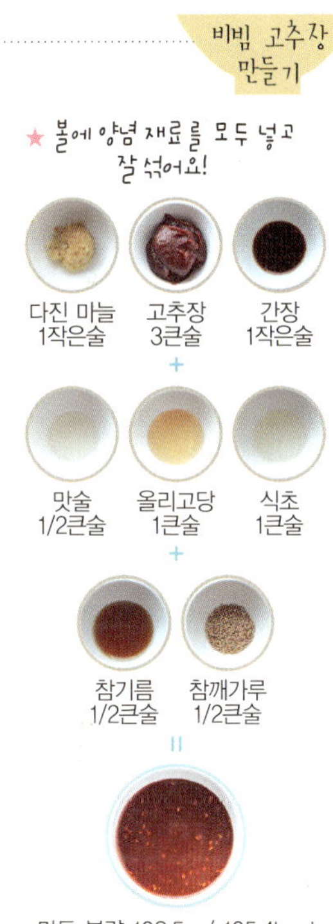

만든 분량 108.5g / 105.4kcal
1회분 30g / 29.1kcal

• 전자레인지에서 닭가슴살을 익힐 때는 중간에 한 번 뒤집어야 골고루 잘 익어요.

• 1단계에서 사용한 비빔 고추장을 사용하면 됩니다.

• 부추 비빔밥은 비빔 간장과도 잘 어울려요. 입맛에 맞는 비빔장을 선택해서 먹어요.

Cooking Tip

66 7일간 먹을 재료를 계획대로 구입해도 나중에는 조금씩 남을 수 있어요. 이럴 때 냉장고에 남은 재료로 만들 수 있는 레시피가 바로 채소 김밥이랍니다. 비법 소스만 있으면 이렇게 먹다 남은 식재료가 맛있는 별식으로 재탄생합니다. 닭가슴살과 참치살을 매콤한 소스로 버무려 채소와 함께 김밥을 돌돌 말면 아주 맛있는 매운 고추김밥이 되는 것처럼요~~~. 99

저녁 **매운 고추김밥 + 고구마 연근조림**
448.7kcal

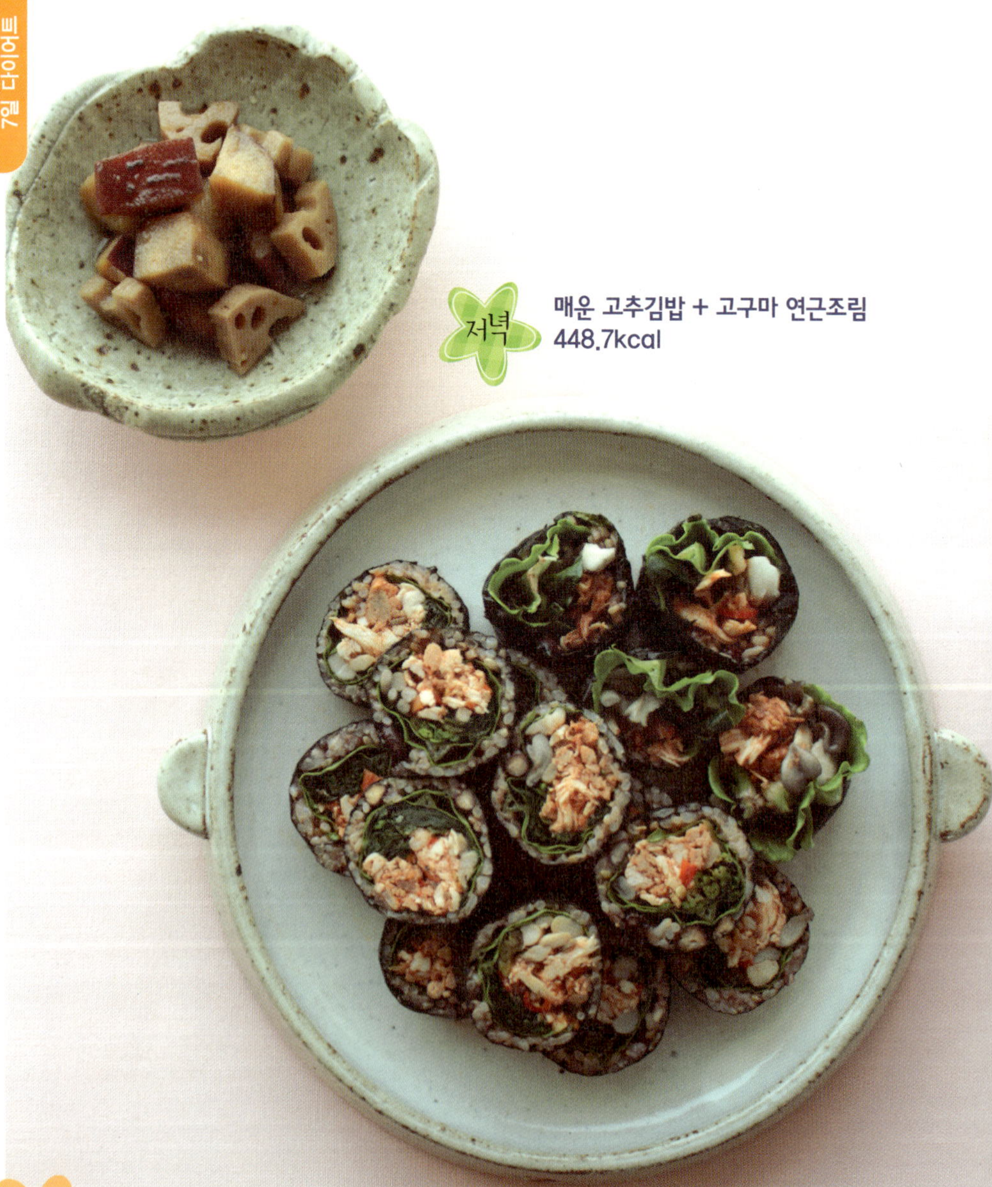

매운 고추김밥

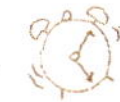

닭가슴살 60g, 참치살 35g, 느타리버섯 50g, 로메인 4장(12g), 시금치 50g, 청양고추 2개
현미팥밥 150g, 김밥용 김 2장 • 시금치 느타리버섯 양념 : 소금 1/8작은술, 참기름 1작은술

Cooking Time 30m

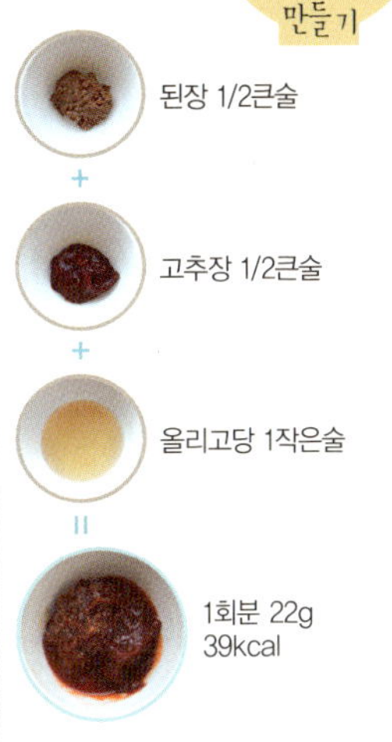

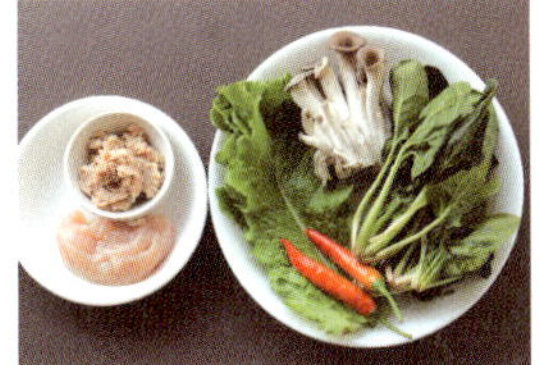
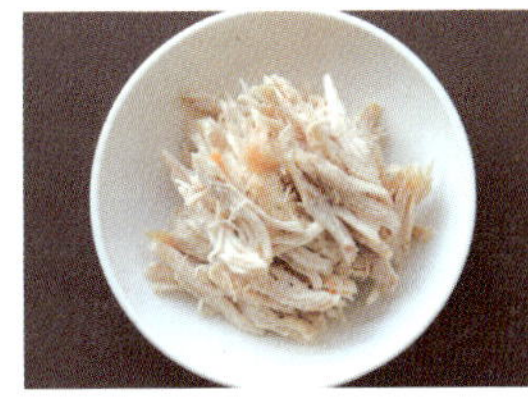

1 닭가슴살은 얇게 저며 내열용기에 담고 전자레인지에서 3분간 익힌다. 그런 다음 냉장고에 그대로 넣고 식힌 후 먹기 좋게 결대로 쪽쪽 찢는다.

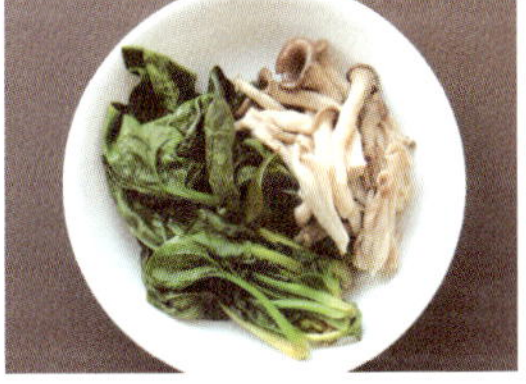
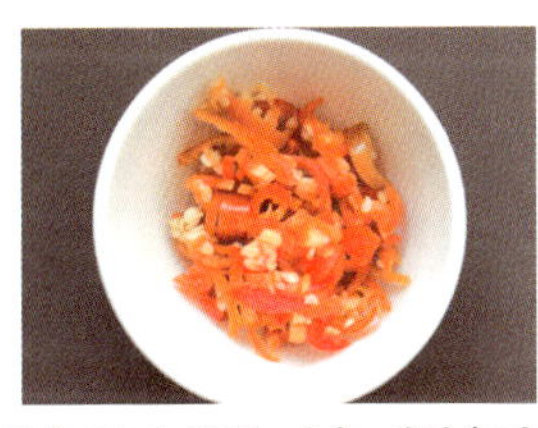

2 느타리버섯과 시금치는 밑동을 잘라 씻은 다음 내열용기에 담아 전자레인지에서 30초간 익힌 후 식힌다. 물기를 짜내고 채소 양념으로 비무린다. 청양고추는 잘게 다진다.

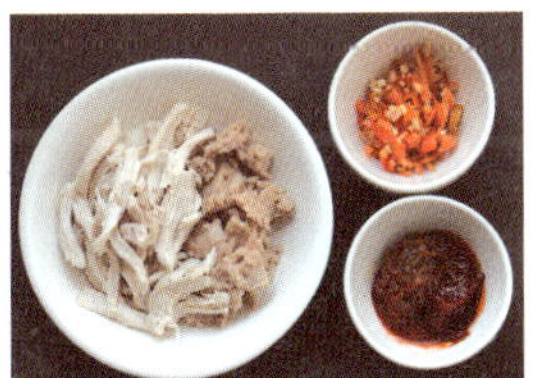
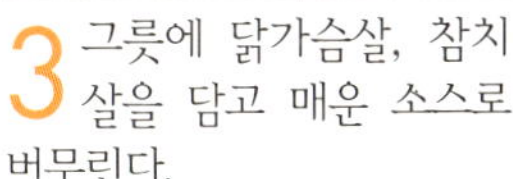
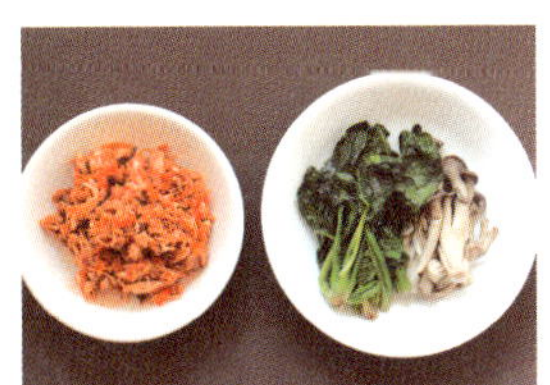
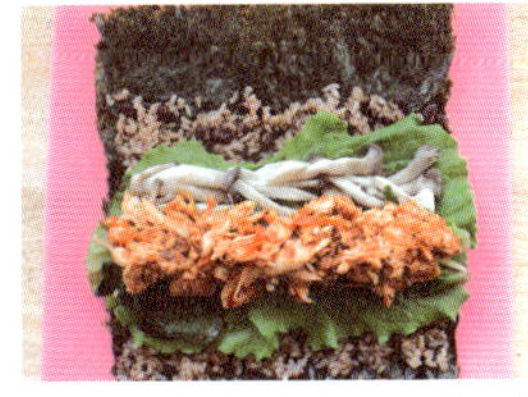

3 그릇에 닭가슴살, 참치살을 담고 매운 소스로 버무린다.

4 김발 위에 김을 올리고, 밥을 아주 얇게 펴서 놓는다. 밥 위에 로메인을 올린 다음 양념한 시금치 버섯나물, 매운 소스로 버무린 닭가슴살, 참치살을 푸짐하게 얹어 돌돌 만다.

- 밥을 아주 얇게 펴 발라야 2개 분량의 김밥을 만들 수 있어요..
- 청양고추가 너무 매울 때는 씨를 제거한 후 다지면 덜 매워요. 또 매운맛이 싫을 때는 청양고추 대신 풋고추를 활용해도 좋아요.

흐름의 단계 마지막 아침을 위해 건강한 단맛의 레시피를 소개할게요. 식이섬유소가 풍부하고 몸속 좋은 콜레스테롤을 증가시키며 나쁜 콜레스테롤은 저하시키는 사과 요리랍니다. 여기에 좋은 지방과 단백질을 섭취할 수 있도록 달걀 프라이와 잘 어우러지게 응용했어요. 프라이는 조리법의 단점을 고려해 저온에서 익히는 방법을 선택했고, 또 흐름의 단계에서 먹어야 할 계핏가루도 첨가해 맑은 하루를 시작할 수 있어요~.

아침

사과 달걀 프라이
107.5kcal

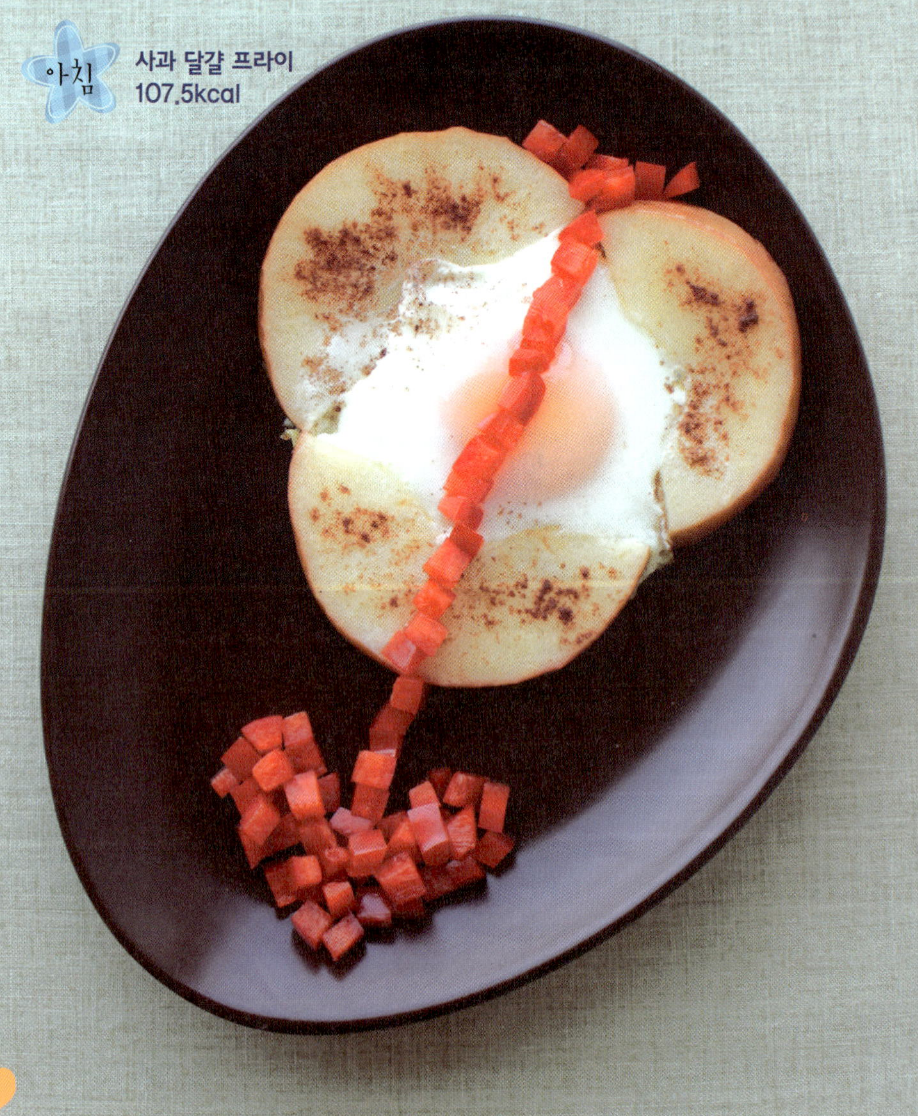

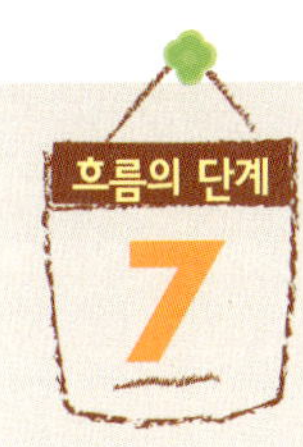

- 아침 : 사과 달걀 프라이
- 점심 : 파프리카 파스타 샐러드
- 저녁 : 토마토 달걀볶음밥, 고구마 연근조림, 양배추 김치
- 간식 : 플레인 요거트 1개 + 사과 1/3개(또는 말린 크랜베리 7개)
- 음료 : 우엉차 2~3잔

사과 달걀 프라이

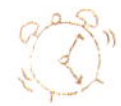

사과 1/2개(100g)
달걀 1개
파프리카(30g)
계핏가루 1/2작은술
소금 1/4작은술
후추 1/8작은술
물 1/2큰술

Cooking Time 15m

Cooking Tip

- 사과가 타지 않게 물을 넣고 익힙니다. 사과는 익으면 단맛이 강해져 설탕을 넣지 않아도 단맛을 즐길 수 있어요.

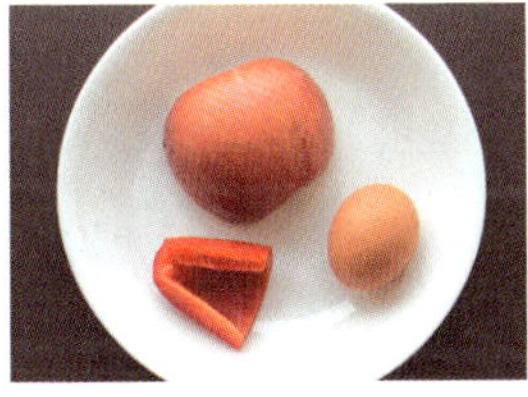 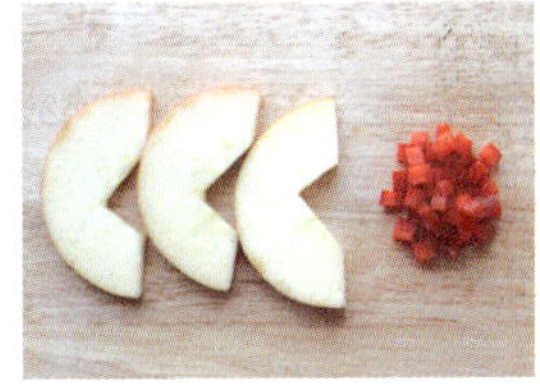

1 사과는 씨와 꼭지 부분을 제거한 다음 1cm 두께로 썰어 3조각이 되도록 만든다. 파프리카도 씨와 꼭지 부분을 제거한 다음 사방 0.5cm 길이로 깍둑썰기를 한다.

2 예열된 팬에 물 1/2큰술을 넣은 다음 사과의 껍질이 밖으로 놓이도록 원형이 되게 올린다. 그 위에 계핏가루를 솔솔 뿌려 약한 불에서 뚜껑을 덮고 1분간 익힌다.

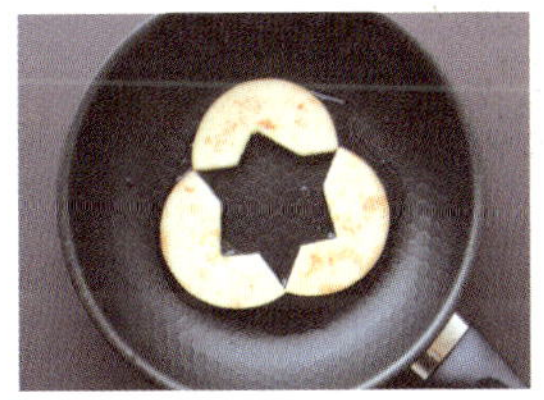

3 사과를 놓은 중앙에 달걀을 깨뜨려 조심스럽게 올린다. 그런 다음 소금과 후추를 솔솔 뿌리고, 약한 불에서 뚜껑을 덮고 3분간 익힌다. 그런 다음 불을 끄고 3분간 그대로 둔다.

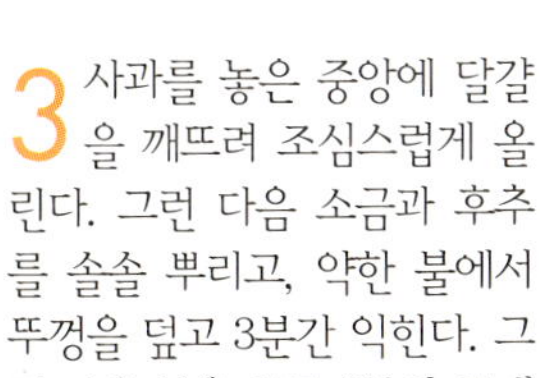 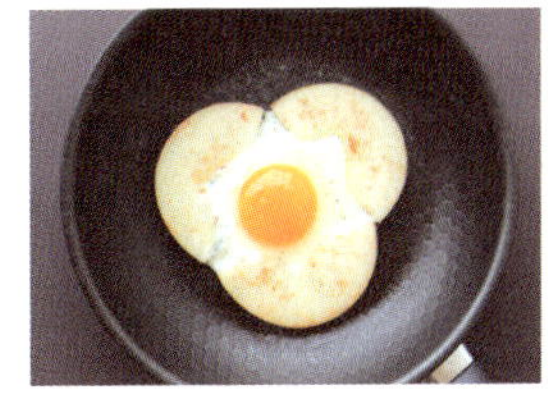

finish 접시에 사과와 달걀 프라이를 예쁘게 담고, 파프리카로 예쁘게 장식한다.

66 다이어트식답게 듀럼밀로 만든 파스타로 채소를 맛있게 먹을 수 있는 샐러드입니다. 샐러드에 넣은 양파, 마늘, 방울토마토, 아스파라거스, 파프리카 모두 흐름의 단계에서 먹으면 좋은 식재료입니다. 여기에 필수지방을 섭취할 수 있도록 호두와 올리브오일을 곁들였어요. 이런 멋진 재료에 은은한 허브를 넣어 향긋하면서도 담백하고 부드러운 샐러드가 되었어요. 흐름의 단계에서 가장 중요한 것은 소금의 섭취를 줄이는 것입니다. 그러므로 소금의 양은 늘 주의해서 넣으세요~~~ 99

점심

파프리카 파스타 샐러드
490.4kcal

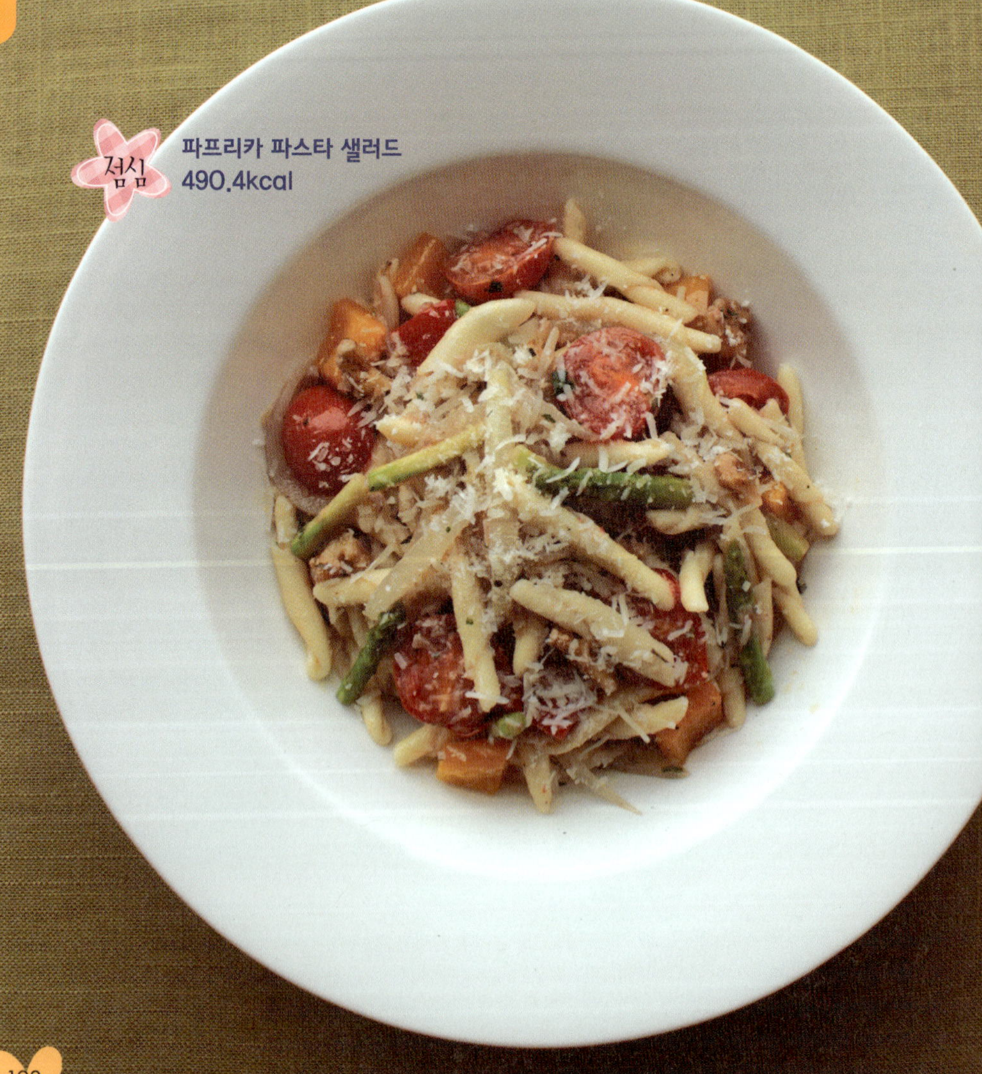

파프리카 파스타 샐러드

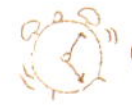

듀럼밀 쇼트 파스타 면 70g
아스파라거스 4개(25g)
호두 4알(10g)
마늘 2쪽(7g)
파프리카 70g
방울토마토 6개(110g)
양파 1/4개(50g)
다진 파슬리 1작은술
로즈마리 1작은술
올리브오일 2작은술
다시마물 또는 물 1큰술
치즈가루 1큰술
소금 1/4작은술
후추 1/8작은술

Cooking Time 25m

Cooking Tip

- 샐러드이기 때문에 채소를 너무 많이 익힐 필요는 없어요. 약간 사각거릴 정도면 됩니다.

- 저유식 조리법이므로 시간이 조금 걸리더라도 약한 불에서 천천히 채소를 볶아야 해요.

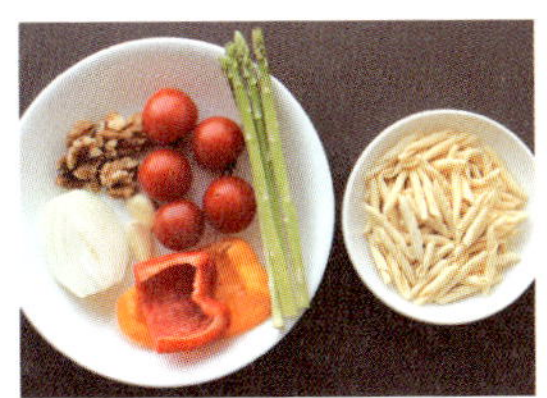
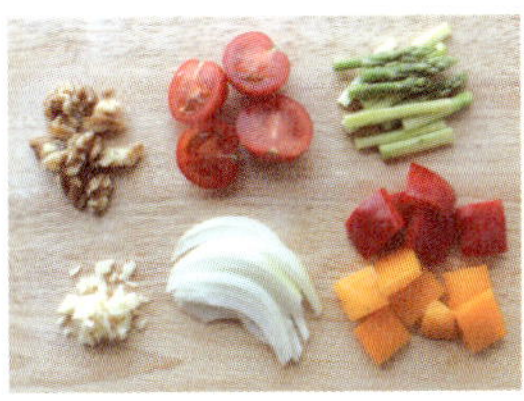

1 호두는 굵게, 마늘은 잘게 다진다. 파프리카는 사방 2㎝ 크기의 주사위 모양으로 썰고, 아스파라거스는 필러로 껍질을 벗긴 후 4㎝ 길이로 썬다. 방울토마토는 반을 자르고, 양파는 채를 썬다.

2 재료를 손질하는 동안 파스타 면 삶을 물을 끓인다. 물이 팔팔 끓으면 소금과 면을 넣고 삶는다. 삶은 파스타 면은 물로 헹구지 말고 체에 담아 물기를 뺀다.

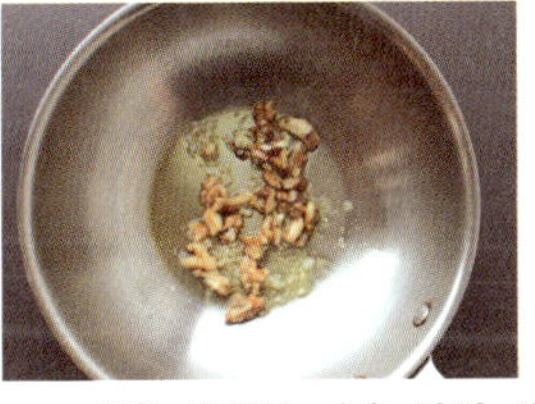
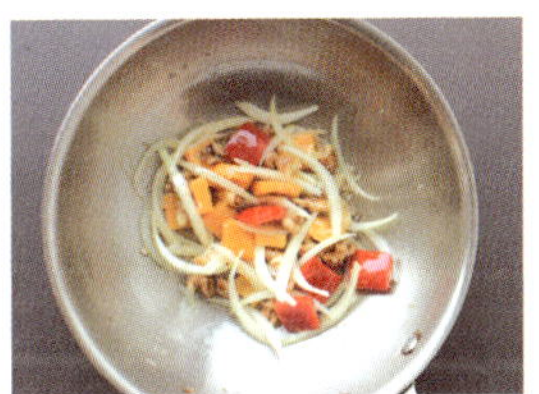

3 팬을 예열한 다음 약한 불로 줄이고 올리브오일 1작은술과 다시마물을 두른다. 그런 다음 다진 마늘과 호두를 넣고 볶다가 마늘이 노릇해지면 파프리카와 양파를 넣고 볶는다.

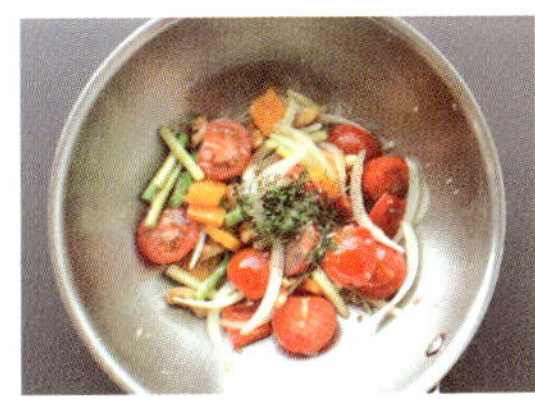
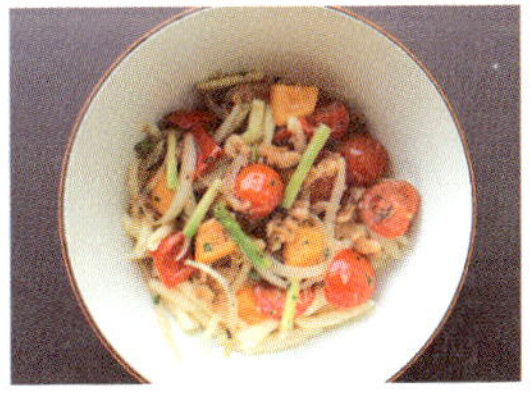

4 토마토와 아스파라거스를 넣고 살짝 볶다가 다진 파슬리, 로즈마리, 소금 1/8작은술, 후추를 넣고 뒤적이듯이 볶는다. 불을 끄고 볼에 파스타 면, 볶은 채소, 올리브오일 1작은술을 넣고 잘 섞는다.

finish 접시에 파스타 샐러드를 담고 치즈가루를 솔솔 뿌린다.

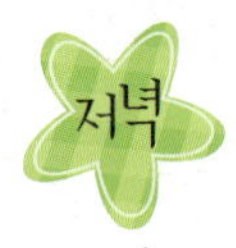

저녁 토마토 달걀볶음밥 + 고구마 연근조림 + 양배추 김치
449.9kcal

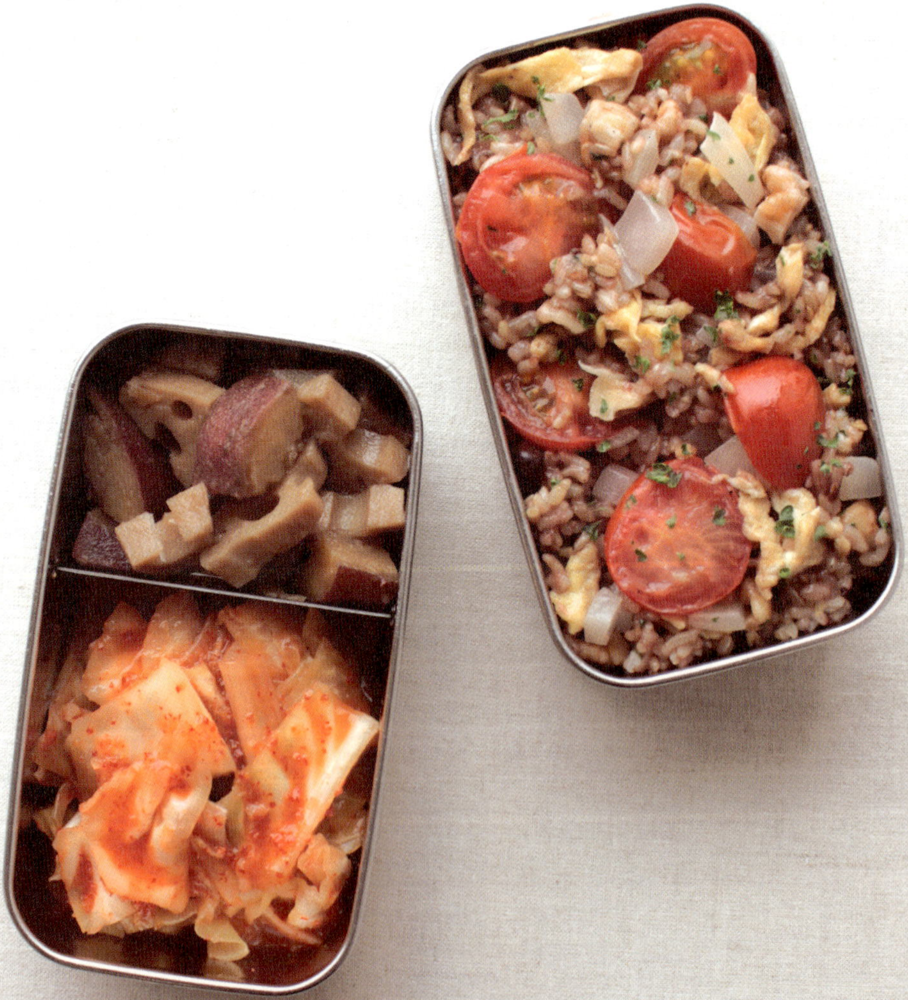

토마토 달걀볶음밥

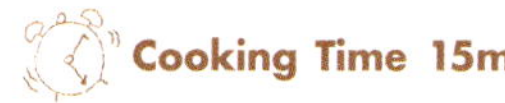

현미팥밥 150g
방울토마토 100g
달걀 1개
양파 1/4개
호두 4알(10g)
소금 1/4작은술
후추 1/8작은술
올리브오일 1/2큰술
물 또는 다시마물 1큰술
파슬리 1작은술

Cooking Time 15m

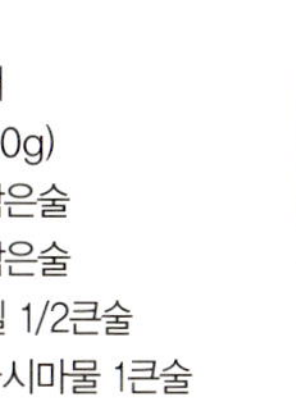
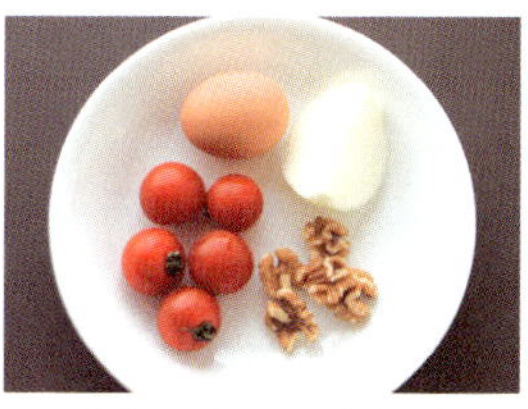
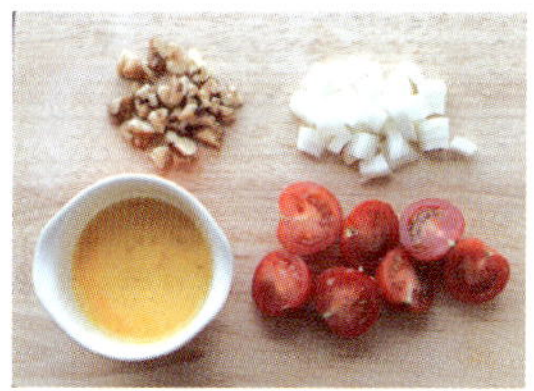

1 방울토마토는 반을 자르고 양파와 호두는 굵게 다진다. 달걀은 미리 풀어놓는다.

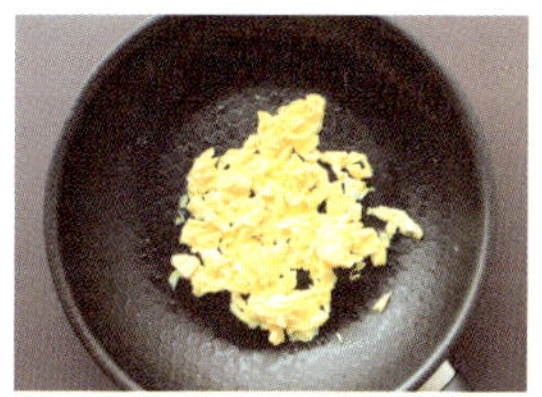

2 예열된 팬에 올리브오일을 두르고 푼 달걀을 부어 젓가락으로 원을 그리면서 스크램블을 만든다. 익으면 그릇에 담는다.

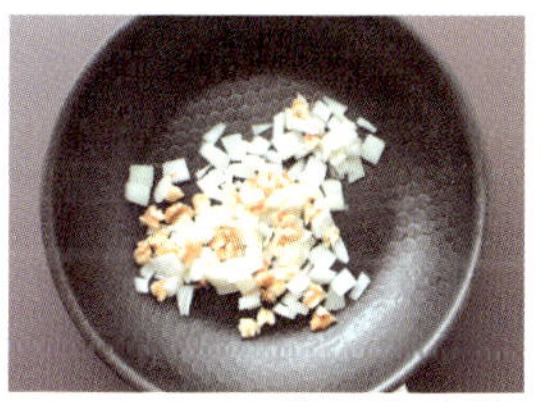
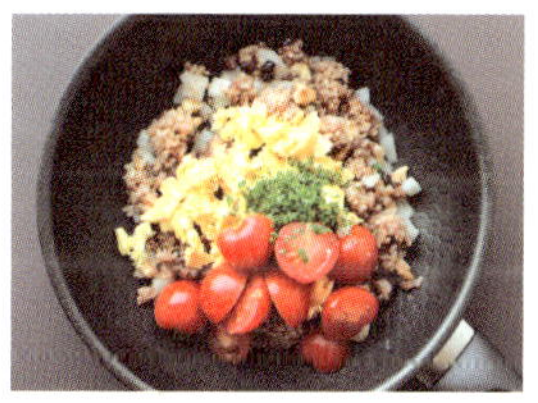

3 스크램블을 만든 팬에 양파와 호두를 넣고 볶다가 수분이 모자르면 다시마물 1큰술을 넣고 볶는다. 그런 다음 밥을 넣고 볶다가 소금과 후추로 간을 한다. 밥이 포슬해지면 토마토와 달걀 스크램블, 파슬리를 넣고 1분간 더 볶는다.

finish 그릇에 볶은 밥을 담고 고구마 연근조림과 양배추 김치를 곁들인다.

- 기름을 적게 넣고 재료를 볶으려면 코팅이 잘된 팬을 사용하는 것이 좋아요.
- 밥을 넣고 볶을 때는 밥알이 포슬하게 되도록 볶으면서 간을 맞춥니다.
- 토마토를 넣은 다음에는 살짝 볶아야 토마토가 무르지 않게 됩니다.

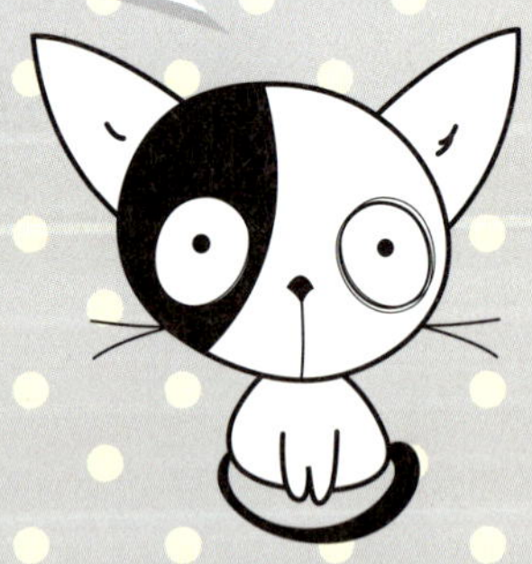
- 단계 끝~~~! -

살을 뺀다는 것은
몸속 어디에도 정체되지 않고
잘 순환할 수 있도록
일상의 습관을 만드는 것~!

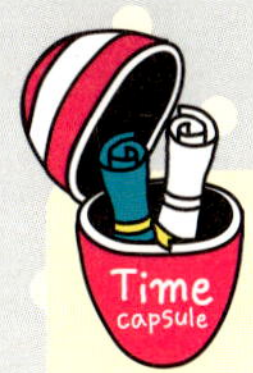

흐름의 단계를 점검하는 두 번째 타임 캡슐~~~!

❶ 하루 1.5~2ℓ의 물을 균일하게 조금씩 나눠 마시자. ☐

❷ 신선한 채소와 과일 섭취를 위해 아침 식사는 샐러드와 주스를 먹자. ☐

❸ 점심과 저녁 식사는 저염식으로 만들어 먹자. ☐

❹ 매일 마시는 음료로 우엉차 2~3잔 이상을 수시로 마시자. ☐

❺ 프로바이오틱스의 섭취를 위해 생균제 식품을 매일 먹자. ☐

❻ 장속 유익한 균들의 먹이가 되는 프리바이오틱스 섭취를 위해
   프락토 올리고당이나 이소말토 올리고당으로 음식의 단맛을 내자. ☐

❼ 간식으로는 장속의 유익한 균들이 좋아하는
   플레인 요거트 1개 + 사과 1/3개(또는 말린 크랜베리 7개)를 먹자. ☐

❽ 순환 기능이 탁월한 현미 + 현미찹쌀 + 팥밥을 꼭꼭 씹으면서 먹자. ☐

❾ 저염식 반찬 3가지를 일주일 분량으로 만들어 먹자. ☐

❿ 신선한 샐러드를 먹을 때는 몸의 흐름을 좋게 하는
   드레싱 3가지를 일주일 분량으로 만들어 먹자. ☐

⓫ 낮에는 자주 몸을 움직이고, 밤에는 충분한 잠을 자
   내 몸의 순환 기능을 끌어올려 신진대사를 촉진하자. ☐

⓬ 스트레스 호르몬 코티졸이 나오지 않도록 설탕과 설탕음료를 버리자. ☐

⓭ 폭식을 방지하기 위해 반드시 혈당 관리를 하고, 혈당 관리에
   나쁜 영향을 주는 백밀가루 음식들과 바나나를 많이 먹지 말자. ☐

⓮ 체지방을 술이는 월수금 운동과 화목도 운동을 실친히지. ☐

⓯ 몸의 흐름을 좋게 하는 반신욕을 하자. ☐

Step 3 ▸ 꼭 필요한 영양소로 새로운 에너지를 보충하라!

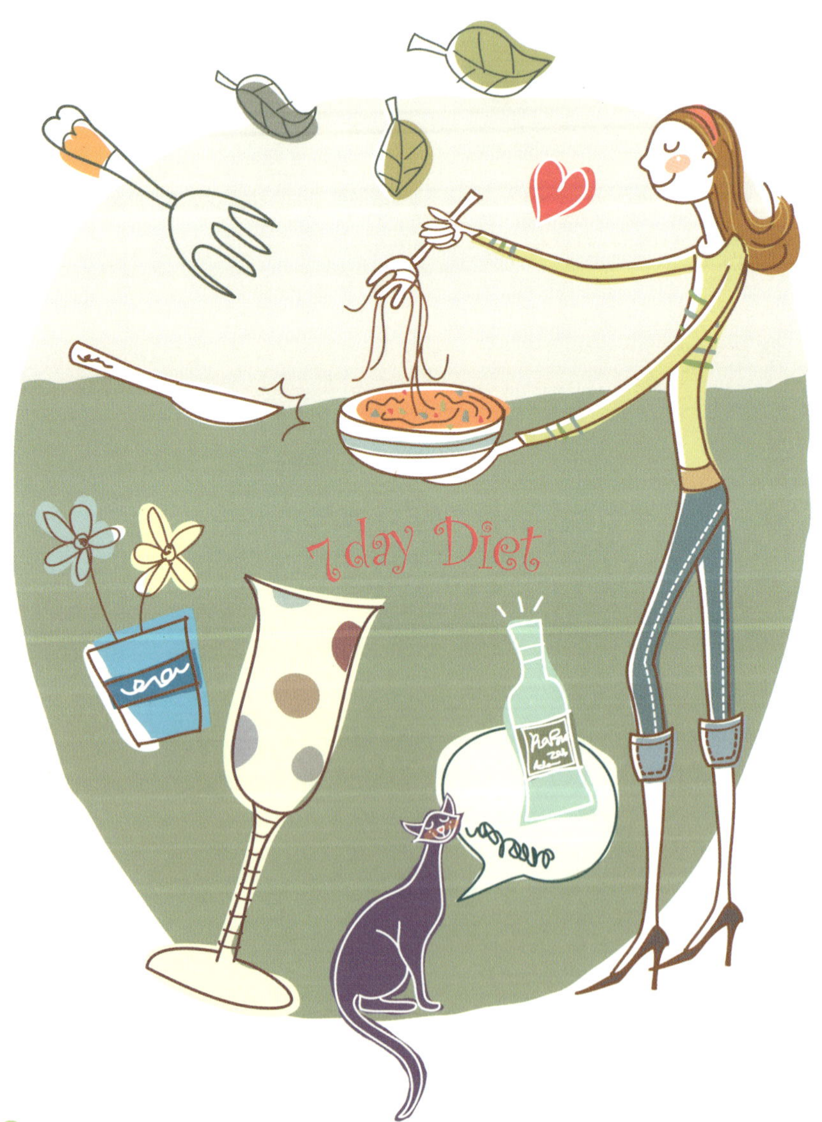

비운 다음, 흐름이 좋아졌다면 제대로 채우자~!

3단계의 핵심 내용은 내 몸이 진정으로 필요로 하는 영양소를 섭취해 새로운 에너지를 만들고, 그 에너지가 제대로 쓰일 수 있도록 하는 것입니다. 그것은 새로운 에너지의 보충과 함께 에너지대사량을 늘리라는 의미입니다.

에너지는 몸을 움직이고, 일하고, 생각하고, 내가 살아가는 데 쓰이는 모든 힘을 말합니다. 또 에너지대사란 음식을 섭취하면서 얻는 다양한 영양소를 몸 안에서 합성하고 분해해 내가 살아갈 수 있도록 몸 스스로 균형을 유지하는 작용입니다. 이러한 일련의 과정을 끊임없이 반복해야 생명을 유지할 수 있습니다. 이것을 좀 어려운 말로 표현하면 몸의 '항상성(Homeostasis) 유지'라고 합니다.

7일 다이어트의 마지막 실천 내용은 내 몸의 항상성을 유지하기 위해 필요한 영양소를 보충하는 것입니다. 그러면서 몸이 사용한 에너지의 빈 자리를 새로운 에너지로 채우고, 다시 그 에너지를 제대로 쓸 수 있도록 몸의 항상성을 유지해야 합니다. 한마디로 올바른 에너지 균형 시스템을 유지하도록 도와주는 것입니다.

칼로리에 대한 오해를 풀자~!

대부분의 사람들은 음식의 칼로리 숫자를 두고 문제를 삼습니다. 칼로리(Calorie)는 음식의 영양소가 몸 안으로 들어와 연소하고 발생하는 데 필요한 에너지와 몸속 대사작용에 쓰이는 모든 에너지를 양으로 나타낸 단위입니다. 대부분 칼로리를 'kcal'라고 표기합니다. 7일 다이어트 레시피에도 모두 이 칼로리를 표기했습니다.

칼로리가 오해를 받는 이유는 무엇일까요? 앞서 설명한 내용을 다시 떠

올려보세요. 몸은 제대로 에너지를 사용하게 되면 그 빈 자리에 새로운 에너지를 보충하려고 음식을 먹게 됩니다. 그러면 몸은 다시 에너지를 소비해야 하는 시간이 돌아옵니다. 이때 잘 움직이지 않거나 운동을 하지 않고 불필요한 영양소를 섭취하면 몸은 에너지를 제대로 쓸 수 없게 됩니다. 이렇게 되면 몸은 에너지로 쓸 수 있는 양분이 아니라고 판단해 또다시 에너지로 채워줄 음식을 필요로 하게 됩니다. 이때 다시 불필요한 영양소의 음식을 먹게 되면 에너지로 쓰지 못하면서 빈 자리만 채우는 이상한 패턴으로 몸의 항상성이 유지됩니다. 즉, 이러한 일련의 과정으로 원활하지 않은 에너지대사가 반복되면 살이 찌고 잘 빠지지 않게 되는 것입니다.

결국 다이어트에 성공하려면 에너지대사에 꼭 필요한 음식을 먹어야 하는데, 이때 칼로리 숫자에 너무 신경을 쓰다 보면 자칫 꼭 필요한 영양소를 놓치게 될 수 있습니다. 왜냐하면 어떤 경우는 양질의 영양소 때문에 음식의 칼로리가 생각보다 높을 수도 있기 때문입니다. 여기서 칼로리에 대한 오해가 생깁니다.

예를 들어 같은 칼로리로 표기된 2가지 음식이 있습니다. 하나는 흰쌀로 만든 차돌박이 김치볶음밥이고, 하나는 현미로 만든 닭가슴살 시금치볶음밥입니다. 이 두 가지 음식이 같은 칼로리의 볶음밥이라고 해도 전자의 음식과 후자의 음식은 전혀 다릅니다. 전자는 당부하지수가 높은 흰쌀을 사용했고, 고온에서 기름을 넣고 볶는 과정에서 차돌박이의 포화지방(파트 1에서 설명했듯 포화지방 자체는 나쁜 지방이 아님)이 트랜스 지방으로 변형되었습니다. 여기에 고염분인 김치를 넣고 소금을 더 넣고 볶았습니다. 반면에 후자의 음식은 당부하지수가 낮은 현미를 사용했으며, 저온에서 자체 수분으로 닭가슴살과 시금치를 찌듯이 볶고 소량의 소금만 넣었습니다. 또 시금치의 흡수율을 높이기 위해 마지막에 불을 끄고 소량의 압착 올리브오일을 넣고 섞었습니다.

이제 2가지 음식에 어떤 차이가 있는지 알게 되었나요? 표기된 칼로리는 같지만 음식에 쓰인 식재료의 영양소, 조리법이 다릅니다. 정리하면 두 가지 음식의 칼로리가 동일하더라도 몸이 필요로 하는 영양소인지, 영양소를 파괴하거나 변형시킨 조리법인지에 따라 에너지대사의 효율은 달라집니다.

이 2가지 음식이 에너지로 사용되는 에너지대사의 과정, 즉 열량(칼로리)을 소비하는 방식을 상상해 보세요. 기본적으로 몸속에서 소비되는 에너지와 운동 및 움직임을 통해 쓰이는 에너지가 섭취한 음식에 맞게 제대로 사용되고 그 빈자리를 다시 좋은 영양소로 채우는 과정을 말입니다. 다시 한 번 강조하건대 이때 몸에서 필요로 하는 좋은 영양소가 아닌 불필요한 영양소로 그 자리를 채우면 살이 찝니다. 왜냐하면 불필요한 영양소는 에너지로 쓰일 수 없거나 소비되는 시간이 엄청 오래 걸리기 때문입니다. 이런 경우 섭취한 음식의 칼로리만큼 열량을 소비하기 위해 격렬한 운동을 해도 계산한 만큼 열량이 모두 소비되지 않습니다. 반면에 몸에 꼭 필요한 영양소를 함유한 음식을 섭취하면 몸속에서 대부분 소비되고 건강한 몸을 유지하는 데 필요한 에너지가 됩니다.

지금까지 잘못된 식습관과 운동습관, 생활습관으로 인해 누적된 독소와 노폐물을 '비움의 단계(1단계)'에서 해독했습니다. 그런 다음 본격적으로 살이 빠질 수 있는 환경을 만들기 위해 '흐름의 단계(2단계)'에서는 몸의 신진대사량을 늘려 순환 기능을 정상화시켰습니다. 이제 마지막 7일을 위한 '보충의 단계(3단계)'가 남았습니다. 3단계에서는 효율적인 에너지대사를 위해 꼭 필요한 영양소로 새로운 에너지를 보충하고, 다시 그 에너지가 제대로 사용될 수 있도록 에너지대사량을 늘려야 합니다.

꼭 필요한 영양소로 새로운 에너지를 보충하자~!

다이어트는 제대로 챙겨 먹기부터 시작해야 합니다. 반드시 꼭 필요한 영양소를 함유한 음식의 섭취를 통해 에너지대사를 활성화하고 그 빈자리는 다시 새로운 에너지로 보충해야 합니다. 또 에너지대사량을 늘리기 위해 꾸준한 운동을 실천해야 합니다. 특히 근육량을 키우는 것이 중요합니다. 그래야 건강하게 살을 뺄 수 있고 다시 살이 찌는 요요현상을 막을 수 있습니다. 이 모든 것이 동시에 이루어져야 적정 수준의 몸을 유지하고 관리하기 쉽습니다.

대부분 다이어트는 무조건 적게 먹고(적은 칼로리의 음식) 운동량(에너지대사량)을 늘리면 된다고 생각합니다. 하지만 몸에 꼭 필요한 영양소가 하나라도 부족하면 에너지대사의 효율은 떨어지고 살은 잘 빠지지 않게 됩니다.

- KBS 〈생로병사의 비밀〉에서 실험한 재밌는 사례가 있다. 다이어트에 실패한 경험이 있는 5명을 대상으로 소변과 모발 등을 통해 체내 성분검사를 실시했다. 이들은 식이요법과 운동을 철저히 지켰으나 모두 체중 감량에 실패했다. 검사결과 흥미로운 공통점은 5명 모두 비타민과 미네랄이 기준치에 현저히 못 미쳤다는 것이다. 이들은 비타민, 미네랄 처방을 받고 다시 2주간 다이어트에 도전한 후 체중 감량에 성공했다.
- 실험 대상자들은 채식과 스포츠 댄스로 열심히 체중 조절을 했지만 뱃살 빼기에는 늘 실패했다. 그런데 식단을 분석해 보니 채소를 많이 섭취했음에도 불구하고 비타민과 미네랄 섭취량이 권장량의 50%에도 미치지 못했다고 한다.

다이어트는 육류를 먹지 않고 채식 위주의 식사를 고집한다고 해서 반드시 성공하는 것은 아닙니다. 중요한 것은 비타민과 미네랄 등 몸의 에너지대사에 꼭 필요한 영양소를 섭취하는 것입니다. 지방, 단백질, 탄수화물, 비타민, 미네랄 등 어느 하나 부족함 없이 골고루 섭취해야 영양분을 온전히 에너지로 활용할 수 있습니다. 마치 자동차에 기름을 충분히 넣더라도 스파크를 일으켜 에너지로 활용할 수 없으면 차가 움직이지 못하는 것과 같은 이치입니다.

보충의 단계를 위한 7가지 규칙을 실천하자~!

3단계에서는 효율적인 에너지대사를 위한 7가지 방법을 꼭 실천해야 합니다.

❶ 1:1:2의 영양 균형 식단을 실천하자.

효율적인 에너지대사를 위해 5가지 영양소를 반드시 섭취해야 합니다. 영양소를 골고루 먹을 수 있는 가장 이상적인 식사 법칙은 '1:1:2의 영양 균형 식단'입니다.

1(25%)은 탄수화물 식품입니다. 이때 당부하지수(GL)가 낮고 단백질의 소화와 흡수를 도와주는 현미 위주의 식사를 해야 합니다. 또한 장속 유익한 균을 증가시키는 녹말채소도 식단에 넣되, 감자와 같은 녹말채소는 탄수화물 식품군으로 분류해야 하므로 탄수화물 식품류에 합해서 반영합니다.

다음의 1(25%)은 단백질과 필수지방 식품입니다. 몸의 균형 시스템을 유지해주는 단백질과 필수지방을 합해서 반영합니다.

마지막으로 2(50%)는 식이섬유소와 비타민, 미네랄 식품입니다. 배변에 좋은 식이섬유소가 풍부하고, 몸의 균형 시스템에 도움을 주는 비타민과 미네랄을 동시에 함유한 채소와 과일을 합해서 반영하면 됩니다.

❷ 설탕과 소금의 섭취를 줄이자.

설탕은 하루 0g, 소금은 하루 5g 이하 섭취를 목표로 합니다. 설탕 대신 장속 유익균의 먹이가 되는 프락토 올리고당이나 이소말토 올리고당으로 음식의 단맛을 내고, 소금을 직접적으로 사용하기보다 간장, 된장, 고추장, 청국장 등 발효 양념을 활용하는 것도 좋은 방법입니다. 무엇보다 설탕과 소금의 과잉 섭취는 몸속 칼슘을 빠져나가게 한다는 사실을 잊지마세요.

❸ 칼로리 숫자보다 음식의 영양소와 조리법에 신경을 쓰자.

동일한 칼로리의 음식이라도 필요한 영양분을 섭취하지 못하고 불필요한 영양소를 에너지원으로 채우면 결국 체지방만 쌓이게 됩니다. 또 꼭 필요한 영양소를 섭취했다고 하더라도 조리법이 잘못되었다면 트랜스 지방으로 변형된 음식을 먹게 됩니다. 여기에 고열량이면서 변형된 트랜스 지방이 첨가된 음식을 먹고 운동으로 그 열량을 대부분 사용하지 못하면 결국 살이 찌게 됩니다.

칼로리가 높은 음식이 모두 다이어트의 적은 아닙니다. 그러나 내 몸이

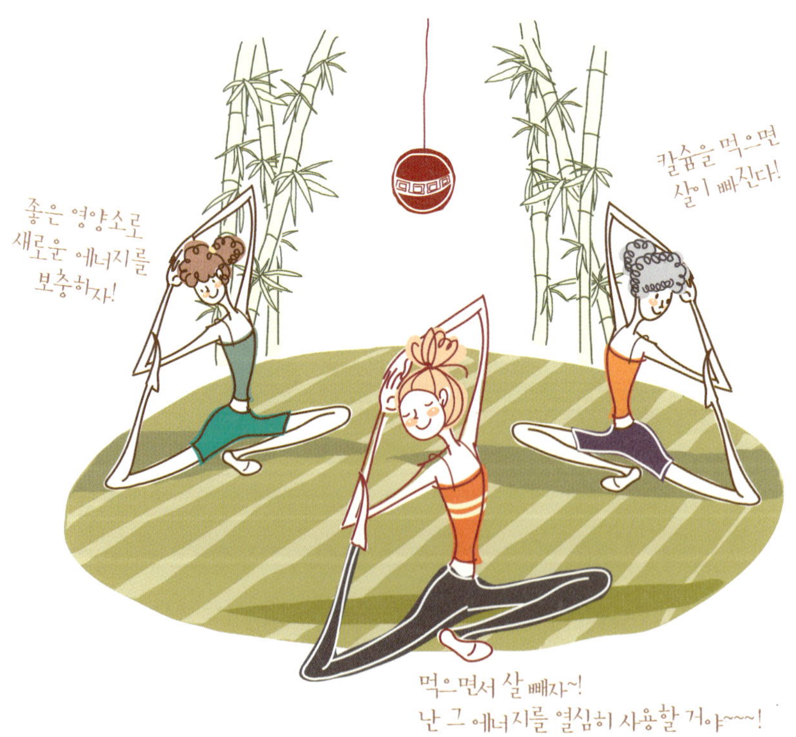

필요로 하는 좋은 영양소를 골고루 섭취했다고 하더라도, 에너지로 그 열량을 대부분 소비하지 않은 상황에서 다시 좋은 영양소로 새로운 에너지를 채우면 살은 찔 수밖에 없습니다. 이것이 바로 영양의 과잉 섭취입니다. 나쁜 식습관도 다이어트의 주범이지만 먹는 음식의 열량을 다 소비하지 않는 것도 다이어트에는 해가 됩니다.

하지만 칼로리 숫자에 연연하기보다 먹는 음식에 어떤 영양소가 들어 있는지, 얼마나 먹는지, 어떤 조리법으로 만드는지 먼저 따져보는 것이 훨씬 더 중요합니다. 더불어 음식의 칼로리만큼 열량을 소비하는 운동을 꼭 병행하세요~!

❹ 적어도 하루 1000mg의 칼슘을 꼭 먹자.

칼슘은 체중 감소를 촉진하는 영양소로 칼슘 섭취가 부족하면 살이 찔 수 있다는 수많은 연구들이 있습니다.

> • 캐나다의 한 연구팀은 비만 여성을 대상으로 15주간의 체중 감량 프로그램을 실시했다. 칼슘 섭취량 증감이 체중에 미치는 영향이 주요 내용이었다. 참가자 모두에게 하루 칼슘 섭취 권상량 1000mg에 못 미치는 600mg만 들어간 음식을 제공했다. 그러나 한 그룹에는 칼슘 1200mg의 알약 2개를 주었고, 다른 그룹에는 칼슘이 없는 가짜 약을 주었다.
>   알약 2개를 먹은 그룹은 하루 식사로 칼슘 600mg을 섭취했고 게다가 칼슘 보충제로 2400mg을 더 섭취해 모두 3000mg의 칼슘을 섭취했다. 즉, 하루 권장량의 3배가 되는 칼슘을 먹은 셈이다. 15주의 감량 프로그램이 끝난 뒤 두 그룹을 비교해 보니 칼슘을 많이 먹은 그룹의 평균 감량은 6kg이었고, 가짜 약을 먹은 그룹의 감량은 1kg으로 큰 차이가 났다.

칼슘 섭취가 부족하면 몸무게와 체지방이 늘어나고 허리선도 굵어진다는 연구결과는 이외에도 많습니다. 그렇다면 한국인의 칼슘 섭취량은 얼마나 될까요? 하루 평균 섭취량은 500mg이 채 안 된다고 합니다. 하루 1000mg의 칼슘 섭취를 챙기는 것도 다이어트에 무척 도움이 된다는 사실을 기억하세요.

❺ 3단계부터는 단백질 중심의 식사를 하자.

단백질 중심의 식사가 몸속 근육 손실을 막고 체지방을 더 많이 빠지게 한다는 연구 보고가 있습니다. 단백질이 탄수화물이나 포화지방보다 체중 감량 효과가 큰 것은 탄수화물이나 지방보다 에너지로 더 많이 사용되는 반면, 몸안에 저장되는 비율이 낮기 때문입니다. 그것은 신진대사의 과정에서 단백질이 대부분 사용되기 때문입니다. 물론 에너지로 모두 사용되지 않으면 다른 영양소에 비해 적지만 단백질도 지방으로 전환될 수 있습니다.

또 하나 단백질 중심의 음식을 먹으면 허기를 덜 느끼게 됩니다. 단백질이 포만감을 느끼게 하는 호르몬 분비를 촉진해 과도하게 음식을 먹으려는 습성을 줄여주기 때문입니다.

따라서 살을 빼려면 단백질의 섭취를 중요하게 생각해야 합니다. 식단을 고려할 때는 단백질과 녹말채소를 포함한 탄수화물의 비율을 비슷하게 맞추는 게 좋습니다. 그래야 몸속에서 단백질이 제대로 소화, 흡수되어 새로운 에너지로 보충됩니다.

❻ 신선한 과일과 채소를 샐러드로 먹자.

몸에서 필요로 하는 미량영양소인 비타민과 미네랄은 다이어트에서 매우 중요합니다. 수많은 연구를 통해 밝혀졌듯 비타민과 미네랄은 몸이 필요로 하는 절대량은 적지만 부족해지면 쉽게 살이 찌고 잘 빠지지 않게 됩니다. 또한 오랜 시간 비타민과 미네랄이 결핍되면 여러 가지 질병을 초래합니다. 따라서 7일 다이어트를 실천하는 기간 동안에는 신선한 과일과 채소의 섭취를 중요하게 생각하고 꼭 챙겨 먹기 바랍니다.

비타민과 미네랄 중에서도 다이어트에 특히 도움이 되는 영양소는 비타민 B, 비타민 C, 마그네슘, 아연, 크롬입니다. 이러한 영양소와 효소 식품을 함께 먹으면 비타민, 미네랄의 에너지대사를 활성화시켜 줍니다. 특히 파인애플, 딸기, 키위 등에 효소가 풍부하게 들어 있습니다.

과일과 채소를 가장 효과적으로 먹을 수 있는 방법은 샐러드입니다. 과일과 채소를 잘 챙겨 먹는 방법은 한 끼 식사로 먹는 것인데, 그런 점에서 샐러드는 참 좋은 방법입니다. 다만 샐러드의 드레싱에 들어가는 양념 재료에 각별히 신경을 써야 합니다. 특히 소금과 설탕 등의 과도한 사용만 주의한다면 다이어트에서 샐러드는 참 유용한 식단이 됩니다.

과일은 되도록 당부하지수가 낮은 것으로 먹는 게 좋습니다. 단, 밥을 먹고 나서 곧바로 과일을 먹으면 혈당지수를 높여 쉽게 지방으로 전환됩니다. 그러므로 과일은 공복감을 느낄 때 간식으로 먹는 것이 좋고, 다른 음식을 먹기 20분 전에 먹는 것이 좋습니다. 또한 당도가 높은 과일을 밤에 먹는 것은 특히 주의해야 합니다.

❼ 필수지방 + 미네랄 + 비타민 + 아미노산이 풍부한 호박씨를 먹자.

견과류와 씨앗류 식품은 다이어트에 매우 효과적입니다. 몸이 필요로 하는 영양소가 골고루 함유되어 있는 편이고 함유된 지방 역시 대부분 필수지방이기 때문입니다. 단, 견과류는 상대적으로 열량이 높은 편이므로 섭취량을 제한하는 것이 좋습니다. 검은깨, 참깨, 들깨, 호박씨, 해바라기씨와 같은 씨앗류는 열량이 적어 에너지대사가 좀 더 쉽습니다.

보충의 단계 7일 다이어트 프로그램 사용법

> 3단계 7일 다이어트 프로그램은 몸이 필요로 하는 영양소로 새로운 에너지를 보충하는 단계입니다. 특히 단백질 중심의 식사를 실천하면서 운동을 병행하면 내 몸의 에너지대사는 매우 효율적으로 유지됩니다. 자, 이제 내 몸의 에너지대사를 위한 보충 프로그램을 실천해 봅시다.

보충의 단계에서는 주로 무엇을 먹을까?

- **단백질이 풍부한 식재료**(한 끼 식사 중 25% 유지)
  콩류, 두부, 생선, 달걀, 닭가슴살, 지방이 없는 돼지의 뒷다리와 앞다리 부위, 지방이 없는 소고기 부위

- **당부하지수가 낮은 탄수화물과 녹말채소**(한 끼 식사 중 25% 유지)
  보리와 귀리(95g 이내), 통밀국수(85g 이내), 현미(95g 이내), 현미찹쌀(95g 이내), 늙은 호박과 호박(185g 이내), 삶은 감자(작은 것 3개, 74g 이내), 퀴노아(120g 이내), 비트(112g 이내), 옥수수가루(116g 이내), 옥수수(1/2개, 60g 이내), 고구마(1/2개, 61g 이내), 당근(큰 것 1개, 158g 이내), 흰 쌀밥(1/3인분, 46g 이내)

  ★ 콩류의 단백질과 탄수화물의 조합은 당부하지수를 낮게 유지한다.
  → 렌즈콩 1 : 쌀 1/2의 비율

  ★ 녹말채소 대신 먹으면 좋은 콩 : 대두, 울타리콩, 강낭콩, 검은콩(약콩, 서리태), 병아리콩(이집트콩), 렌즈콩

- **양껏 먹을 수 있는 신선한 채소**(한 끼 식사 중 50% 유지)
  로메인, 브로콜리(잎, 줄기, 꽃), 그린빈, 가지, 케일, 토마토, 양배추, 셀러리, 로케트, 상추, 완두콩, 무, 버섯, 오이, 피망, 콜리플라워, 아스파라거스, 마늘, 파, 시금치, 콩나물, 양파, 애호박, 어린잎채소, 새싹채소, 비타민, 적근대, 겨자잎, 물냉이, 청경채, 치커리

- **불포화지방산의 섭취를 높이는 재료 :** 연어, 등 푸른 생선, 견과류, 씨앗류
- 수박, 귤, 레몬, 자몽, 오렌지, 바나나, 키위, 딸기, 블루베리, 토마토, 멜론
- 검은깨 비스킷, 연근차, 두유, 플레인 요거트
- 올리브오일, 프락토 올리고당 또는 이소말토 올리고당

♥ 에너지대사를 촉진하는 연근차 마시기

연근에는 비타민 C와 철분이 많고 칼륨이 풍부하다. 따라서 해독과 순환은 물론, 에너지대사에 도움을 주는 연근을 말려 물로 우려낸 연근차를 마시면 좋다.

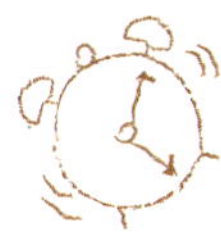# 에너지를 만드는 단백질 레시피

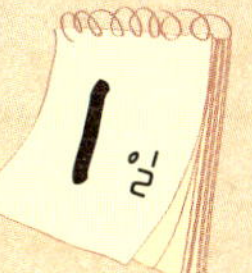
1일
- 아침 : 참치 약콩 샐러드 + 허브 마요네즈
- 점심 : 현미약콩밥, 돼지고기 장조림, 양배추 초절임, 찐 브로콜리
- 저녁 : 미역 두부덮밥, 양배추 초절임
- 간식 : 플레인 요거트 1개, 검은깨 비스킷 또는 호박씨 한 줌
- 음료 : 연근차 2~3잔

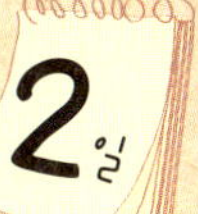
2일
- 아침 : 렌즈콩 달걀 샐러드 + 깨호두 드레싱
- 점심 : 참치 오이 비빔밥 + 비빔 고추장, 양배추 초절임
- 저녁 : 시나몬 돼지 목심 스테이크, 마늘밥, 토마토, 브로콜리
- 간식 : 플레인 요거트 1개, 검은깨 비스킷 또는 호박씨 한 줌
- 음료 : 연근차 2~3잔

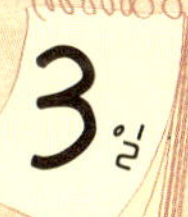
3일
- 아침 : 감자 달걀 프리타타
- 점심 : 레몬 닭가슴살 덮밥, 양배추 초절임
- 저녁 : 브로콜리 새우 메밀면, 돼지고기 장조림, 양배추 초절임
- 간식 : 플레인 요거트 1개, 검은깨 비스킷 또는 호박씨 한 줌
- 음료 : 연근차 2~3잔

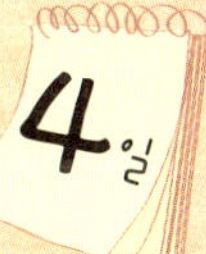
4일
- 아침 : 닭가슴살 양상추 샐러드 + 발사믹 드레싱
- 점심 : 브로콜리 잎 장조림 비빔밥, 양배추 초절임
- 저녁 : 두부 오므라이스, 양배추 초절임, 돼지고기 장조림
- 간식 : 플레인 요거트 1개, 검은깨 비스킷 또는 호박씨 한 줌
- 음료 : 연근차 2~3잔

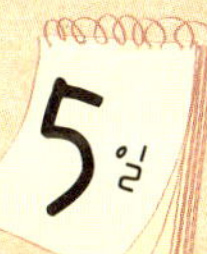
5일
- 아침 : 두부 모닝 버거 + 해독 주스
- 점심 : 곤약덮밥, 돼지고기 장조림, 양배추 초절임
- 저녁 : 연어 낫토 비빔밥 + 연겨자 비빔 간장, 양배추 초절임
- 간식 : 플레인 요거트 1개, 검은깨 비스킷 또는 호박씨 한 줌
- 음료 : 연근차 2~3잔

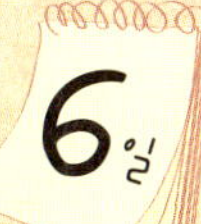
6일
- 아침 : 소고기 보리죽
- 점심 : 두부 스테이크 + 토마토소스, 현미약콩밥, 돼지고기 장조림
- 저녁 : 아스파라거스 메밀면
- 간식 : 플레인 요거트 1개, 검은깨 비스킷 또는 호박씨 한 줌
- 음료 : 연근차 2~3잔

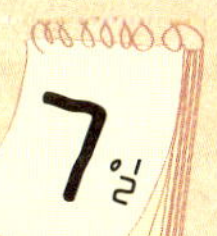
7일
- 아침 : 과일 오트밀
- 점심 : 두부 쌀국수 샐러드 + 깨호두 드레싱
- 저녁 : 브로콜리 안심 파스타, 양배추 초절임
- 간식 : 플레인 요거트 1개, 검은깨 비스킷 또는 호박씨 한 줌
- 음료 : 연근차 2~3잔

보충의 단계를 위한 7일 식단 장보기

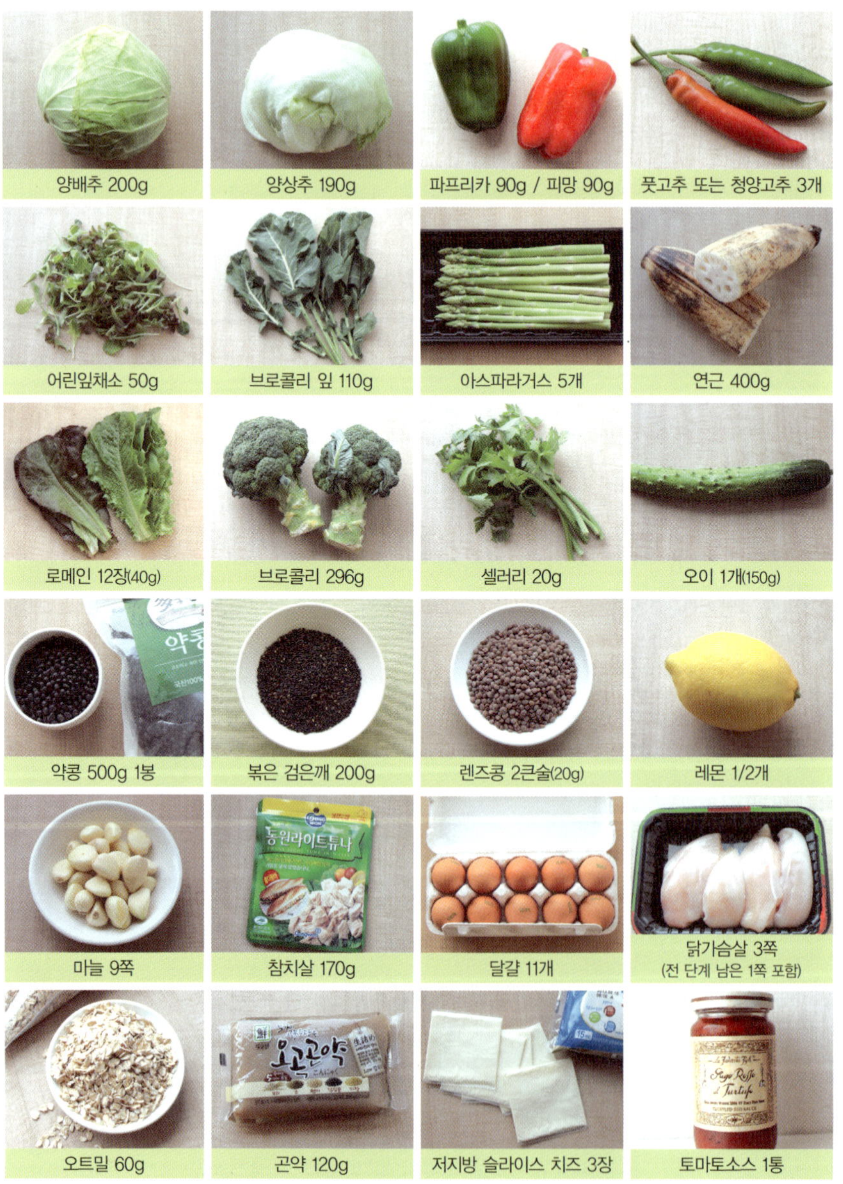

• etc. 돼지고기 목심 100g, 돼지고기 사태 300g, 메추리알 270g, 소고기 안심 170g
연어 100g, 두부 680g(2모), 느타리버섯 50g, 양송이버섯 200g, 깻잎 3장(10g), 당근 170g
알감자 4개(130g), 마른 고추 1개, 무순 6g, 양파 205g, 대파 1대(30g), 쌀국수 40g,
메밀면 130g, 모닝빵 2개, 낫토 1팩, 새우살 80g, 김 2g, 마른 미역 40g, 보리 30g
아몬드 50g, 해바라기씨 50g, 호두 10g, 블랙 올리브 10개(30g), 우유 250㎖ 1개
사과 1개, 토마토 2개, 블루베리 30g, 산딸기 30g

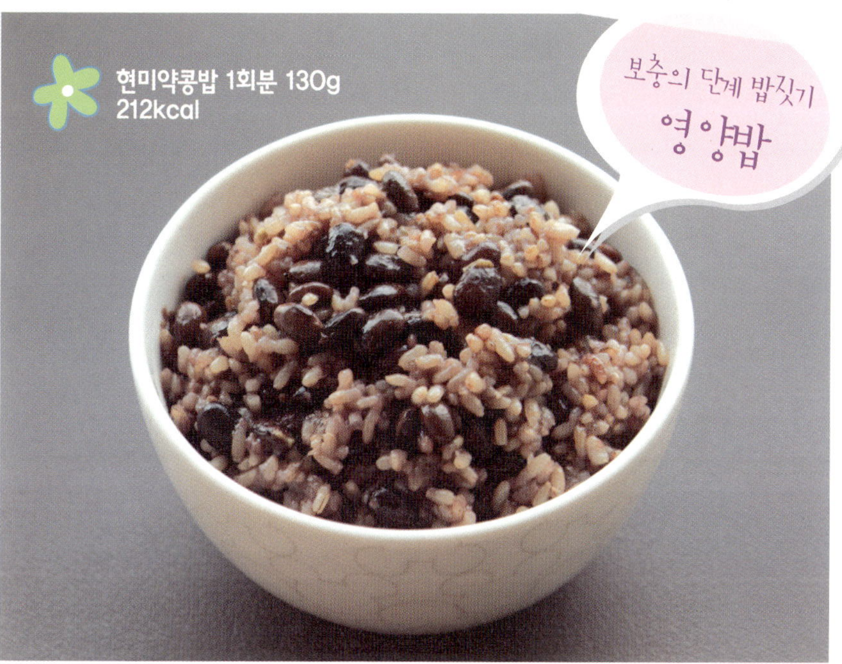

에너지대사를 촉진하는 영양밥은?

바로 현미와 현미찹쌀에 검은콩을 섞어 지은 현미검은콩밥입니다. 검은콩은 흰콩에 비해 음식 과민증이 생길 위험이 적어 다이어트식으로는 아주 좋아요. 검은콩밥 한 그릇에는 에너지대사에 좋은 단백질 즉, 필수아미노산과 비타민 B, 칼륨이 풍부합니다. 또 검은콩에는 체지방을 줄여주는 이소플라본이 함유되어 있어 다이어트에 많은 도움이 됩니다.

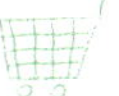 현미 1/2컵, 현미찹쌀 1/2컵, 약콩 1컵, 물 450㎖

1 현미와 현미찹쌀, 약콩을 씻어 물에 담가 2시간 정도 불린다. 그런 다음 불린 현미와 약콩을 건져 체에 담는다.

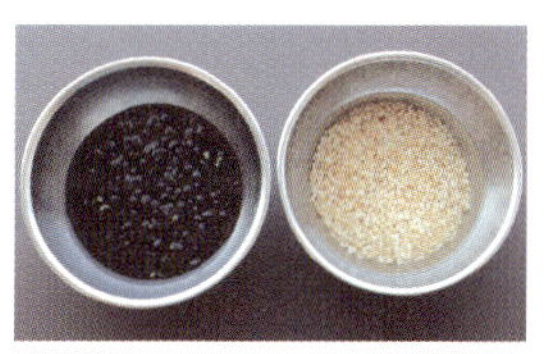

2 압력밥솥에 재료를 넣고 밥물을 맞춘다. 중불에서 끓이다가 소리가 나면 5분간 중불에서 더 끓인다.

3 약한 불로 조절하고 10분 정도 둔다. 불을 끈 다음 추는 내리고 그대로 뜸을 들인다.

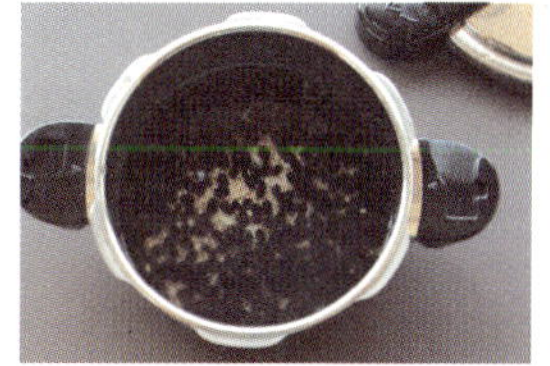

밥을 지은 후 한 번에 먹을 양(150g)만큼씩 작은 비닐봉지에 담아 얼려두세요. 식사 시 밥을 내열용기에 담고 뚜껑을 덮어 3분 정도 익히면 갓지은 밥처럼 먹을 수 있답니다.
검은콩에는 검은색 껍질을 벗기면 초록빛이 도는 서리태, 크기가 조금 큰 편이라 조림 반찬에 좋은 흑태, 가장 크기가 작은 약콩이 있어요.

메추리알 돼지고기 장조림

만든 분량 1002g / 1361.9kcal
1회분 먹는 양 50g / 67.9kcal

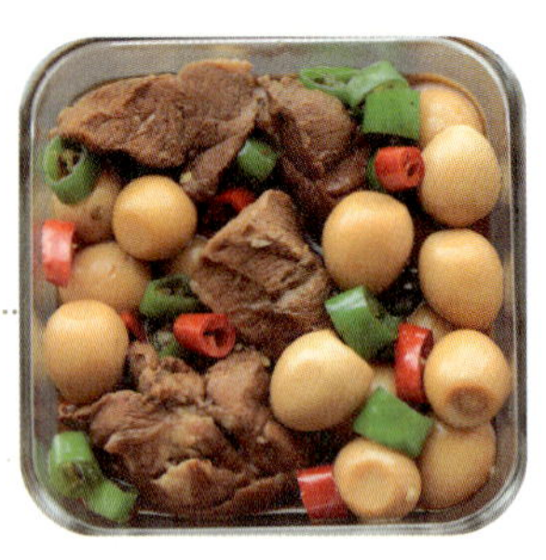

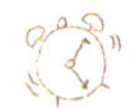 돼지 사태 300g, 맛술 1큰술, 삶은 메추리알 270g, 풋고추(또는 청양고추) 3개

Cooking Time 50m

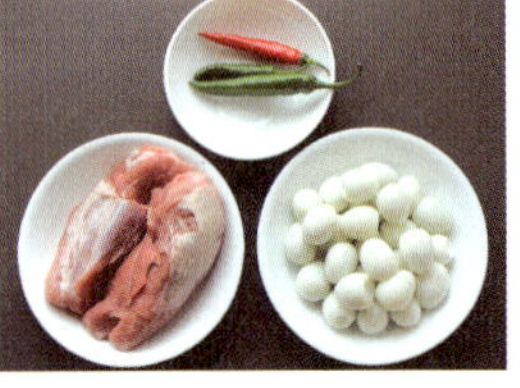
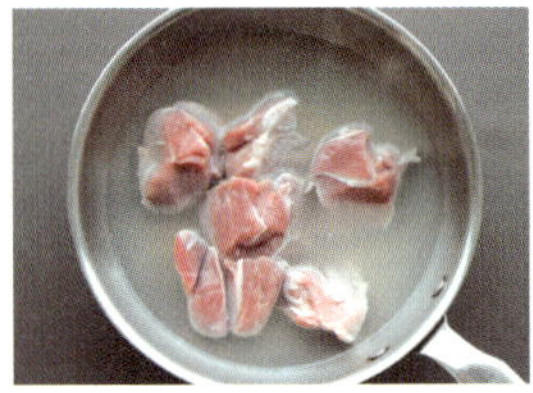

1 돼지사태는 6등분을 하고, 풋고추는 송송 썬다. 냄비에 물(돼지 사태가 잠길 정도)과 맛술을 넣고 끓이다가 팔팔 끓으면 돼지 사태를 넣고 5분 정도 더 끓인다.

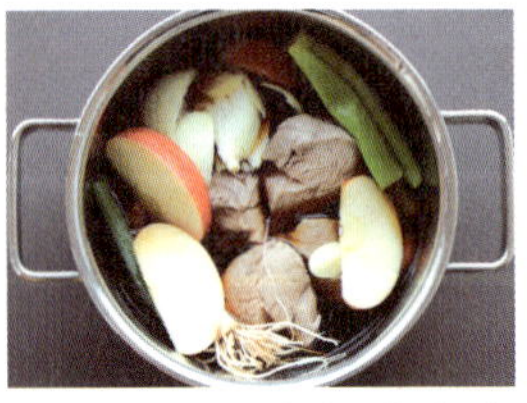
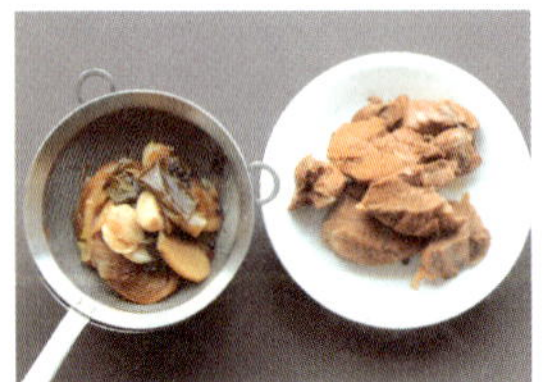

2 냄비에 조림장, 향신 재료, 데친 돼지 사태를 넣고 30분 간 뚜껑을 덮어 알맞게 익힌다. 고기가 잘 뜯어질 정도로 삶아지면 고기만 먼저 꺼내고, 나머지 국물을 체에 부어 향신 재료를 거른다.

3 체로 거른 국물에 삶은 돼지 사태, 메추리알, 고추를 넣고 10분 정도 졸이다가 불을 끈다. 고기를 미리 데쳐야 장조림 양념 국물이 깔끔하다. 냉장고에 넣고 2주 이내에 먹으면 된다.

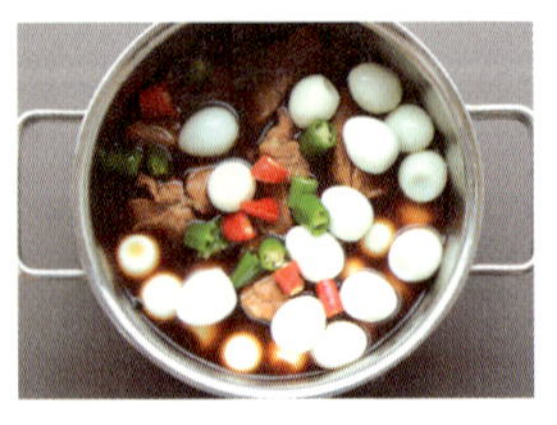

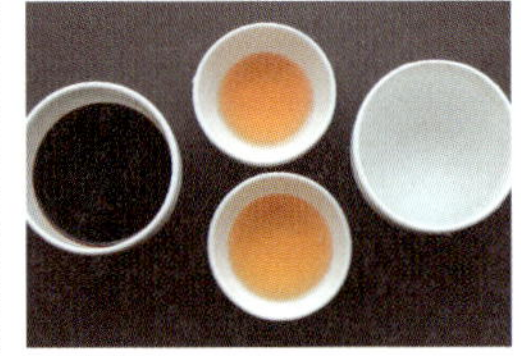

간장 1/2컵
올리고당 1큰술
매실액 1큰술
물 2컵

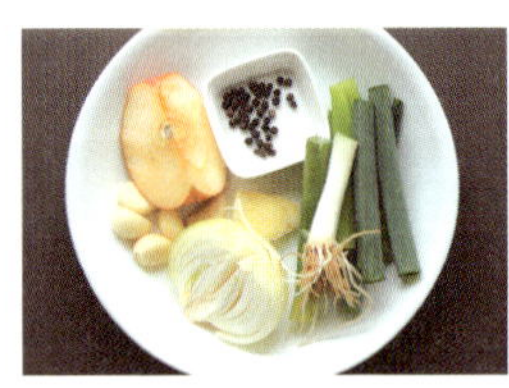

사과 1/4개
양파 1/4개
대파 잎&뿌리 1대
마늘 5쪽
생강 1개
통후추 1/2작은술

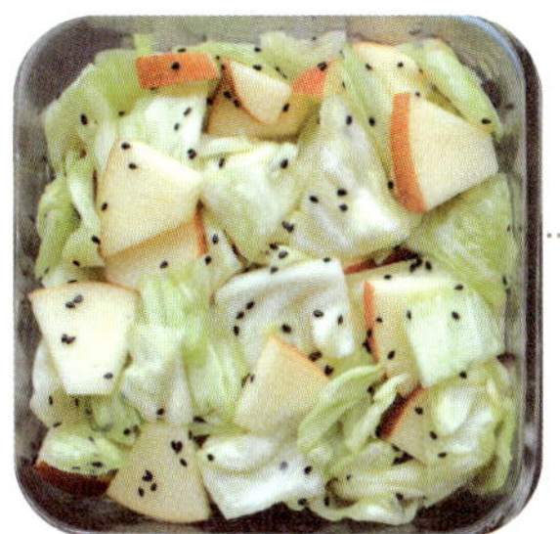

: 영양반찬 2 :

사과 양배추 초절임

만든 분량 400g / 173.5kcal
1회분 먹는 양 100g / 43.3kcal

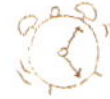 양배추 200g, 사과 1/2개(150g), 소금 1작은술(양배추 절임용)

Cooking Time 40m

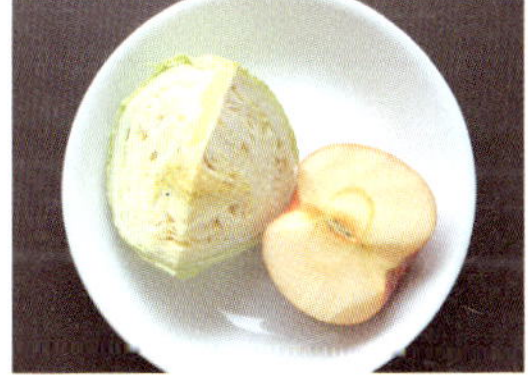
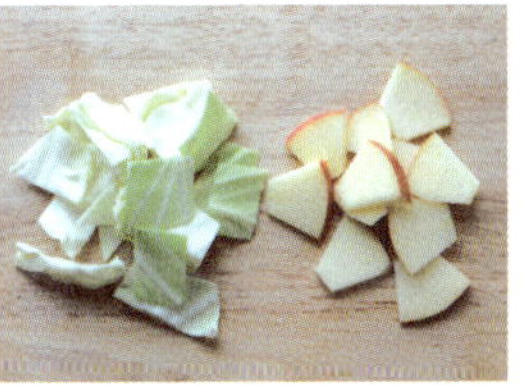

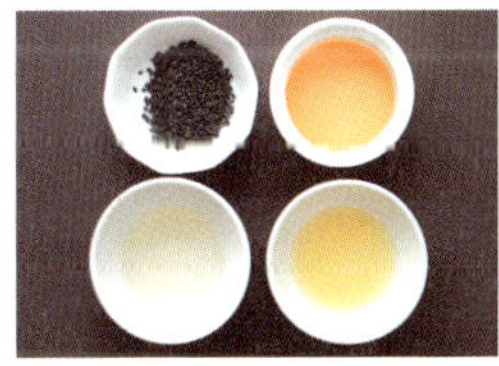

식초 1큰술
레몬즙 1큰술
올리고당 1큰술
검은깨 1작은술

1 양배추는 2~3cm 크기로 썬다. 사과는 씨를 제거한 후 길이로 4등분을 한다. 그런 다음 0.5cm 두께의 부채꼴 모양으로 썬다.

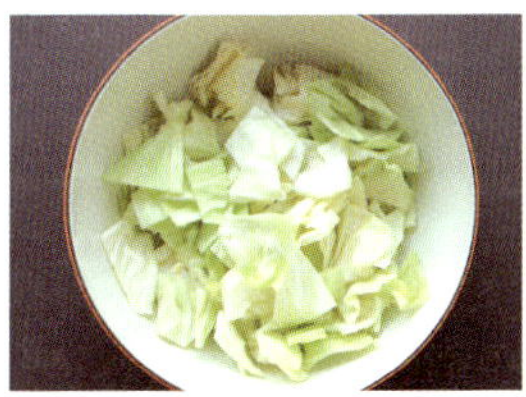
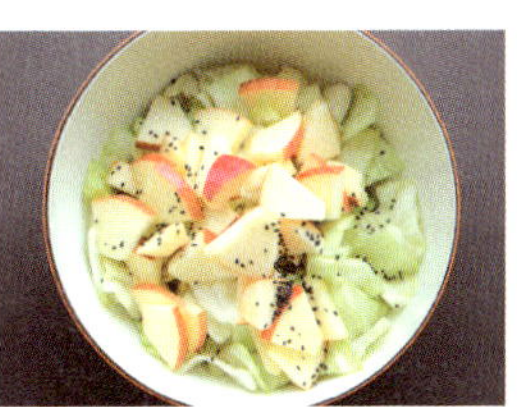

2 양배추에 소금 1작은술을 넣고 30분 정도 절인 후, 물로 헹구지 않고 물기를 살짝 짠다. 절인 양배추에 사과와 초절임 양념을 넣고 살살 버무린다. 그런 다음 보관용기에 담아 냉장고에 넣고 2주 이내에 먹으면 된다.

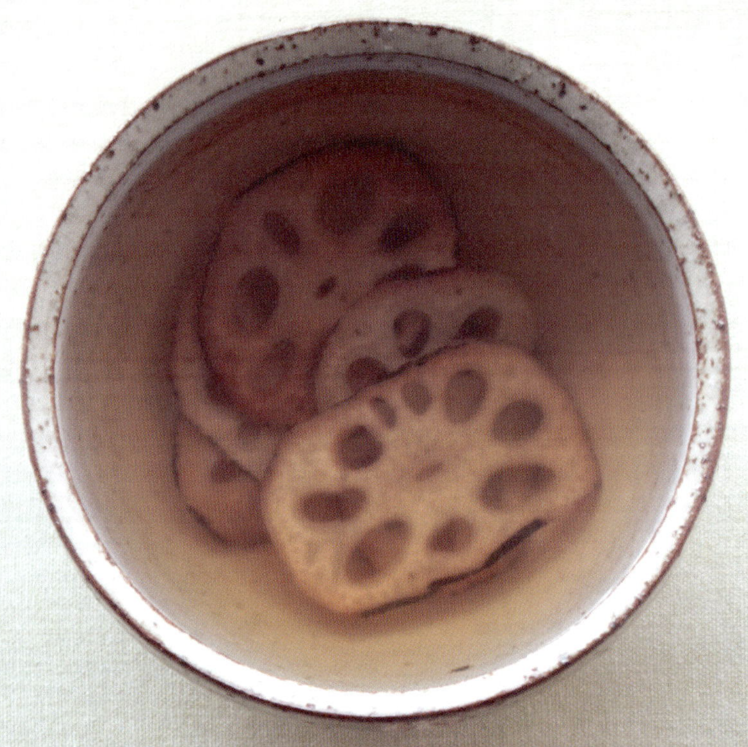
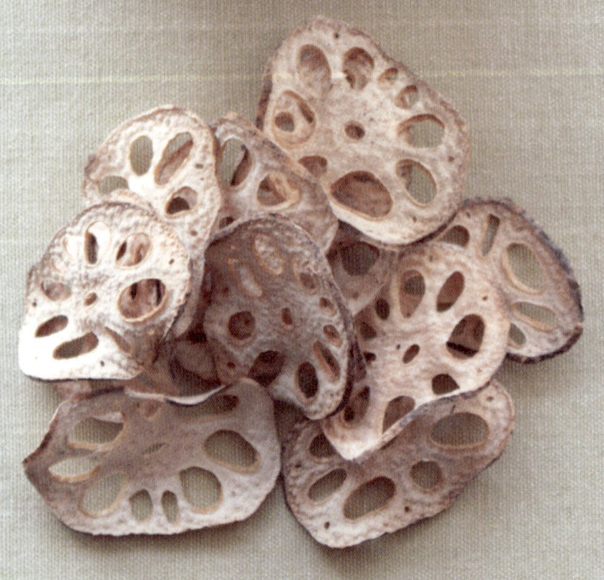

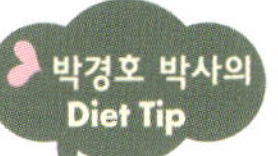

연근차가 다이어트에 왜 좋을까?

연근은 우엉과 마찬가지로 몸속 지방과 콜레스테롤을 제거합니다. 또한 식이섬유소가 풍부해 포만감을 주므로 음식으로 먹으면 다이어트에 도움이 됩니다. 특히 연근을 차나 물로 마시면 매일 조금씩 쌓이는 독소와 노폐물을 제거할 수 있어 다이어트에는 아주 효과적입니다.

연근 400g, 소금 1작은술, 식초 1/2작은술

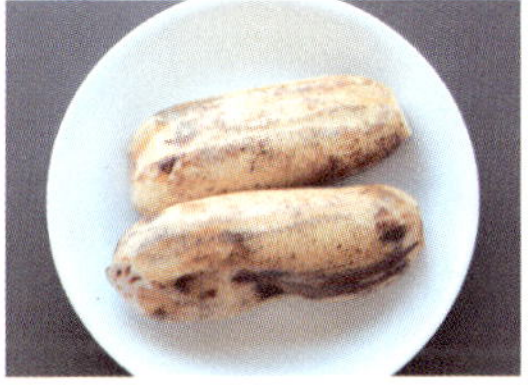
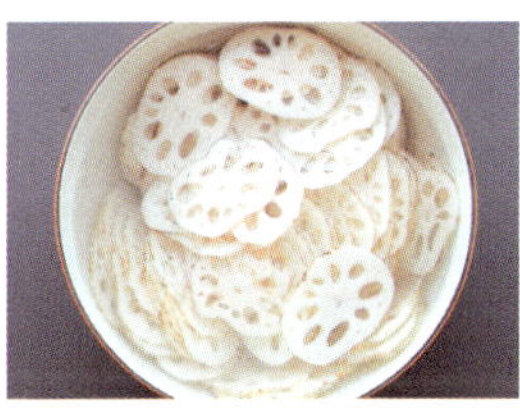

1 연근은 수세미로 껍질 부분의 흙을 털어내면서 문질러 씻는다. 그런 다음 0.3㎝ 두께로 모양대로 얇게 썬다. 물(연근이 물에 잠길 정도)에 소금과 식초를 풀어 준비한 연근을 5분간 담가둔다.

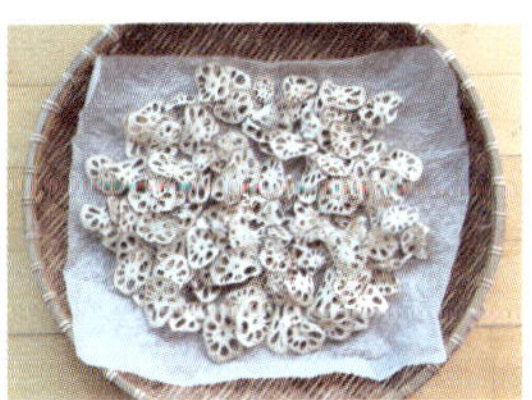
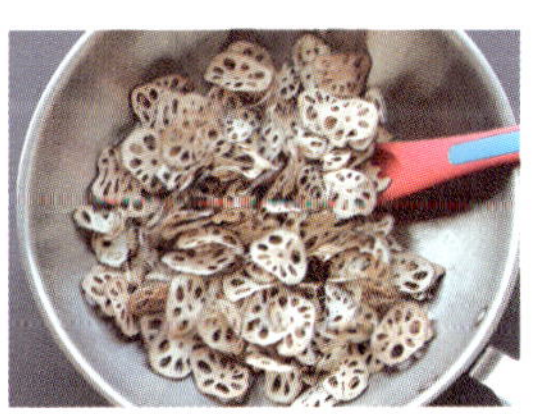

2 소금과 식초물에 담근 연근을 건져 물로 헹군다. 그런 다음 연근을 채반 위에 펼쳐서 햇볕이 잘 들고 바람이 잘 통하는 곳에 두고 1~2일 정도 바짝 말린다.

3 예열된 팬에 말린 연근을 넣고 기름 없이 타지 않게 중불에서 노릇하게 볶는다.

- 녹차처럼 우려 먹을 때는 끓인 물 1컵에 연근 5g 정도면 됩니다. 많은 양을 만들 때는 물 1ℓ에 연근 10g을 넣고 팔팔 끓인 다음 냉장 보관하면 됩니다.
- 말린 연근은 우엉과 마찬가지로 저장하기 참 좋아요. 한 번 만들 때 많은 양을 만드세요.

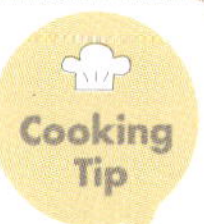

 검은깨 비스킷 만든 분량 380g / 1968.4kcal
1회분 먹는 양 30g / 155.4kcal

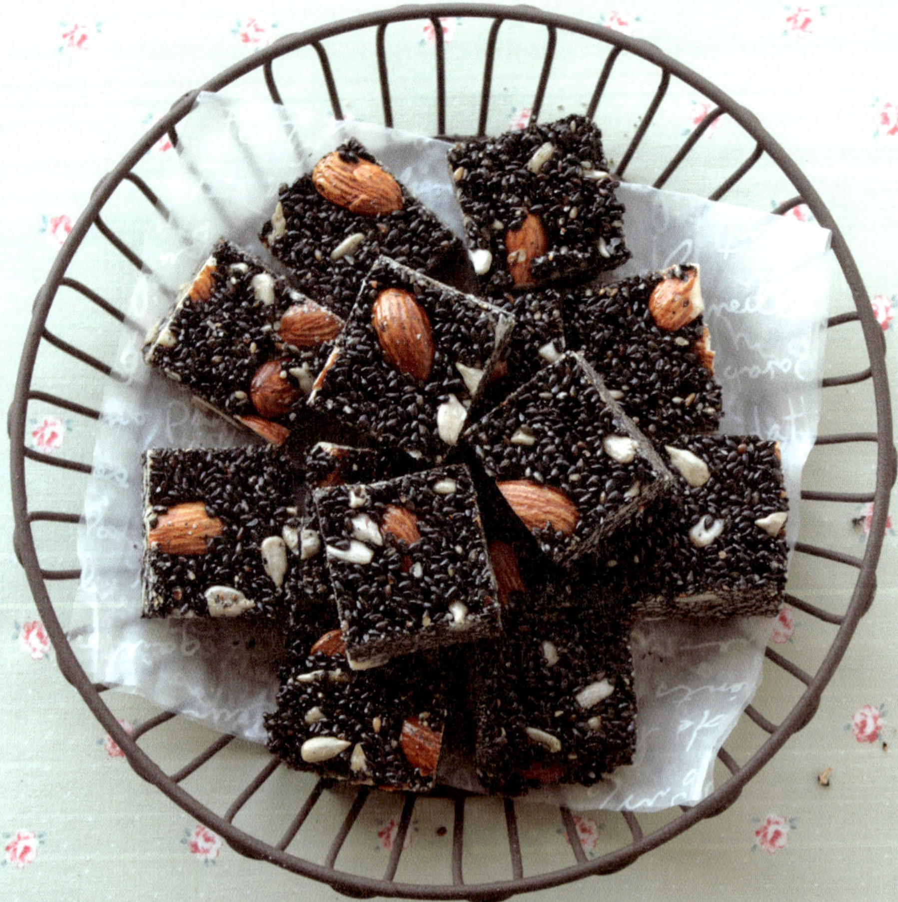

검은깨 비스킷

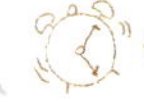

볶은 검은깨 200g
아몬드 50g, 해바라기씨 50g
올리고당 80g

Cooking Time 15m

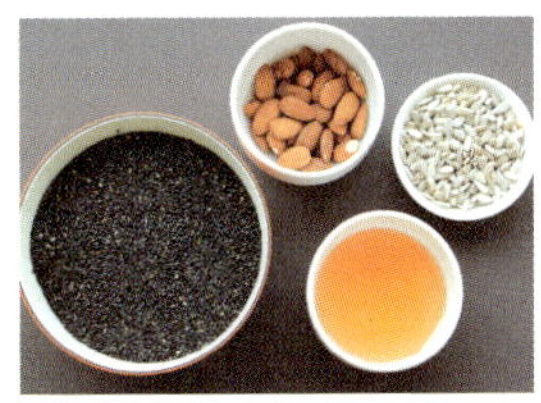

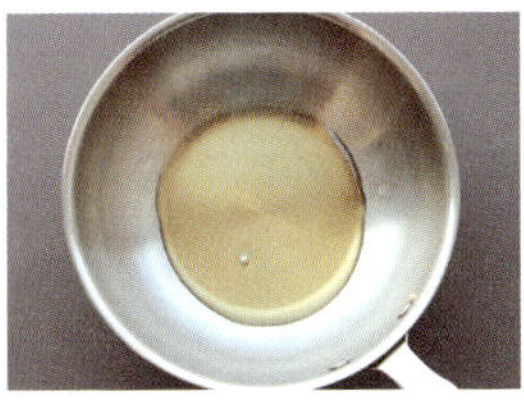
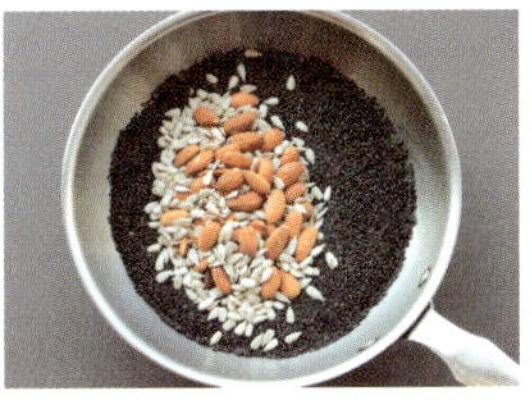
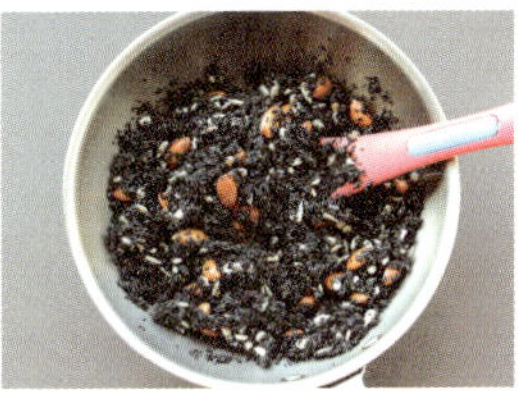

1 예열된 팬에 올리고당을 넣고 바글바글 끓으면 검은깨, 아몬드, 해바라기씨를 넣고 주걱으로 골고루 섞는다.

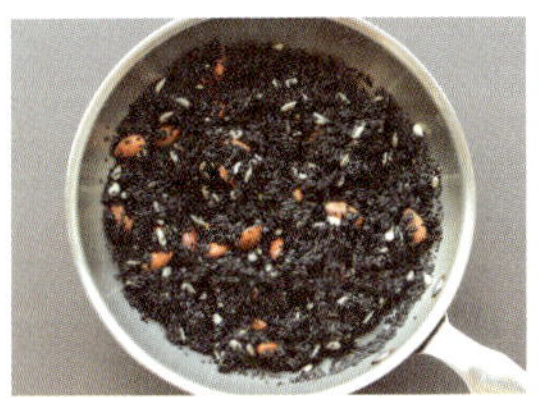
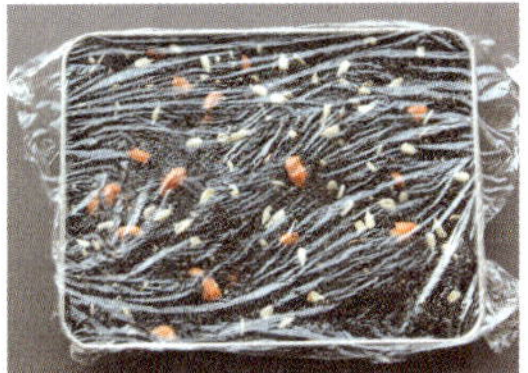

2 재료가 살짝 끈끈해지도록 2분 정도 저어준다. 내열용기에 기름을 골고루 바르고 끓인 재료를 붓는다. 그런 다음 랩을 덮어 손으로 평평하게 누른다.

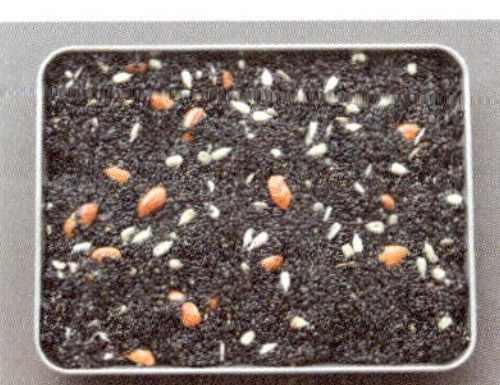
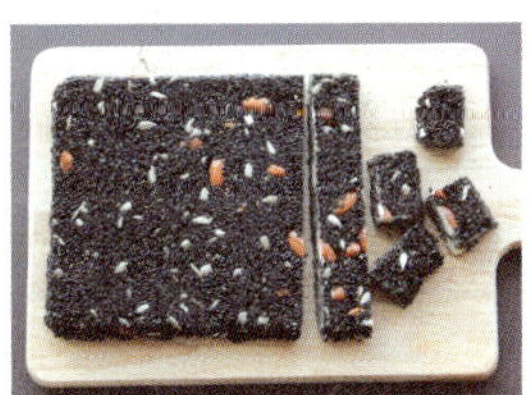

3 식어서 굳으면 용기째 뒤집어 내용물을 꺼낸다. 만든 검은깨 비스킷을 먹기 좋게 한입 크기로 썬다.

- 너비 21㎝, 두께 2㎝ 크기의 스테인리스 팬을 사용해 만들었어요. 누께가 얇은 용기를 사용해야 너무 두껍지 않고 먹기에 적당한 두께의 비스킷이 됩니다.
- 강정보다는 덜 달고 아주 고소하며 바삭한 비스킷 맛이 납니다.

Cooking Tip

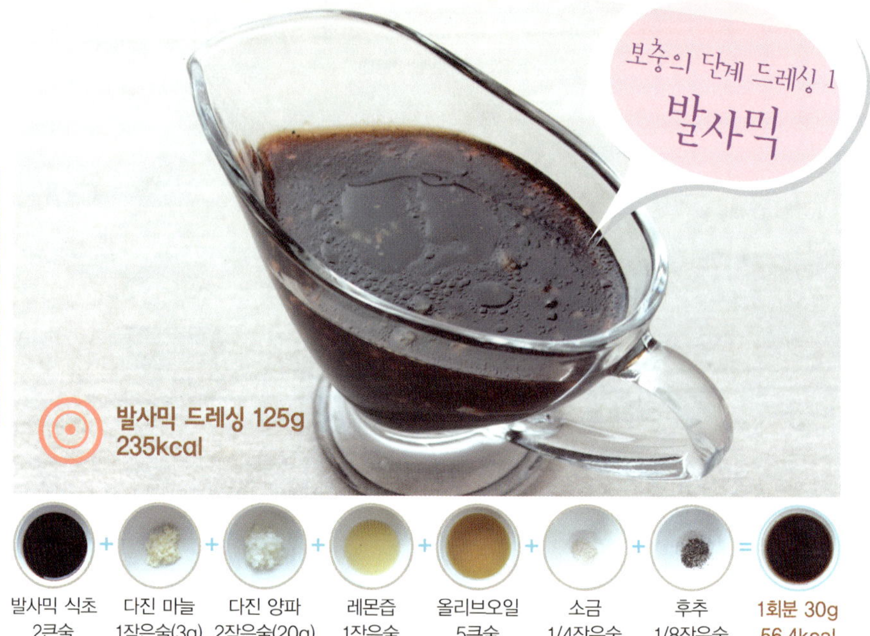

◎ 발사믹 드레싱 125g
235kcal

발사믹 식초	다진 마늘	다진 양파	레몬즙	올리브오일	소금	후추	1회분 30g
2큰술	1작은술(3g)	2작은술(20g)	1작은술	5큰술	1/4작은술	1/8작은술	56.4kcal

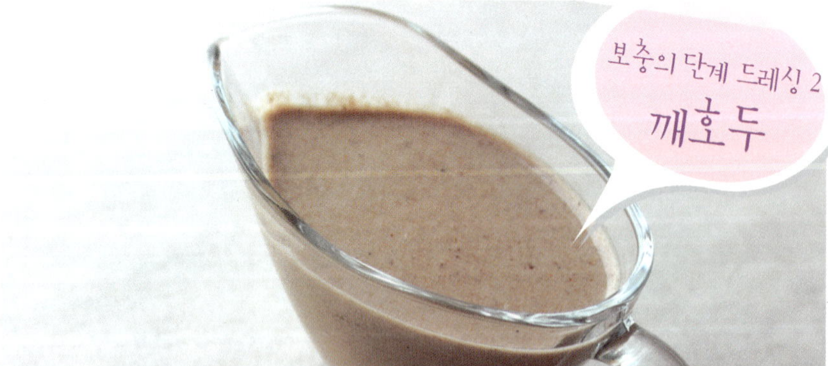

◎ 깨호두 드레싱 156g
257kcal

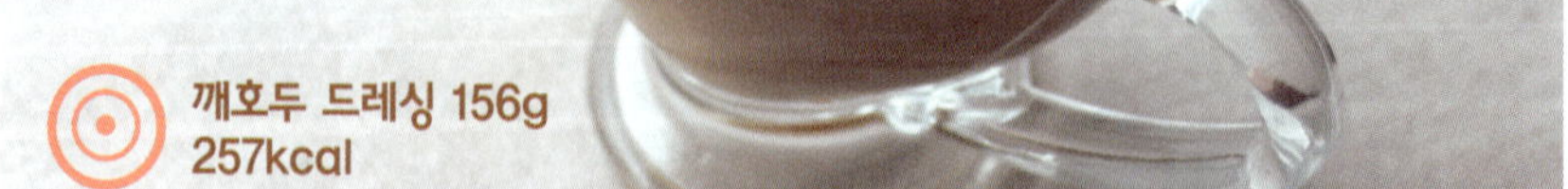

간장	닭 밑국물 또는 물	맛술	식초	올리브오일	올리고당	참깨	호두
1큰술	3큰술	1큰술	2작은술	2작은술	1/2큰술	3큰술	20g

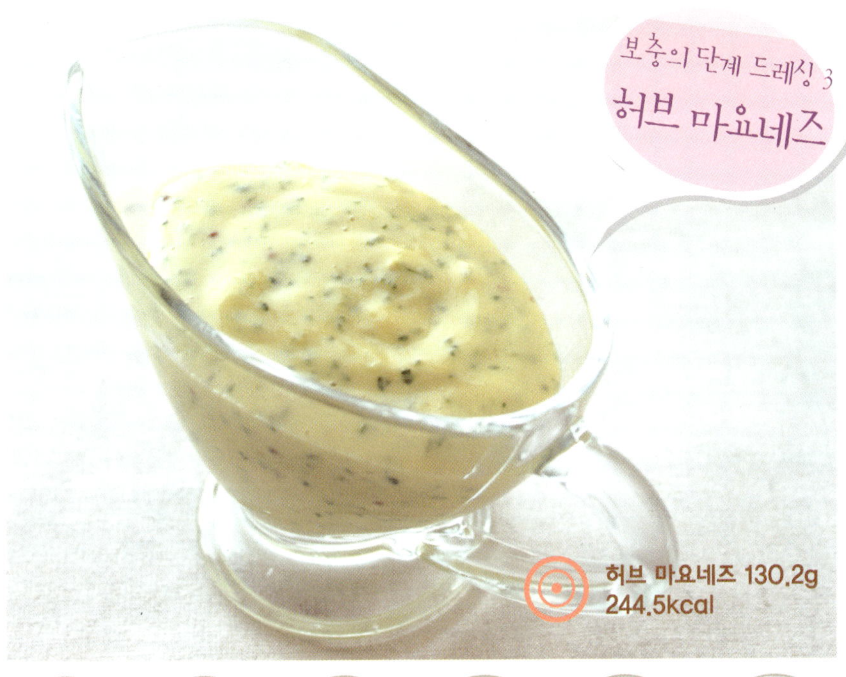

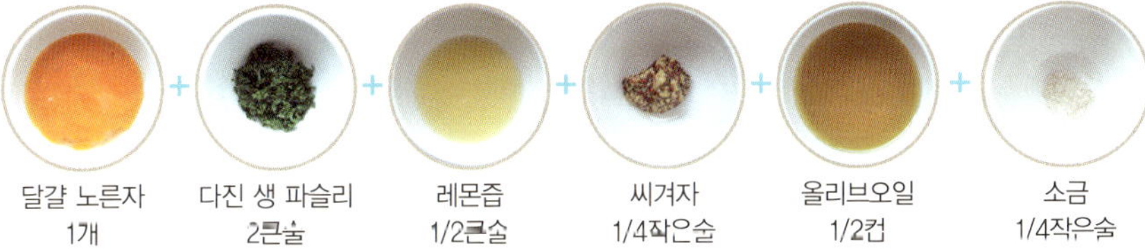

♥ 허브 마요네즈 만들기

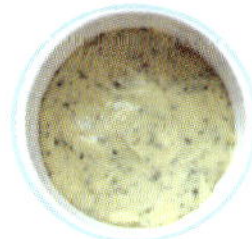

1회분 20g
37.5kcal

1 큰 볼에 달걀 노른자, 소금, 씨겨자, 레몬즙을 넣고 거품기(핸드 블렌더)로 섞는다.

2 올리브오일을 조금씩(1작은술) 넣으면서 거품기로 계속 돌리며 마요네즈의 질감을 조절한다. 처음부터 한꺼번에 올리브오일을 넣으면 안 된다. 거품기로 돌리면서 조금씩 올리브오일을 첨가해야 한다.

3 어느 정도 마요네즈와 같은 질감이 되면 마지막에 다진 파슬리(또는 다진 생 바질 2큰술)를 넣고 섞는다. 만든 허브 마요네즈는 밀폐용기에 담아 냉장고에 보관한다.

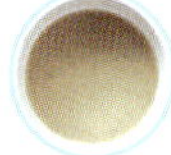

1회분 30g
58.7kcal

♥ 깨호두 드레싱 만들기

드레싱 재료를 믹서에 모두 넣고 곱게 간다. 만든 깨호두 드레싱은 밀폐용기에 담아 냉장고에 보관한다.

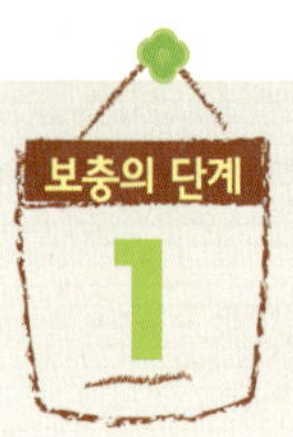

- 아침 : 참치 약콩 샐러드 + 허브 마요네즈
- 점심 : 현미약콩밥, 양배추 초절임, 돼지고기 장조림, 찐 브로콜리
- 저녁 : 미역 두부덮밥, 양배추 초절임
- 간식 : 플레인 요거트 1개, 검은깨 비스킷 또는 호박씨 한 줌
- 음료 : 연근차 2~3잔

참치 약콩 샐러드 + 허브 마요네즈

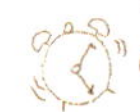 참치살(통조림) 60g, 약콩 60g, 양파 50g, 로메인 12장(40g)
블랙 올리브 5개(15g), 허브 마요네즈 20g

Cooking Time 15m

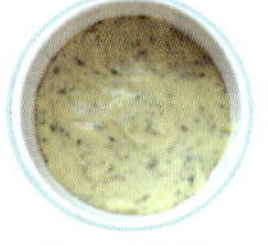

허브 마요네즈
1회분 20g
37.5kcal

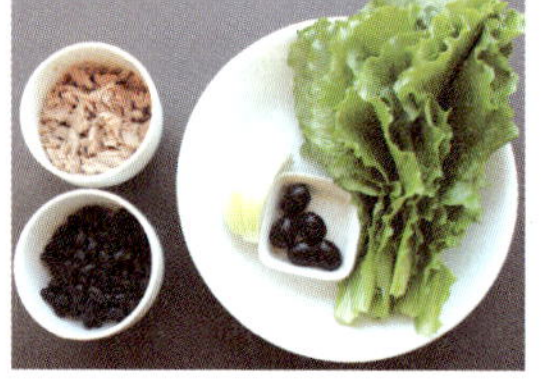
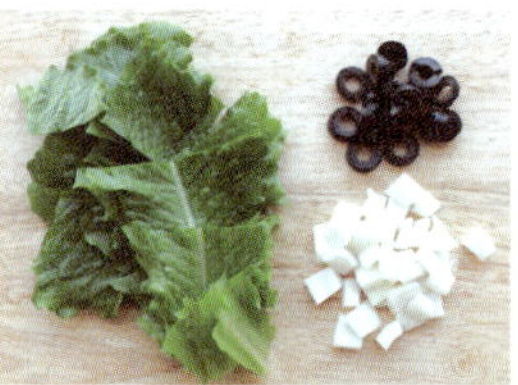

1 약콩은 1시간 정도 불린 후 비리지 않게 살짝 삶은 다음 체에 담아 물기를 제거한다. 잘게 다진 양파를 물에 5분간 담가 매운맛을 제거한다. 로메인은 5cm 폭으로 썬다. 블랙 올리브는 얇게 썰고 참치는 체에 담아 기름을 쪽 뺀다.

finish 접시에 로메인을 담고 블랙 올리브, 참치살, 양파를 골고루 섞어 그 위에 얹는다. 미리 만든 허브 마요네즈를 샐러드 위에 뿌린다.

아침 참치 약콩 샐러드 + 허브 마요네즈
411.5kcal

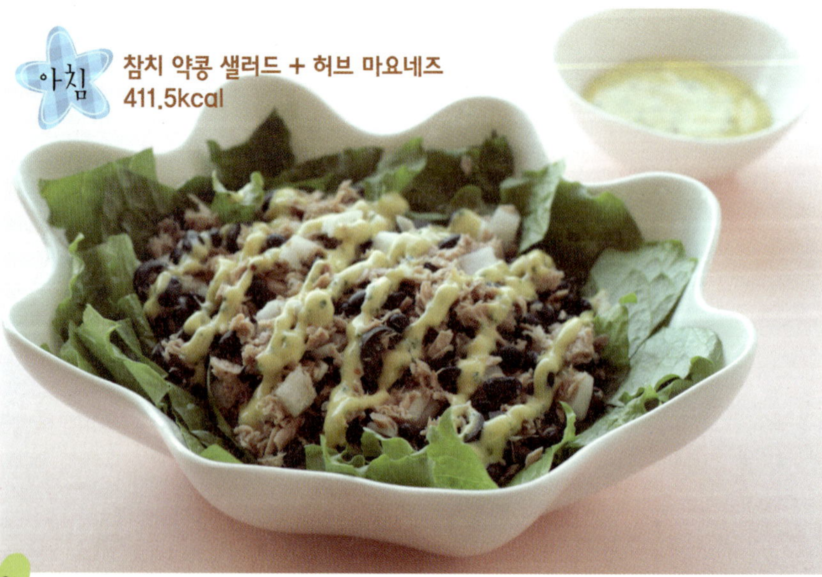

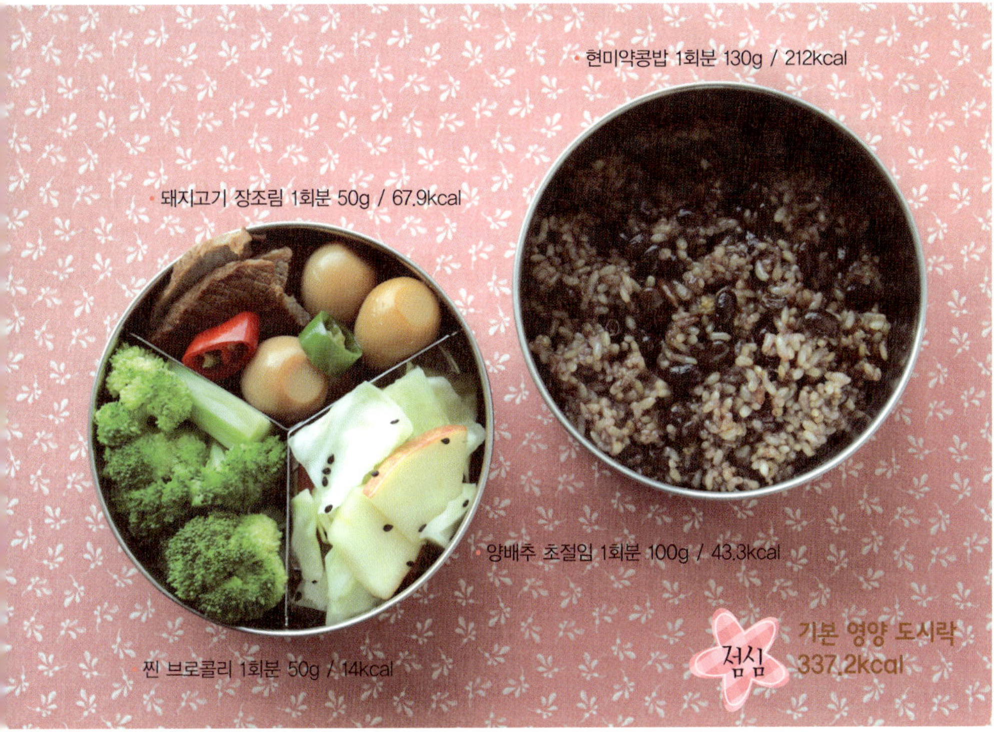

현미약콩밥 1회분 130g / 212kcal

돼지고기 장조림 1회분 50g / 67.9kcal

양배추 초절임 1회분 100g / 43.3kcal

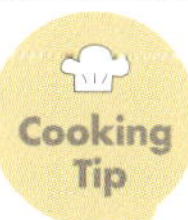

찐 브로콜리 1회분 50g / 14kcal

현미약콩밥 + 돼지고기 장조림 + 양배추 초절임 + 찐 브로콜리

  3단계에서 주로 먹는 밑반찬 2가지는 돼지고기 장조림과 양배추 초절임이에요. 돼지고기 장조림은 단백질 섭취를 위해 메추리알과 포화지방이 적은 사태 부위로 심심하게 졸인 장조림이에요. 또 양배추 초절임은 유기산이 풍부한 사과에 식이섬유소가 풍부한 양배추를 넣고 아삭아삭 새콤하게 절임 반찬으로 만들었어요. 유기산은 단백질대사에 도움을 주므로 돼지고기 장조림과 궁합이 잘 맞아요. 3단계 첫날의 점심에는 이렇게 영양이 풍부한 기본 밑반찬과 현미약콩밥으로 도시락을 준비하세요. 여기에 슈퍼푸드 브로콜리를 10분 만에 뚝딱 만들어 도시락 반찬에 추가하세요. 브로콜리는 별다른 양념을 하지 않고 저수분으로 익힙니다. "

● 찐 브로콜리 만들기! 브로콜리(50g)는 꽃과 줄기를 씻은 다음 먹기 좋은 크기로 썰어요. 그런 다음 내열용기에 담아 전자레인지에서 50초 정도 익힌 후 냉장고에 그대로 넣고 차게 식힙니다. 전자레인지에서 익힐 때는 뚜껑을 덮거나 랩을 씌워야 합니다.

Cooking Tip

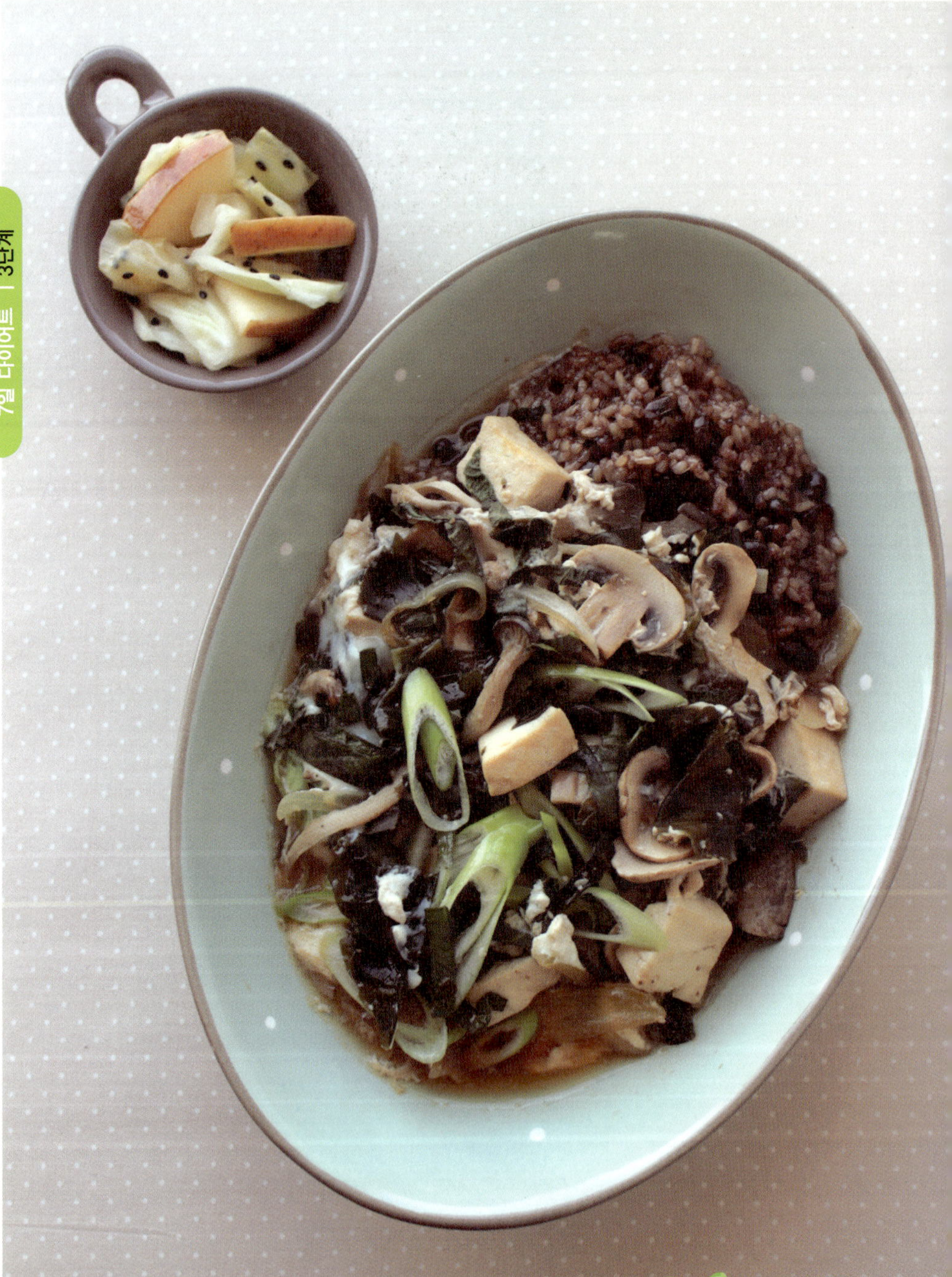

미역 두부덮밥 + 양배추 초절임
425.9kcal

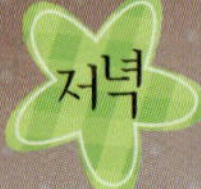

미역 두부덮밥

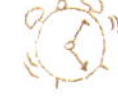

두부 1/4모(100g), 느타리버섯 50g, 양송이버섯 50g, 불린 미역 40g, 현미약콩밥 130g
양파 1/4개(50g), 대파 1/2대(15g), 깻잎 3장(10g), 달걀 흰자 3개(100g)

Cooking Time 20m

> 3단계 식단은 단백질 중심의 레시피로 구성했어요. 두부는 단백질을 보다 간편하게 섭취할 수 있는 식재료이지요. 그래서 오늘 저녁에는 두부에 버섯과 미역을 넣고 일본식 덮밥을 만들어 먹어요. 달콤한 소스에 깻잎 향이 더해져 참 맛있어요.

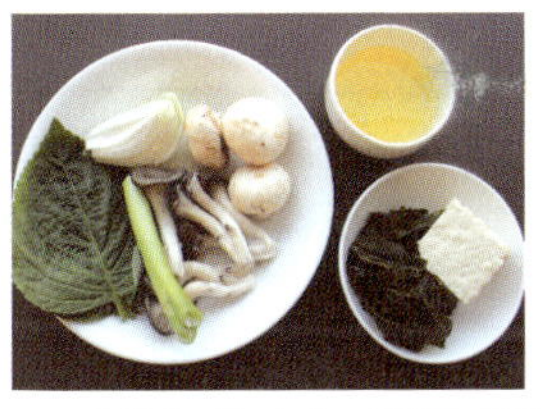
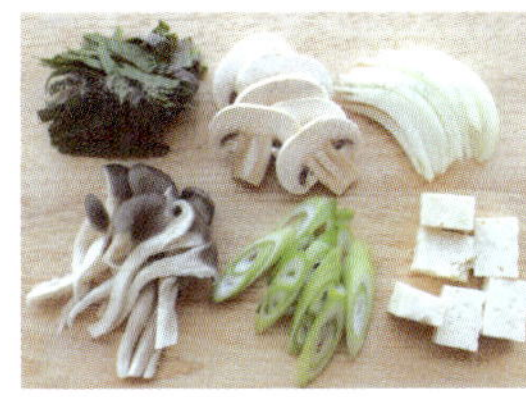

1 달걀은 흰자만 가위로 싹싹 끊으면서 푼다. 양송이버섯은 얇게 편으로 썰고, 느타리버섯은 먹기 좋게 찢는다. 대파는 어슷하게 썰고 깻잎과 양파는 얇게 채를 썬다. 두부는 2cm 크기로 깍둑썰기를 하고, 물에 불린 미역은 5cm 길이로 자른다.

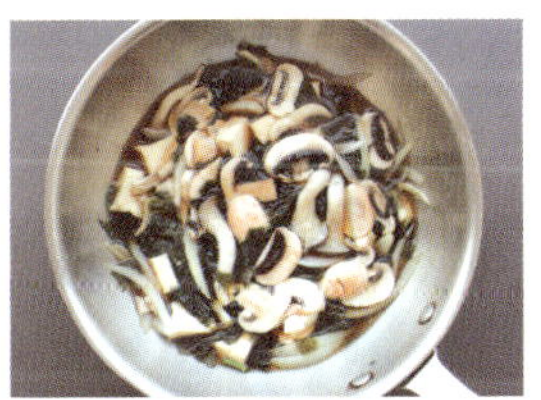
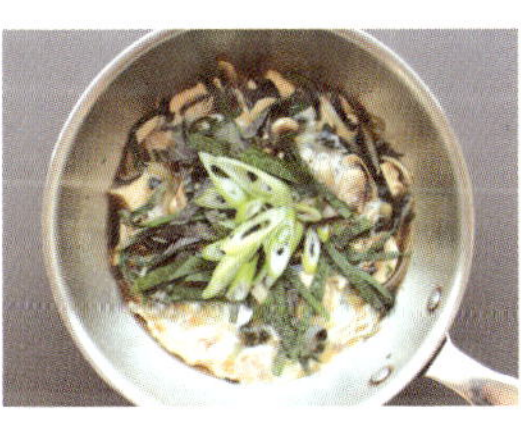

2 예열된 팬에 덮밥 소스를 붓고 끓인다. 팔팔 끓으면 버섯, 양파, 미역, 두부를 넣고 버섯과 양파가 숨이 죽을 때까지만 잠시 익힌다. 그런 다음 푼 달걀을 골고루 붓고, 깻잎과 대파를 넣어 1~2분간 더 끓인다.

finish 그릇에 현미약콩밥을 담고 미역 두부덮밥 소스를 올린다.

• 거품기로 달걀 흰자를 풀면 거품만 나고 의외로 잘 풀기가 까다로워요. 그래서 마지막에 체로 내리는데 이런 방법은 좀 번거로워요. 이럴 때 가위로 달걀 흰자를 싹둑싹둑 가위질하면 뭉친 흰자가 끊어지면서 잘 풀어집니다.

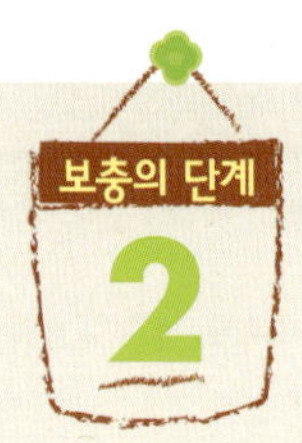

보충의 단계 **2**

- 아침 : 렌즈콩 달걀 샐러드 + 깨호두 드레싱
- 점심 : 참치 오이 비빔밥 + 비빔 고추장, 양배추 초절임
- 저녁 : 시나몬 돼지 목심 스테이크, 마늘밥, 토마토, 찐 브로콜리
- 간식 : 플레인 요거트 1개, 검은깨 비스킷 또는 호박씨 한 줌
- 음료 : 연근차 2~3잔

렌즈콩 달걀 샐러드 + 깨호두 드레싱

렌즈콩 2큰술(20g), 달걀 1개, 당근 30g, 양상추 50g, 어린잎채소 15g
깨호두 드레싱 30g • 스크램블 에그 양념 : 우유 2큰술, 포도씨오일 1작은술

Cooking Time 20m

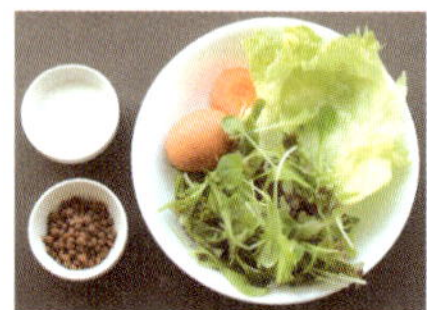
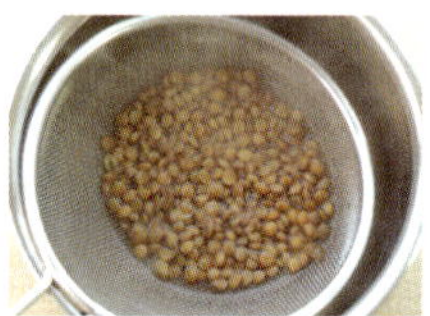
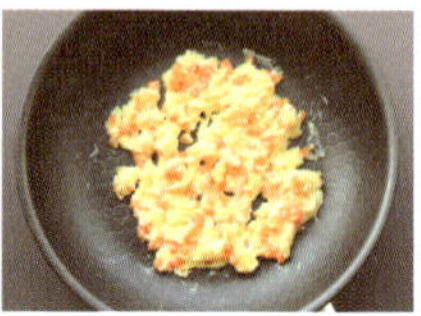

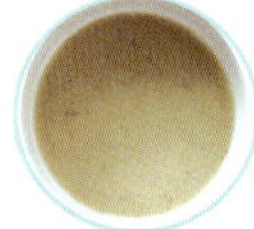

깨호두 드레싱
1회분 30g
58.7kcal

1 렌즈콩은 깨끗하게 씻은 다음 물에 담가 10분 정도 불린다. 그런 다음 끓는 물에 넣고 삶은 후 체로 건져 식힌다. 씻은 양상추는 물기를 제거한 다음 먹기 좋게 손으로 찢고 당근은 다진다.

2 볼에 푼 달걀, 우유, 다진 당근을 넣고 섞어 달걀물을 만든다. 예열된 팬에 포도씨오일을 얇게 두르고 달걀물을 부어 스크램블 에그를 몽글몽글하게 만든다.

finish 접시에 양상추, 어린잎채소, 스크램블 에그를 예쁘고 담고 삶은 렌즈콩을 뿌린다. 미리 만든 깨호두 드레싱을 곁들인다.

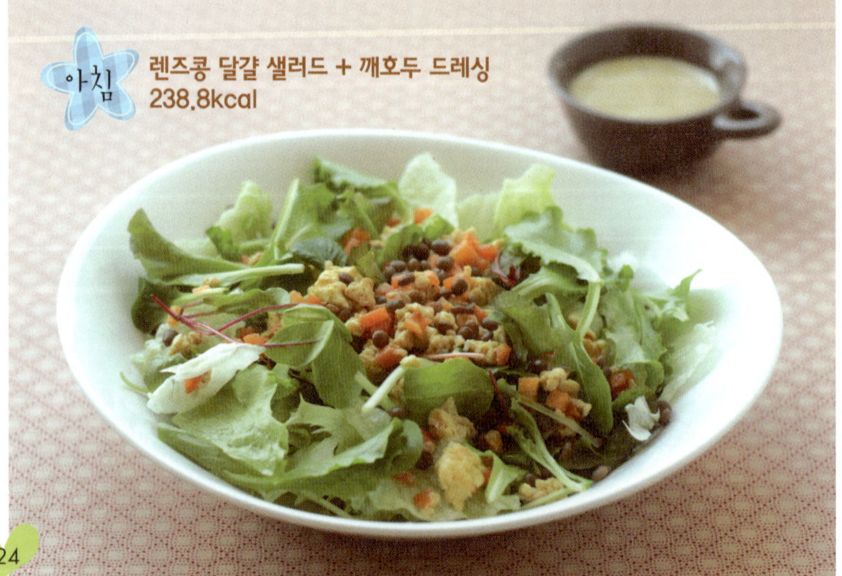

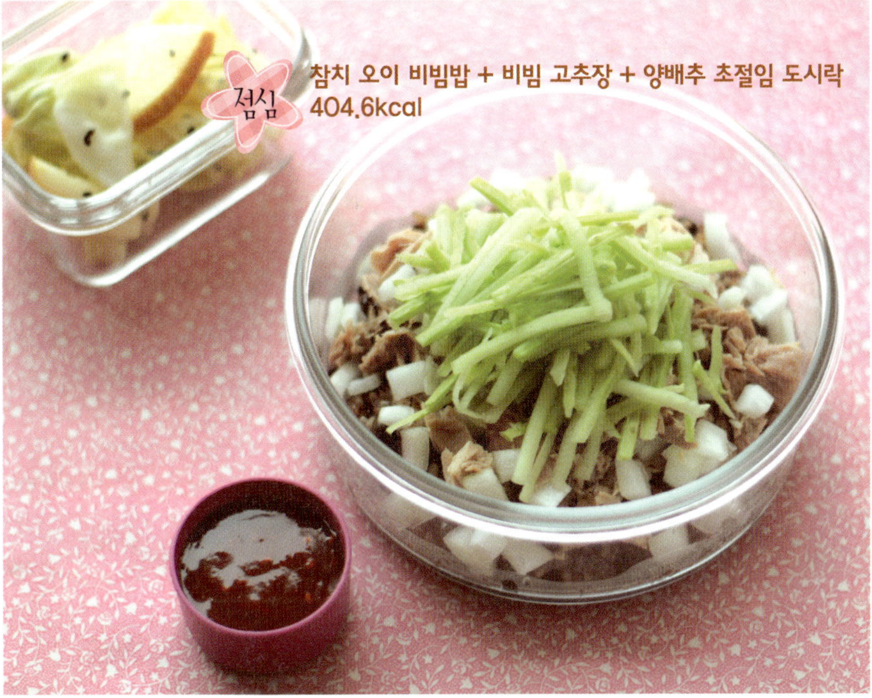

참치 오이 비빔밥 + 비빔 고추장 + 양배추 초절임 도시락
404.6kcal

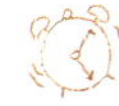

★ 볼에 양념 재료를 모두 넣고
잘 섞어요!

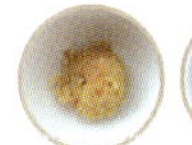 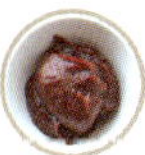 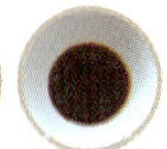

다진 마늘 1작은술	고추장 3큰술	간장 1작은술

+

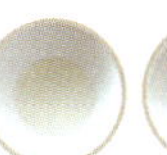 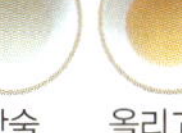 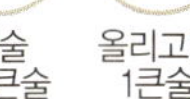

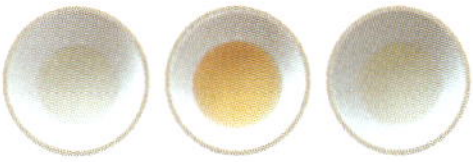

맛술 1/2큰술	올리고당 1큰술	식초 1큰술

+

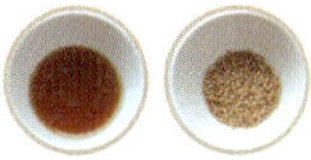

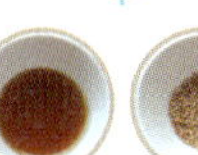

참기름 1/2큰술	참깨가루 1/2큰술

=

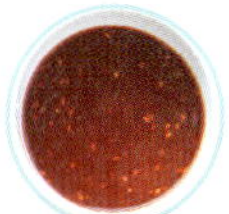

만든 분량 108.5g / 105.4kcal
1회분 30g / 29.1kcal

참치 오이 비빔밥 + 비빔 고추장

참치살(통조림) 70g, 오이 1/2개(75g), 양파 30g
현미약콩밥 130g, 비빔 고추장 20g

Cooking Time 15m

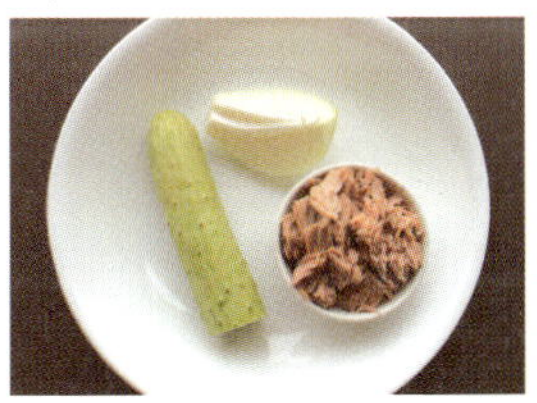 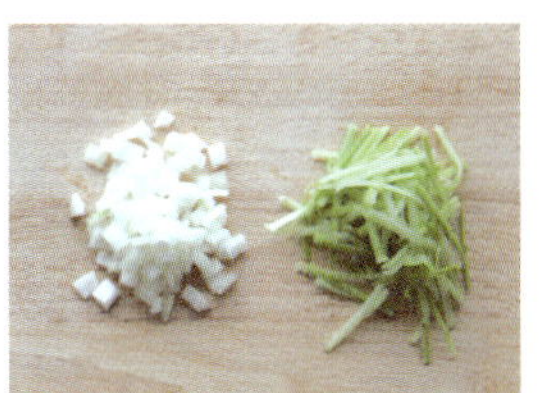

1 양파는 잘게 다져 물에 5분간 담가 매운맛을 제거한 다음 체로 건
져 물기를 뺀다. 오이는 굵은 소금으로 빡빡 문질러 씻은 후 반을
갈라 씨를 제거한다. 그런 다음 4cm 길이로 곱게 채를 썬다.

finish 참치는 체에 담아 기름을 제거한다. 그릇에 현미약콩밥을 담고
참치살과 양파를 골고루 올린 후 오이채를 소복이 담는다. 비빔 고추
장은 밀폐용기에 담는다.

❝ 돼지고기의 포화지방이 트랜스 지방으로 변형되는 것을 막으려면 낮은 온도에서 은근하게 익혀야 합니다. 이런 점을 주의한다면 스테이크도 건강하게 먹을 수 있어요. 오늘의 스테이크는 사과 향이 그윽한 돼지고기 스테이크입니다. 이 환상적인 조합을 더욱 돋보이게 하는 것은 바로 계핏가루입니다. 맛도 체지방도 고려한 똑똑한 스테이크에 단백질대사를 도와주는 마늘밥은 특별한 별미랍니다~! **❞**

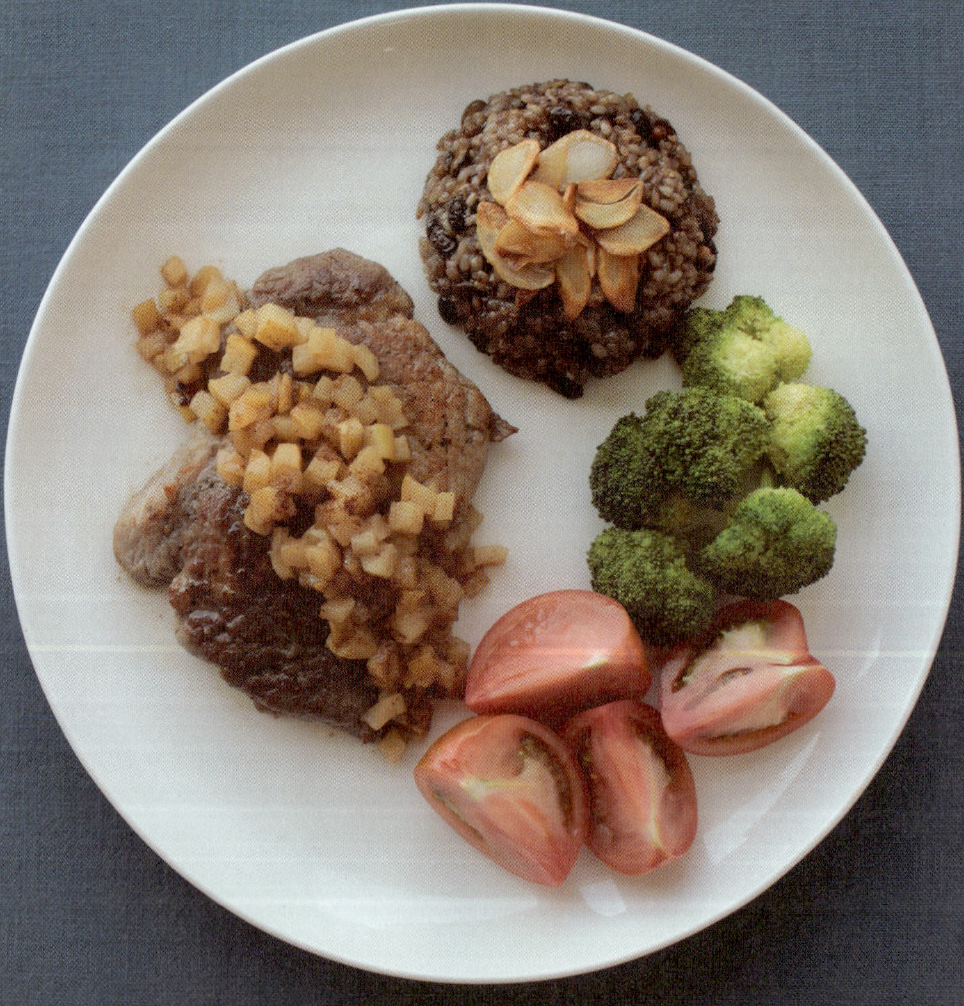

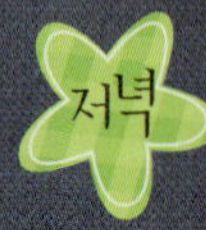

저녁
시나몬 돼지 목심 스테이크 + 마늘밥 + 토마토 + 찐 브로콜리
521.8kcal

시나몬 돼지 목심 스테이크 + 마늘밥

돼지고기 목심 부위 100g
사과 40g
마늘 6쪽
브로콜리 40g
토마토 80g
현미약콩밥 80g
올리브오일 1작은술
소금 1/4작은술
후추 1/4작은술

Cooking Time 30m

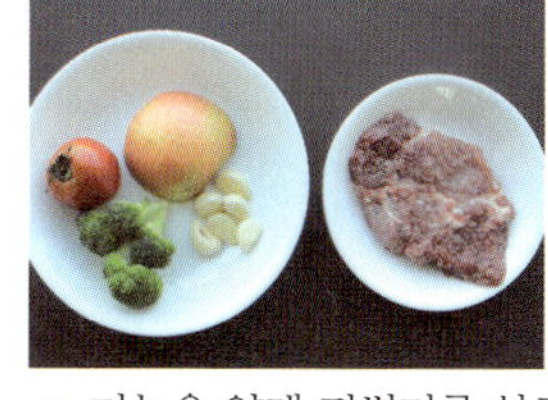
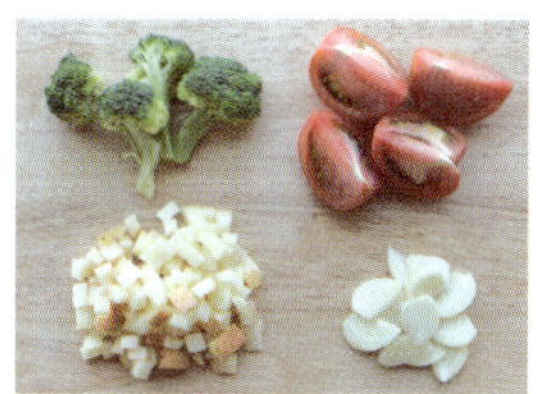

1 마늘은 얇게 편썰기를 하고 사과는 잘게 다진다. 토마토는 4등분으로 썰고 브로콜리는 한입 크기로 자른다.

2 손질한 브로콜리는 내열용기에 담아 전자레인지에서 50초간 익힌 후 냉장고에 넣고 차게 식힌다.

3 목살 부위의 지방을 제거하고, 칼등으로 두들긴 다음 소금 1/2작은술과 후추 1/2작은술로 밑간을 한다.

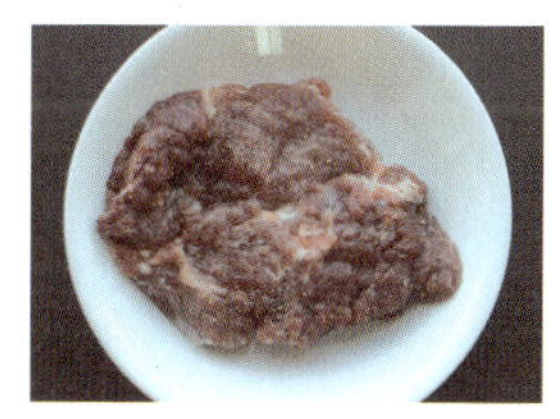

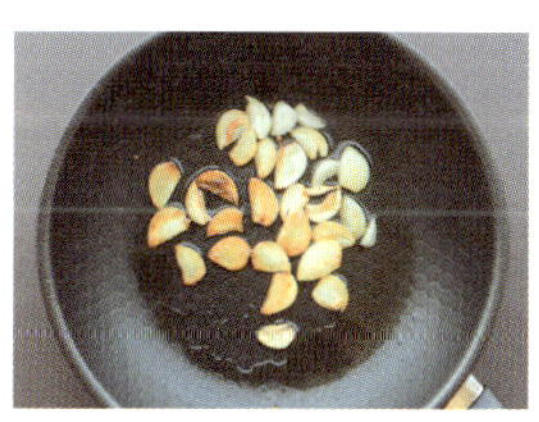
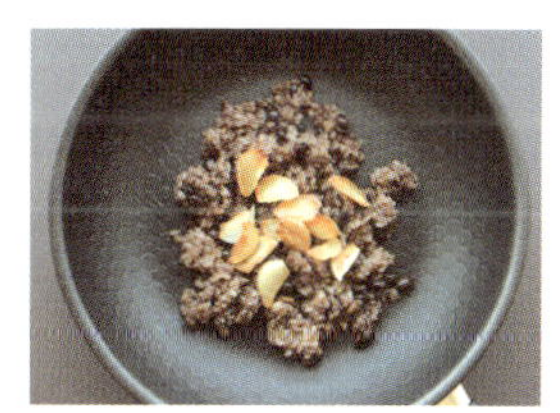

4 예열된 팬에 올리브오일을 두르고 마늘을 앞뒤로 노릇하게 굽는다. 키친타월 위에 구운 마늘을 올려 기름을 뺀다.

5 마늘을 구운 팬에 밥을 넣고 볶다가 소금 1/2작은술과 후추 1/2작은술을 넣고 간을 맞춘 후 구운 마늘을 넣고 섞는다.

6 양념에 재운 돼지고기의 겉면을 센 불에서 빠르게 굽는다. 그런 다음 다진 사과, 올리고당, 계핏가루, 물을 넣는다. 뚜껑을 덮어 약한 불에서 은근하게 충분히 익힌다.

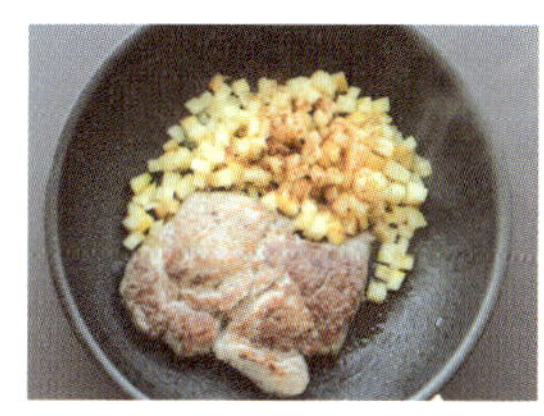

finish 접시에 마늘밥, 브로콜리, 토마토, 돼지고기를 예쁘게 담는다.

시나몬 소스 만들기

★ 돼지고기의 겉면을 구운 다음 시나몬 소스 재료를 넣고 익혀요!

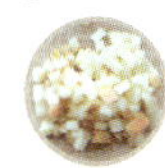
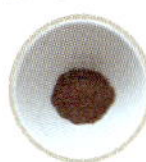

다진 사과 40g | 계핏가루 1/2작은술

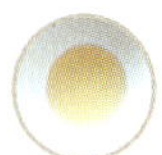
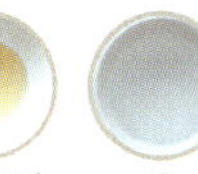
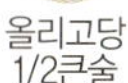

올리고당 1/2큰술 | 물 3큰술

아침 **감자 달걀 프리타타**
343kcal

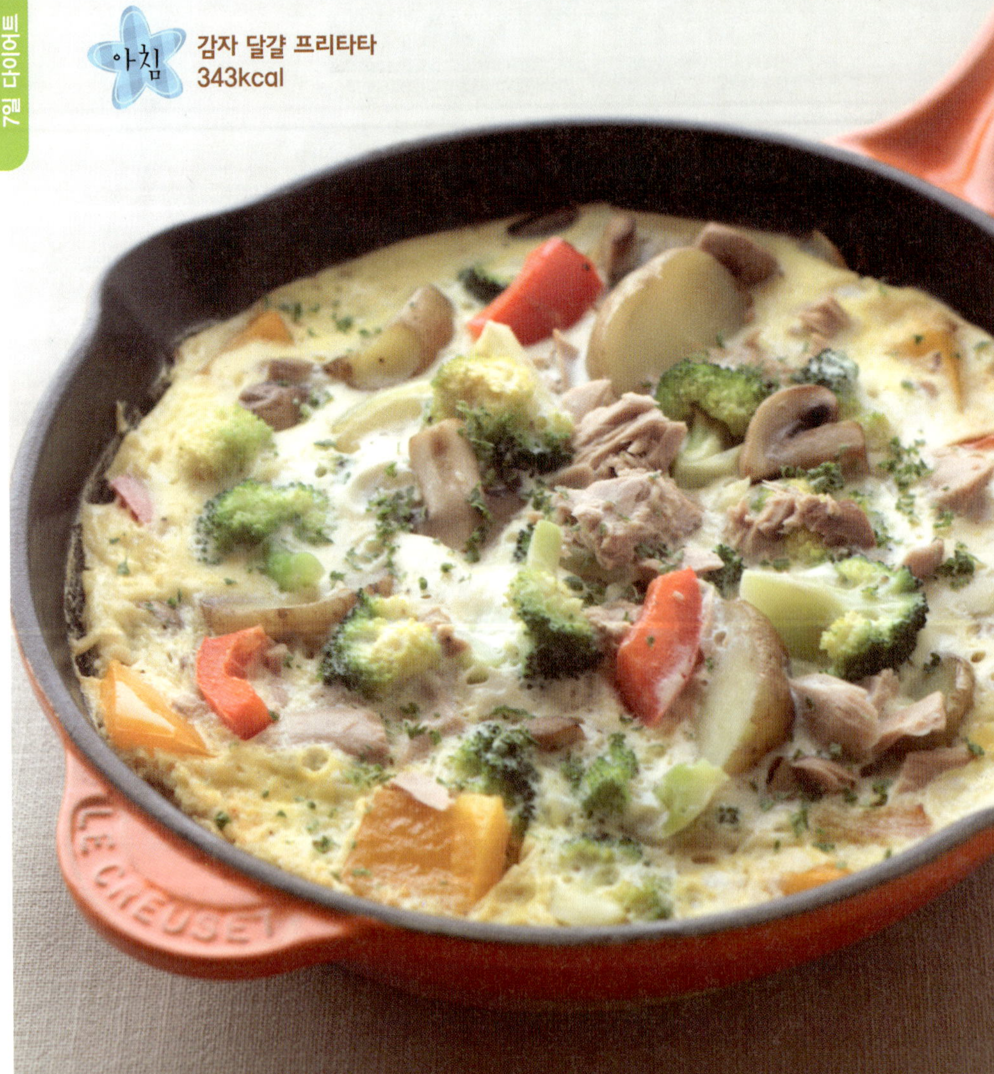

감자 달걀 프리타타

알감자 4개(130g)
브로콜리 45g
달걀 3개(노른자 1개, 흰자 3개)
양송이버섯 4개(50g)
파프리카 90g
양파 40g
참치살(통조림) 40g
파슬리 1작은술
포도씨오일 1/2큰술
소금 1/2작은술
후추 1/8작은술

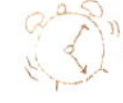 **Cooking Time 25m**

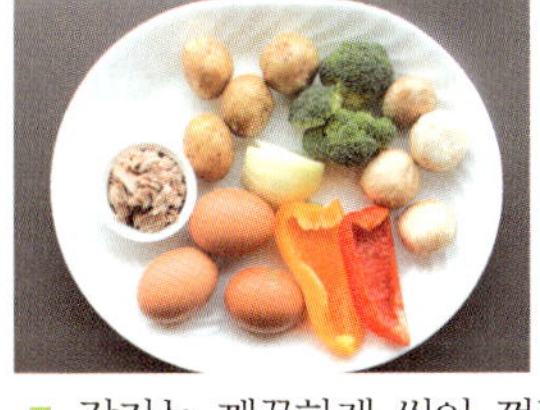
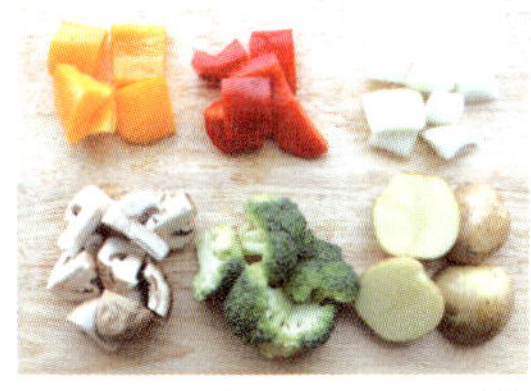

1 감자는 깨끗하게 씻어 껍질째 반으로 자른다. 그런 다음 내열용기에 담아 전자레인지에서 2분간 익힌다.

2 양파와 파프리카는 사방 3㎝ 길이로 큼직하게 썰고, 양송이버섯은 4등분으로 썬다. 브로콜리는 먹기 좋게 자른 후 내열용기에 담아 전자레인지에서 50초간 익힌 후 식힌다.

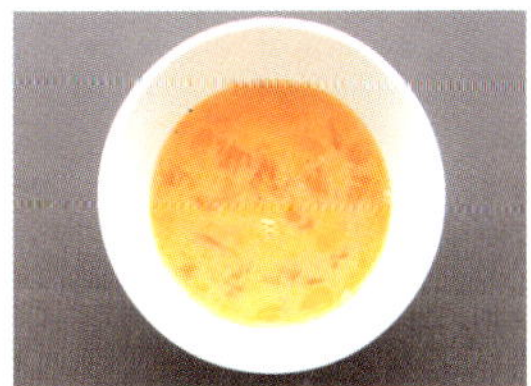
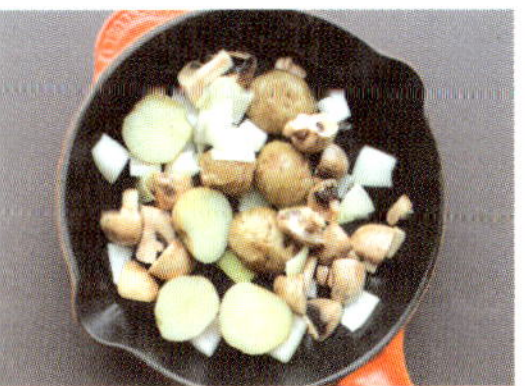
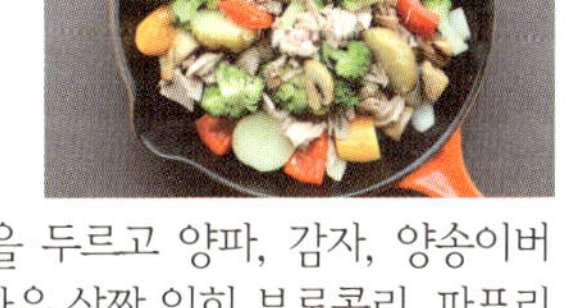

3 달걀은 분량대로 풀어서 체로 한 번 거른 다음 소금, 후추로 간을 한다. 참치살은 체에 담아 기름을 뺀다.

4 예열된 팬에 포도씨오일을 두르고 양파, 감자, 양송이버섯을 넣고 볶는다. 그런 다음 살짝 익힌 브로콜리, 파프리카, 참치살을 골고루 담고 푼 달걀물을 붓는다.

finish 약한 불에서 뚜껑을 덮고 찌듯이 익힌다. 마지막에 파슬리가루를 뿌린다.

- 달걀에 우유나 다시마물을 2큰술 정도 더 첨가하면 식감이 부드러워져요.
- 약한 불에서 뚜껑을 덮어 은근하게 익혀야 합니다. 자칫 탈 수 있어요. 끓기 시작하면 익은 상태를 보는데, 반쯤 익었을 때 불을 끄고 뜸을 들이면서 익힙니다.

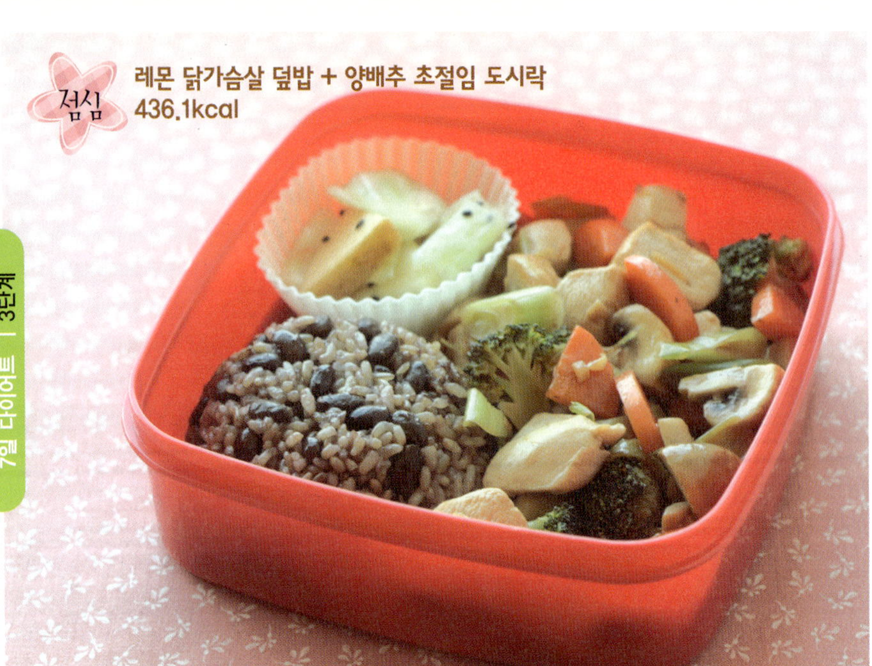

점심 레몬 닭가슴살 덮밥 + 양배추 초절임 도시락
436.1kcal

레몬 닭가슴살 덮밥

닭가슴살 1쪽(100g)
양송이버섯 50g
당근 35g
브로콜리 50g
레몬 1/4개
마늘 1쪽
대파 1/2대(15g)
현미약콩밥 130g
포도씨오일 1작은술

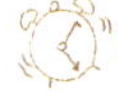
Cooking Time 15m

★ 볼에 양념 재료를 모두 넣고
잘 섞어요!

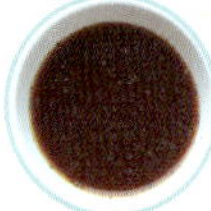
다시마물 30cc
간장 1큰술
감자전분 1/2작은술
후추 1/8작은술

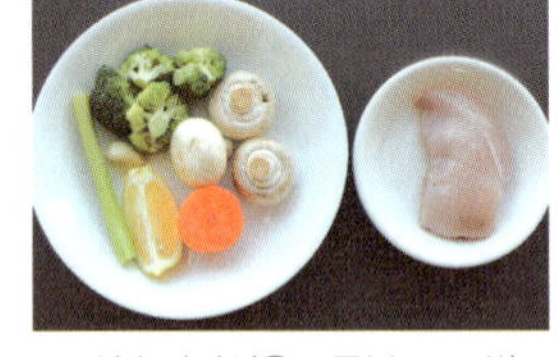
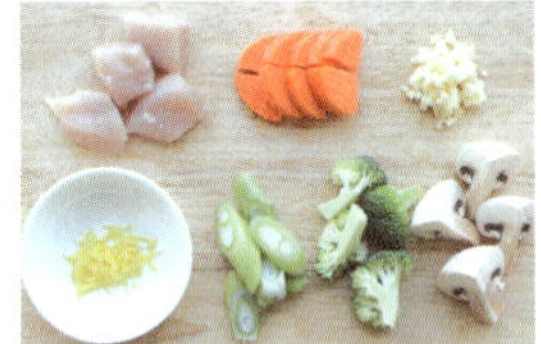

1 양송이버섯은 4등분으로 썰고, 브로콜리는 한입 크기로 자른다. 당근은 0.5cm 두께로 썰어 4등분으로 자른다. 대파는 어슷하게 썰고 마늘은 다진다.

2 닭가슴살은 2cm 두께로 깍둑썰기를 한다. 레몬은 즙을 짜 소스에 사용하고, 노란 껍질만 곱게 채를 썬다.

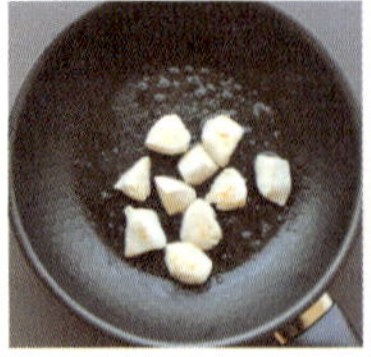
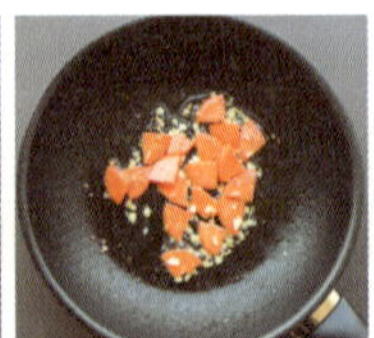
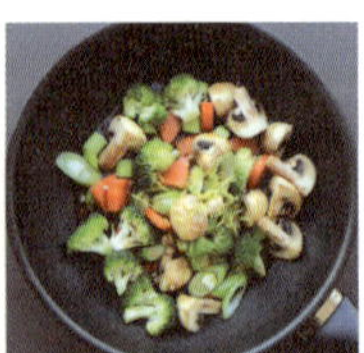

3 예열된 팬에 포도씨오일을 두르고 닭가슴살을 5분간 노릇하게 볶아서 그릇에 담는다. 닭가슴살 볶은 팬에 마늘과 당근을 넣고 볶다가 양송이버섯, 브로콜리, 대파, 레몬 껍질을 넣고 살짝 볶는다.

finish 미리 만든 소스를 붓고 2~3분 더 볶는다. 채소가 익을 때쯤 볶은 닭가슴살을 넣고 2분간 더 볶는다. 그릇에 현미약콩밥을 담고 만든 레몬 닭가슴살을 담는다.

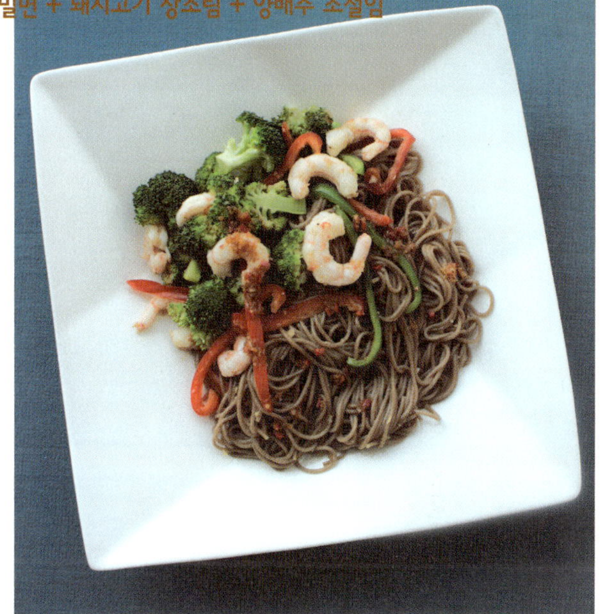

간장 양념으로 만든
비빔 메밀면입니다.
차게 먹는 음식이 아니라
따뜻하게 먹는 비빔면이에요.
비빔장에 넣은 생강 향이
은은해 먹을수록 매력있어요.
새콤달콤하면서도 개운한
뒷맛이 깔끔하답니다~!

브로콜리 새우 메밀면

메밀면 70g
브로콜리 50g
새우살 80g
피망 30g

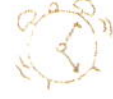

Cooking Time 20m

★ 불에 양념 재료를 모두 넣고
잘 섞어요!

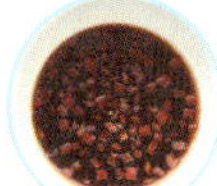

다진 마늘 1작은술
다진 붉은 고추 1/2개
다진 생강 1/2작은술
레몬즙 1작은술
간장 1큰술
맛술 1/2큰술
다시마물 2큰술
후추 1/8작은술

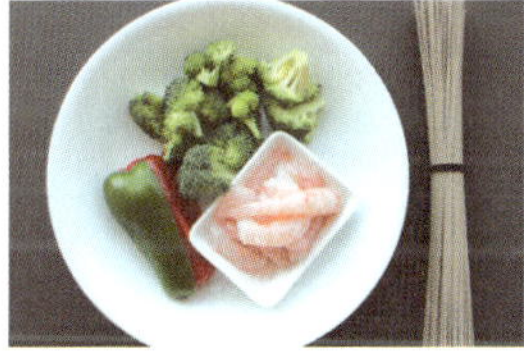 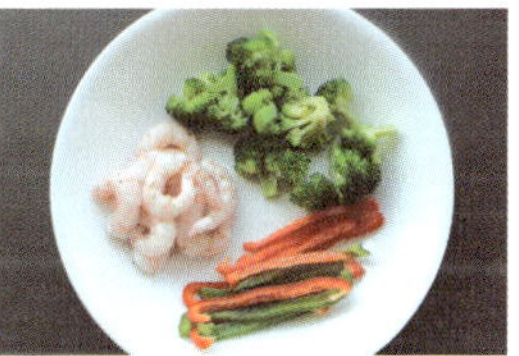

1 메밀면 삶을 물을 끓인다. 팔팔 끓으면 메밀면을 넣고 5분 정도 삶은 후 체에 닦는다 다른 재료를 준비하는 동안 면이 붇지 않게 찬물이나 얼음물에 담가둔다. 끓는 물에 면을 넣고 삶으면 거품이 부풀어 올라 자칫 넘칠 수 있다. 이때는 찬물을 조금씩 넣으면 된다.

2 브로콜리는 먹기 좋게 한입 크기로 자르고, 피망은 씨를 제거한 다음 얇고 길게 채를 썬다.

3 브로콜리, 새우살, 피망은 내열용기에 담아 전자레인지에서 50초 정도 익힌 다음 냉장고에 그대로 넣고 식힌다.

4 약한 불에서 팬을 예열한 다음 메밀면, 새우, 브로콜리, 피망, 양념장을 넣고 살짝 볶듯이 섞는다. 이때 촉촉한 느낌이 직으면 면 삶은 물 또는 물을 조금 넣으면 된다.

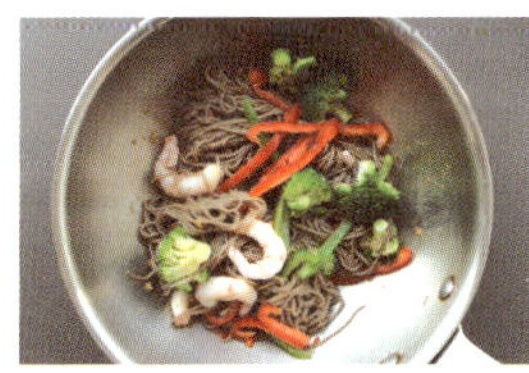

finish 접시에 만든 브로콜리 새우 메밀면을 예쁘게 담는다.

고소한 치즈를 입혀 닭가슴살의 새로운 맛이 탄생했어요. 아삭한 양상추, 신선한 어린잎채소와 구운 닭가슴살이 만나 더욱 상쾌하고 든든한 아침을 만듭니다. 무엇보다 체지방을 줄이는 올리브를 넣어 더욱 안심이 되는 고급스런 한 접시 샐러드랍니다~!

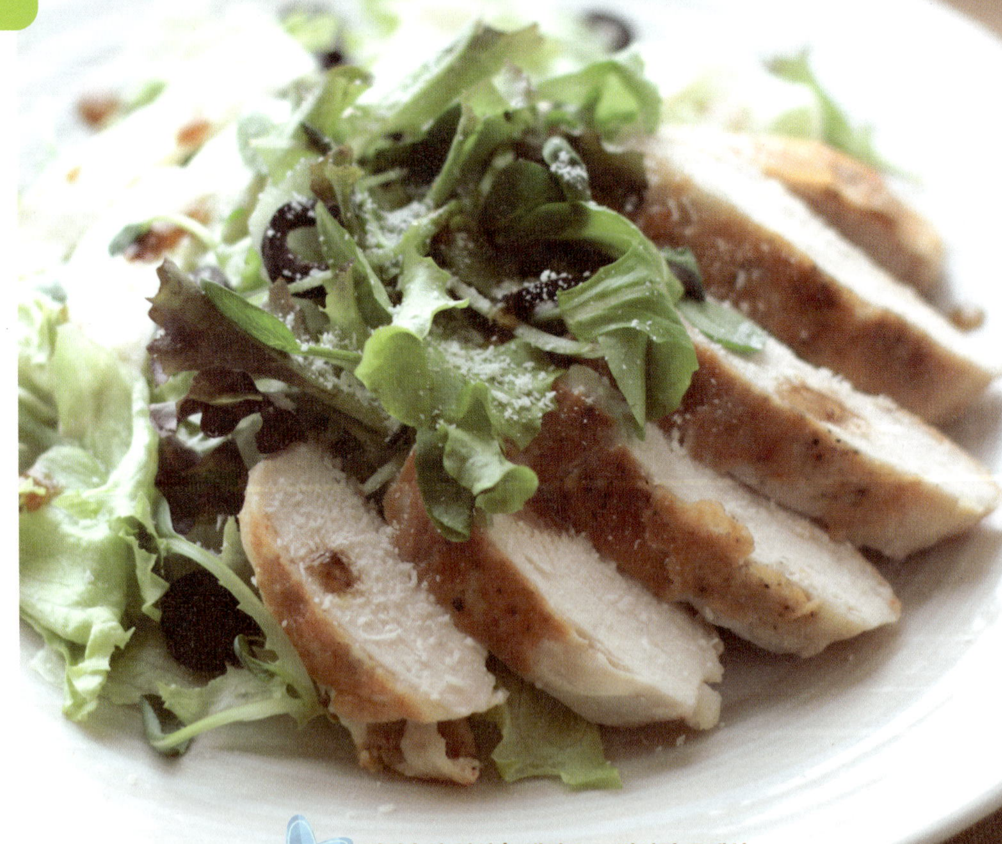

아침 **닭가슴살 양상추 샐러드 + 발사믹 드레싱**
371.9kcal

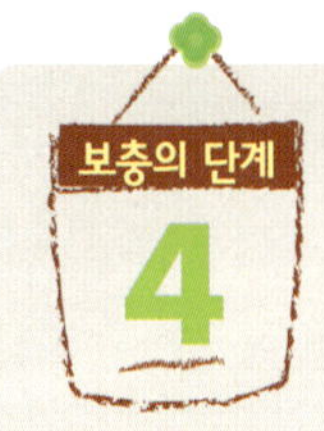

- 아침 : 닭가슴살 양상추 샐러드 + 발사믹 드레싱
- 점심 : 브로콜리 잎 장조림 비빔밥 + 비빔 간장, 양배추 초절임
- 저녁 : 두부 오므라이스, 양배추 초절임, 돼지고기 장조림
- 간식 : 플레인 요거트 1개, 검은깨 비스킷 또는 호박씨 한 줌
- 음료 : 연근차 2~3잔

닭가슴살 양상추 샐러드

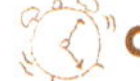 닭가슴살 1쪽(100g), 양상추 100g, 어린잎채소 15g, 저지방 슬라이스 치즈 1장, 블랙 올리브 15g
포도씨오일 1/2큰술, 발사믹 드레싱 30g
- 닭가슴살 밑간 양념 : 소금 1/4작은술, 후추 1/8큰술
- 닭가슴살 반죽 : 밀가루 1큰술, 달걀 흰자 1/2개, 치즈가루 1큰술

Cooking Time 30m

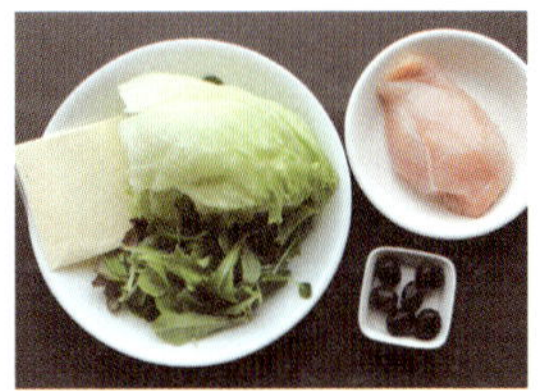
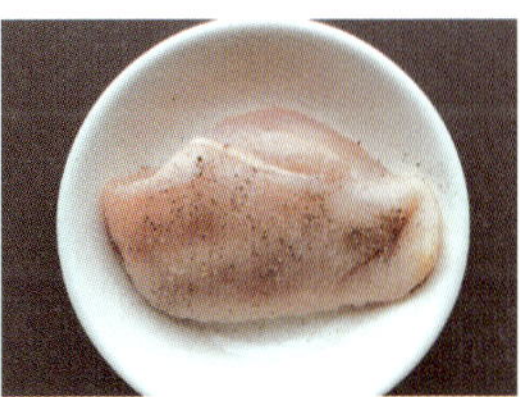

1 어린잎 채소는 씻어서 물기를 제거하고, 양상추는 손으로 먹기 좋게 한입 크기로 찢는다. 치즈는 1.5cm 두께로 채를 썬다. 블랙 올리브는 얇게 모양대로 썬다. 닭가슴살은 소금과 후추를 뿌려 10분간 재운다.

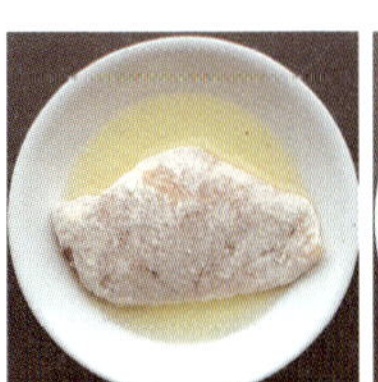
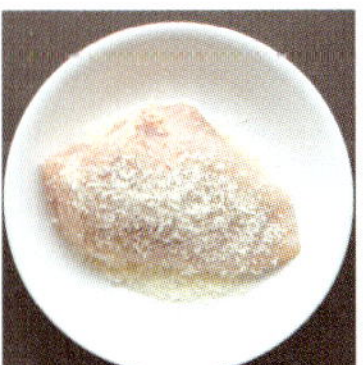
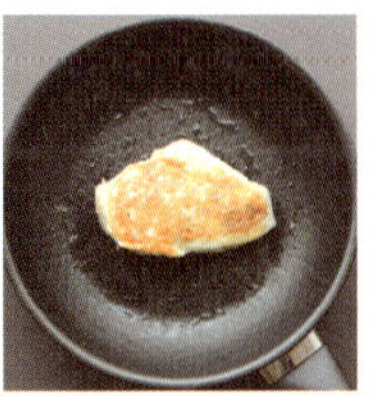

2 밑간 양념에 재운 닭가슴살은 밀가루→달걀→치즈가루 순서로 골고루 묻힌다. 예열한 팬에 포도씨오일을 두르고, 약한 불에서 닭가슴살을 앞뒤로 노릇하게 굽는다. 구운 닭가슴살은 1.5cm 두께로 썬다.

♥ 닭가슴살이 탱탱해지면 불을 끄고 그대로 식힙니다. 이렇게 하면 남은 열로 속까지 맛있게 익게 됩니다.

finish 접시에 양상추, 어린잎채소, 블랙 올리브, 치즈를 골고루 섞어 담고 구운 닭가슴살을 가지런히 담는다. 미리 만든 발사믹 드레싱을 곁들인다.

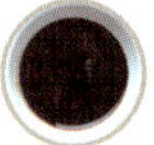

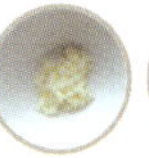

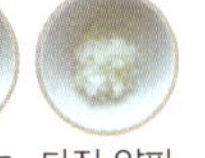

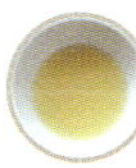

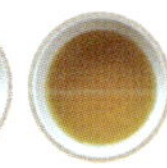

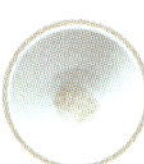

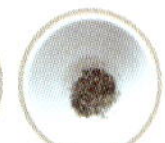

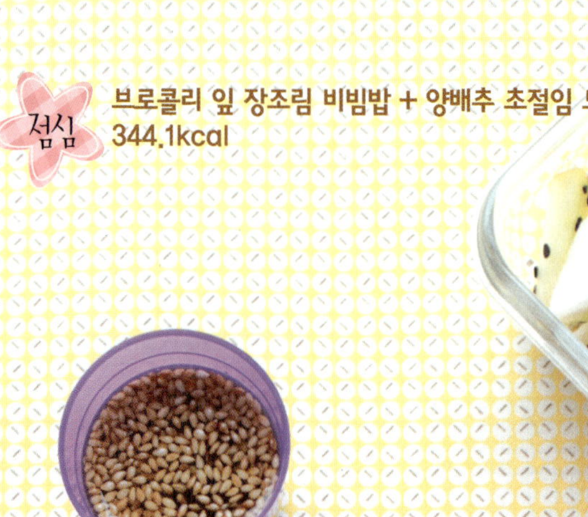

점심 브로콜리 잎 장조림 비빔밥 + 양배추 초절임 도시락
344.1kcal

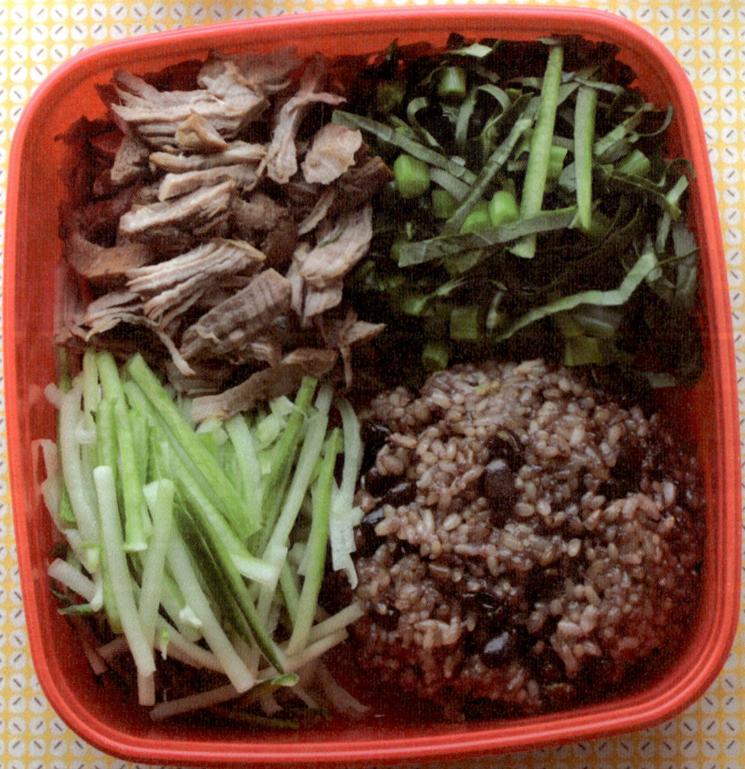

브로콜리 잎 장조림 비빔밥 + 비빔 간장

브로콜리 잎 3장(60g), 오이 1/2개(75g), 돼지고기 장조림 80g, 현미약콩밥(130g)

Cooking Time 15m

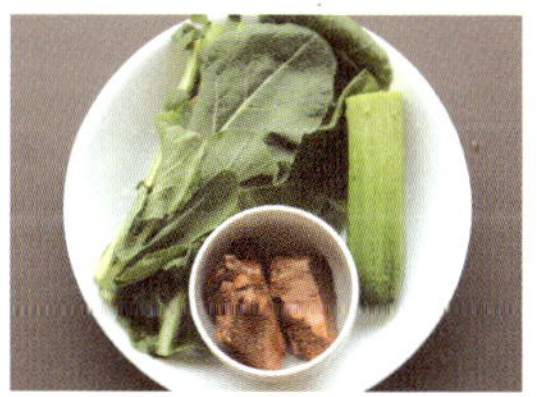
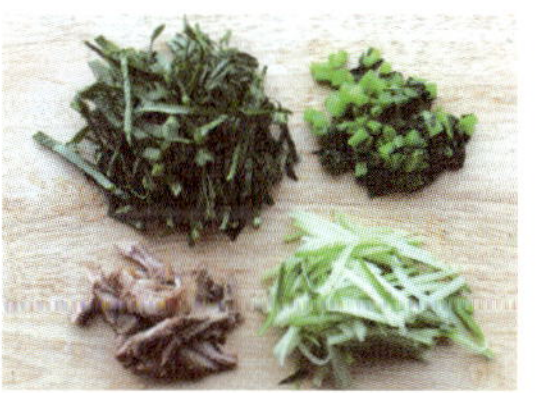

1 브로콜리 잎은 얇게 채를 썬다. 줄기는 잘게 다진 후 내열 용기에 담아 전자레인지에서 30초간 익힌다. 그런 다음 냉장고에 그대로 넣고 식힌다.

♥ 식이섬유소가 풍부한 브로콜리 줄기는 생으로 먹기에 다소 식감이 질길 수 있으므로 전자레인지에서 살짝 익히는 것이 좋아요.

2 오이는 반으로 갈라 씨를 제거한 다음 4cm 길이로 얇게 채를 썬다. 돼지고기 장조림은 고기 결대로 잘게 찢는다.

finish 그릇에 현미약콩밥, 돼지고기 장조림, 브로콜리 잎과 줄기, 오이를 예쁘게 담고 미리 만든 비빔 간장을 곁들인다.

비빔 간장 만들기

★ 볼에 양념 재료를 모두 넣고 잘 섞어요!

간장 2큰술 · 레몬즙 2작은술 · 식소 1큰술
+
올리고당 1큰술 · 참기름 1큰술 · 참깨가루 1큰술
=

만든 분량 95g / 218kcal
1회분 30g / 35.1kcal

235

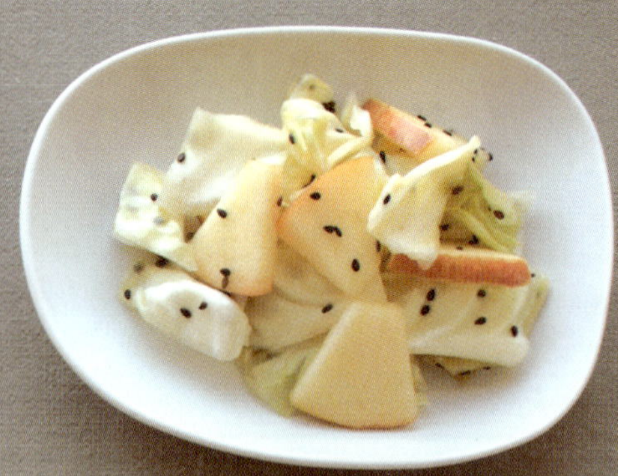

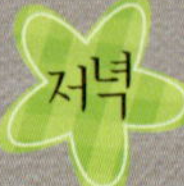

저녁 두부 오므라이스 + 양배추 초절임 + 돼지고기 장조림
521.8kcal

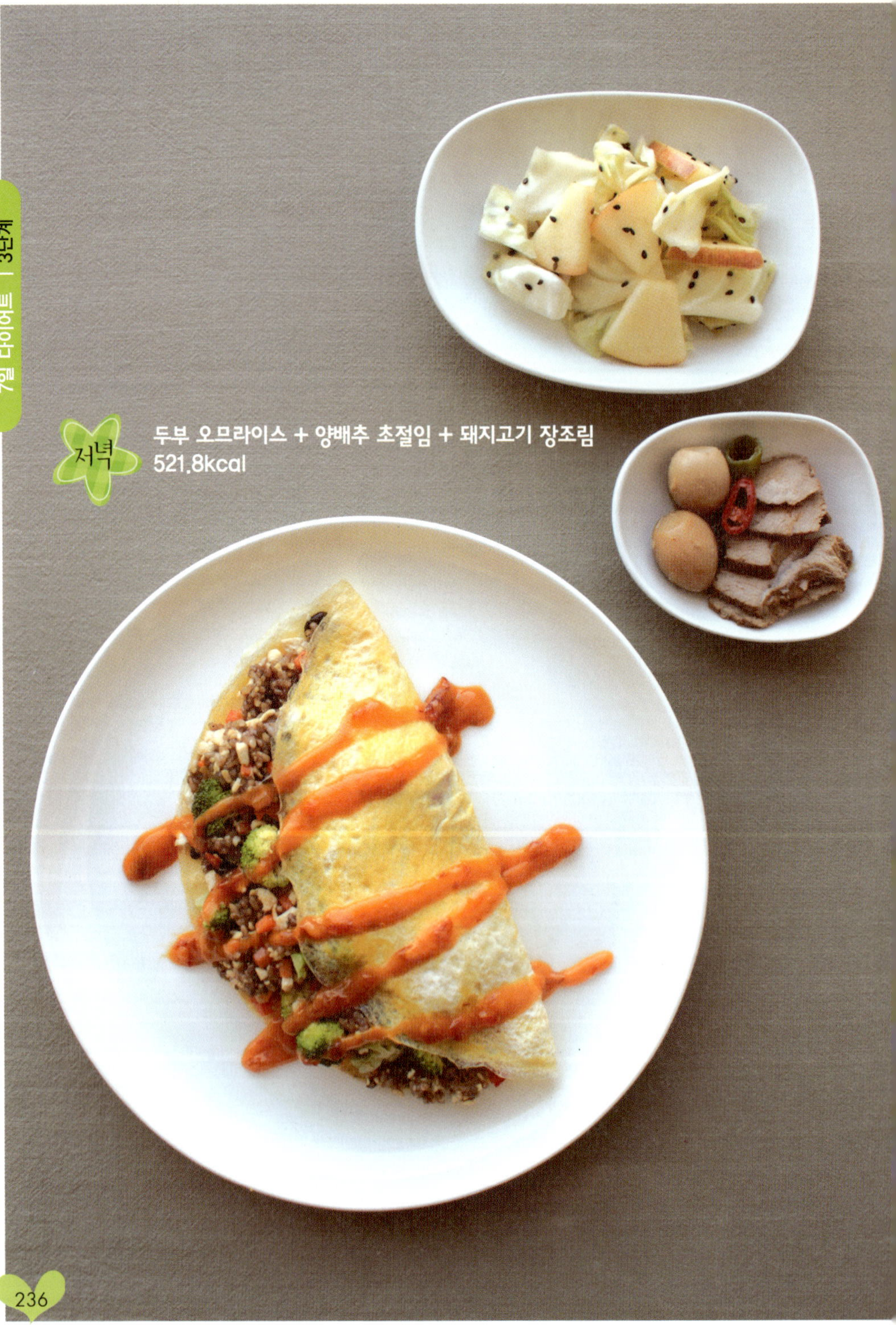

두부 오므라이스

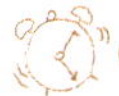

두부 1/2모(100g)
당근 50g
피망 20g
브로콜리 50g
달걀 2개
현미약콩밥 130g
올리브오일 1/2큰술
소금 1/4작은술
후추 1/8작은술
밀러 머스터드 1큰술

Cooking Time 25m

Cooking Tip

- 두부를 곱게 으깬 다음 전자레인지에서 살짝 익히면 두부에서 수분이 나와 볶음 요리를 할 때 편리해요.

- 푼 달걀을 체에 내리면 달걀물이 잘게 갈라지면서 섞이므로 달걀 지단이 예쁘게 됩니다.

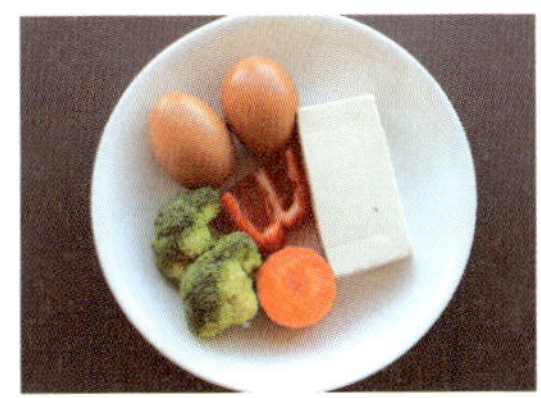 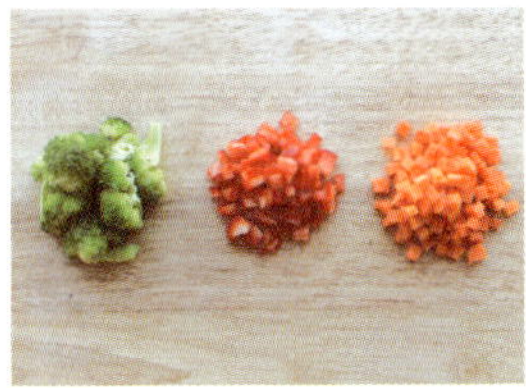

1 당근은 잘게 다지고, 피망은 씨를 제거한 후 잘게 다진다.

2 브로콜리는 먹기 좋게 한입 크기로 자른 후 내열용기에 담아 전자레인지에서 30초간 익힌다. 그런 다음 냉장고에 그대로 넣고 식힌다.

3 두부는 곱게 으깬 다음 내열용기에 담아 전자레인지에서 1분 정도 돌린다. 그런 다음 체에 담아 물기를 제거한다.

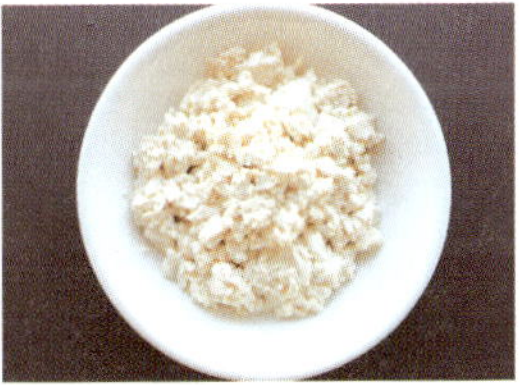

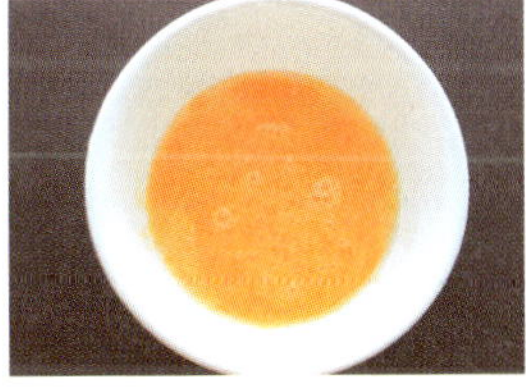 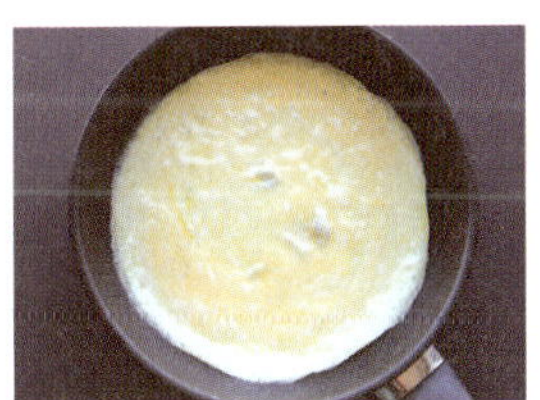

4 달걀은 노른자 1개와 흰자 2개 분량을 풀어 체로 거른다. 예열된 팬에 달걀물을 붓고 약한 불에서 얇게 부친다.

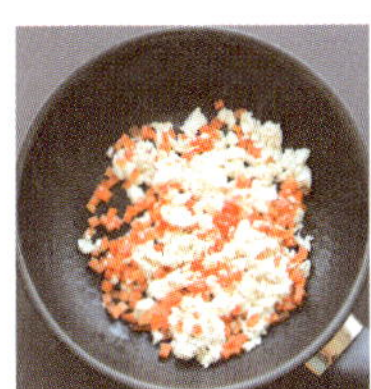 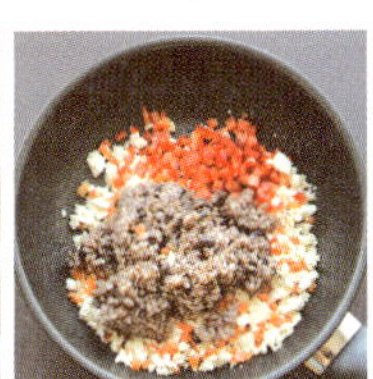 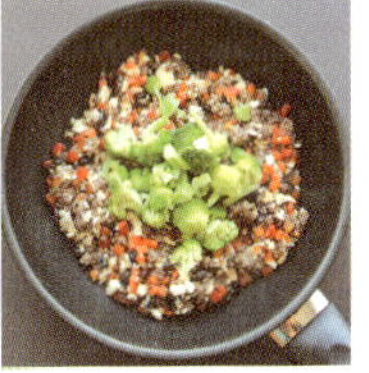

5 예열된 팬에 기름을 넣지 않고 으깬 두부, 당근을 넣고 물기 없이 보슬보슬하게 볶는다. 그런 다음 밥, 피망, 소금, 후추를 넣고 섞으면서 볶는다. 마지막에 올리브오일, 브로콜리를 넣고 살짝 볶는다. 접시에 볶음밥을 담고 밀러 머스터드를 예쁘게 뿌린다.

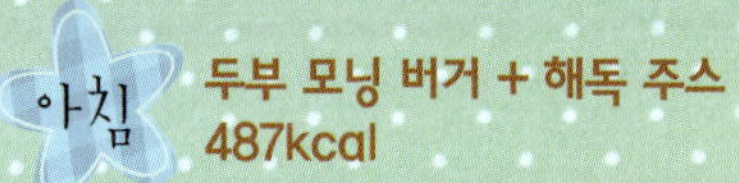

두부 모닝 버거 + 해독 주스
487kcal

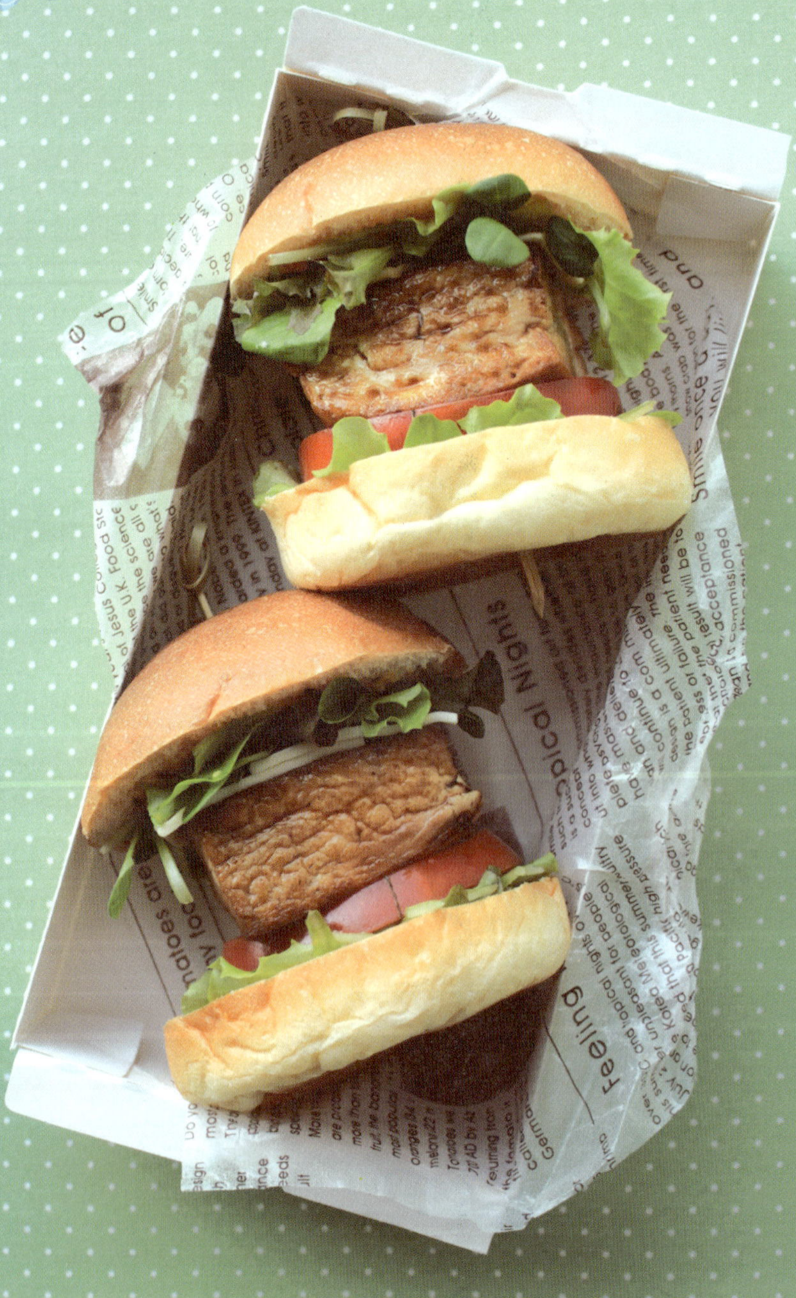

- 아침 : 두부 모닝 버거 + 해독 주스
- 점심 : 곤약덮밥, 돼지고기 장조림, 양배추 초절임
- 저녁 : 연어 낫토 비빔밥 + 연겨자 비빔 간장, 양배추 초절임
- 간식 : 플레인 요거트 1개, 검은깨 비스킷 또는 호박씨 한 줌
- 음료 : 연근차 2~3잔

두부 모닝 버거

모닝빵 2개
두부 180g
저지방 슬라이스 치즈 2장
토마토 25g
어린잎채소 20g
포도씨오일 1작은술
씨겨자 1큰술
밀러 머스터드 1큰술

Cooking Time 25m

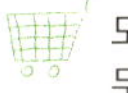

★ 볼에 양념 재료를 모두 넣고 잘 섞은 후 두부를 졸일 때 넣어요!

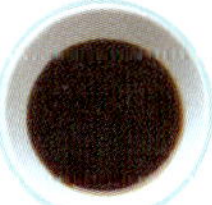

간장 1/2큰술
올리고당 1큰술
맛술 1/2큰술

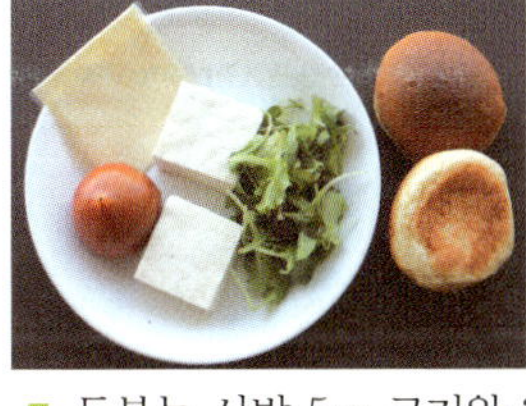 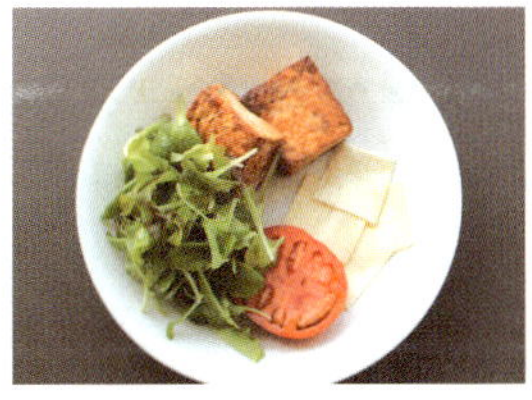

1 두부는 사방 5cm 크기와 3cm 두께로 썬다. 슬라이스 치즈는 4등분으로 자르고 토마토는 1cm 두께로 얇게 썬다. 어린잎채소는 깨끗하게 씻은 다음 물기를 제거한다.

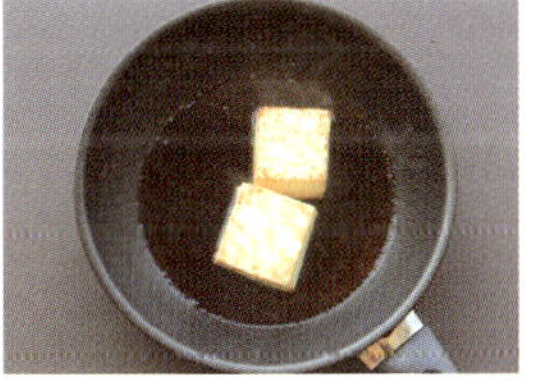 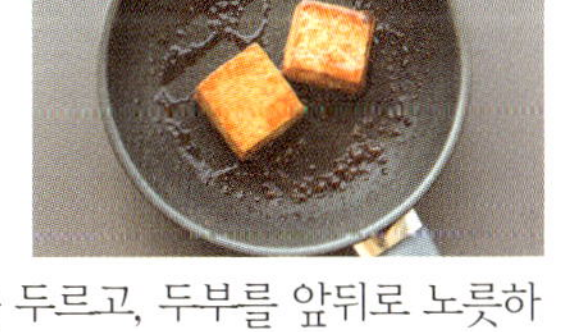

2 예열된 팬에 포도씨오일을 두르고, 두부를 앞뒤로 노릇하게 굽는다. 그런 다음 조림장을 넣고 두부를 뒤집으면서 양념이 잘 배도록 졸인다.

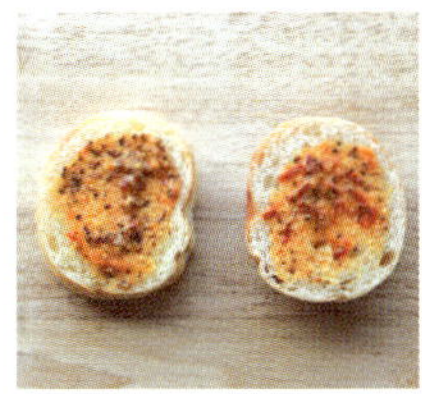 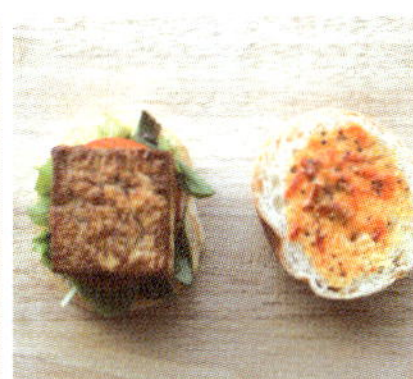 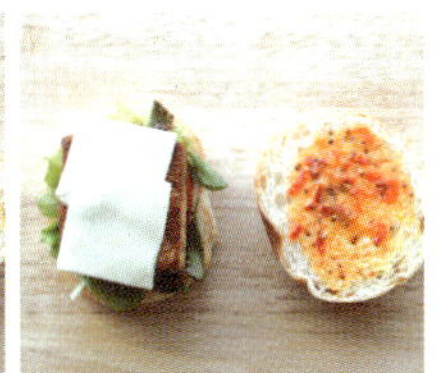 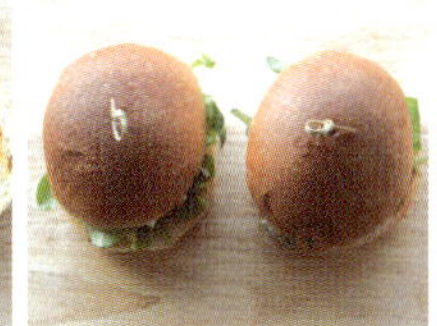

3 밀러 머스터드와 씨겨자를 골고루 섞어 스프레드를 만든다. 모닝빵을 반으로 갈라 4개 분량을 만들고 빵 안쪽에 각각 바른다. 그런 다음 어린잎채소→토마토→두부→어린잎채소 순서로 올리고 나머지 빵으로 덮는다. 빵 가운데를 꼬챙이로 꽂아 고정시킨다.

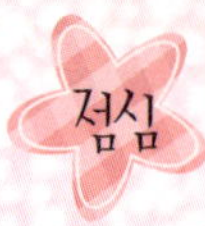

곤약덮밥 + 돼지고기 장조림 + 양배추 초절임 도시락
320kcal

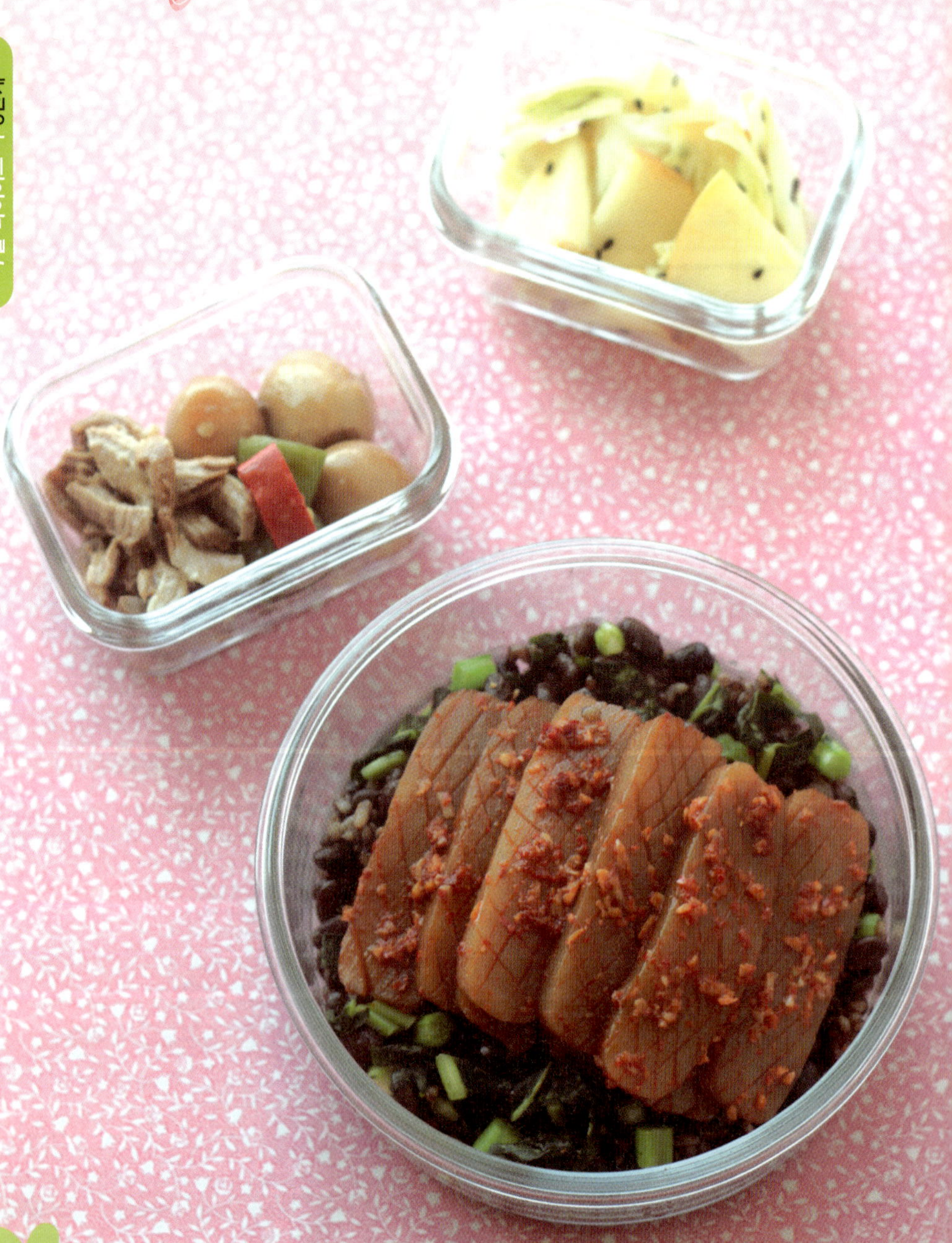

곤약덮밥

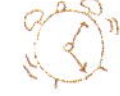

곤약 120g
브로콜리 잎 50g
현미약콩밥 130g
소금 1/3작은술

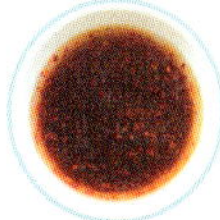

Cooking Time 20m

★ 불에 양념 재료를 모두 넣고
잘 섞은 후 곤약을 졸일 때 넣어요!

간장 1큰술
맛술 1.5큰술
고춧가루 1/2작은술
다진 마늘 1/2작은술
참기름 1작은술

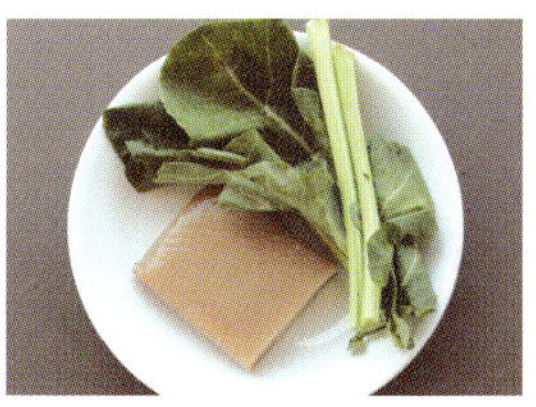
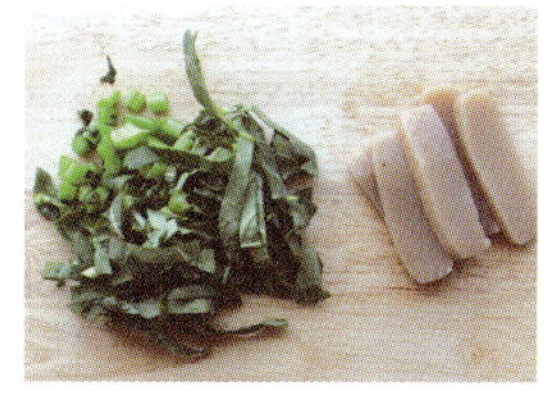

1 브로콜리 잎은 곱게 채를 썰고, 소금을 뿌려 2분간 살짝 절인다. 그런 다음 물기를 꼭 짠다.

2 곤약은 0.5cm 두께로 얇게 썰고, 그런 다음 한 면에 십자 모양으로 칼집을 살짝 낸다. 예열된 팬에 곤약과 조림장을 넣고 졸인다.

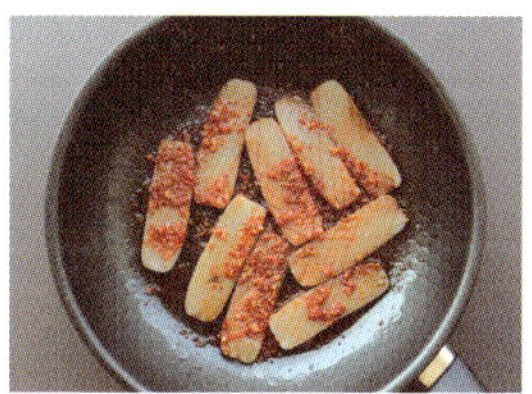

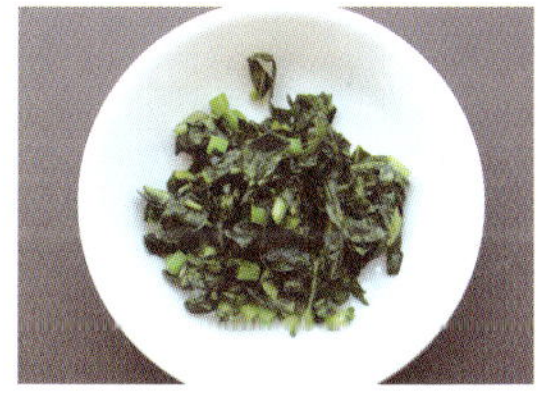
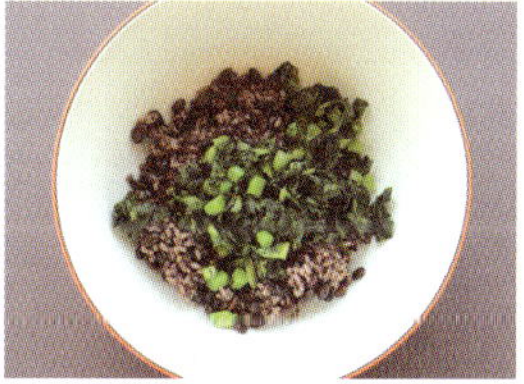

3 절여서 물기를 꼭 짠 브로콜리 잎에 현미약콩밥을 넣고 골고루 섞는다.

♥ 브로콜리 잎 대신 로메인, 쑥갓, 청경채, 쌈배추 등 기호에 맞게 다른 녹색 잎채소로 대체해도 됩니다.

finish 그릇에 밥을 담고 곤약조림을 가지런히 얹는다.

- 어린 순이 아니면 브로콜리 잎에 붙은 대는 생으로 먹기에 다소 식감이 질길 수 있어요. 이럴 때는 잘게 다져 전자레인지에서 30초 정도 익히는 것이 좋아요.
- 곤약에 작은 칼집을 내면 칼칼한 조림장이 잘 배어 쫄깃하면서도 맛있어요.

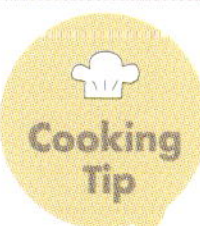
Cooking Tip

연어 낫토 비빔밥 + 연겨자 비빔 간장, 양배추 초절임
481.6kcal

저녁

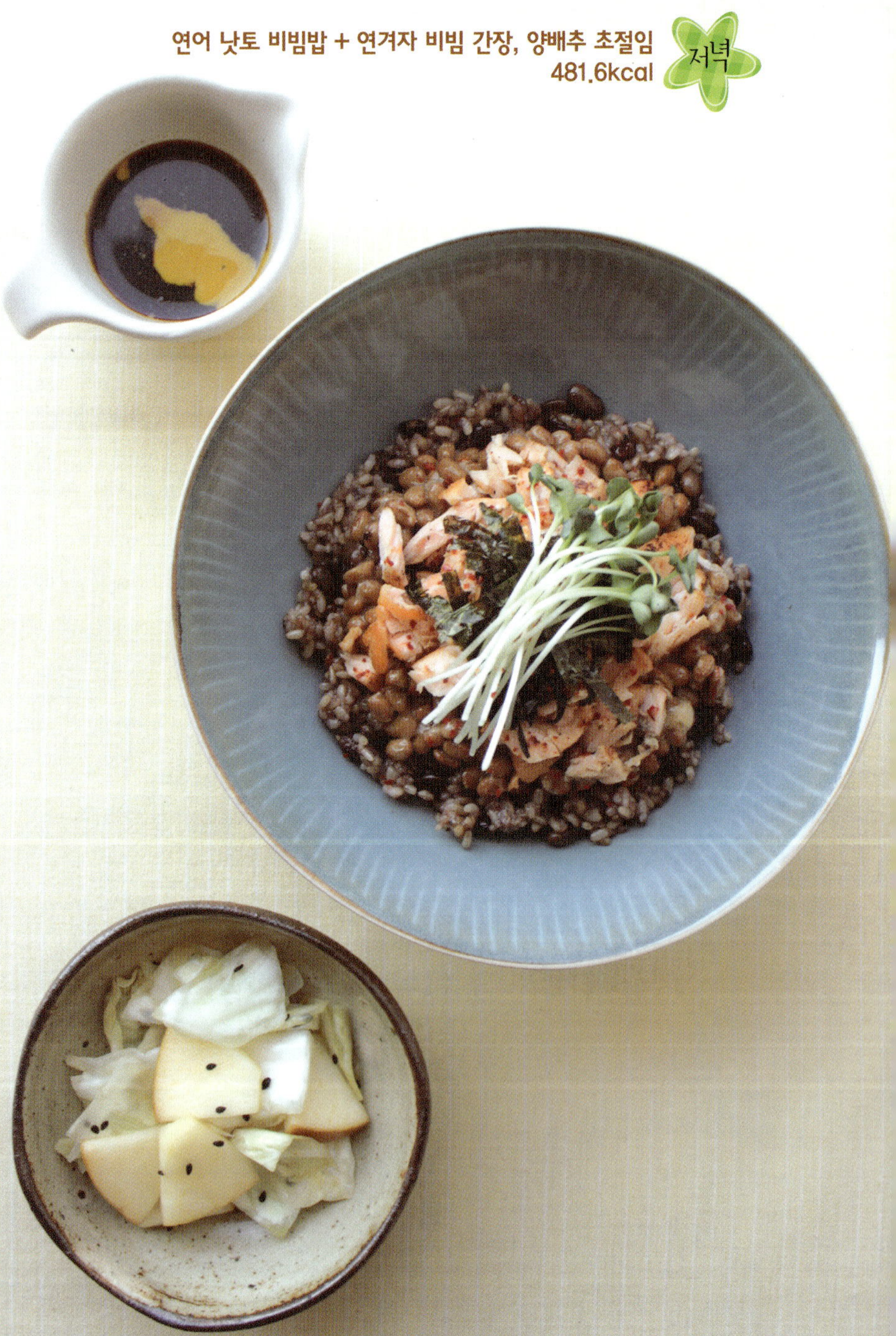

연어 낫토 비빔밥 + 연겨자 비빔 간장

연어 100g
낫토 1팩
김 2g
무순 6g
현미약콩밥 100g
고춧가루 1/4작은술

• 연어 밑간 양념 :
레몬 1/4개(30g)
올리브오일 1/2큰술
소금 1/4작은술
후추 1/8작은술

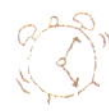
Cooking Time 15m

★ 볼에 양념 재료를 모두 넣고
잘 섞어서 밥과 함께 비벼 먹어요!

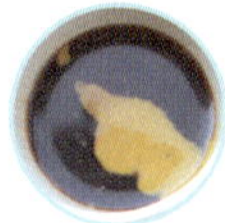

간장 1작은술
올리고당 1/2작은술
참기름 1/2작은술
연겨자 1작은술

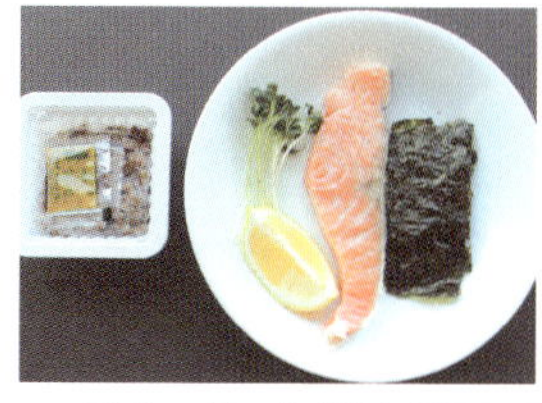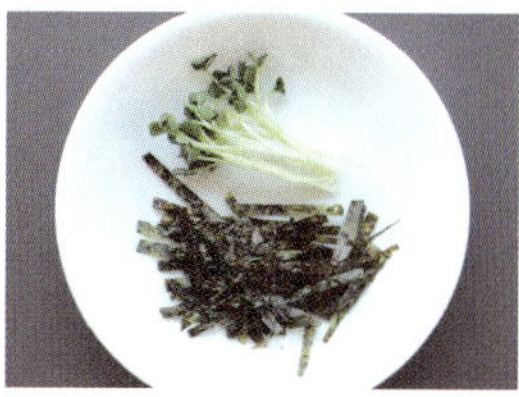

1 김은 가늘게 채를 썰고, 무순은 너무 길지 않게 4cm 길이로 밑동을 자른다.

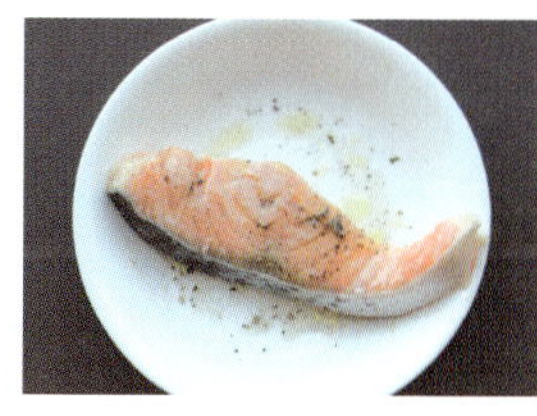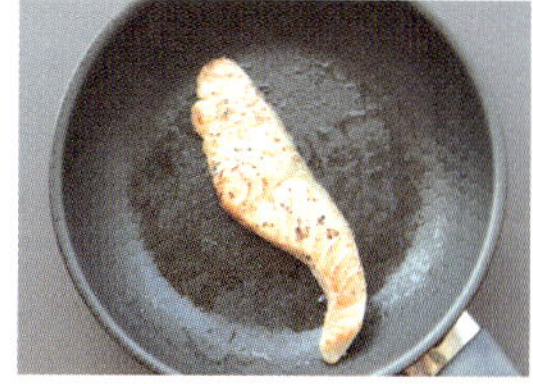

2 볼에 소금, 후추, 레몬즙, 올리브오일을 섞은 다음 연어에 골고루 뿌려 5분간 재운다. 그런 다음 예열한 팬에 재운 연어를 앞뒤로 노릇하게 굽는다.

3 구운 연어의 껍질을 벗기고 뼈를 발라낸 다음, 젓가락이나 포크로 연어 살을 으깬다.

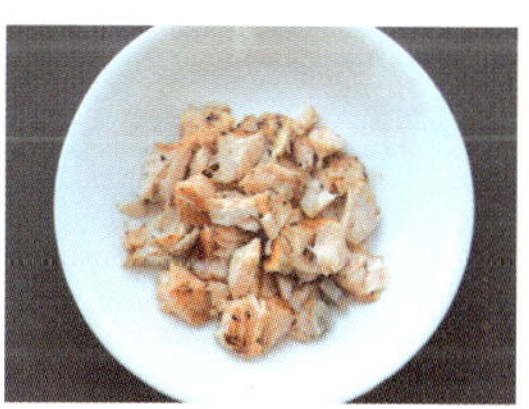

finish 따뜻한 현미약콩밥 위에 으깬 연어를 올리고, 낫토→김→무순을 순서대로 얹는다. 그런 다음 고춧가루를 솔솔 뿌리고 미리 만든 연겨자 비빔 간장을 곁들인다.

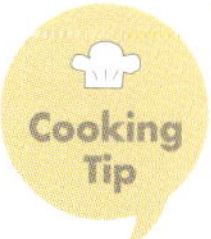

• 연어는 중간 불에서 앞뒤로 노릇하게 구운 다음 약한 불로 줄인 후 은근하게 속까지 익힙니다. 살색이 뽀얗게 되면 다 익은 상태입니다.

• 로메인, 브로콜리 잎, 어린잎채소, 새싹채소, 당근채 등을 곁들여도 좋아요.

아침 **소고기 보리죽**
382.7kcal

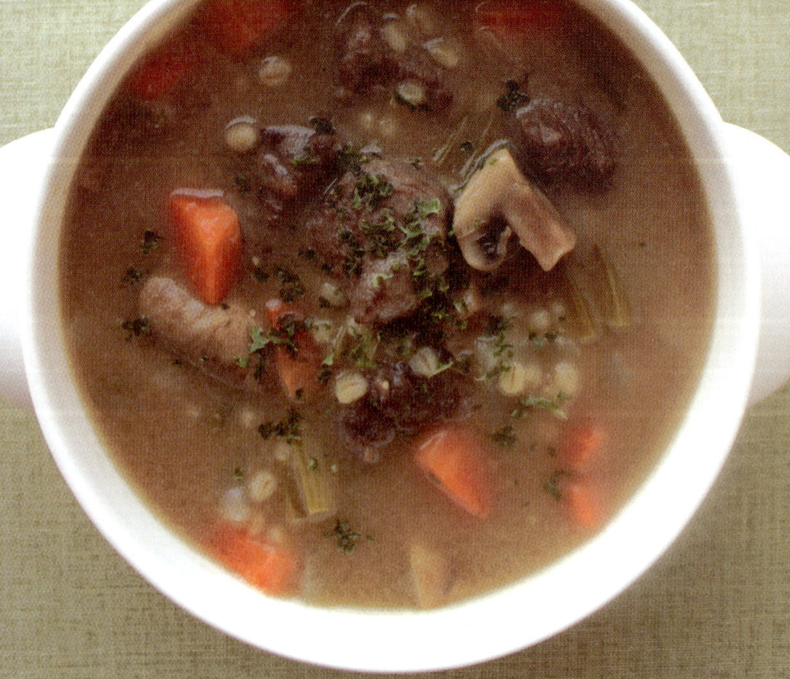

- **아침 :** 소고기 보리죽
- **점심 :** 두부 스테이크 + 토마토소스, 현미약콩밥, 돼지고기 장조림
- **저녁 :** 아스파라거스 메밀면
- **간식 :** 플레인 요거트 1개, 검은깨 비스킷 또는 호박씨 한 줌
- **음료 :** 연근차 2~3잔

소고기 보리죽

소고기 안심 100g
불린 보리 30g
셀러리 20g
양파 50g
당근 35g,
양송이버섯 50g
다시마물 1.5컵(300㎖)
월계수잎 1장
파슬리가루 1/4작은술
밀가루 1큰술
올리브오일 1/2큰술
소금 1/3작은술
후추 1/8작은술

Cooking Time 40m

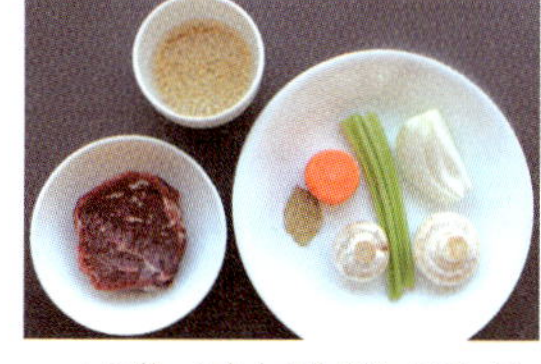

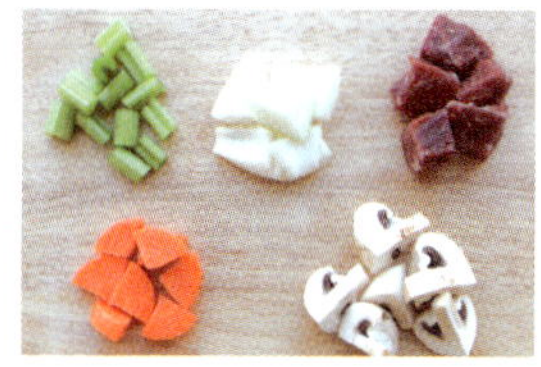

1 보리는 전날 저녁에 씻은 후 물에 담가 충분히 불린다. 다음날 아침에 불린 보리를 체에 담아 물기를 뺀다.

2 당근은 0.7㎝ 두께로 썰어 4등분으로 자른다. 양파는 당근과 비슷한 크기로 썰고, 양송이버섯은 4등분으로 자른다. 셀러리는 0.5㎝ 두께로 송송 썬다.

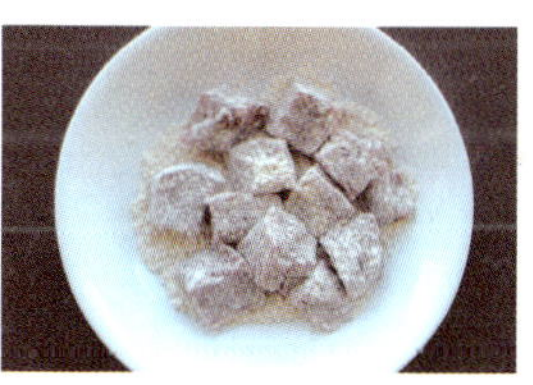

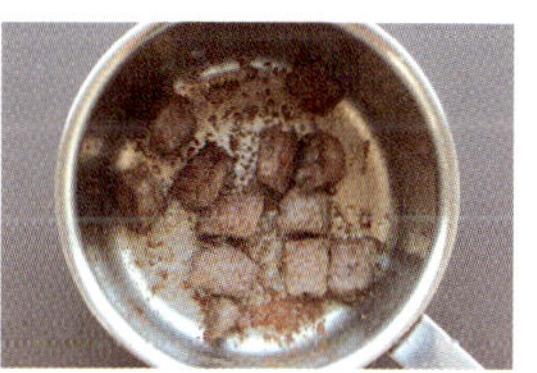

3 소고기는 2㎝ 두께로 깍둑썰기를 한 다음 밀가루를 골고루 묻힌다. 예열된 냄비에 올리브오일을 두르고, 소고기를 노릇하게 볶는다.

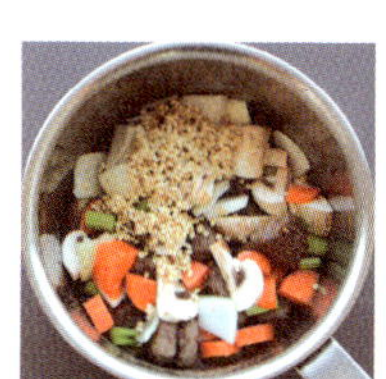

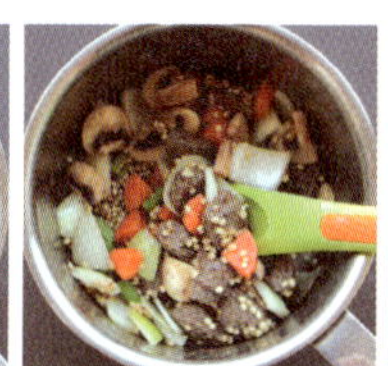

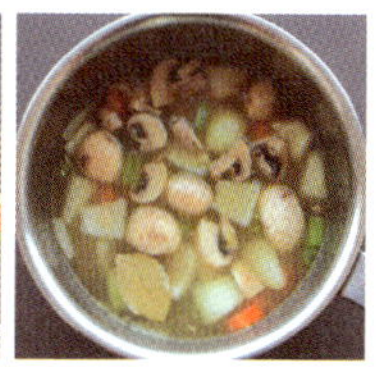

4 불린 보리와 준비한 채소를 모두 넣고 소금과 후추로 간을 한 후 3분간 더 볶는다. 그런 다음 다시마물, 월계수잎을 넣고 국물이 걸쭉해질 때까지 약한 불에서 20분간 더 끓인다. 이때 보리가 냄비 바닥에 들러붙지 않게 잘 젓는다.

finish 마지막에 월계수잎을 꺼내고 그릇에 소고기 보리죽을 담은 후 파슬리가루를 솔솔 뿌린다.

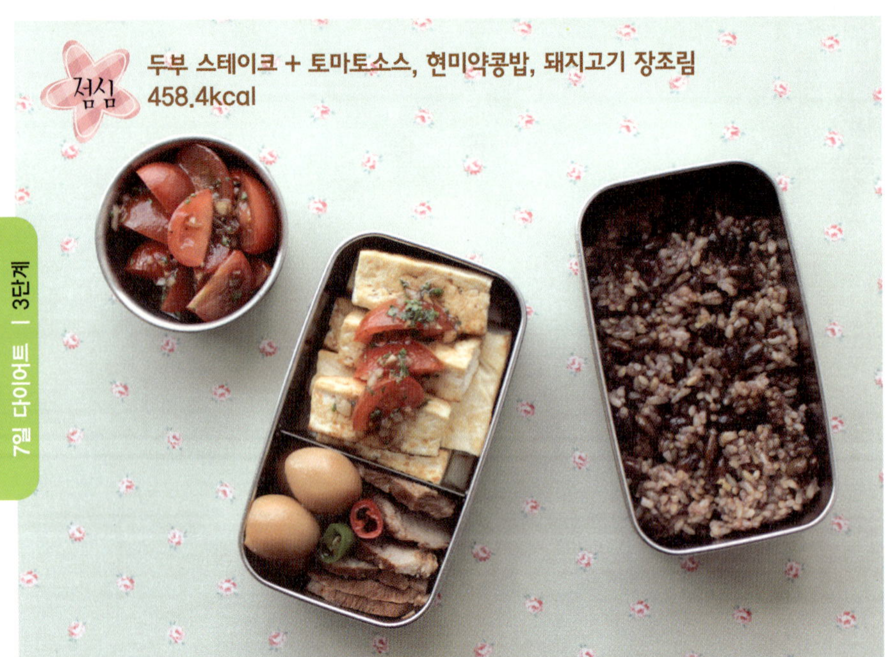

두부 스테이크 + 토마토소스

두부 150g
포도씨오일 1/2큰술

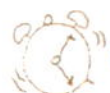
Cooking Time 15m

★ 볼에 양념 재료를 모두 넣고
잘 섞어요!

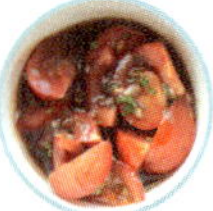

방울토마토 5개
다진 양파 2작은술
파슬리가루 1/2큰술
간장 1작은술
식초 1작은술
참기름 1작은술

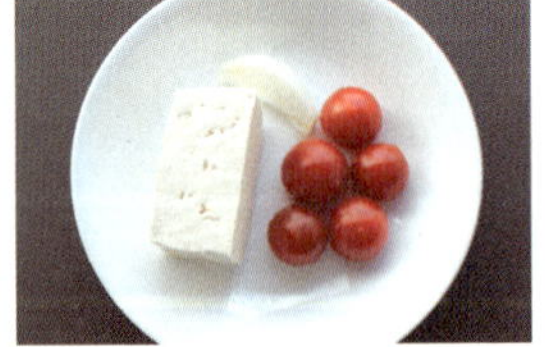

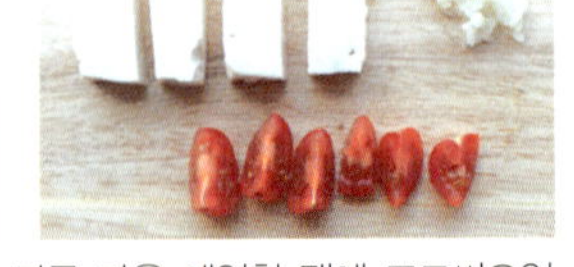

1 두부를 너비 1.5cm, 길이 4cm로 자른 다음 예열한 팬에 포도씨오일을 두르고 노릇하게 굽는다.

2 방울토마토는 꼭지를 떼고 4~6등분으로 썬다. 양파는 곱게 다진다. 볼에 방울토마토, 양파와 나머지 소스 재료를 모두 넣고 섞는다.

finish 그릇에 구운 두부를 담고 만든 토마토소스를 올린다. 토마토소스를 만들 때 방울토마토, 다진 양파, 파슬리가루에 3단계 샐러드 드레싱인 발사믹 드레싱 2큰술을 넣고 섞어도 된다.

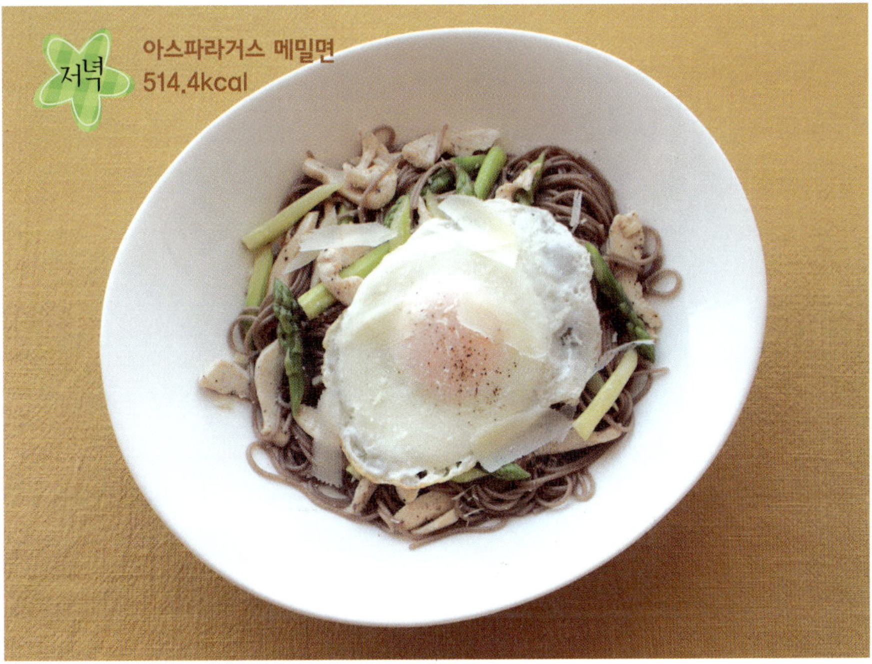

아스파라거스 메밀면
514.4kcal

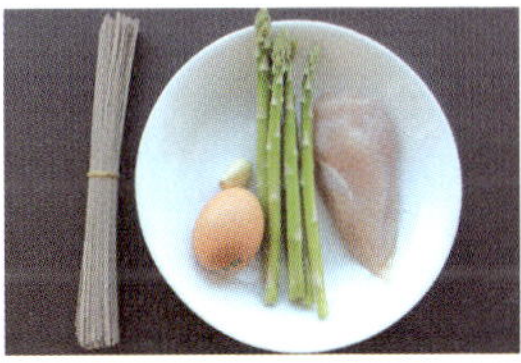

아스파라거스 메밀면

메밀면 60g
달걀 1개
닭가슴살 1쪽
아스파라거스 5개
마늘 1쪽
치즈가루 1/2큰술
올리브오일 2작은술

• 닭가슴살 밑간 양념 :
소금 1/4작은술
후추 1/8작은술

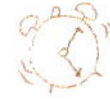
Cooking Time 20m

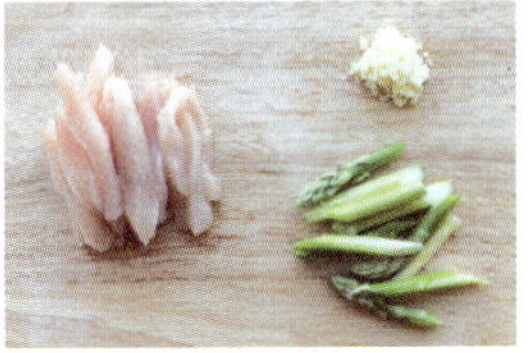

1 아스파라거스는 3㎝ 길이로 어슷하게 썰고 마늘은 다진다. 닭가슴살은 길게 채를 썰어 밑간 양념에 재운다.

2 메밀면 삶을 물을 끓인다. 팔팔 끓으면 메밀면을 넣고 5분 정도 삶는다. 마지막에 아스파라거스를 넣고 40초 정도 삶아 체로 건진다. 그런 다음 찬물이나 얼음물로 헹군 후 체에 담는다.

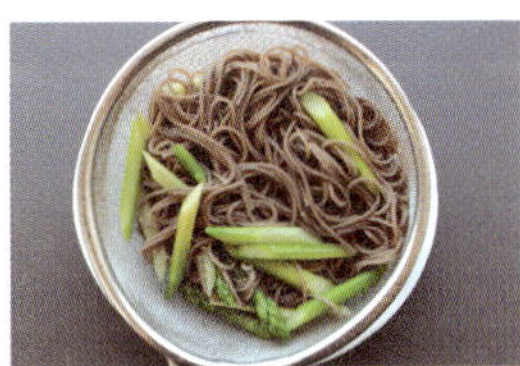

3 예열된 팬에 올리브오일 1작은술을 두르고 약한 불에서 천천히 다진 마늘을 넣고 볶는다. 그런 다음 닭가슴살, 면 삶은 물 또는 물 1큰술을 넣고 뒤적인 후 뚜껑을 덮는다. 어느 정도 익으면 중간 불에서 노릇하게 볶는다. 올리브오일로 음식을 만들 때는 약한 온도에서 조리해야 트랜스 지방이 생기지 않는다.

4 이제 삶은 메밀면, 치즈가루, 소금 1/8작은술, 물 2큰술, 올리브오일 1작은술을 넣고 골고루 잘 섞는다.

finish 달걀은 반숙으로 프라이를 한다. 그런 다음 만든 볶음 메밀면을 접시에 담고 그 위에 가지런히 올린다.

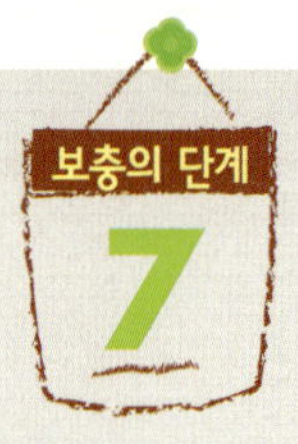

- 아침 : 과일 오트밀
- 점심 : 두부 쌀국수 샐러드 + 깨호두 드레싱
- 저녁 : 브로콜리 안심 파스타, 양배추 초절임
- 간식 : 플레인 요거트 1팩, 검은깨 비스킷 또는 호박씨 한 줌
- 음료 : 연근차 2~3잔

과일 오트밀

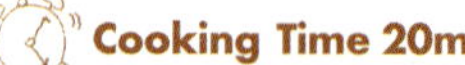

오트밀 60g, 우유 200g, 블루베리 30g, 산딸기 30g
꿀 또는 올리고당 1/2큰술, 계핏가루 1/2작은술

Cooking Time 20m

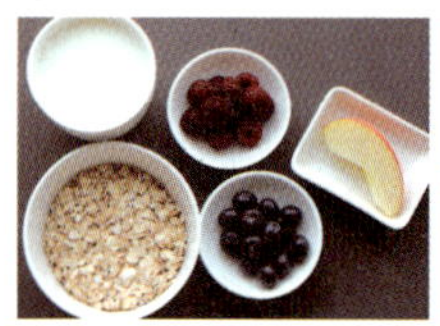 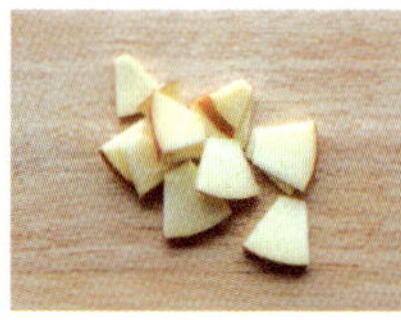 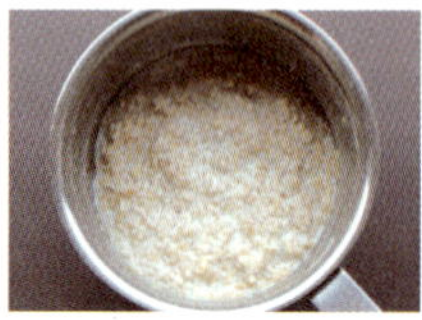

1 사과는 납작하게 부채꼴 모양으로 썬다. 블루베리와 산딸기가 냉동이라면 미리 꺼내 상온에서 자연스럽게 해동시킨다.

2 작은 냄비에 우유와 오트밀을 분량대로 넣고 약한 불에서 15분간 은근하게 끓인다. 오트밀이 퍼지면 그릇에 담고 과일, 꿀, 계핏가루를 올린다.

66 보충의 단계 마지막 날 아침 식단은 계절 과일을 자유롭게 응용할 수 있고, 간단해서 일상식으로 자주 먹을 수 있는 과일 오트밀입니다. 오트밀은 단백질과 필수지방이 풍부하면서도 당부하지수가 적어 다이어트식으로는 아주 좋아요. 그리고 참 맛있어요~! 99

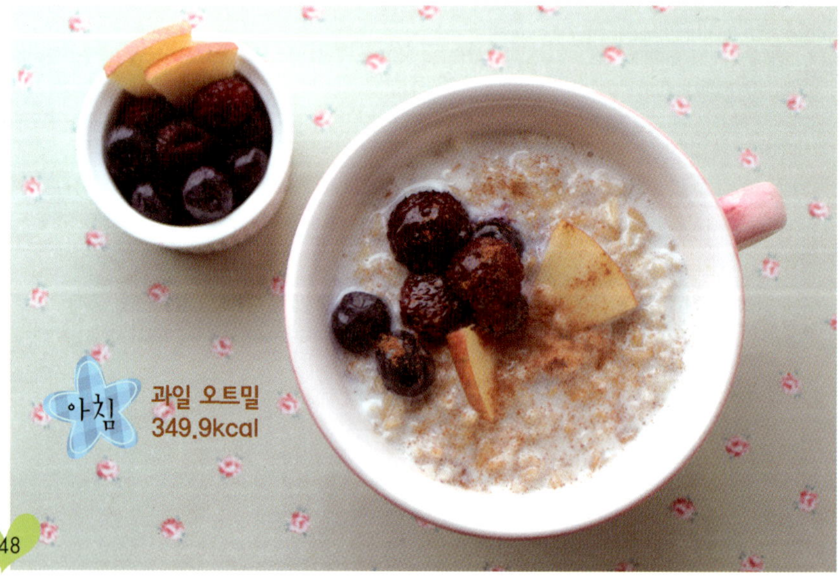

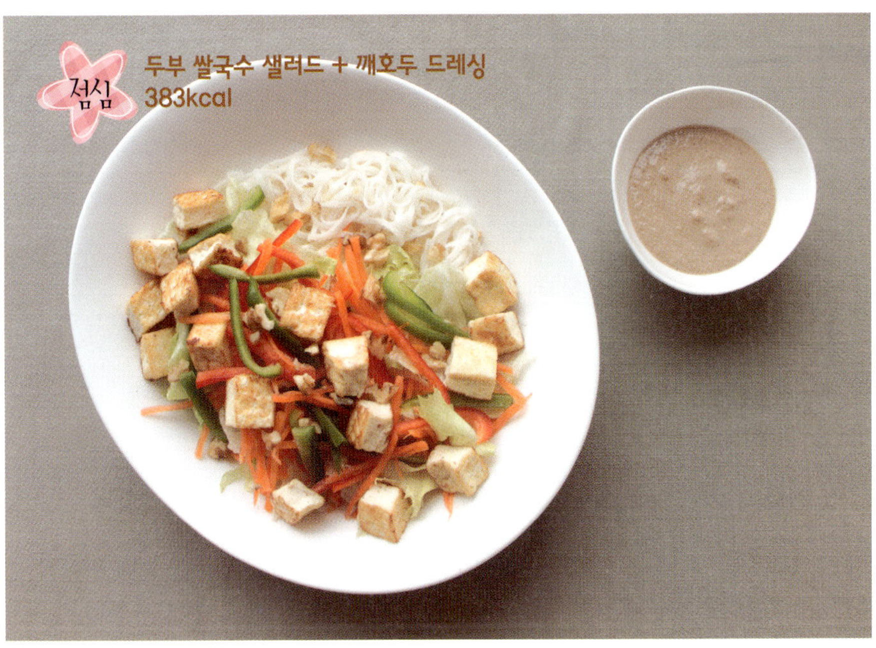

★ 믹서에 드레싱 재료를 모두 넣고
곱게 갈아요!

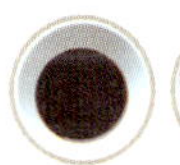
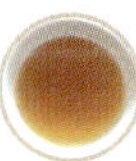
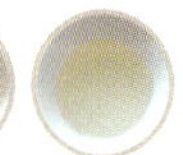

간장
1큰술

닭 밑국물
3큰술

맛술
1큰술

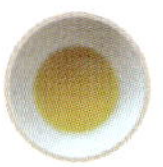
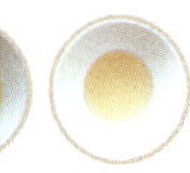

식초
2작은술

올리브오일
2작은술

올리고당
1/2큰술

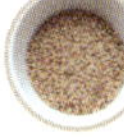
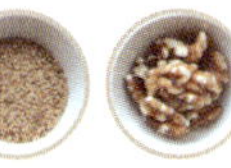

참깨
3큰술

호두
20g

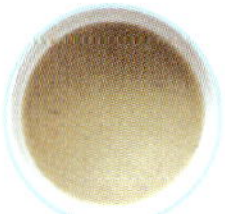

만든 분량 156g / 257kcal
1회분 30g / 58.7kcal

두부 쌀국수 샐러드 + 깨호두 드레싱

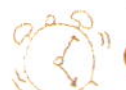 두부 150g, 당근 20g, 피망 40g, 양상추 40g, 호두 10g
쌀국수 40g, 포도씨오일 1작은술

Cooking Time 25m

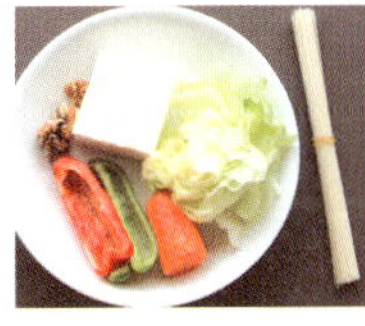
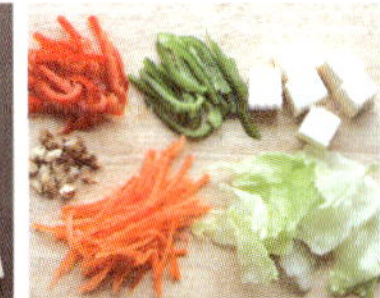
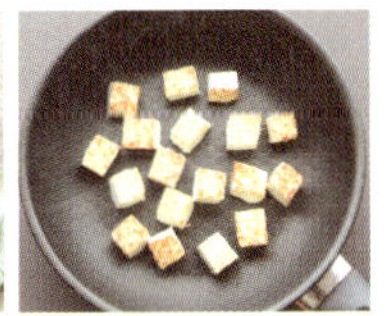

1 쌀국수는 물에 담가 불린 후 끓는 물에 넣고 데친다. 삶은 쌀국수
를 체에 담고 찬물을 부어 식힌다.

2 당근과 피망은 4cm 길이로 채를 썰고, 호두는 굵게 다진다. 양상추
는 먹기 좋게 손으로 툭툭 찢는다. 당근과 피망을 좀 더 부드럽게
먹으려면 끓는 물에 넣고 살짝 데쳐 찬물로 헹구면 된다.

3 두부는 사방 2cm 크기로 썰어 키친타월 위에 놓고 물기를 뺀다.
예열된 팬에 포도씨오일을 두르고 두부를 앞뒤로 노릇하게 굽는다.

finish 그릇에 쌀국수, 채소, 두부를 예쁘게 담고 호두를 뿌린다. 미
리 만든 깨호두 드레싱을 곁들인다.

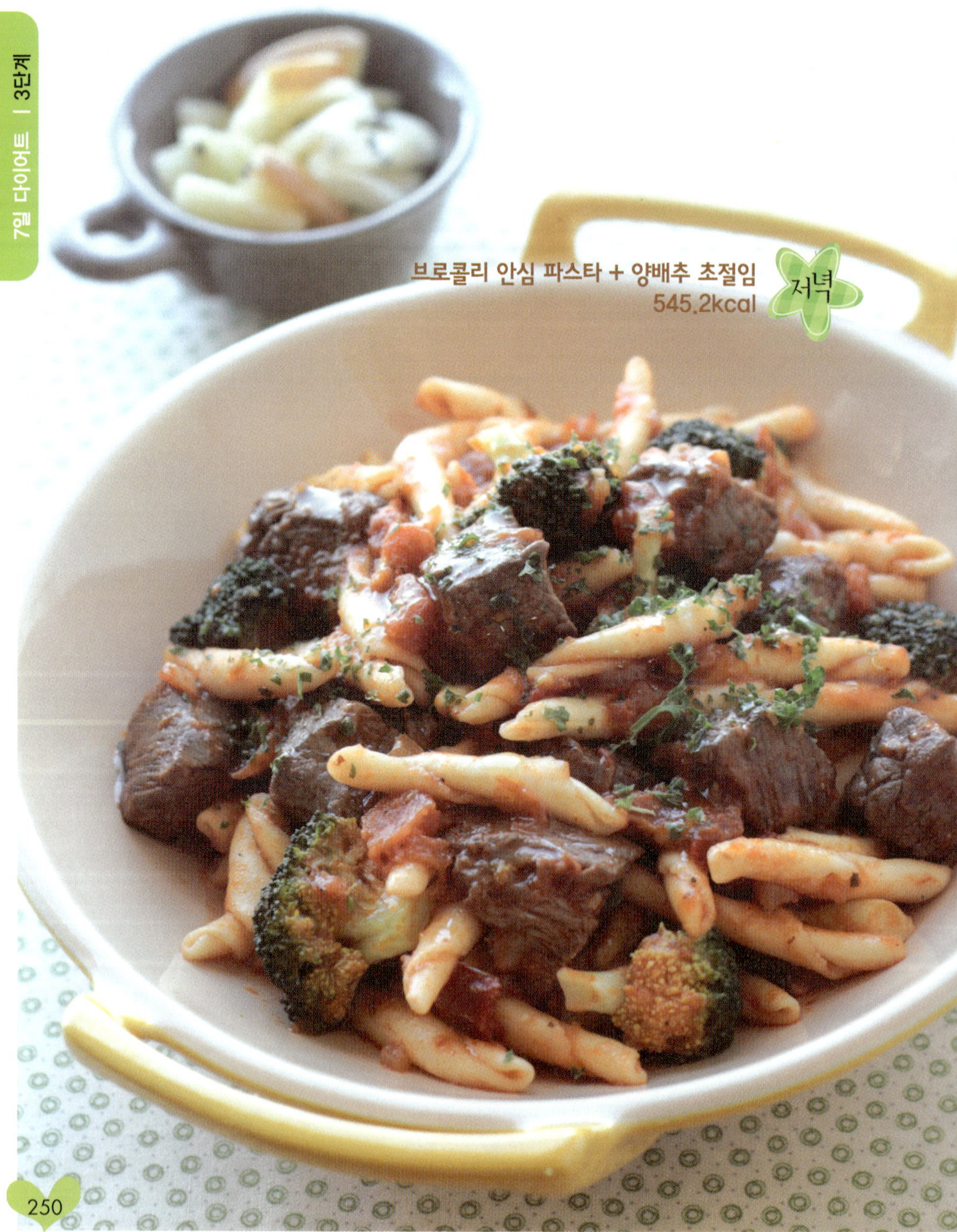

브로콜리 안심 파스타 + 양배추 초절임 저녁
545.2kcal

브로콜리 안심 파스타

소고기 안심 부위 70g
브로콜리 60g
듀럼밀 쇼트 파스타 면 70g
토마토 1개(100g)
마늘 1쪽
마른 고추 1개
양파 35g
파슬리가루 1작은술
토마토소스 1/2컵
레드 와인 1큰술
올리브오일 1작은술
소금 1/8작은술

• 소고기 밑간 양념 :
로즈마리 1/2작은술
올리브오일 1작은술
소금 1/8작은술

Cooking Time 30m

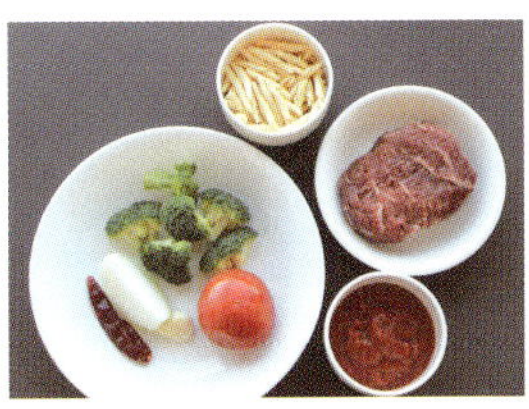
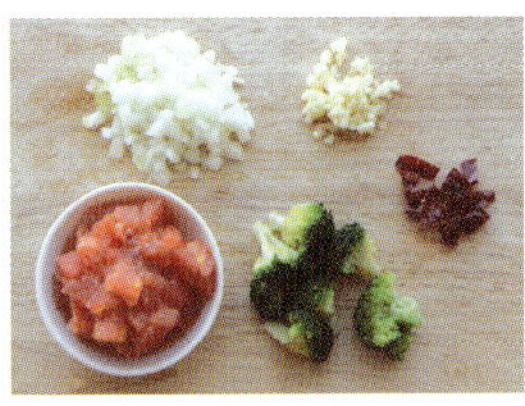

1 브로콜리는 먹기 좋게 잘라 내열용기에 담고 전자레인지에서 50초 정도 익힌 후 냉장고에 그대로 넣고 식힌다.

2 마늘과 양파는 굵게 다지고, 마른 고추는 송송 썬다. 양송이버섯은 4등분으로 자른다.

3 소고기는 3cm 두께로 깍둑썰기를 한 다음 밑간 양념으로 5분간 재운다.

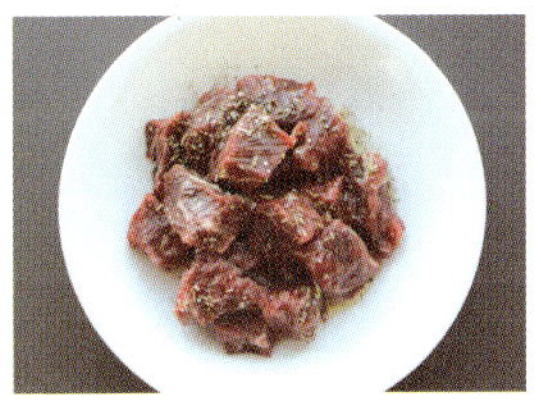

4 토마토는 끓는 물에 넣고 살짝 데친 다음 껍질을 벗기고 잘게 다진다. 토마토를 삶은 물에 파스타 면과 소금 약간을 넣고 삶는다.

5 면을 삶는 동안 예열된 팬에 소고기를 넣고 볶는다. 이때 와인을 넣고 알코올을 날린 후 노릇하게 익은 소고기를 꺼낸다.

6 소고기를 볶은 팬에 올리브오일 1작은술을 두르고 다진 마늘, 양파, 고추를 넣고 볶다가 다시 토마토를 넣고 볶는다.

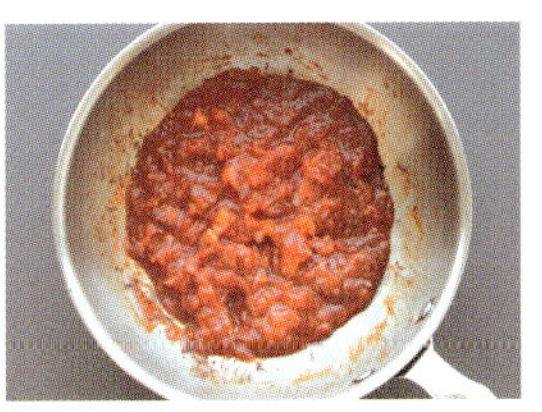
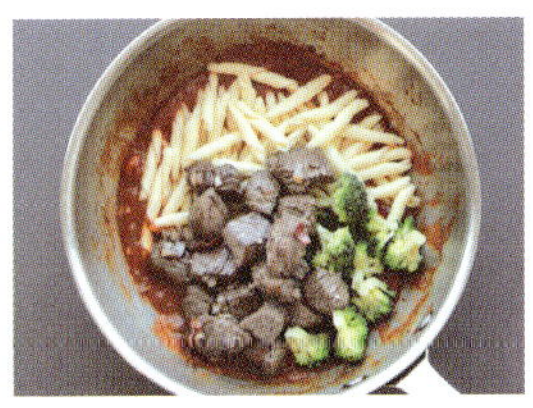

7 이제 토마토소스를 넣고 살짝 졸이면서 삶은 파스타 면, 소고기, 브로콜리, 소금 1/8작은술을 넣고 섞듯이 볶는다. 접시에 만든 소고기 파스타를 담고 파슬리가루를 솔솔 뿌린다.

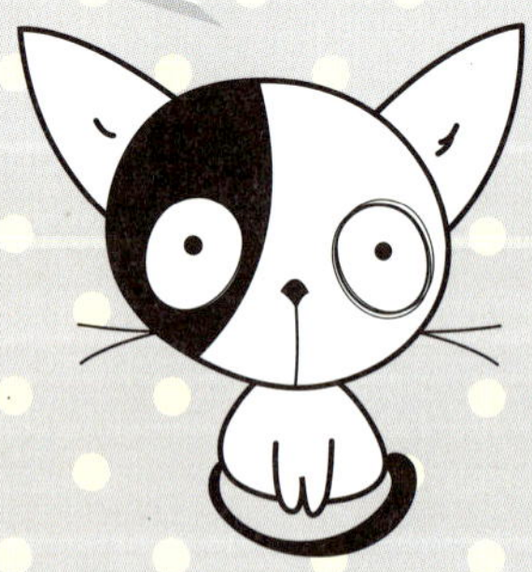
- 3단계 끝~~~! -

살을 뺀다는 것은
내 몸에 필요한 영양소로
새로운 에너지를 보충해
몸이 제대로 사용하게
만드는 것~!

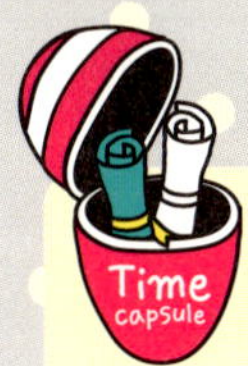

보충의 단계를 점검하는 마지막 타임 캡슐~~~!

❶ 하루 1.5~2ℓ의 물을 하루 동안 균일하게 조금씩 나눠서 마시자. ☐

❷ 매끼 단백질 섭취를 좀 더 중요하게 생각하고 5대 영양소를 골고루
섭취할 수 있는 1:1:2의 영양 균형 식단에 적응하자. ☐

❸ 음식은 저염식, 저당식, 저유식, 저수분 조리법으로 만들자. ☐

❹ 매일 마시는 음료로 연근차 2~3잔 이상을 수시로 마시자. ☐

❺ 프로바이오틱스 섭취를 위해 생균제 식품을 매일 먹자. ☐

❻ 장속 유익한 균들의 먹이가 되는 프리바이오틱스 섭취를 위해
프락토 올리고당이나 이소말토 올리고당으로 음식의 단맛을 내자. ☐

❼ 장속의 유익한 균들이 좋아하는 플레인 요거트 1개를 매일 먹자. ☐

❽ 단백질 섭취를 위한 현미 + 현미찹쌀 + 검은콩밥을 먹자. ☐

❾ 단백질 섭취와 대사를 위한 밑반찬 2가지를 저염식으로 만들고
만들 때는 일주일 분량으로 만들어 대부분의 식사 시 먹도록 하자. ☐

❿ 검은깨 비스킷을 일주일 분량으로 만들어 과자가 먹고 싶을 때 먹자. ☐

⓫ 낮에는 자주 몸을 움직이고, 밤에는 충분한 잠을 자
내 몸의 순환 기능을 올려 에너지대사를 촉진하자. ☐

⓬ 스트레스 호르몬 코티졸이 나오지 않도록 설탕과 설탕음료를 버리자. ☐

⓭ 폭식을 방지하기 위해서 반드시 혈당 관리를 하고 혈당 관리에
나쁜 영향을 주는 백밀가루 음식들과 바나나를 많이 먹지 말자. ☐

⓮ 에너지대사를 높이는 월수금 운동과 화목토 운동을 실천하자. ☐

⓯ 몸의 흐름을 좋게하는 반신욕을 하자. ☐

제3부
실용에서 찾은 마지막 해답

아무리 좋은 명약도
듣지 않으면
무용지물일 뿐~~~!

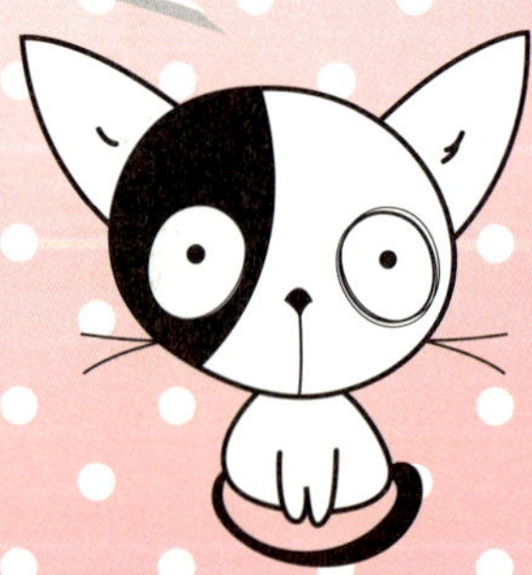

7일 다이어트의 완성

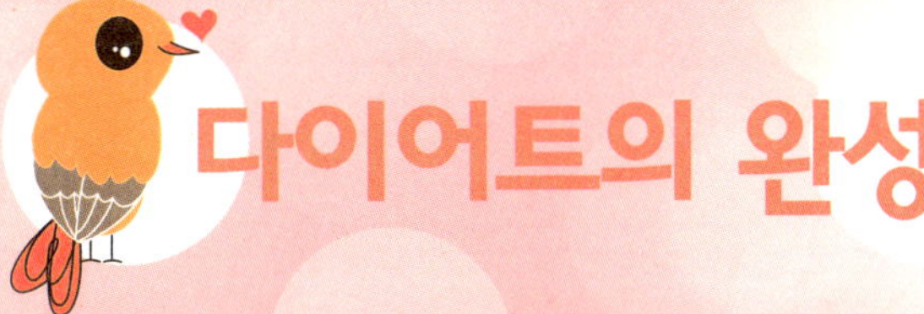

완성과 유지를 위한 한나의 헬스 디자인~~~

3단계 7일 다이어트를 가속화하는
1달 운동 프로그램

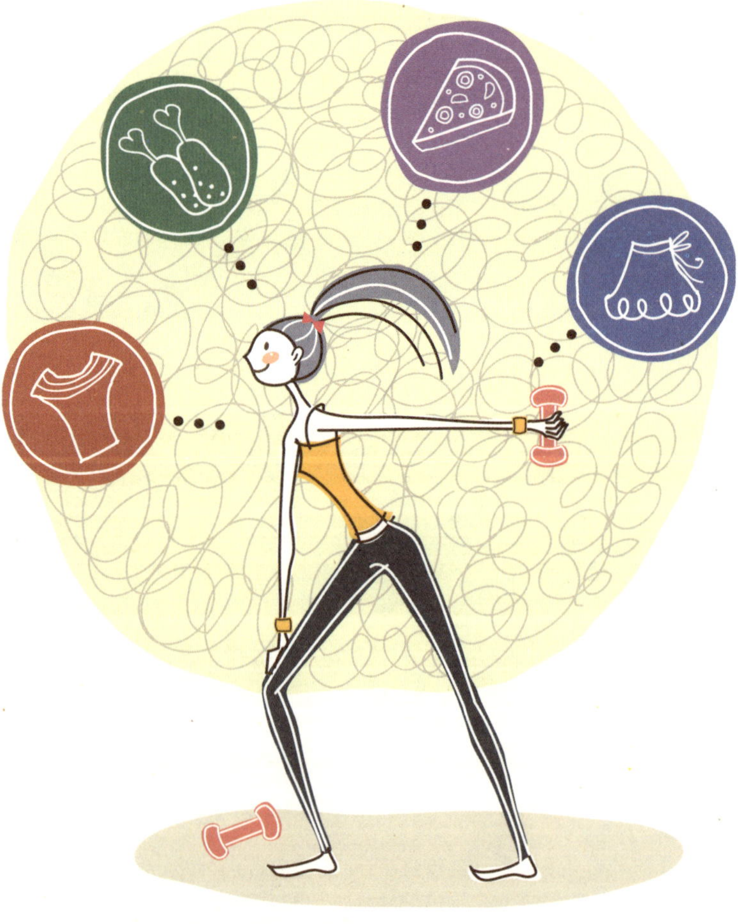

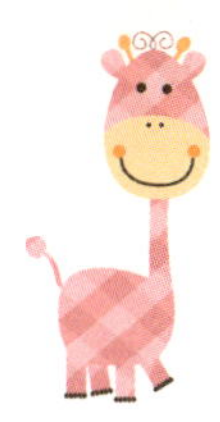# 운동하기 전에 꼭 기억해야 할 10계명

[1계명] 배고픈 운동은 근육을 없애는 지름길이다.

몸은 섭취한 음식을 에너지로 전환하여 근육을 만들고 지방을 태우며, 운동을 할 수 있게 합니다. 하지만 충분한 영양섭취가 이루어지지 않은 상태에서 운동을 하면 근육을 없애고 피로감만 더할 뿐입니다.

[2계명] 운동 목표는 정확하게 세워라~!

운동을 하기 전에 왜 운동을 하는지 정확한 목적을 알아야 합니다. 살을 빼려는 것인지, 몸을 키우고 싶은 것인지, 건강해지고 싶은 것인지, 운동 수행 능력을 향상시키고 싶은 것인지 먼저 정확한 운동 목표를 세우고 그에 걸맞은 운동계획을 세워야 합니다. 무조건 금식과 유산소 운동을 실시하는 것은 건강을 해칠 뿐입니다.

[3계명] 운동의 기본은 준비 운동과 정리 운동이다.

준비 운동은 휴식 상태에서 운동 상태로 부드럽게 전환하도록 유도하는 역할을 합니다. 정리 운동은 강도가 높은 본 운동으로부터 서서히 강도를 줄여 점진적으로 몸을 회복시킵니다. 준비 운동과 정리 운동은 운동효과를 높이고, 운동에 대한 위험성을 줄이는 바른 운동의 필수 조건입니다.

[4계명] 무리하면 운동이 아니라 노동이다.

운동은 건강을 위해 하는 것이므로 과욕은 반드시 후회를 낳습니다. 오버 트레이닝을 하면 몸에 노폐물이 쌓여 피로감을 주고, 단백질을 에너지원으로 사용하게 만들어 근육의 손실을 초래합니다. 애써 근육을 만들고 나서 잘못된 운동법으로 인해 다시 근육을 잃고 싶은 사람은 없을 것입니다. 결국 운동은 자신의 연령과 체력 수준에 맞게 적당히 하는 것이 가장 중요합니다.

[5계명] 정확한 자세로 운동하라!

정확한 자세로 운동을 하지 않으면 작은 '+'가 아니라 '−'가 된다는 사실을 알아야 합니다. 바른 자세를 유지 하지 않으면 목표 부위를 자극하지 못하고 엉뚱한 곳에 힘을 소모하는 꼴이 됩니다. 자극하는 목표 부위와 정확한 운동 자세를 익히고 유지하면서 무리하지 않는 선에서 운동하는 것이 가장 효과적입니다.

[6계명] 수분 섭취를 많이 해라!

몸은 70% 이상이 물로 이루어져 있습니다. 몸이 원활하게 움직이고 신진대사가 잘 이루어지기 위해서는 물을 많이 섭취해야 합니다. 운동 중에는 15분 간격으로 물을 마시는 것이 좋습니다.

[7계명] 이 세상에 운동을 하지 못할 핑계란 없다~!

혹시 요즘 일상이 바빠 할 일이 늘었나요? 나와의 약속, 남과의 약속, 대인관계, 놓치면 안 되는 중요한 일들이 많아졌나요? 하지만 건강해지고 싶다면 운동을 1순위에 두고 스케줄을 짜야 합니다. 운동은 비는 시간에 하는 것이 아니라 시간을 내서 하는 것입니다.

[8계명] 빨리 얻을수록 빨리 잃는다! 길게 보고 꾸준히 운동하라!

운동은 평생 꾸준히 하는 것입니다. 그래야 진정한 효과를 얻을 수 있습니다. 무언가를 꾸준히 실천하려면 자신의 생활 패턴에서 크게 변화를 가지지 않는 선에서 시행해야 실현 가능한 일이 됩니다. 운동을 매일 장시간 하려는 욕심부터 버려야 합니다. 또 운동은 힘들다는 생각을 버려야 합니다. 무리하지 말고 일주일에 3회 이상, 하루에 30분만이라도 즐겁게 운동하세요.

[9계명] 운동 후의 휴식은 보약이다.

운동의 결과는 운동 후가 좌우합니다. 운동 후 충분한 휴식은 손상된 근육과 조직을 회복시키고 성장시킵니다. 이런 휴식기에 충분한 영양 보충으로 몸의 회복과 성장을 돕는다면 운동의 효과를 극대화할 수 있습니다. 즉, 운동 후 충분한 휴식과 영양 보충은 운동의 필수사항이자 기본입니다.

[10계명] 변화를 주어라!

세상에 영원한 것은 없듯 영원히 효율적인 운동법도 없습니다. 현재 최적의 운동 프로그램을 구성하고 실천하고 있다 하더라도 몸은 시시각각 무섭게 성장하고 적응합니다. 운동 종목, 운동 속도, 운동량, 중량, 반복 수, 세트 수, 도구 등 모든 것에 변화를 주면서 새로운 자극을 주어야 합니다. 적어도 2달에 한 번은 운동법을 바꾸는 것이 좋습니다.

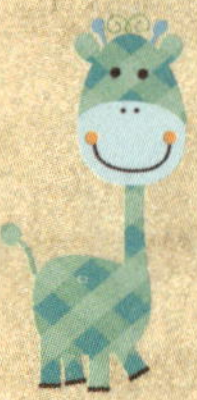

7일 다이어트 1달 운동 프로그램

- 월, 수, 금 → 전신 근력 운동 + 다리 운동 + 유산소 운동
- 화, 목, 토 → 복근 운동 + 다리 운동 + 유산소 운동

♥ 월, 수, 금에 실천하는 전신 근력 운동

전신 근력 운동은 5가지 동작을 각 15~20회씩, 쉬는 시간 없이 3세트 연속으로 하는 서킷 트레이닝을 실시합니다. 서킷 트레이닝(Circuit Training)은 운동 시 세트와 세트 사이에 휴식을 주지 않고, 바로 다음 운동으로 넘어가는 트레이닝 기법입니다. 서킷 트레이닝은 각 동작을 회전하며(Circuit) 단련하게(Training) 되므로, 심폐 기능을 강화하고 운동효과를 극대화시켜 체중 조절에 효과적입니다.

★ 고블릿 스쿼트(15회) → 해머 컬 투 프레스(15회) → 덤벨 데드리프트(15회) → 덤벨 풀오버(15회) → 싱글 암 덤벨 로우 앤 트위스트(15회) 순으로 쉬지 않고 1세트를 완료한 다음, 다시 처음부터 5가지 운동을 2세트 더 반복합니다.

1달 운동 프로그램을 실천할 때는 한 동작을 하더라도 바른 자세로 정성들여서 실시해야 합니다. 운동의 강도는 가령 15회를 실시한다면 16회를 수행하지 못할 정도로 강하게 실시하는 것이 좋습니다. 마찬가지로 20회를 실시한다면 21회 때를 수행하지 못할 정도의 강도로 운동을 실시하는 것이 좋습니다. 많은 횟수를 수행하거나 중량을 늘리는 것보다는 바른 자세로 천천히 한 동작 한 동작 정성스럽게 실행하는 것이 중요합니다.

♥ 화, 목, 토에 실천하는 복근 운동

납작한 복부를 만들기 위해서는 4가지 동작을 차례로 실시하고, 처음부터 다시 2세트를 연속으로 실시하면 됩니다.

★ 플랭크 위드 글루트 스퀴즈(10회) → 오블리크 브이 업(30회) → 로테이팅 수퍼우먼
(10회) → 록 앤 레이즈(30회) 순으로 쉬지 않고 1세트를 완료한 다음, 다시 처음부터
4가지 운동을 2세트 더 반복합니다.

♥ 월, 화, 수, 목, 금, 토에 실천하는 다리 운동

늘씬한 다리선을 만들기 위해 4가지 동작을 차례로 실시하고, 처음부터 다시
1~2세트를 연속으로 단련합니다.

★ 스텝 업 위드 레그 리프트(15회) → 리버스 런지 위드 프론트 킥(15회) → 래터럴 레그
리프트(15회) → 플리에 스쿼트 점프(15회) 순으로 쉬지 않고 1세트를 완료한 다음, 다
시 처음부터 4가지 운동을 1~2세트 더 반복합니다.

♥ 월, 화, 수, 목, 금, 토에 실천하는 유산소 운동

유산소 운동은 인터벌 트레이닝(Interval Training) 기법으로 실시합니다. 인터벌 트
레이닝은 고강도 운동 사이에 중간 이하의 강도가 낮은 운동이나 짧은 휴식을
넣어 강도를 조절한 운동을 반복하는 트레이닝 기법입니다.

유산소 운동으로 적당한 종목은 달리기, 줄넘기, 자전거 타기 등 어떤 것이든
상관없습니다. 단, 강도를 1(약)~10(강)으로 할 때 다음의 강도와 순서대로 실시하
면 됩니다.

이때 워밍업 운동은 가볍게 스트레칭을 한 후 서서히 체온과 심박 수를 올리
도록 실시합니다. 쿨다운은 숨이 차고 덥지만 자리에 앉거나 누워서 쉬지 말고
운동 동선의 주변을 뱅글뱅글 도는 정도로 가볍게 걷도록 합니다.

★ ❶ 10분간 워밍업 운동(저강도) → ❷ 5분간 강도 6 운동(숨 쉬기 편한 정도의 중강
도) → ❸ 2분간 강도 8 운동(숨이 좀 찰 정도의 고강도) → ❹ 10분간 쿨다운(저강도)
순서입니다. ❶ 운동으로 워밍업을 한 후 ❷→❸을 차례로 5~7세트 실시합니다. 그런
다음 다시 ❹ 운동으로 마무리합니다.

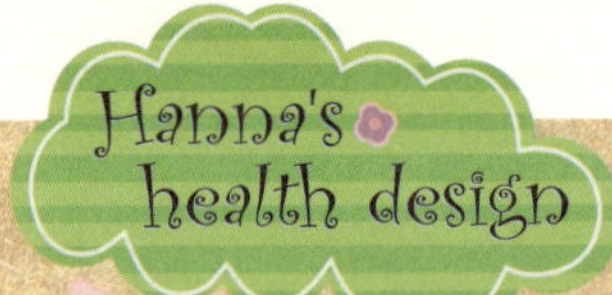

- 월, 수, 금 → 전신 근력 운동 + 다리 운동 + 유산소 운동
- 화, 목, 토 → 복근 운동 + 다리 운동 + 유산소 운동

♥ 전신 근력 운동하기 → 각 15~20회, 3세트 연속

월, 수, 금요일에 각 동작을 15~20회씩 하고, 쉬는 시간 없이 서킷 트레이닝으로 5가지 동작을 3세트 연속 실시합니다. 이때 자신에게 맞는 무게를 찾아 덤벨, 아령, 물통 등 다양한 기구를 이용해 운동하세요.

1 고블릿 스쿼트 Goblet Squat

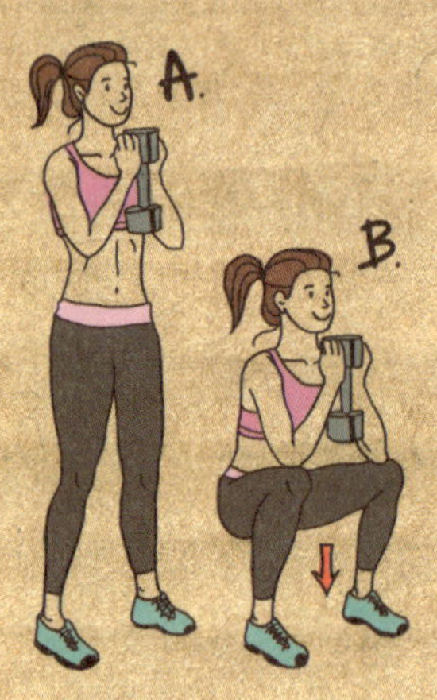

Ⓐ 다리를 어깨너비로 벌려 바르게 선다.
덤벨을 가슴 앞쪽으로, 팔꿈치가 아래로 향하게 든다.

Ⓑ 엉덩이를 뒤로 밀면서, 무릎을 구부려 자세를 낮춘다.
팔꿈치는 무릎 안쪽으로 향하게 한다.

➲ 여기까지가 1회다. 다시 처음의 자세로 돌아간다.

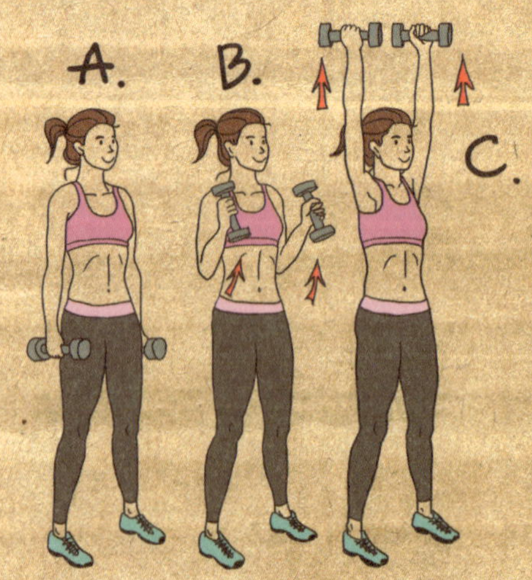

2 해머 컬 투 프레스
Hammer Curl to Press

Ⓐ 어깨너비로 다리를 벌리고 서서,
양쪽 손에 덤벨을 잡는다.
이때 손등이 바깥으로 향한다.

Ⓑ 그대로 어깨 쪽으로 덤벨을
들어 올린다.

Ⓒ 머리 위로 팔꿈치를 펴면서 덤벨을
들어 올린다. 이때 무게가 어깨에
실리도록 한다.

➲ 여기까지가 1회다.
다시 처음의 자세로 돌아간다.

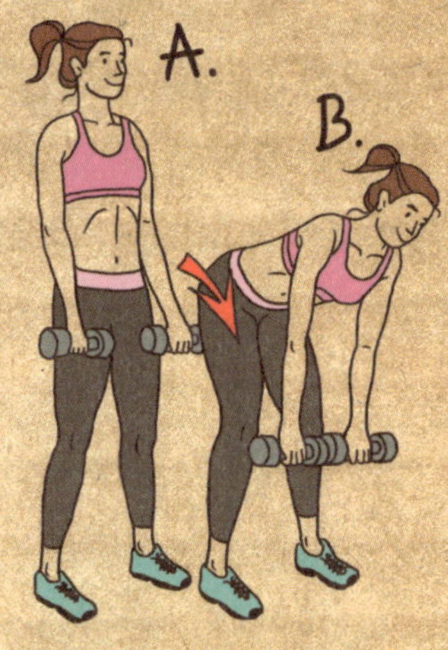

덤벨 데드리프트 Dumbbell Deadlift 3

Ⓐ 어깨너비로 다리를 벌리고 서고,
덤벨은 허벅지 앞쪽으로 둔다. 무릎은 약간 구부린다.

Ⓑ 상체를 내려 허리를 바닥과 거의 평행이 되도록 한다.
허리는 반드시 곧게 피고,
덤벨은 종아리 쪽으로 몸 가까이 오게 한다.

▶ 여기까지가 1회다. 다시 처음의 자세로 돌아간다.

덤벨 풀오버 Dumbbell Pullover 4

Ⓐ 벤치에 누운 다음 덤벨을 가슴과
직각이 되도록 올려 잡는다.

Ⓑ 팔꿈치를 편 채로 자세를 유지한 다음
팔이 몸통과 일직선이 되고,
바닥과 평행해질 때까지 서서히 덤벨을 내린다.

▶ 여기까지가 1회다. 다시 처음의 자세로 돌아간다.

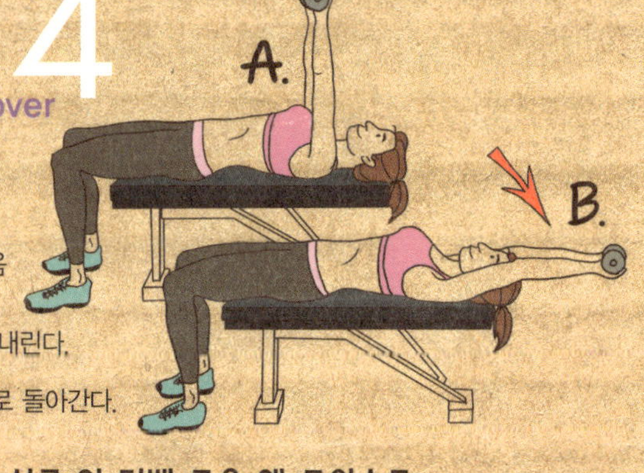

싱글 암 덤벨 로우 앤 트위스트
Single-Arm Dumbbell Row and Twist 5

Ⓐ 왼손으로 덤벨을 잡고, 엉덩이를 뒤로 뺀다. 그런 다음
무릎을 구부리고 허리를 편 채 상체를 숙여 바닥과 상체가
거의 평행을 이루도록 한다. 덤벨은 어깨선에서
직각으로 내려 손바닥이 안으로 향하도록 잡는다.

Ⓑ 덤벨을 가슴 옆쪽으로 끌어올리면서 몸통을 옆쪽으로
돌린다. 이때 팔꿈치가 몸통 바깥쪽으로 벌어지면 안 되므로
몸통 바로 옆에 붙여 움직이도록 한다.

▶ 다시 처음의 자세로 돌아가 반대 방향으로 똑같이
실시한다. 여기까지가 1회다.

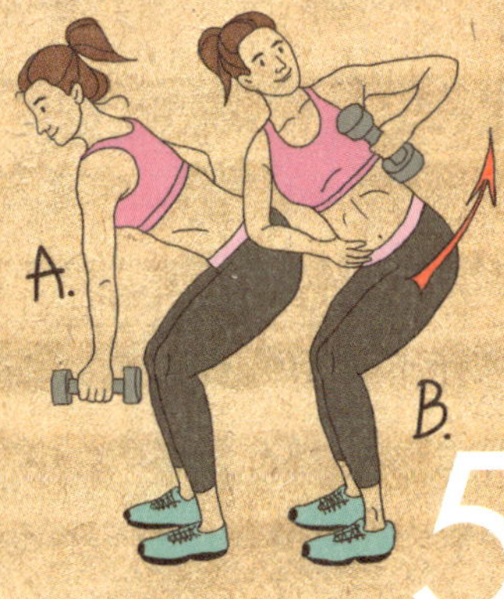

월, 화, 수, 목, 금, 토요일에 매일 4가지 동작을 각각 15~20회씩 하고, 쉬는 시간 없이 서킷 트레이닝으로 4가지 동작을 1~2세트 연속 실시합니다.

1 스텝 업 위드 레그 리프트
Step Up With Leg Lift

Ⓐ 오른쪽 다리를 계단 위에 올려놓는다, 손은 허리에 놓는다. 오른쪽 다리가 펴질 때까지 밀고 올라간다.

Ⓑ 엉덩이에 힘을 주고 허리가 구부러지지 않는 선에서 왼쪽 다리를 최대한 뒤로 올린다.

◑ 다시 처음의 자세로 돌아가 다른 쪽도 똑같이 실시한다. 여기까지가 1회다.

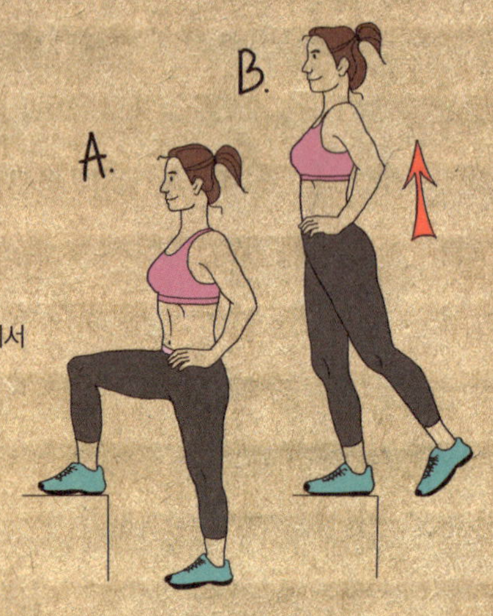

2 리버스 런지 위드 프론트 킥
Reverse Lunge With Front Kick

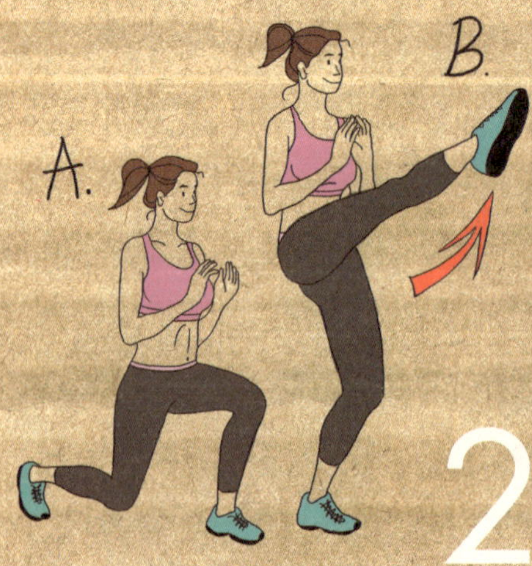

Ⓐ 복부에 힘을 주고 오른쪽 발을 뒤로 보내면서 오른쪽 발뒤꿈치를 세운다. 시선은 정면을 향하고 등과 허리를 편 상태에서 왼쪽 무릎을 90도 정도 구부린다. 오른쪽 무릎이 바닥에 닿는 느낌으로 몸을 내린다. 이것이 런지 자세다. 이때 무릎이 발끝 밖으로 나가면 안 된다.

Ⓑ 엉덩이와 오른쪽 다리에 힘을 주면서 최대한 앞으로 힘차게 발차기를 한다.

◑ 다시 처음의 자세로 돌아가서 다른 쪽도 똑같이 실시한다. 여기까지가 1회다.

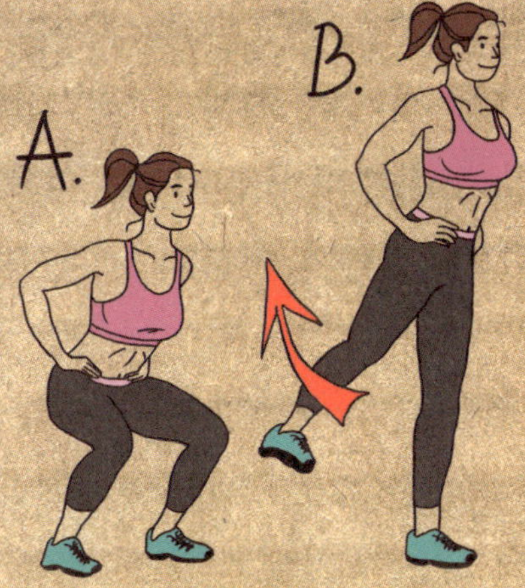

래터럴 레그 리프트 3
Lateral Leg Lift

Ⓐ 손은 허리 위에 올리고, 다리는 어깨너비로
벌린다. 엉덩이를 뒤로 보내면서 무릎을 구부려
자세를 낮춘다.

Ⓑ 잠시 멈췄다가 오른쪽 다리를
몸 옆쪽으로 최대한 높이 뻗어 올린다.

↻ 다시 처음의 자세로 돌아가서
반대쪽도 똑같이 실시한다. 여기까지가 1회다.

★ 서킷 트레이닝(Circuit Training)은 운동 시 세트와 세트 사이에 휴식을 주지 않고,
바로 다음 운동으로 넘어가는 트레이닝 기법입니다. 늘씬한 다리선을 만들기 위
해 서킷 트레이닝으로 4가지 동작을 2세트 회전하며 단련합니다.

플리에 스쿼트 점프 4
Plie Squat Jump

Ⓐ 다리는 어깨너비보다 넓게 벌려 서고,
발끝은 바깥으로 향하게 한다.
손은 허리 위에 얹는다.
발뒤꿈치를 들면서 무릎을 구부리고,
허벅지가 바닥과 평행이 될 때까지
몸을 낮춘다.

Ⓑ 최대한 높이 뛰어오른다.

↻ 여기까지가 1회다.
다시 처음의 자세로 돌아간다.

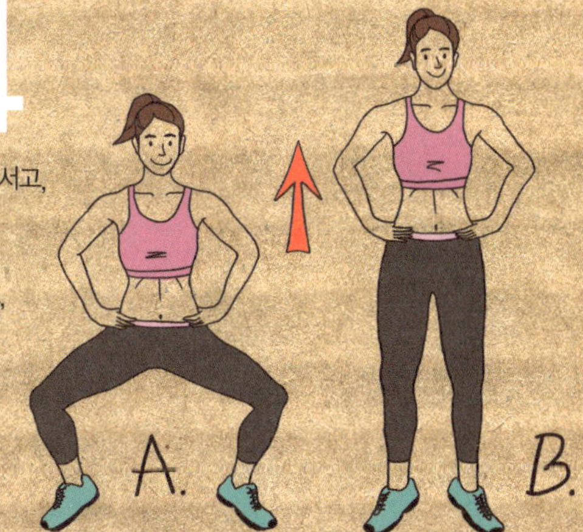

♥ 납작한 복부 만들기 → 동작별로 횟수 유지, 3세트 연속

화, 목, 토요일에 쉬는 시간 없이 서킷 트레이닝으로 4가지 동작을 3세트 연속 실시합니다.

1 플랭크 위드 글루트 스퀴즈
Plank With Glute Squeeze

그림과 같은 자세를 취한다.
몸이 일직선이 되도록 한다. 복부와 엉덩이에
힘을 주고, 15초간 이 자세를 유지한다.
무릎을 바닥에 대고 5초 동안 쉰다.
이때 무릎만 구부리고, 자세는 그대로 유지해야 한다.

❂ 여기까지가 1회다. 다시 처음의 자세로 돌아가서 9회를 더 반복한다.

2 오블리크 브이 업
Oblique V-up

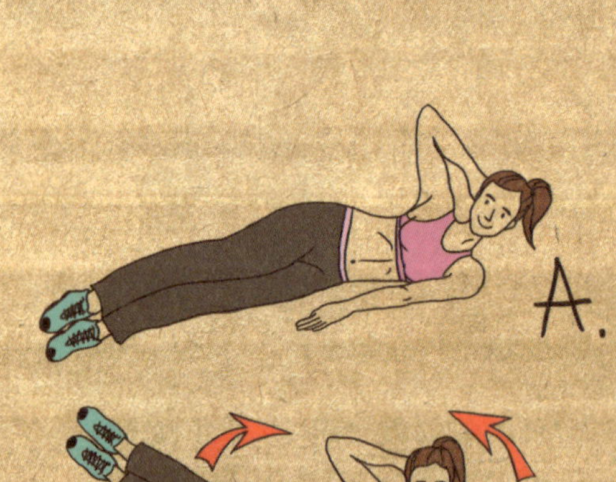
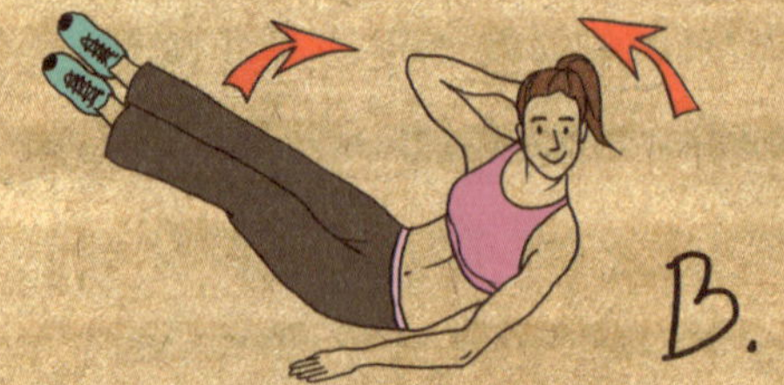

Ⓐ 왼쪽으로 누워 양쪽 다리를
앞쪽으로 30도 정도 가게 한다.
이때 왼쪽 팔은 바닥에 편하게 두고,
오른쪽 팔은 머리 뒤에 놓는다.

Ⓑ 다리는 펴서 최대한 바닥 위로
들어 올리고, 몸통은 다리 쪽으로
최대한 굽힌다.

❂ 다시 처음의 자세로 돌아가서
반대쪽도 똑같이 실시한다.
여기까지가 1회다.
모두 29회를 더 반복한다.

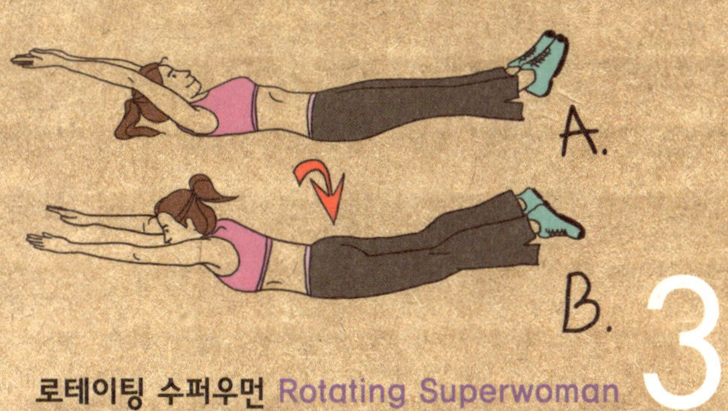

로테이팅 수퍼우먼 Rotating Superwoman

Ⓐ 바로 누워 팔과 다리를 쭉 펴고, 바닥에서 20cm 정도 들어 올린다. 20초 동안 유지한다.

Ⓑ 몸통을 뒤집어 팔과 다리를 쭉 펴고, 바닥에서 20cm 정도 들어 올린다. 20초 동안 유지한다.

➡ 여기까지가 1회다. 다시 처음의 자세로 돌아가서 9회를 더 반복한다.

★ 납작한 복부를 만들기 위해서는 4가지 동작을 서킷 트레이닝으로 3세트 실천하면 됩니다. 이렇게 연속해서 반복하면 심폐 기능을 강화하고 운동효과를 극대화시켜 복부의 체지방을 제거하는 데 효과적입니다.

록 앤 레이즈
Rock 'N' Raise

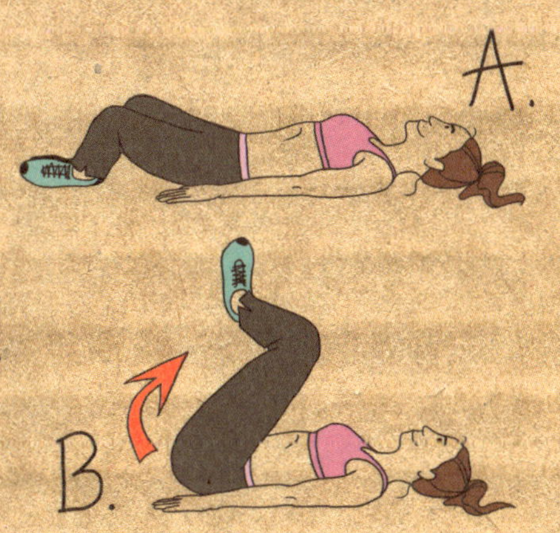

Ⓐ 바로 누운 다음 팔은 몸통 옆에 두고, 무릎은 굽혀 발바닥이 마주 보게 붙인다.

Ⓑ 이 자세 그대로 발끝이 천장을 향할 때까지 들어 올린다. 이때 엉덩이도 살짝 들어 올린다.

➡ 여기까지가 1회다. 다시 처음의 자세로 돌아가서 29회를 더 반복한다.

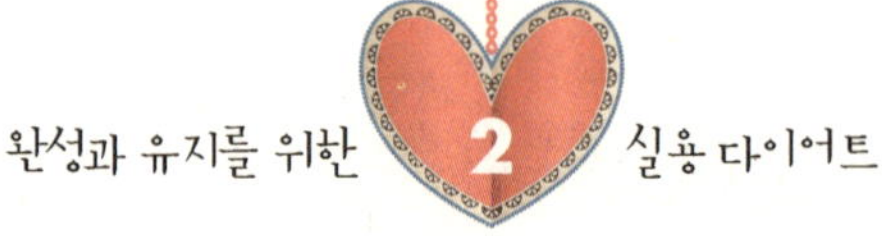

요요를 방지하는
1:1:2 영양 균형 레시피

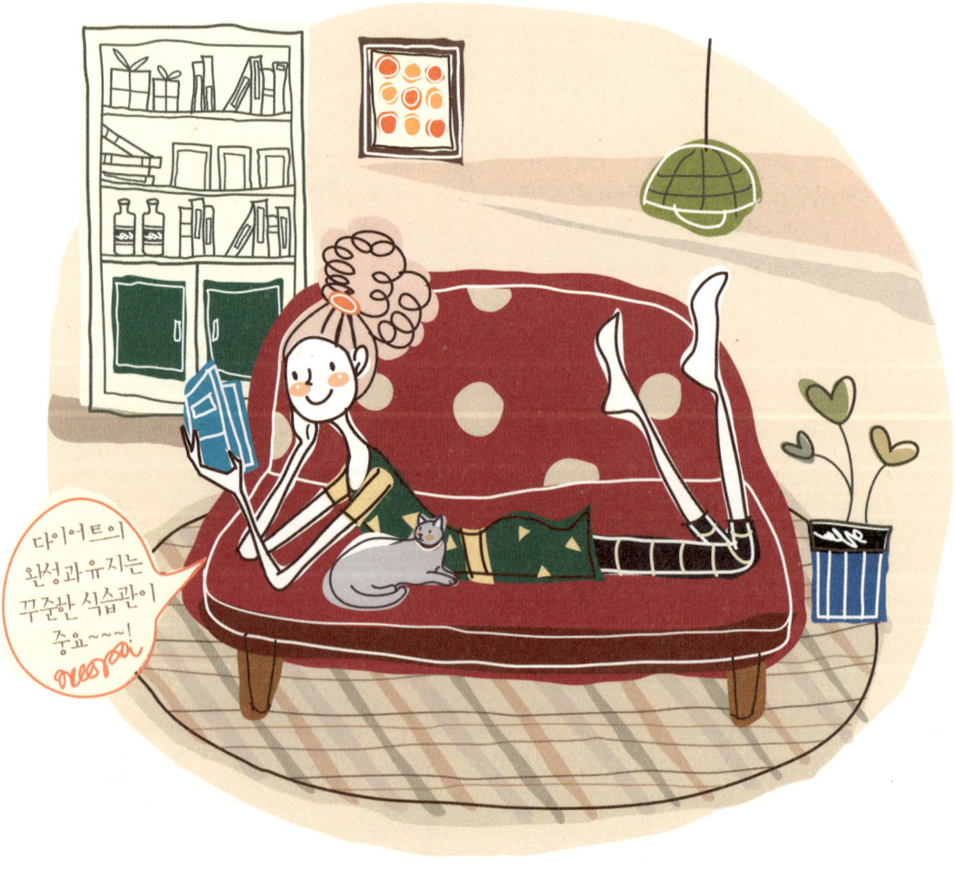

1:1:2 영양 균형 레시피

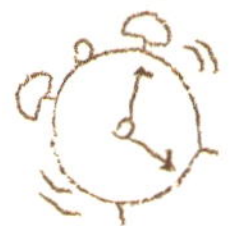

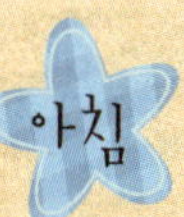

달걀 중심의 1:1:2 아침 레시피

- 달걀 스크램블 + 감자 샐러드 + 구운 아스파라거스와 토마토
- 아스파라거스와 반숙 달걀을 얹은 아침 토스트
- 달걀 프라이를 올린 브로콜리 오트밀
- 달걀 채소 프라이 파티
- 렌즈콩과 반숙 달걀을 얹은 브로콜리 잎 토스트
- 양송이버섯 화이트 오믈렛
- 달걀 프라이를 올린 퀵 오트밀 리소토

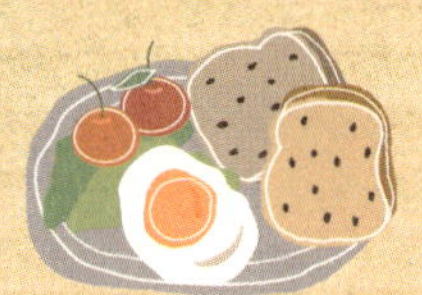

닭가슴살 중심의 1:1:2 점심 도시락

- 현미보리밥 + 매운 닭가슴살 스테이크 + 양배추 샐러드 도시락
- 월남쌈 도시락
- 가지 닭가슴살 덮밥 도시락
- 닭가슴살 샌드위치 도시락
- 닭가슴살 캐슈넛 상추쌈 도시락

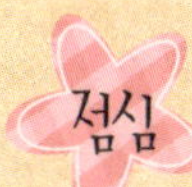

브로콜리 중심의 1:1:2 저녁 레시피

- 현미부리밥 + 오리구이 + 브로콜리 부추 샐러드
- 맛있게 매운 브로콜리 메밀 샐러드
- 메밀면을 더한 브로콜리 숙주 샐러드
- 흰살 생선을 곁들인 브로콜리 볶음 쌀국수
- 브로콜리 제육볶음밥

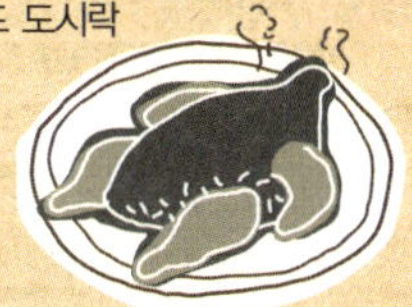

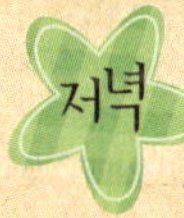

토마토 중심의 1:1:2 주말 브런치 메뉴

- 토마토 오징어 파스타 샐러드
- 삼치구이를 곁들인 토마토 볶음 파스타 샐러드
- 닭가슴살을 곁들인 토마토 오일 파스타

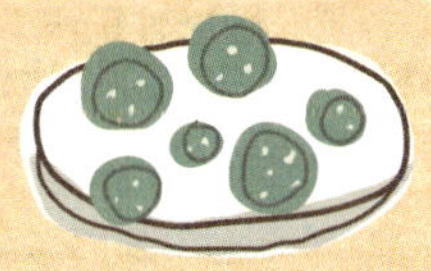

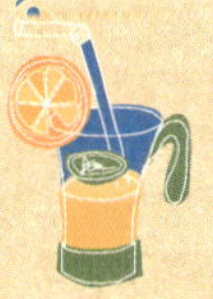

집에서 간편하게 만드는 달달한 간식

- 바나나 아이스크림
- 딸기 요거트크림
- 견과류와 씨앗류로 만든 홈메이드 땅콩버터

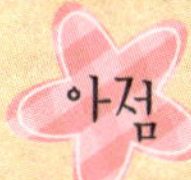

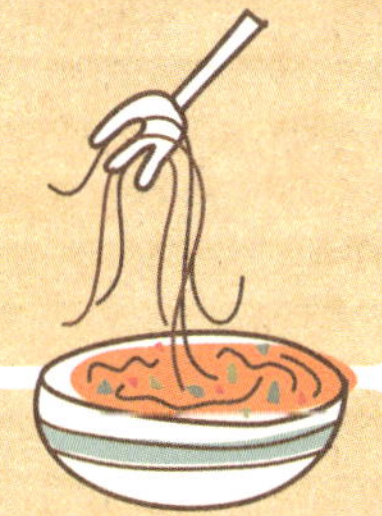

> 3단계 7일 다이어트 식단을 모두 완수한 당신은 이제 일상에서 얼마나 꾸준하게 관리하고 유지할 수 있는지가 관건입니다. 가장 중요한 것은 영양소의 균형과 저칼로리 조리법 4가지를 실천하는 것입니다. 그런 다음 먹는 양을 꾸준히 관리하면 됩니다. 이미 1~3단계를 거치면서 먹는 양은 조절이 되었을 것입니다. 또 3단계를 통해 단백질 중심의 1:1:2 영양 균형 식단에도 적응이 되었습니다. 이제부터 7일은 일상식으로 돌아가기 전 요요를 방지하는 적응 훈련을 합니다. 1:1:2 균형 식단을 아침, 점심, 저녁에 맞게 실천하세요~!

아침에는 주로 무엇을 먹을까?

♥ **달걀 중심의 1:1:2 균형 식단을 먹자**

   1(25%) → 탄수화물 → GL 지수가 낮고 단백질의 소화와 흡수를 도와주는 탄수화물과 장속 유익한 균을 증가시키는 녹말채소를 합해서 반영하자.

   ★ 강력 추천 식재료 : 현미, 귀리, 호밀, (돼지)감자

   1(25%) → 단백질과 필수지방 → 아침의 활력을 높이고 몸의 균형 시스템을 유지해주는 단백질과 필수지방을 합해서 반영하자. 둘 다 반영된 식재료는 달걀이다.

   ★ 강력 추천 식재료 : 달걀, 흰콩, 퀴노아, 해바라기씨, 호박씨

   2(50%) → 식이섬유소와 비타민, 미네랄 → 올바른 배변습관을 위해 풍부한 식이섬유소를 함유하고 있으면서 몸의 균형 시스템을 위해 비타민과 미네랄을 함유한 채소와 과일을 합해서 반영하자. 단, 산화방지를 위한 과일로 구성하자.

   ★ 강력 추천 식재료 : 베리류, 사과, (방울)토마토, 로메인, 치커리, 브로콜리

♥ **초간단 1:1:2 균형 아침 식단**

   ❶ 샐러드 : 찐 달걀 1개, 사과 중간 크기 1/2개, 찐 감자 작은 크기 1개, 로메인

   ❷ 샌드위치 : 물로 볶은 달걀 스크램블, 토마토 2쪽, 로메인, 호밀 또는 귀리 식빵

   ❸ 죽 : 우유, 오트밀, 블루베리 또는 물, 감자, 달걀, 브로콜리

   ❹ 요거트 : 찐 달걀 1개 + 플레인 요거트에 해바라기씨, 딸기 또는 블루베리 첨가

   ❺ 시리얼 : 귀리 또는 현미 시리얼 + 무설탕 두유 + 사과, 호박씨, 크랜베리

   ❻ 주스 : 토마토, 사과, 양배추 + 찐 달걀 1개

♥ **달걀에 대한 오해**

   달걀의 지방은 필수지방이므로 나쁜 지방이 아니다. 오히려 달걀에는 몸속 체지방을 줄이는 판토텐산이 풍부해 달걀의 단백질대사에 도움을 준다.

 ## 점심에는 무엇을 먹어야 할까?

♥ 닭가슴살 중심의 1:1:2 균형 식단을 먹자

1(25%) → 탄수화물 → 아침과 마찬가지로 GL 지수가 낮고 단백질의 소화와 흡수를 도와주는 탄수화물과 장속 유익한 균을 증가시키는 녹말채소를 합해서 반영하자.

★ 강력 추천 식재료 : 현미, 귀리, 호밀, (돼지)감자

1(25%) → 단백질과 필수지방 → 낮 시간의 에너지원이 되면서 몸의 균형 시스템을 유지해주는 단백질과 필수지방을 합해서 반영하자. 둘 다 반영된 식재료는 닭가슴살이다. 단, 구입할 때는 무항생제 식품을 고르자.

★ 강력 추천 식재료 : 닭가슴살, 달걀, 검은콩, 연어, 참깨

2(50%) → 식이섬유소와 비타민, 미네랄 → 몸의 균형 시스템을 위해 몸속 독소를 배출하는 녹색 잎채소와 뿌리채소를 합해서 반영하자. 단, 영양소의 파괴를 최소한으로 줄인 조리법으로 요리하자.

★ 강력 추천 식재료 : 브로콜리, 우엉, 로메인, 케일, 당근, 양파, 마늘

♥ 초간단 1:1:2 균형 점심 식단

❶ 도시락 : 현미밥 + 닭가슴살 우엉조림 + 브로콜리 양파 피클 또는 무침
❷ 샌드위치 : 찐 닭가슴살, 토마토 2쪽, 로메인, 양파, 호밀 또는 귀리 식빵
❸ 죽 : 닭가슴살, 브로콜리, 양파, 당근, 현미밥(또는 불린 현미)
❹ 비빔밥 : 찐 닭가슴살, 로메인 또는 브로콜리, 당근, 양파

 ## 저녁에는 무엇을 먹는 것이 배고프지 않을까?

♥ 브로콜리 중심의 1:1:2 균형 식단을 먹자

점심과 마찬가지로 1(25%) 탄수화물 + 1(25%) 단백질과 필수지방 + 2(50%)를 구성한 식단을 먹자. 아침에 비해서 점심과 저녁에 먹을 수 있는 식재료는 좀 더 풍부하다. 특히 채소는 양껏 먹을 수 있고 포만감을 주는 식재료로 구성하고, 낮 시간에 쌓인 독소를 배출해 주는 식재료를 첨가하는 것이 효과적이다. 가장 중요한 원칙은 저칼로리 식사로 반드시 포만감을 줄 수 있는 식사가 되어야 한다. 이러한 원칙에 가장 적합한 식재료가 바로 브로콜리다. 단, 음식을 만들 때는 저염식, 저유식, 저당식, 저수분의 조리법으로 요리하자.

★ 강력 추천 식재료 : 브로콜리, 우엉, 로메인, 케일, 당근, 양파, 마늘, 양배추, 고추

♥ 저녁 운동 후 배고픔과 혈당 조절을 위한 간식

바나나 1/2~1개, 딸기 1팩, 중간 크기 토마토 2개, 견과류 + 씨앗류 + 크랜베리를 합해서 한 줌. 이 중 선택해서 1가지를 먹도록 하자.

♥ 매일 마시면 좋은 수분 보충 음료

우엉 또는 연근을 말려서 끓인 물을 마시자. 우엉 또는 연근을 말릴 때는 넉넉하게 충분한 양을 만들어두면 끓여 먹기 편리하다.

♥ 과자가 생각날 때 먹으면 좋은 간식

검은깨 + 올리고당 + 아몬드 + 호박씨를 섞어 만든 비스킷을 먹자. 검은깨 비스킷은 필수지방과 미네랄이 풍부한 재료에 장속 유익한 균의 먹이가 되는 프락토 올리고당이나 이소말토 올리고당의 단맛을 넣어 만든 간식이다. 만들 때는 일주일 먹을 양을 만들고 과자가 생각날 때 조금씩 먹자.

음식을 만들 때 꼭 기억해야 할 조리법 4가지

★ 저염식 조리법

저염식 식단이 되려면 음식의 간은 반드시 하루에 1작은술을 넘겨서는 안 된다. 지키기 어렵다면 소금으로 간을 하는 대신 간장을 활용하자. 간장에도 여러 가지 종류가 있다. 되도록 양조간장이나 전통 재래식 방법으로 만든 국간장을 사용하자. 소금을 넣을 때는 사용하는 양에 좀 더 신경을 쓰자.

★ 저당식 조리법

유기농, 정제하지 않은 설탕, 백설탕, 흑설탕, 갈색 설탕 등 설탕의 종류는 중요하지 않다. 그 어떤 것도 먹지 않도록 하자. 또한 쌀로 만든 물엿이나 조청도 마찬가지다. 음식에서 단맛을 낼 때는 장속 유익한 균의 먹이가 되는 프락토 올리고당이나 이소말토 올리고당을 사용하자. 그렇다고 너무 많은 양을 사용해서는 안 된다.

★ 저유식 조리법

기름으로 음식을 만들 생각은 아예 하지 않는 것이 다이어트에 도움이 된다. 채소는 물(또는 다시마물)을 조금 넣고 볶자. 단, 지용성 비타민의 채소류는 마지막에 불을 끄고 씨앗을 압착해서 만든 참기름, 들기름을 넣고 잘 혼합해서 먹자. 압착해서 만든 올리브오일도 마찬가지로 저온에서 사용해야 한다.

모든 식재료는 자체의 수분과 나트륨을 가지고 있다. 따라서 굽거나 볶을 때는 바닥이 두꺼운 냄비나 프라이팬에 재료를 담고 뚜껑을 덮으면 자체 수분이 나와서 기름을 넣지 않고도 충분히 음식을 익힐 수 있다. 이것이 바로 영양소의 파괴가 적은 저수분 조리법이다. 대신 고온에서 음식을 익히면 수분이 빨리 증발되므로 저온에서 천천히 익히는 것이 더욱 좋다.

음식을 만들 때에는 삶거나 끓는 물에 넣고 데쳐야 할 때가 있다. 그러한 특별한 경우를 제외하고는 물로 볶는 방법과 마찬가지로 물을 소량만 넣고 뚜껑을 덮어서 익혀도 충분하다. 또한 물에 넣고 삶는 방식 대신 찌는 방법을 선택하면 더욱 좋다.

★ 강력 추천 초간단 저수분 조리법

재료를 깨끗하게 잘 씻은 다음 묻어 있는 잔여 수분을 제거하지 않고 전자레인지용 그릇에 담아 뚜껑을 덮고 전자레인지에서 음식을 익히면 간편하다.

 다이어트를 위한 체중 조절식 제품 활용법

★ 3단계 이후부터 아침, 점심, 저녁 중 선택해 한 끼만 식사 대용으로 먹자!

식사 대용 다이어트 제품을 구입하는 사람들이 많다. 하지만 처음에는 열정적으로 다이어트 제품을 잘 이용하다가도 금방 지쳐 잘 먹지 않게 된다. 그러므로 과한 욕심을 내기보다는 하루 중 한 끼만 체중 조절식을 먹도록 하자. 또 구입할 때는 저칼로리만 고집하지 말고 당류 등 함유된 성분을 꼭 확인하자. 7일 다이어트 레시피를 실천하면서 체중 조절식 제품을 활용하려면 3단계 이후부터 아침, 점심, 저녁 중 한 끼 정도민 대체해서 먹도록 하자.

건강한 일상식을 위한 가공 식재료 장보기

★ 가공 식재료 구입 요령

❶ 유통기간을 꼭 확인하자. 구입 후 제품의 뚜껑이나 겉면에 눈에 잘 띄도록 유통기간을 다시 부착하자.

❷ 반드시 라벨을 읽고 식품 첨가물을 꼭 확인하자.

❸ 설탕과 '~당'의 함량을 꼭 확인하자.

❹ MSG가 첨가되지 않은 제품으로 구입하자.

❺ 나트륨의 함량을 꼭 확인하자.

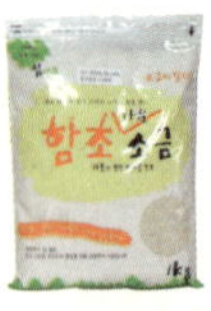

함초소금
천일염에 칼륨이 풍부한 함초를 넣고 만든 제품이다. 소금을 먹지만 오히려 나트륨을 배출을 도와주는 함초가 들어 있다.

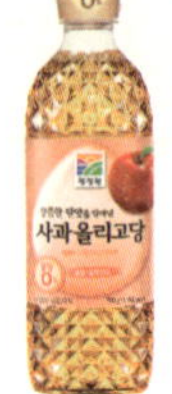

올리고당
설탕 대신 볶음, 조림 등 각종 요리와 우유, 선식, 빵 등에 시럽처럼 사용한다. 장속 유익균의 먹이가 되는 프락토 올리고당이나 이소말토 올리고당이 함유되어 있다. 단, 나트륨이 없는 제품을 구입하자.

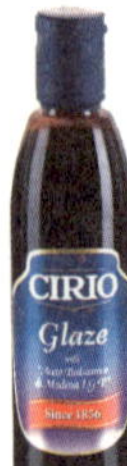

발사믹크림
샐러드, 채소 구이, 샌드위치, 오므라이스, 볶음밥 등 음식의 마지막 단계에 사용한다.

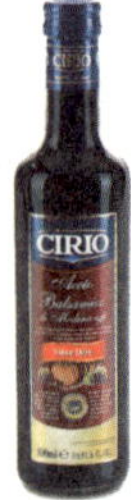

발사믹 식초
샐러드 드레싱, 육류 조림, 볶음 파스타, 샌드위치 속 채소 무침용, 호밀빵을 찍어 먹는 소스 등 음식의 맛을 더하는 용도로 사용한다. 압착 올리브오일과 궁합이 잘 맞다.

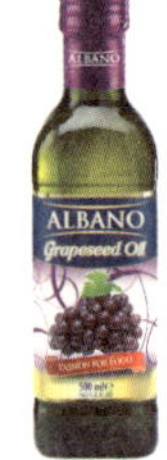

포도씨오일
압착 올리브오일은 저온에서 음식을 만들어야 트랜스 지방으로 변형되는 것을 막을 수 있다. 고온에서 음식을 볶거나 튀길 때는 발연점이 높은 포도씨오일을 사용한다.

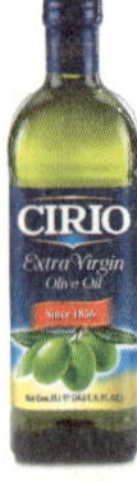

압착 올리브오일
샐러드 드레싱, 각종 소스 볶음 요리, 겉절이, 파스타 등 다양하게 사용할 수 있다. 압착 올리브오일은 다가불포화지방산이 풍부해 체지방을 줄일 수 있다. 단, 꼭 저온에서 사용하자.

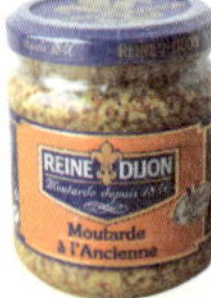

씨겨자
샐러드 드레싱, 샌드위치 스프레드 등 음식의 맛을 더하는 용도로 사용하고 특히 밀러 머스터드와 궁합이 잘 맞다.

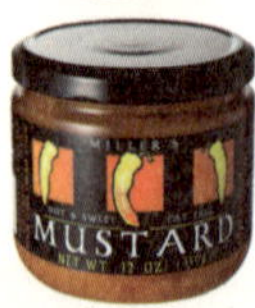

밀러 핫&스위트 머스터드
샐러드 드레싱, 샌드위치 스프레드, 튀김용 소스, 닭가슴살 소스, 돼지수육 소스 등 음식의 맛을 더하는 용도로 사용한다. 특히 씨겨자와 섞어 빵의 스프레드로 먹으면 더욱 좋다.

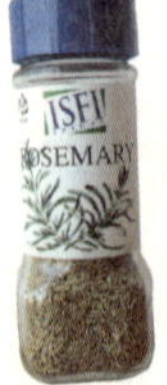
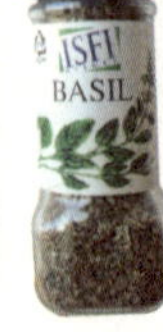

천연 허브 향신료
샐러드 드레싱, 각종 소스, 볶음 요리, 파스타, 육류 요리, 해산물 요리 등 다양하게 사용할 수 있다. 특히 몸속 노폐물과 살균, 체지방을 줄일 수 있어 다이어트 레시피에 꼭 필요한 천연 조미료들이다. 후추가루도 되도록 통후추 제품에 분쇄 기능이 있는 것으로 구입해 직접 갈아서 사용하자.

로즈마리   파슬리   타임   바질

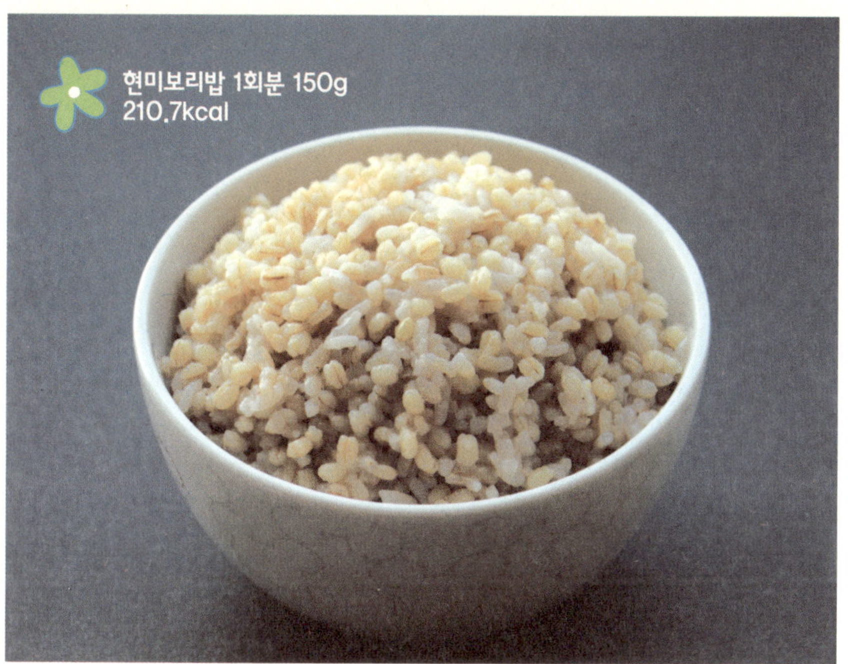

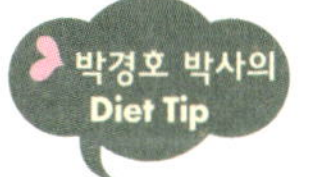

흰 쌀밥이 먹고 싶어질 때는?

흰 쌀밥이 먹고 싶을 때는 현미와 찰보리를 섞어서 밥을 지으세요. 100% 흰 쌀밥의 경우 먹을 때는 소화가 잘 되고 달달해서 맛있지만, 당 함유량이 높아 혈당 조절이 어렵고 소화가 빨라 금방 배고픔을 느끼게 됩니다. 도정하는 과정에서 유익한 식이섬유나 미네랄 성분이 99% 이상 제거된 쌀을 밥으로 먹는 셈입니다. 따라서 곡식 중 칼슘 함유량이 으뜸인 보리와 대사작용에 좋은 현미를 혼식해서 먹도록 합니다. 일상에서 가장 주의해야 할 부분이 바로 밥입니다.

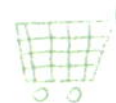 현미 1/2컵, 흰쌀 1/2컵, 찰보리 1컵, 물 450㎖

1 현미와 보리를 씻어 물에 담가 2시간 정도 불린다. 그런 다음 불린 현미와 보리를 체에 담는다. 흰쌀은 물에 담가 불리지 않고 씻은 후 체에 담는다.

2 압력밥솥에 재료를 넣고 밥물을 맞춘다. 중불에서 끓이다가 소리가 나면 5분간 중불에서 더 끓인다.

3 불을 약한 불로 조절하고 5분 정도 둔다. 불을 끈 다음 추는 내리고 그대로 뜸을 들인다.

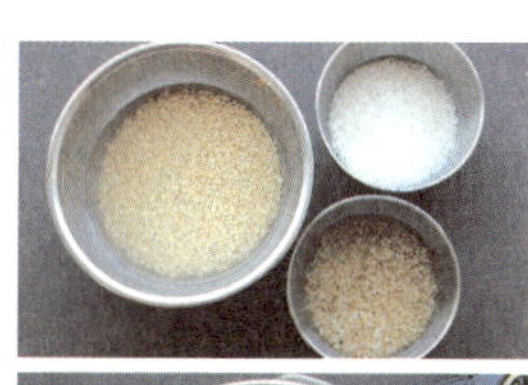

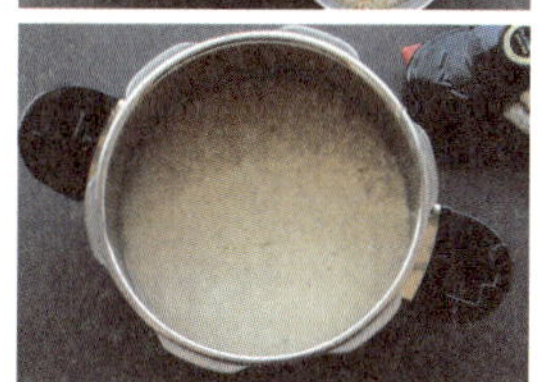

바나나 아이스크림

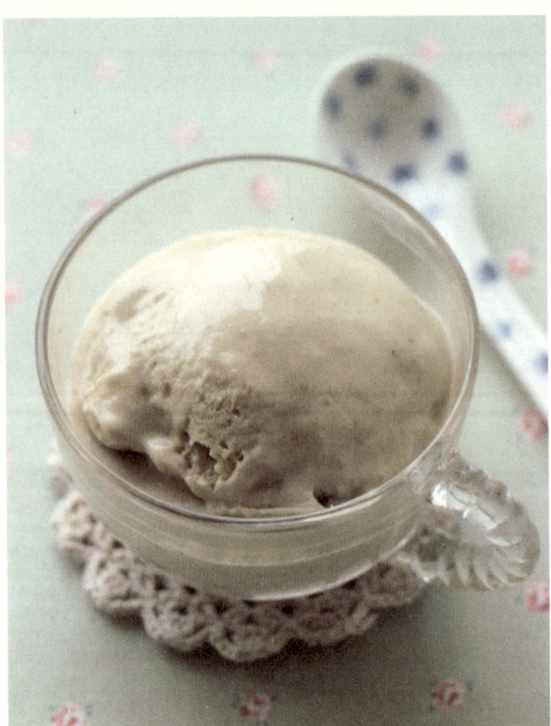

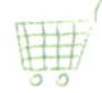
바나나 1개(100g)
두유 50㎖
땅콩버터 1큰술

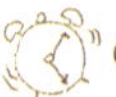
Cooking Time 30m

1 바나나는 작게 잘라 미리 얼려둔다.

2 믹서에 얼린 바나나, 두유, 땅콩버터를 넣고 곱게 간다.

3 갈면 슬러시 같은 느낌의 질감이 된다. 더 단단한 질감을 원하면 냉동실에 넣고 20분 정도 얼렸다가 먹으면 된다.

바나나 아이스크림은 고소하고 진한 맛이 납니다. 만들 때 땅콩버터 대신 땅콩을 넣고 갈아도 됩니다.

1회분 154.9kcal

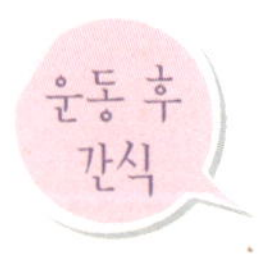

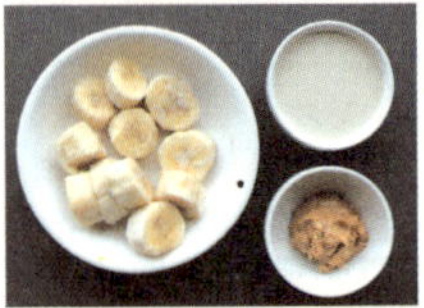 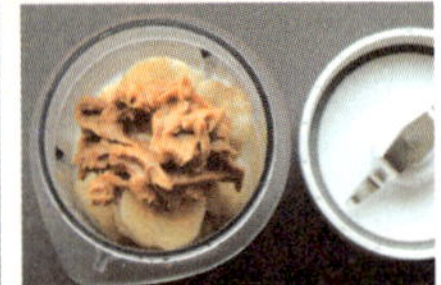 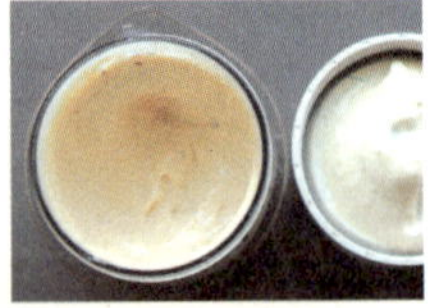

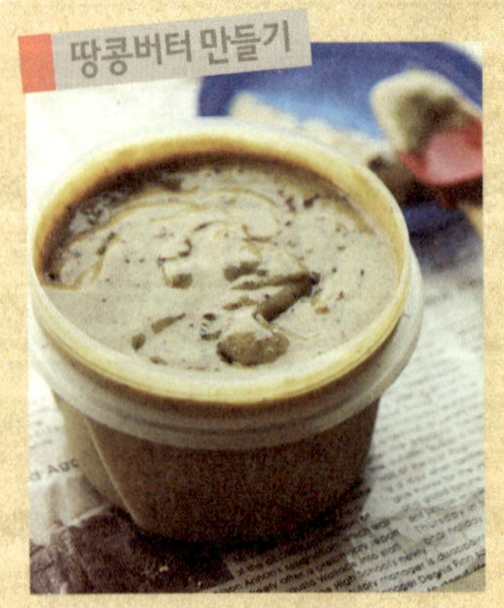

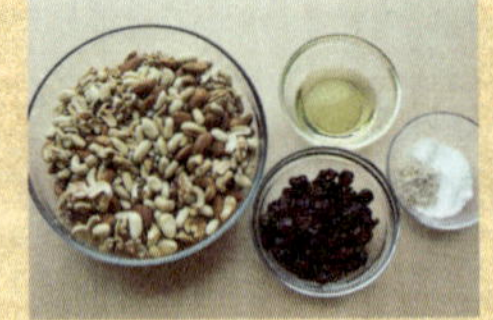

견과류와 씨앗류 550g
마른 크랜베리 40g
에리스리톨 2~3큰술
포도씨오일 4큰술
소금 1큰술

Cooking Time 30m

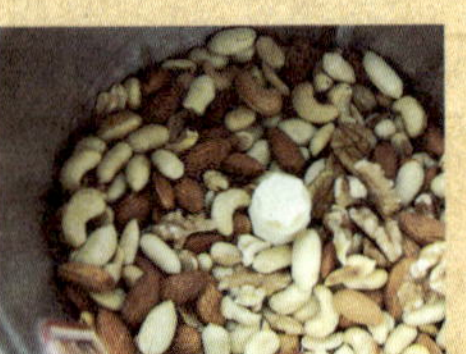

1 프라이팬에 견과류와 씨앗류를 살짝 볶은 다음 분쇄기에 넣고 간다.

딸기 요거트크림

딸기 150g
플레인 요거트 85g
꿀 또는 올리고당 1큰술

Cooking Time 30m

1 딸기는 얼린 다음 잘게 자른
다. 플레인 요거트로 얼린다.

2 믹서에 얼린 딸기와 요거트,
꿀을 넣고 간다.

3 갈면 슬러시 같은 느낌의 질
감이 된다. 더 단단한 질감을
원하면 냉동실에서 20분간 얼린
후 먹는다.

살짝 달콤하고 상큼하다. 딸
기를 자른 후 얼리면 한 덩어
리로 붙어서 만들기 어렵다.

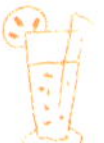  1회분 132.5kcal

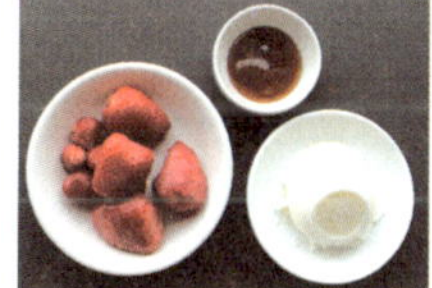 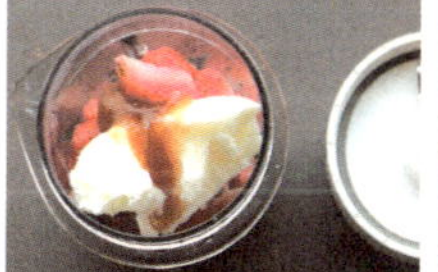 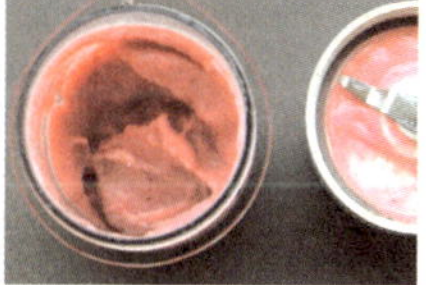

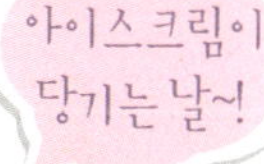

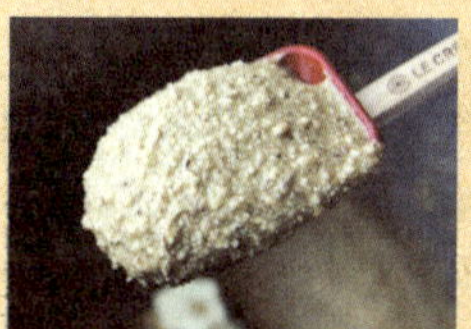 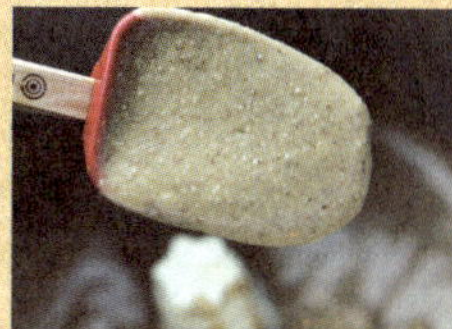 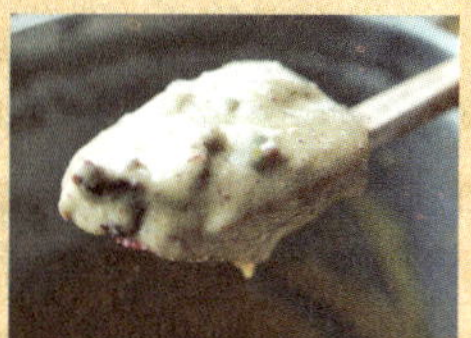

2 견과류들이 굵은 모래알
크기의 입자가 되면, 에리스
리톨(설탕 대체 당), 소금, 포도씨
오일을 넣고 곱게 간다.

3 고운 입자를 확인한 후 크
랜베리를 넣고 다시 간다. 이
때 크랜베리는 굵게 다지는
정도로 살짝 간다.

4 완성한 땅콩버터에는 크
랜베리가 쏙쏙 들어 있어 먹
을 때 식감이 좋다. 밀폐용기
에 담아 냉장 보관한다.

• 땅콩버터는 다양한 견과류와 씨앗류를 먹을 수 있어 참 좋아요. 설탕 대신 에리스리톨을 넣어
서 단맛도 안심이 됩니다. 한 번에 넉넉한 양을 만들어 냉장 보관하세요. 가끔 호밀빵의 스프
레드로 발라 먹거나, 홈메이드 아이스크림을 만들 때 사용하면 좋아요.

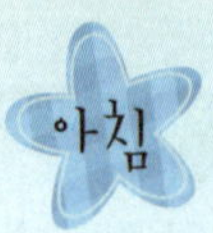 아침 달걀 중심의 아침 레시피 7가지

> 7일 다이어트를 통해 이룬 체중 감량과 되찾은 건강을 일상에서도 잘 유지할 수 있도록 1:1:2의 영양 균형 레시피를 제시합니다. 아침에는 달걀 중심으로 단백질과 필수지방을 합해서 1(25%), GL 지수가 낮고 단백질의 소화와 흡수를 도와주는 탄수화물 음식(녹말채소 포함) 1(25%), 식이섬유소·비타민·미네랄을 함유한 신선한 채소와 과일을 합해서 2(25%)를 먹습니다.

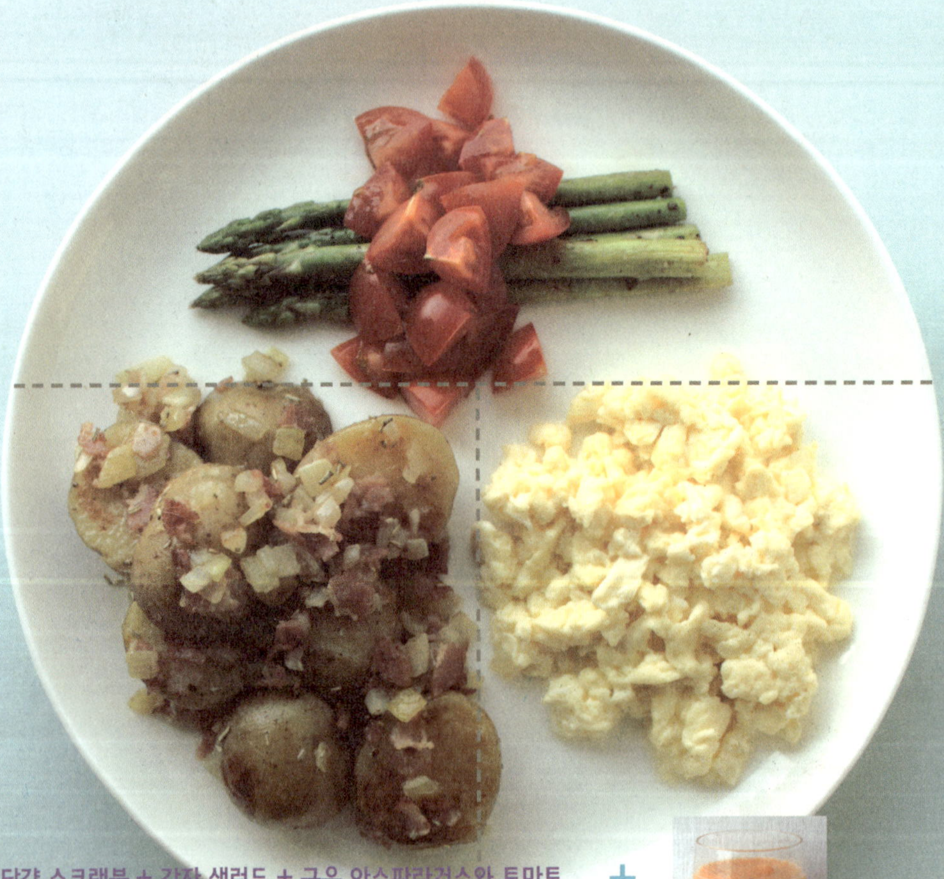

달걀 스크램블 + 감자 샐러드 + 구운 아스파라거스와 토마토 +
335.6kcal

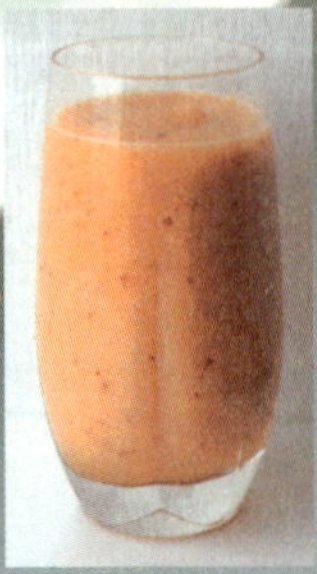

사과 + 토마토 + 당근 해독 주스
88kcal

달걀 스크램블 + 감자 샐러드 + 구운 아스파라거스와 토마토

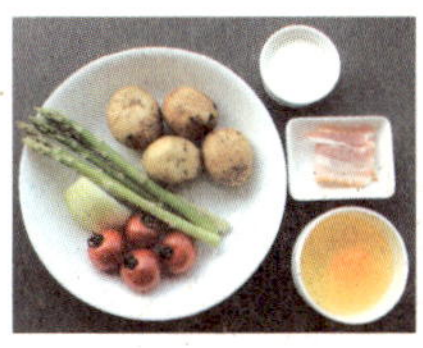 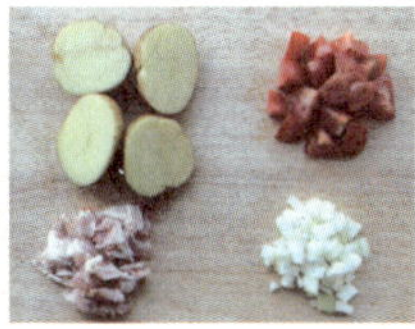 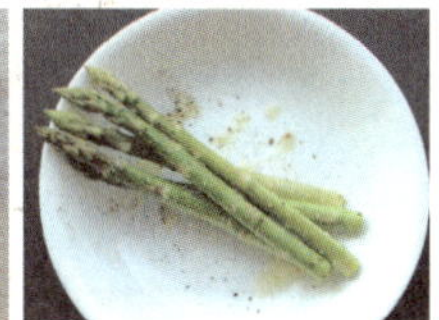 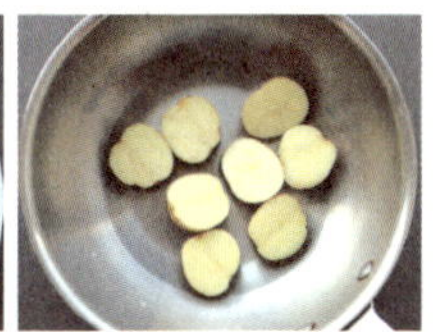

• 달걀 스크램블
달걀 2개(노른자 1개, 흰자 2개)
우유 2큰술
소금 1/8작은술
후추 1/8작은술
포도씨오일 1작은술

• 감자 샐러드
알감자 4개(130g)
베이컨 1줄
양파 30g
물 1/2컵(100㎖)
로즈마리 1/2작은술
소금 1/8작은술
올리브오일 1작은술

• 구운 아스파라거스
아스파라거스 6개
방울토마토 4개
소금 1/8작은술
후추 1/8작은술
올리브오일 1작은술

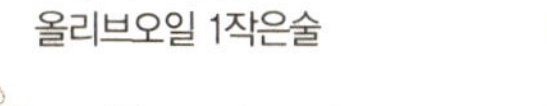 **Cooking Time 25m**

1 알감자는 씻은 다음 껍질째 반으로 자르고, 베이컨과 양파는 다진다. 팬을 예열하고, 물과 소금을 섞은 후 붓는다. 감자를 넣고 뚜껑을 덮는다. 10분간 감자가 익을 때까지 약한 불에서 찐다. 물이 조금 남아 있을 때 베이컨과 양파, 로즈마리를 넣고 함께 익히다가 올리브오일을 넣고 가볍게 볶는다.

2 아스파라거스는 필러로 껍질을 얇게 벗긴 후 소금, 후추, 올리브오일로 5분간 재운다. 방울토마토는 8등분으로 썬다. 예열한 팬에 아스파라거스를 넣고 골고루 노릇하게 굽는다.

3 달걀을 풀어 체에 거른 후 우유, 소금, 후추를 넣고 섞는다. 예열된 팬에 포도씨오일을 두르고 달걀을 촉촉하게 스크램블로 민든 다음 집시에 딤는다.

  큰 접시에 달걀 스크램블, 감지 샐러드, 구운 이스피리기스와 방울토마토를 가지런히 담는다. 1단계의 해독 주스인 사과 + 당근 + 양배추 주스를 곱게 갈아 1잔 곁들인다.

1회분 335.6kcal

★★★★☆

아스파라거스와 반숙 달걀을 얹은 아침 토스트

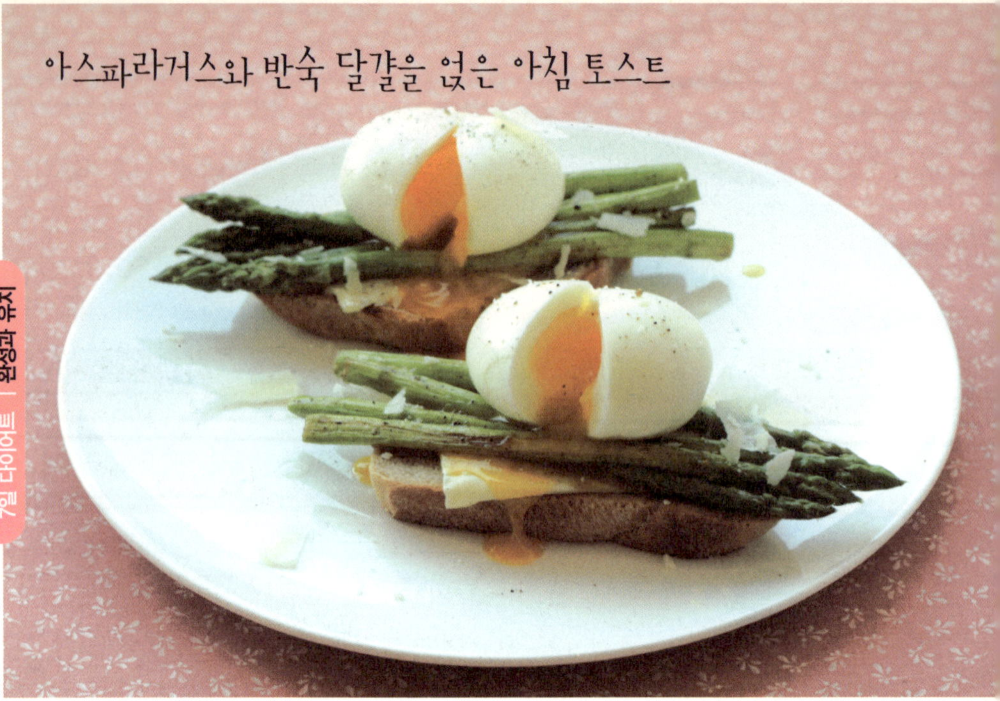

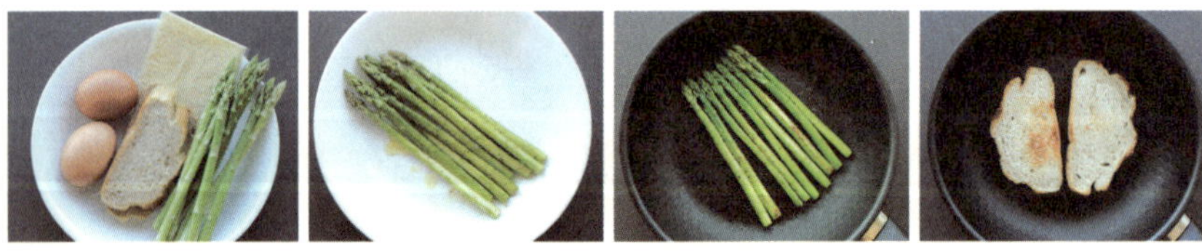

> 달걀의 이색 레시피로 근사한 아침을 열게 됩니다. 부드럽고 고소한 달걀과 아삭하게 씹히는 아스파라거스, 치즈가 올라간 호밀빵이 정말 맛있어요.

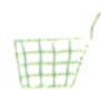
달걀 2개
아스파라거스 9개(80g)
호밀빵 2장(56g)
저지방 슬라이스 치즈 1장
치즈가루 1/2큰술
소금 1/4작은술
후추 1/8작은술
올리브오일 1작은술

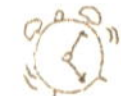
Cooking Time 20m

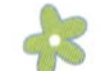
1회분 366kcal

★★★★★

1 아스파라거스는 필러로 껍질을 얇게 벗긴 후 소금, 후추, 올리브오일로 5분간 재운다.

2 달걀은 끓는 물에 넣고 반숙으로 삶는다. 이때 물이 끓기 시작하면서부터 3분간 삶으면 노른자가 흐르는 정도의 반숙으로 삶을 수 있다.

3 예열된 팬에 호밀빵을 앞뒤로 노릇하게 굽고, 밑간 양념에 재운 아스파라거스도 노릇하게 굽는다.

finish 슬라이스 치즈 1장을 반으로 자른다. 접시에 구운 호밀빵을 올리고 그 위에 슬라이스 치즈 1/2장을 얹는다. 그런 다음 구운 아스파라거스→삶은 달걀을 조심스럽게 올린 후 치즈가루와 후추를 뿌린다.

● 치즈가루는 덩어리 치즈(그라나 파다노 치즈)를 필러로 얇게 슬라이스해서 올린다.

달걀 프라이를 올린 브로콜리 오트밀

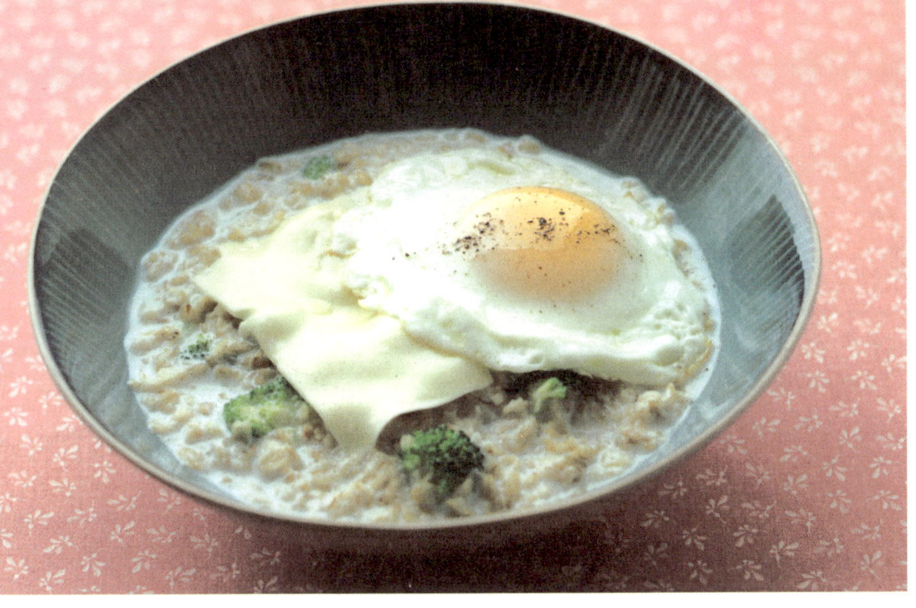

달걀 1개
오트밀 60g
브로콜리 35g
무지방 우유 250㎖
지지방 슬라이스 치즈 1장
소금 1/2작은술
후추 1/8작은술
올리브오일 1작은술

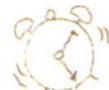

Cooking Time 25m

1회분 466.3kcal

★★★☆☆

1 브로콜리는 작게 썰어 내열용기에 담아 전자레인지에서 30초간 익힌다.

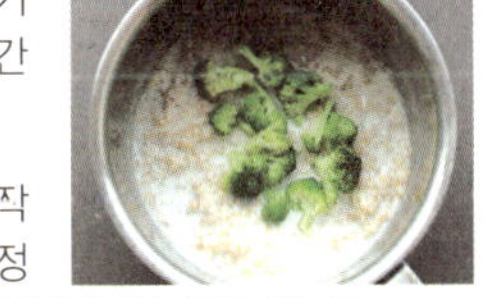

2 냄비에 우유, 오트밀, 소금 1/4작은술을 넣고 약한 불로 15분 정도 끓인다. 죽 정도의 농도가 되면 브로콜리를 넣고 섞는다.

3 예열한 팬에 올리브오일을 두르고 아주 약한 불에서 달걀을 깨뜨려 소금, 후추를 뿌린 다음 반숙으로 익힌다.

finish 그릇에 브로콜리 오트밀을 담고, 치즈와 달걀 프라이를 올린다.

달걀 채소 프라이 파티

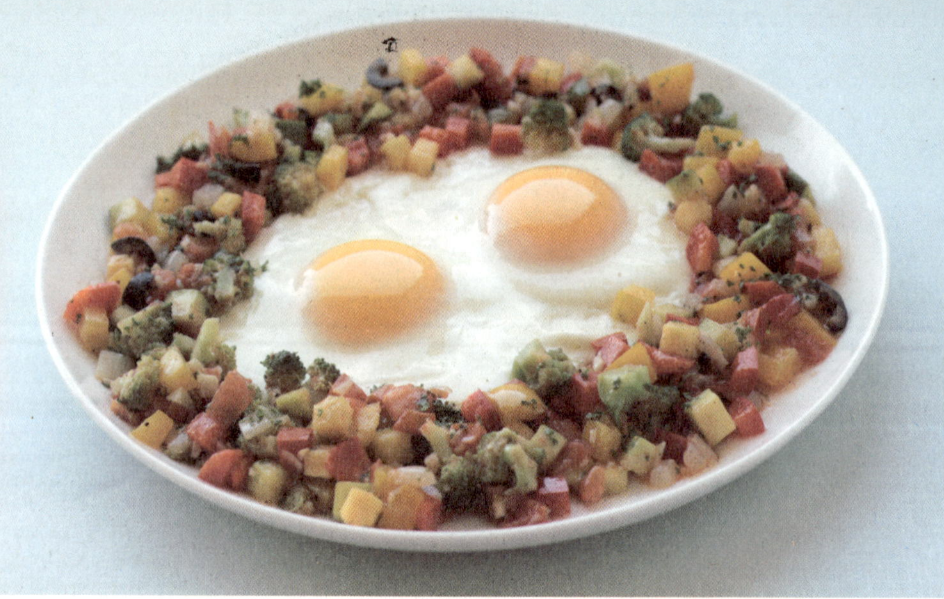

> 다양한 색깔의 채소가 눈을 즐겁게 합니다. 그야말로 채소 파티네요. 가운데 있는 달걀 프라이가 참 재밌어요. 보기에도 예쁘지만 채소를 골고루 먹을 수 있어 참 좋아요.

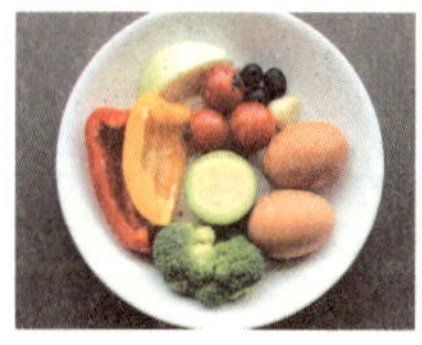 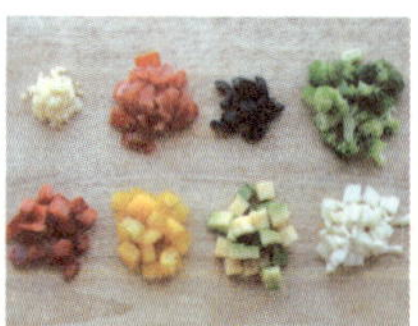 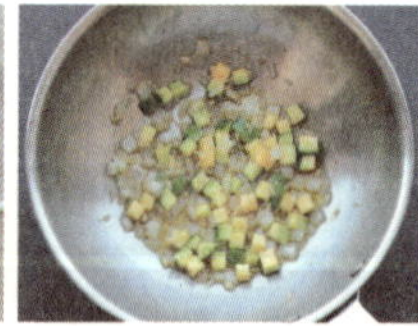 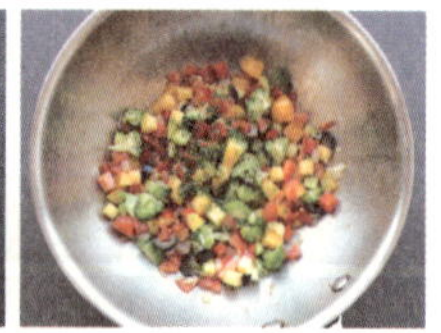

달걀 2개
파프리카 80g
양파 30g
마늘 1쪽
애호박 45g
방울토마토 3개(50g)
브로콜리 30g
블랙 올리브 2개(7g)
소금 1/4작은술
후추 1/8작은술
올리브오일 1/2큰술
파슬리 1/2작은술

Cooking Time 20m

1 파프리카, 양파, 마늘, 애호박, 방울토마토, 브로콜리, 블랙 올리브를 작게 다진다.

2 예열한 팬에 마늘, 양파, 애호박을 넣고 볶다가 파프리카, 방울토마토, 브로콜리, 블랙 올리브를 넣고 가볍게 볶는다. 이때 소금과 후추로 간을 맞춘다.

3 예열한 팬에 올리브오일을 두르고 약한 불에서 달걀을 깨뜨려 소금, 후추를 뿌린 다음 뚜껑을 덮어 반숙으로 익힌다.

finish 접시 중앙에 달걀 프라이를 담고, 달걀 프라이 주위에 볶은 채소를 담아 파슬리가루를 솔솔 뿌린다.

● 채소를 볶을 때 좋아하는 허브를 넣어도 좋다.

1회분 276.6kcal   ★★★★☆

렌즈콩과 반숙 달걀을 얹은 브로콜리 잎 토스트

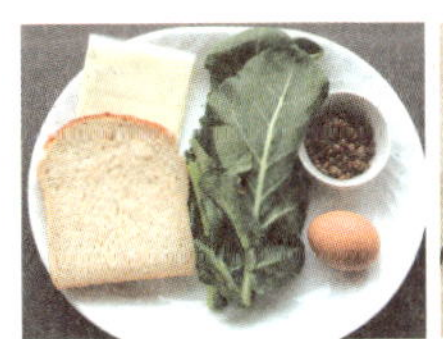 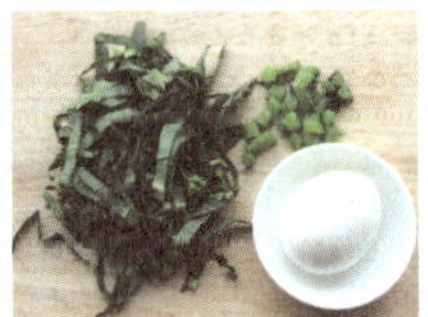 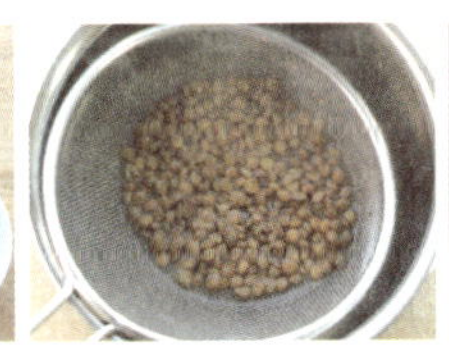 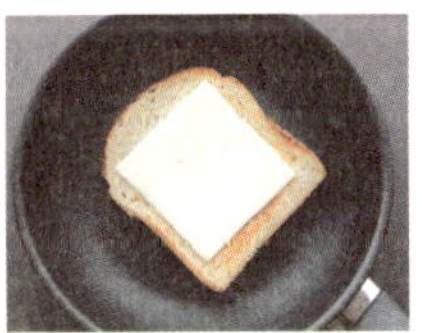

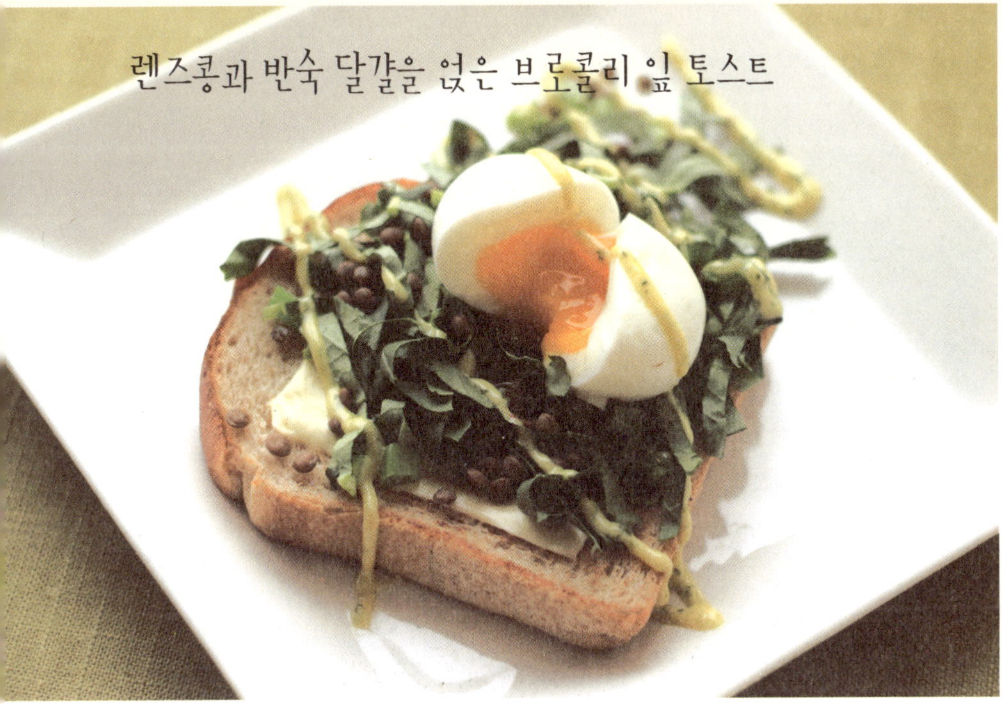

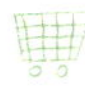

달걀 1개
렌즈콩 2큰술
브로콜리 잎 3장(60g)
호밀빵 1개
저지방 슬라이스 치즈 1장

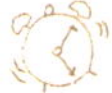 **Cooking Time 20m**

 1회분 301.1kcal

 ★★★☆☆

1 브로콜리 잎은 얇게 채를 썰고 잎대는 송송 썰어 내열용기에 담는다. 그런 다음 전자레인지에서 30초간 찐다.

2 렌즈콩은 10분 정도 물에 담가 불린 후 끓는 물에 넣고 삶아 식힌다. 달걀은 물을 채운 냄비에 넣고 물이 끓은 직후부터 3분 정도만 삶는다.

3 예열된 팬에 호밀빵을 바삭하게 앞뒤로 굽고, 열이 남아 있을 때 슬라이스 치즈를 올려 살짝 녹인다.

finish 접시에 구운 호밀빵을 담고 브로콜리 잎을 풍성하게 올린다. 그런 다음 렌즈콩을 뿌리고 반숙 달걀을 반으로 갈라 노른자가 흘러나오게 장식한다. 기호에 맞는 드레싱을 약간 뿌린다.

양송이버섯 화이트 오믈렛

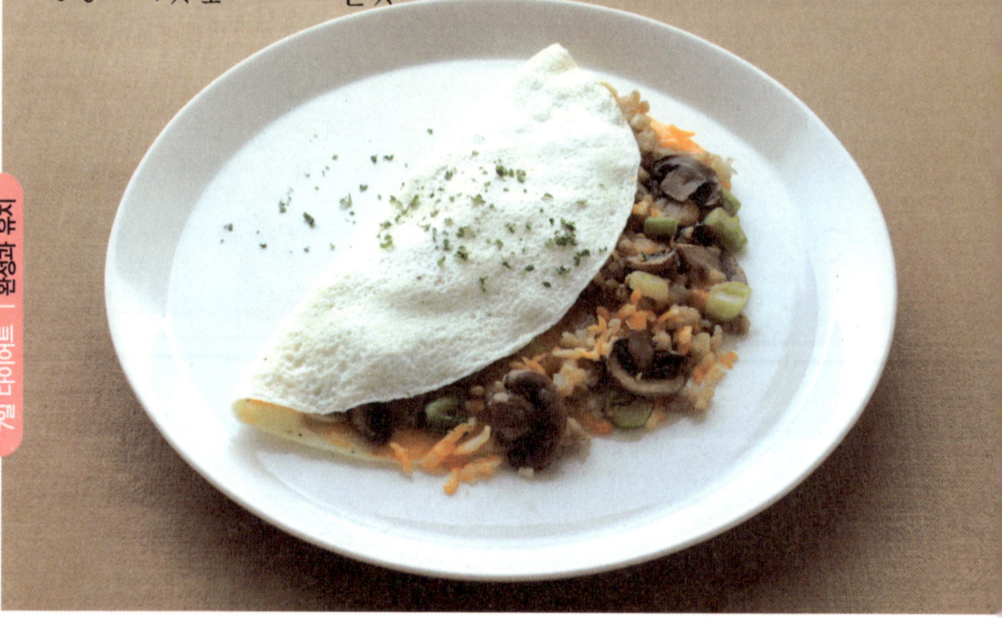

> 66 치즈가 들어가 꼭 밥 피자를 먹는 듯 든든합니다. 달걀의 흰자만 사용해 느끼하지 않고 담백합니다. 좋은 아이디어가 돋보이는 달걀 중심의 아침 레시피입니다~~~! 99

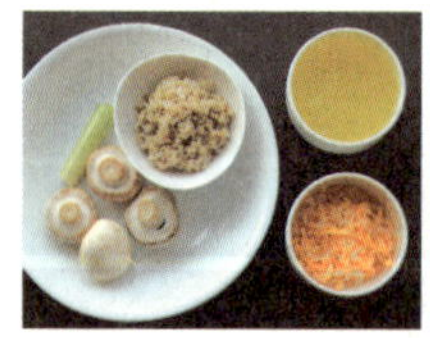 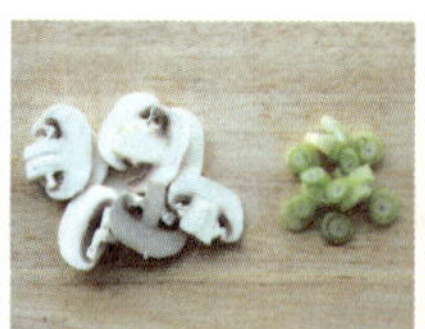 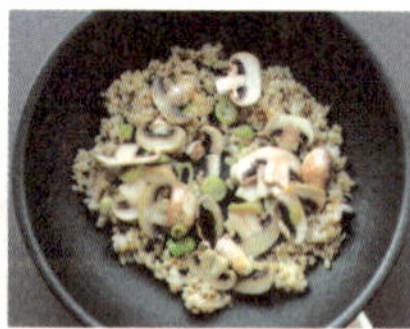 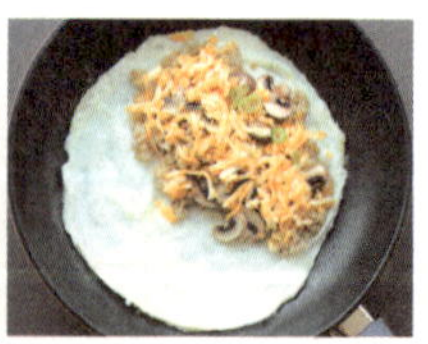

현미보리밥 70g
달걀 흰자 4개
양송이버섯 4개
대파 10g
체다치즈 30g
소금 1/2작은술
후추 1/4작은술
포도씨오일 1/2큰술

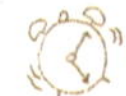 **Cooking Time 20m**

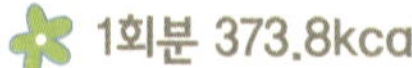 1회분 373.8kcal

 ★★★★★

1 양송이버섯과 대파는 0.4cm 두께로 얇게 썬다. 볼에 달걀을 깨뜨려 넣고 뭉친 부분을 가위로 잘게 싹둑싹둑 끊는다. 그런 다음 소금 1/4작은술, 후추 1/8작은술을 넣고 푼다.

2 예열된 팬에 포도씨오일을 두르고, 대파와 양송이를 볶다가 보리밥, 소금 1/4작은술, 후추 1/8작은술을 넣고 볶는다. 그런 다음 그릇에 볶은 밥을 담는다.

3 볶은 팬에 푼 달걀을 얇게 펴서 익히다가 거의 익을 때쯤 미리 볶은 밥을 달걀 지단의 1/2에만 올리고 체다치즈를 뿌린다. 그런 다음 나머지 지단으로 밥을 덮어 치즈가 녹을 때까지 약한 불에서 1분간 익힌다.

finish 접시에 천천히 오믈렛을 담고 파슬리가루나 기호에 맞는 허브 향신료를 솔솔 뿌린다.

달걀 프라이를 올린 퀵 오트밀 리소토

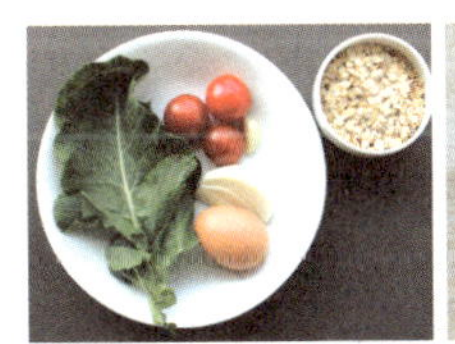 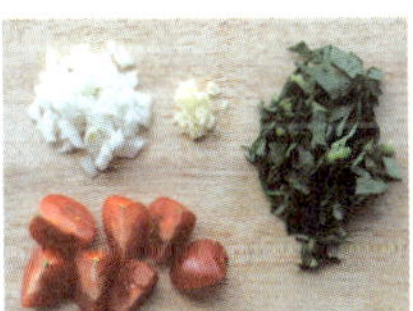 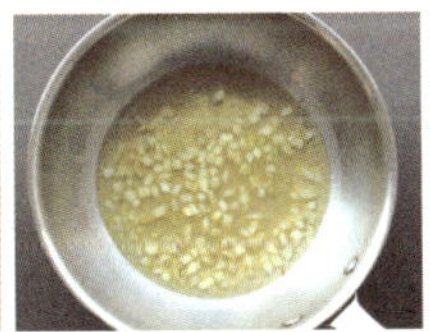 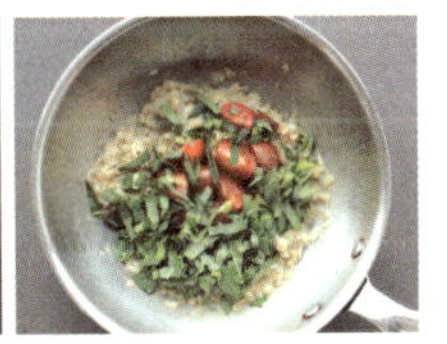

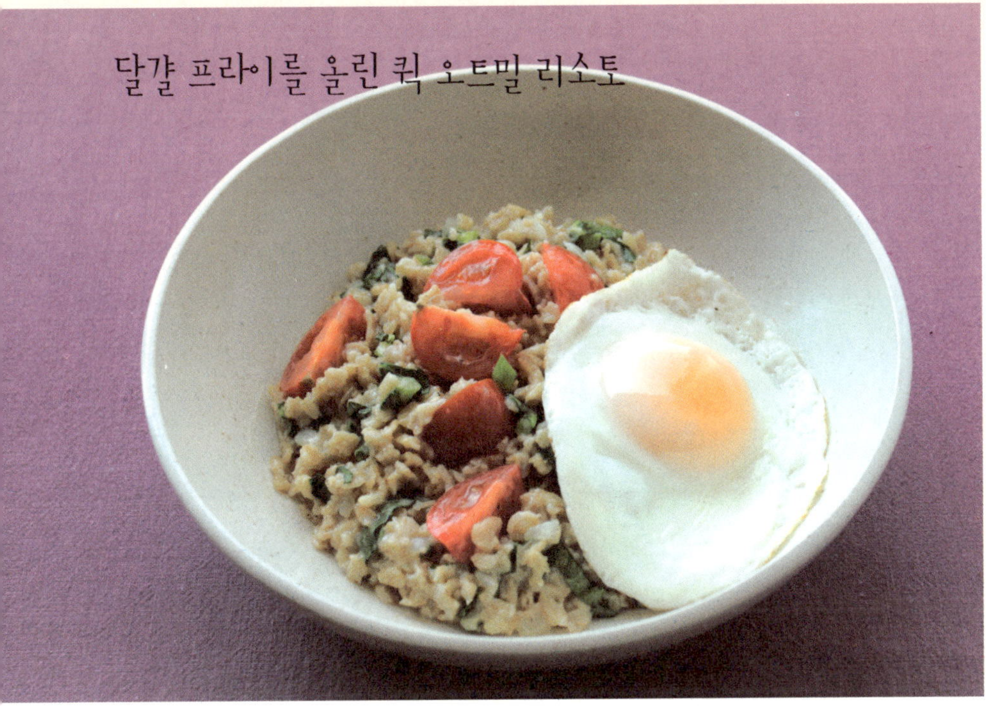

달걀 1개
오트밀 50g
브로콜리 잎 2잎(20g)
방울토마토 3개(60g)
마늘 1쪽
양파 30g
다시마물 250㎖
소금 1/8작은술
후추 1/8작은술
올리브오일 2작은술

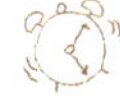 **Cooking Time 20m**

 1회분 402.4kcal

 ★★★★☆

1 마늘과 양파는 잘게 다지고, 방울토마토는 꼭지를 떼 4등분으로 자른다. 브로콜리 잎은 3cm 길이로 굵게 채를 썬다.

2 예열된 팬에 올리브오일 1작은술 두르고, 다진 마늘과 양파를 노릇하게 볶다가 다시마물을 넣고 끓인다. 그런 다음 오트밀을 넣고 중간 불에서 5~7분 정도 죽처럼 저으면서 끓인다.

3 오트밀이 자작하게 끓으면 브로콜리 잎, 방울토마토, 후추, 소금을 넣고 빠르게 섞은 후 불을 끄고 5분간 그대로 둔다.

4 예열된 팬에 올리브오일 1작은술과 물 1큰술을 넣고 약한 불에서 뚜껑을 덮어 찌듯이 달걀 프라이를 만든다.

finish 그릇에 리소토를 담고 달걀 프라이를 올린다.

- 다시마물 대신 시판용 치킨스톡 1개를 물 250㎖에 풀어 사용해도 된다. 단, 소금은 넣지 않는다.

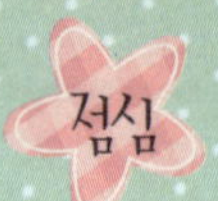

점심 닭가슴살 중심의 점심 도시락 5가지

> 7일 다이어트를 통해 이룬 체중 감량과 되찾은 건강을 일상에서도 잘 유지할 수 있도록 1:1:2의 영양 균형 레시피를 제시합니다. 점심 도시락에는 고단백 식품인 닭가슴살 중심으로 단백질과 필수지방을 합해서 1(25%), GL 지수가 낮고 단백질의 소화와 흡수를 도와주는 탄수화물 음식(녹말채소 포함) 1(25%), 식이섬유소·비타민·미네랄을 함유한 신선한 채소와 과일을 합해서 2(25%)를 먹습니다.

현미보리밥 + 매운 닭가슴살 스테이크 + 양배추 샐러드 도시락
513.8kcal

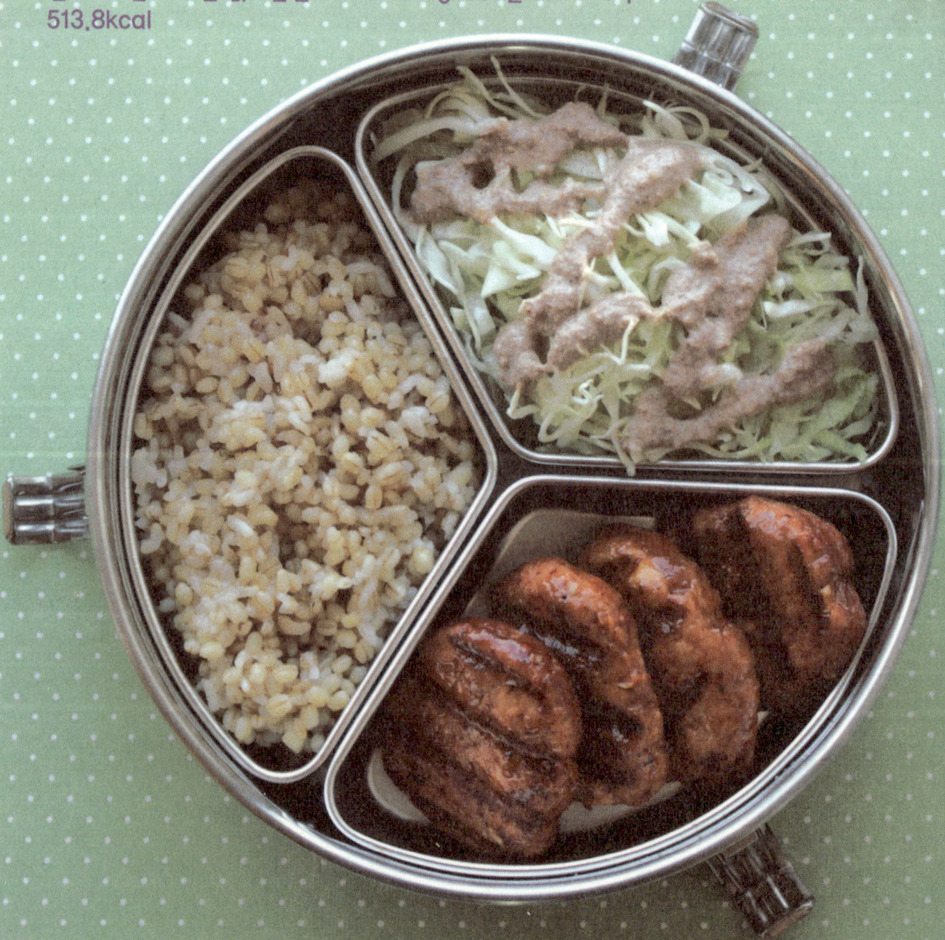

현미보리밥 + 매운 닭가슴살 스테이크 + 양배추 샐러드 도시락

> 닭가슴살의 매콤한 양념이 참 맛있어요. 또한 퍽퍽하지 않게 다져서 만들어 부드러워요. 양배추와 양상추 샐러드를 곁들이면 영양 만점의 점심 레시피가 됩니다.

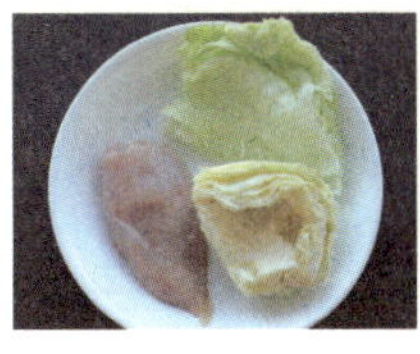 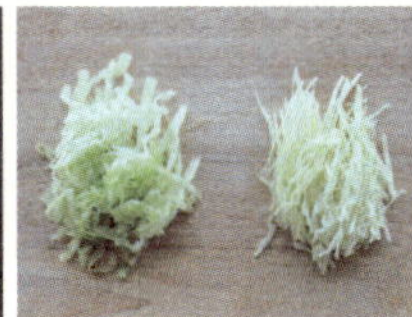 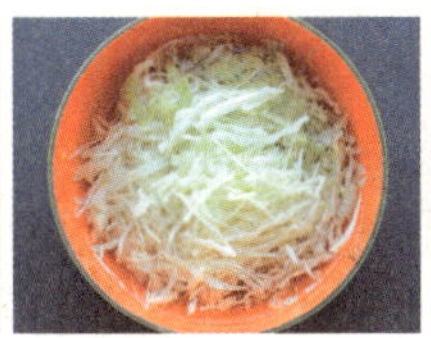 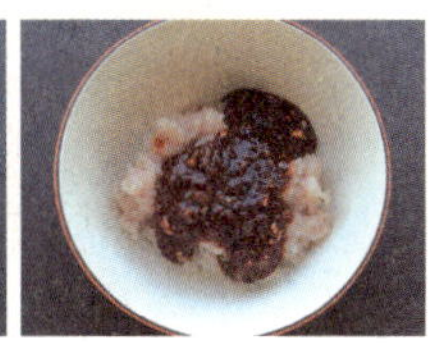

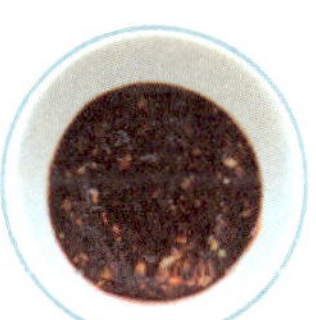

현미보리밥 150g
닭가슴살 1쪽(100g)
양배추 70g
양상추 45g
소금 1/8작은술
후추 1/8작은술
포도씨오일 1작은술

고춧가루 1/2큰술
고추장 1/2큰술
간장 1/2큰술
맛술 1/2큰술
다진 파 1/2큰술
다진 마늘 1/2작은술
올리고당 1작은술
참기름 1작은술

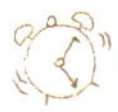 **Cooking Time 25m**

1 양배추와 양상추는 곱게 채를 썰어 찬물 또는 얼음물에 3분간 담가둔다. 그런 다음 체에 담아 물기를 뺀다.

2 닭가슴살은 잘게 다지는데, 커터기를 이용하면 편리하다. 볼에 다진 닭가슴살, 소금, 후추를 넣고 섞은 후 5분간 재운다. 그런 다음 양념장을 넣고 버무린다.

3 손에 포도씨오일을 바르고 반죽한 닭가슴살을 4등분으로 나눠 동글납작한 모양으로 4개를 만든다. 예열한 그릴 팬에 포도씨오일을 골고루 바른 후 닭가슴살을 앞뒤로 노릇하게 굽는다.

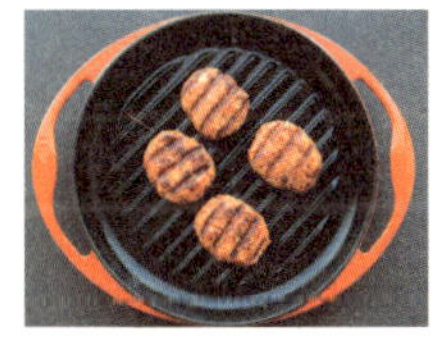

finish 도시락 용기에 현미보리밥, 닭가슴살 스테이크, 양배추와 양상추를 담는다. 양배추와 양상추에 3단계에서 소개한 깨호두 드레싱을 곁들이거나 입맛에 맞는 드레싱을 곁들인다.

1회분 513.8kcal

★★★★★

월남쌈 도시락

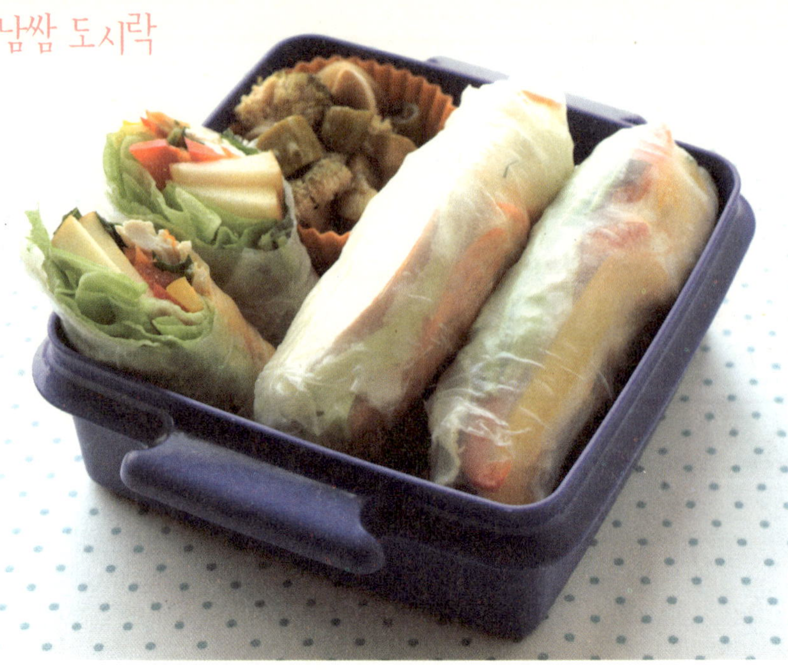

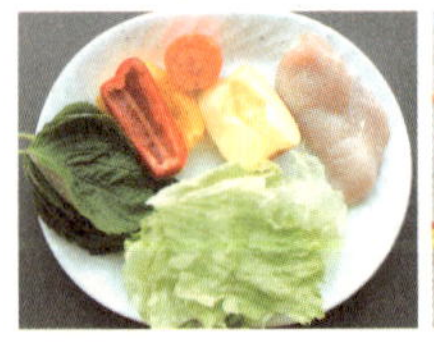 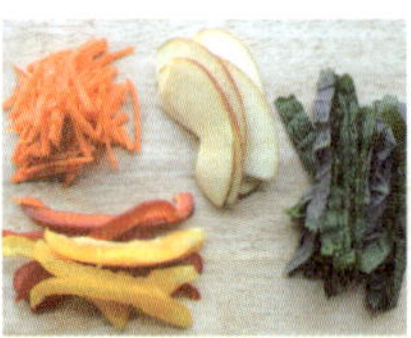 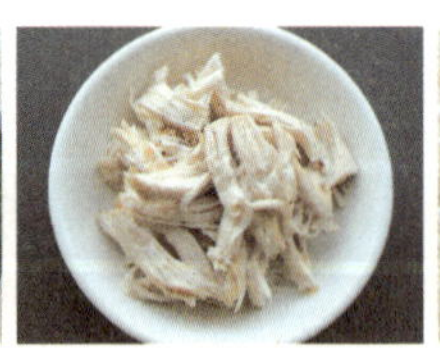 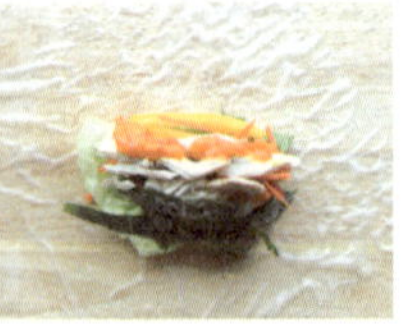

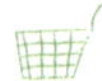
라이스페이퍼 5~6장
닭가슴살 1쪽(100g)
당근 45g
사과 40g
파프리카 80g
양상추 100g
깻잎 15장(26g)
맛술 1/2큰술
소금 1/4작은술
후추 1/8작은술
밀러 머스터드 2큰술

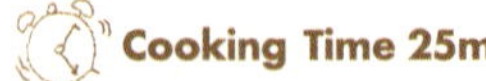
Cooking Time 25m

1 닭가슴살은 소금, 후추, 맛술로 10분간 재운다. 그런 다음 내
열용기에 담아 뚜껑을 덮고 전자레인지에서 3분간 익힌 후 식
혀 결대로 찢는다.

2 당근은 채을 썰고, 파프리카와 깻잎은 1cm 두께로 채를 썬다.
양상추는 너무 크지 않게 자른다.

3 찬물에 라이스페이퍼를 담갔다가 건져 도마 위에 펼친다. 준
비한 재료를 그 위에 가지런히 올린 다음 밀러 머스터드를
약간 넣고 돌돌 만다.

finish 도시락 용기에 월남쌈을 담고 랩으로 한 번 씌운다. 자칫
수분이 마르면 굳어질 수 있기 때문이다. 1단계의 브로콜리 간장
피클과 3단계의 깨호두 드레싱을 디핑 소스로 곁들이자.

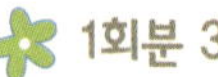 1회분 309.6kcal  ★★★★★

가지 닭가슴살 덮밥 도시락

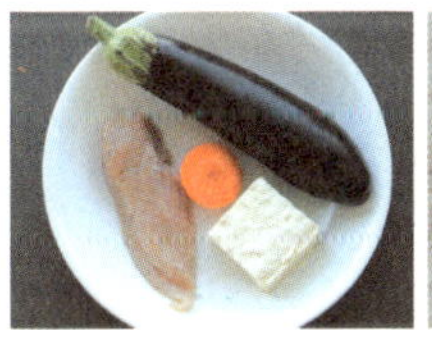 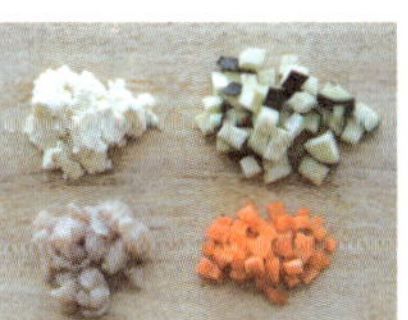 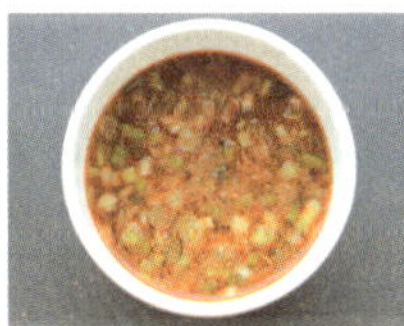 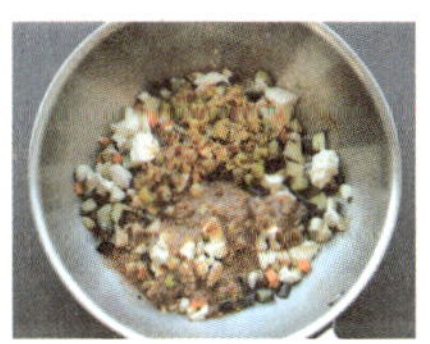

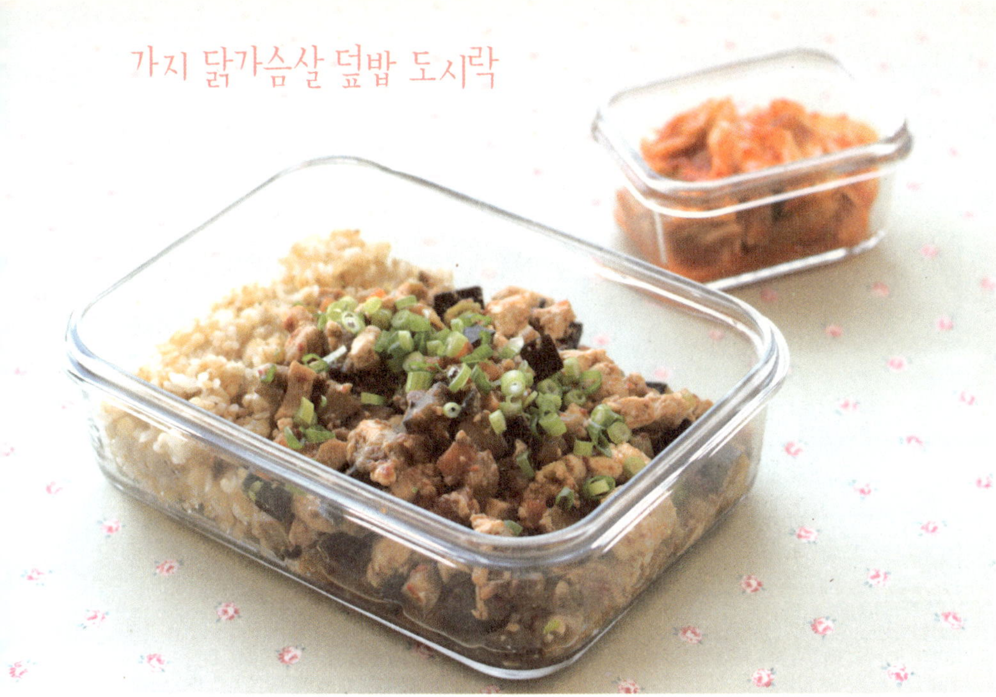

현미보리밥 150g
닭가슴살 80g
가지 100g
당근 20g
두부 700g
다시마물 2큰술
포도씨오일 1작은술

• 된장 소스
다시마물 5큰술
된장 1큰술
고춧가루 1작은술
다진 파 2큰술
다진 생강 1/2작은술
참기름 1/2큰술
녹말 1/2작은술

1 가지, 닭가슴살, 당근은 사방 1cm 크기로 썬다. 두부는 칼등으로 대충 으깬다.

2 예열한 팬에 포도씨오일, 다시마물을 넣은 다음 가지, 닭가슴살, 당근을 넣고 섞은 후 뚜껑을 덮고 익힌다.

3 수분이 나오면 뚜껑을 열고 볶다가 두부와 된장 소스를 넣고 섞은 후 끓인다.

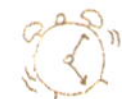 두시락 용기에 현미보리밥과 덮밥 소스를 담는다. 1단계의 양배추 김치를 곁들여도 좋다.

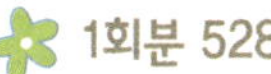 **Cooking Time 20m**

 1회분 528.9kcal ★★★★☆

닭가슴살 샌드위치 도시락

> 샌드위치는 빵 선택만 잘 하면 밀가루에 대한 음식 과민증과 칼로리에 대한 걱정을 덜 수 있어요. 또 제철 채소를 다양하게 먹을 수 있는 요긴한 레시피랍니다!

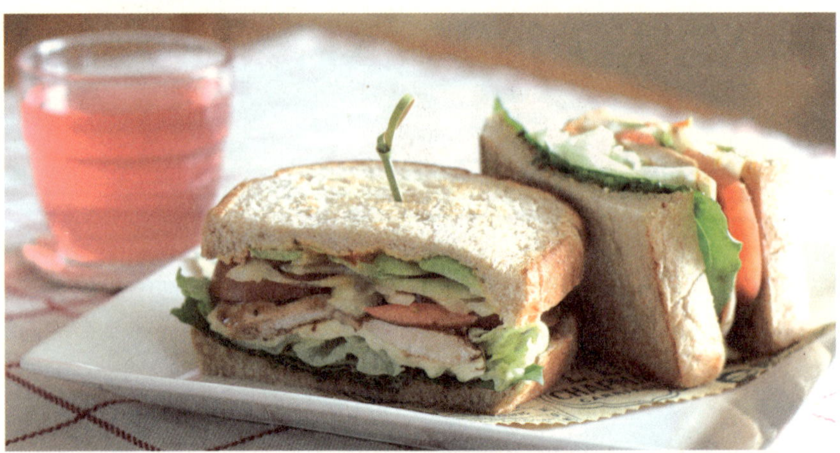

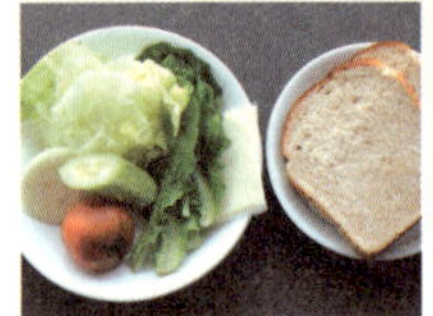
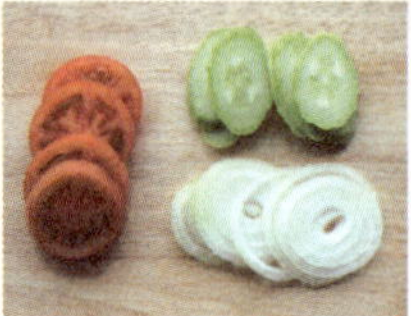
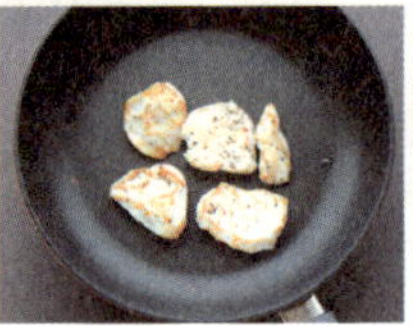
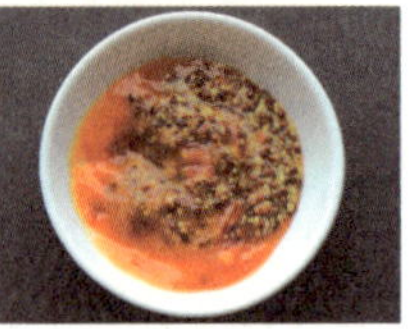

- 호밀빵 2장
- 닭가슴살 100g
- 양상추 1잎
- 로메인 4장
- 오이 50g
- 토마토 100g
- 양파 50g
- 저지방 슬라이스 치즈 2장
- 소금 1/8작은술
- 후추 1/8 작은술
- 포도씨오일 1작은술
- 밀러 머스터드 2/3큰술
- 씨겨자 1/2큰술

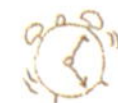 **Cooking Time 25m**

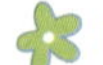 1회분 472kcal

 ★★★★★

1 닭가슴살은 얇게 저며 4~5조각을 낸다. 볼에 닭가슴살을 담고 소금과 후추로 5분간 재운다.

2 오이는 어슷하게 썰고, 양파는 링 모양으로 얇게 썬다. 토마토는 1cm 두께로 동그랗게 썬다.

3 호밀빵 2장은 각각 한 면만 노릇하게 굽는다. 달군 팬에 포도씨오일을 두르고 재운 닭가슴살을 노릇하게 구워 식힌다.

4 밀러 머스터드와 씨겨자를 섞어 스프레드 소스를 만든다. 구운 호밀빵의 양쪽 면에 만든 소스를 골고루 바른다. 그런 다음 빵 1장 위에 로메인→양상추→치즈→닭가슴살→발사믹크림(생략 가능)→토마토→오이 순으로 올리고 나머지 빵으로 덮는다.

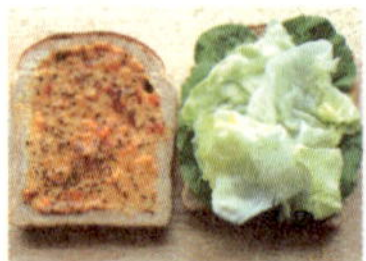
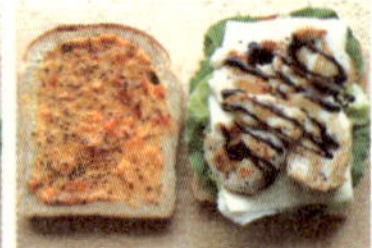
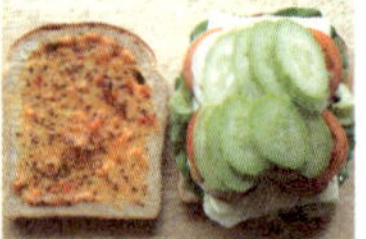

finish 랩으로 샌드위치를 단단하게 싼 다음 알맞은 크기로 잘라 도시락 용기에 담는다.

닭가슴살 캐슈넛 상추쌈 도시락

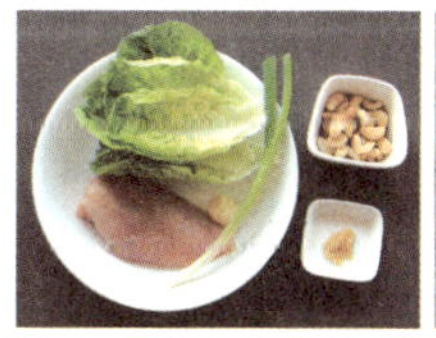 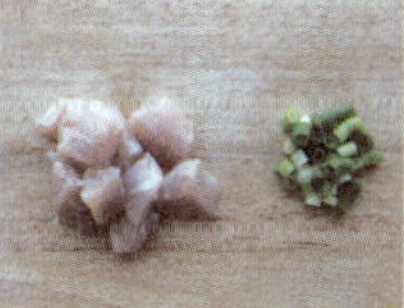 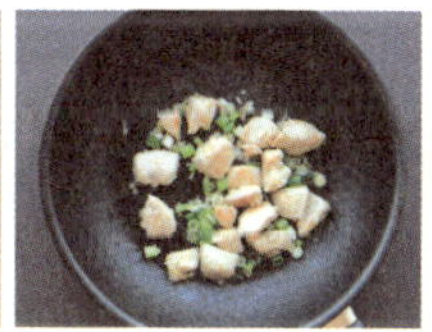 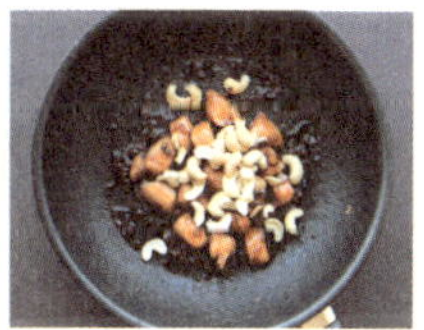

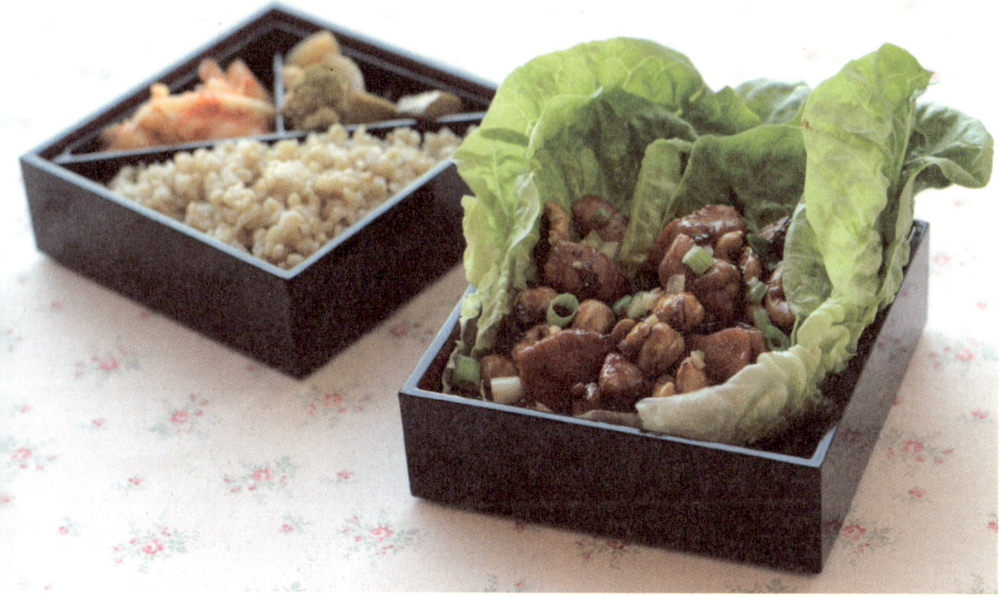

현미보리밥 150g
닭가슴살 1쪽(100g)
상추 5장(30g)
캐슈넛 20g
실파 10g
다진 마늘 1작은술
다진 생강 1/2작은술
간장 1큰술
올리고당 1큰술
포도씨오일 1작은술

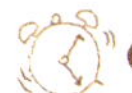 **Cooking Time 15m**

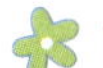 1회분 532.7kcal

 ★★★★☆

1 닭가슴살은 먹기 좋게 2cm 두께로 깍둑썰기를 한다. 쪽파는 송송 썰고, 마늘은 다진다. 상추는 씻어서 물기를 제거한다.

2 예열한 팬에 포도씨오일을 두르고 닭가슴살을 노릇하게 겉만 굽는다. 다진 마늘, 다진 생강, 실파를 넣고 1분 정도 살짝 볶는다.

3 간장과 올리고당을 넣고 졸이다가 캐슈넛을 넣고 버무린다.

finish 도시락 용기에 상추, 닭가슴살 캐슈넛 조림, 현미보리밥을 각각 담는다. 양배추 김치나 마늘종 장아찌를 곁들인다.

브로콜리 중심의 저녁 레시피 5가지

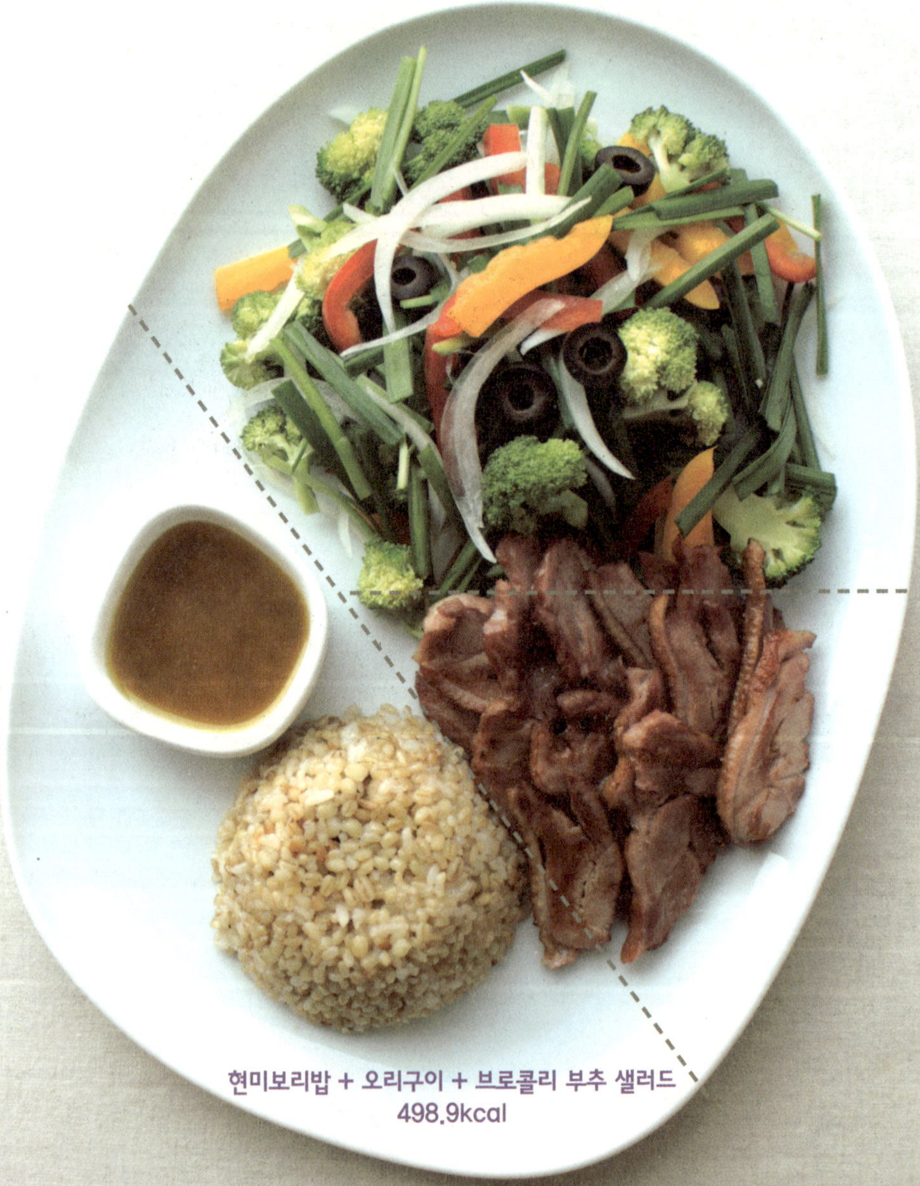

현미보리밥 + 오리구이 + 브로콜리 부추 샐러드
498.9kcal

❝ 7일 다이어트를 통해 감량한 체중과 되찾은 건강을 일상에서도 잘 유지할 수 있도록 1:1:2의 영양 균형 레시피를 제시합니다. 저녁 식사에는 브로콜리 중심으로 식이섬유소·비타민·미네랄을 함유한 신선한 채소와 과일을 합해서 2(25%), 단백질과 필수지방을 합해서 1(25%), GL 지수가 낮고 단백질의 소화와 흡수를 도와주는 탄수화물 음식(녹말채소 포함) 1(25%)을 먹습니다. **❞**

현미보리밥 + 오리구이 + 브로콜리 부추 샐러드

❝ 흔히 훈제오리는 그냥 구워서 쌈으로 먹지만, 다양한 채소와 현미밥을 함께 먹는 레시피로 만들면 특별한 밥 샐러드가 됩니다. 고정관념을 살짝 바꾸면 재밌고 맛있는 음식으로 재탄생됩니다. **❞**

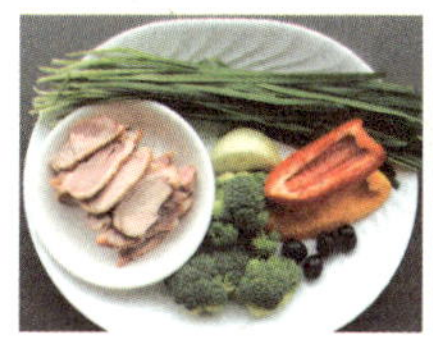 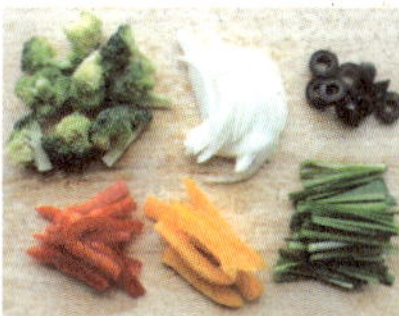 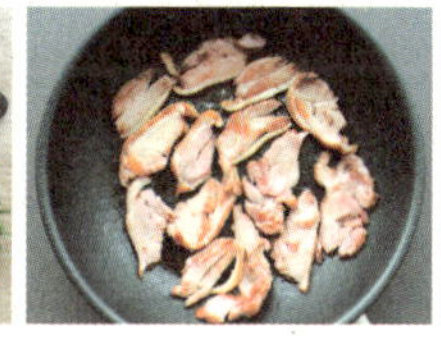 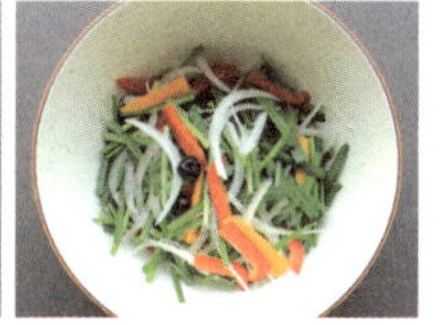

현미보리밥 100g
훈제오리 100g
양파 50g
파프리카 80g
블랙 올리브 4개(10g)
브로콜리 80g
부추 60g
프렌치 드레싱 30g

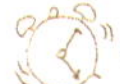 **Cooking Time 20m**

 1회분 498.9kcal

 ★★★★☆

1 양파는 얇게 채를 썬 후 물에 담가 매운맛을 제거한다. 그런 다음 체에 담아 물기를 제거한다. 파프리카는 4㎝ 길이로 얇게 채를 썰고, 부추는 4㎝ 길이로 자른다. 블랙 올리브는 4등분으로 얇게 썬다.

2 브로콜리는 잘게 잘라 내열용기에 담고 뚜껑을 덮어 전자레인지에서 50초 정도 익힌다. 그런 다음 냉장고에 그대로 넣고 식힌다.

3 예열한 팬에 훈제오리를 넣고 앞뒤로 노릇하게 굽는다.

finish 접시에 현미보리밥과 훈제오리, 브로콜리 부추 샐러드를 각각 담고, 프렌치 드레싱 또는 깨호두 드레싱을 곁들인다.

맛있게 매운 브로콜리 메밀 샐러드

입 안에서 은근하게 퍼지는 새콤한 맛이 생활의 활력을 주는 듯합니다. 지방이 적은 돼지고기 부위라 담백하고, 오이의 아삭함은 영양 덩어리 브로콜리의 맛을 한층 살립니다!

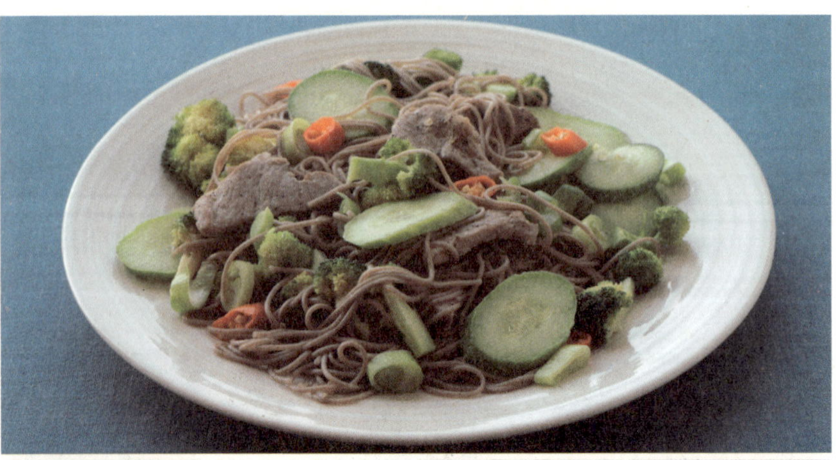

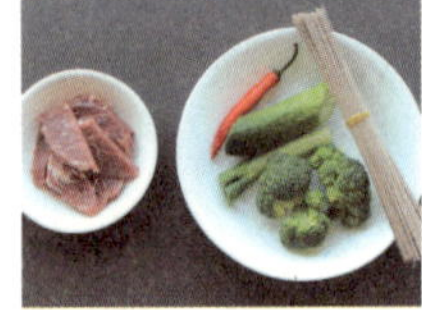 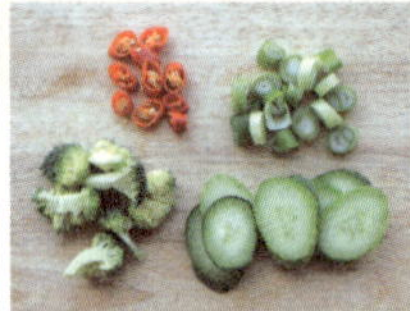 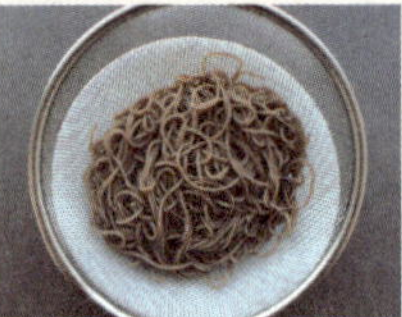 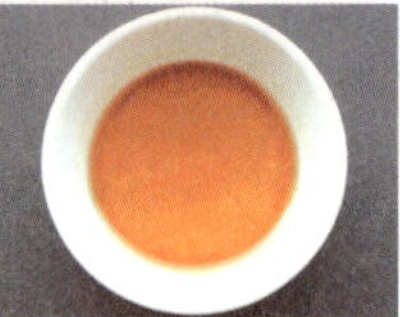

메밀면 60g
돼지고기 등심 부위 70g
브로콜리 70g
오이 50g
대파 20g
매운 붉은 고추 1개(7g)
참기름 1/2큰술
식초 1큰술
소금 1/4작은술
후추 1/8작은술
포도씨오일 1작은술

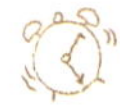
Cooking Time 25m

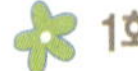
1회분 515.2kcal

★★★★☆

1 돼지고기는 0.5cm 두께로 썰어 소금 1/8작은술, 후추 1/8작은술로 5분간 재운다.

2 메밀면은 끓는 물에 넣고 5분 정도 삶은 후 체에 담는다. 오이는 0.3cm 두께로 어슷하게 썰고, 대파와 붉은 고추는 송송 썬다. 브로콜리는 먹기 좋게 잘라 내열용기에 담는다. 뚜껑을 덮어 전자레인지에서 찐 후 식힌다.

3 팬에 포도씨오일과 물 1큰술을 두르고 돼지고기를 앞뒤로 노릇하게 굽는다. 그런 다음 오이, 대파, 붉은 고추, 물 1큰술을 넣고 고추의 매운 향이 날 때까지 살짝 익힌다.

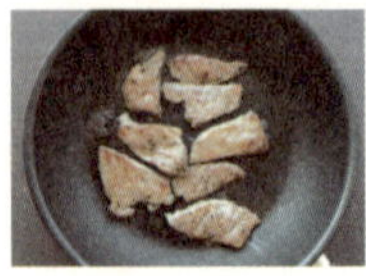 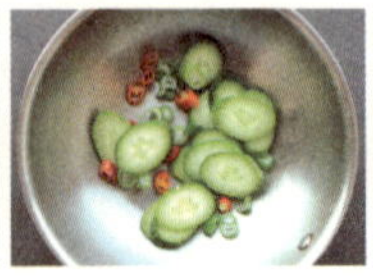 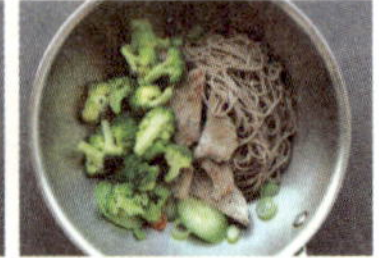

4 볼에 소금 1/8작은술, 참기름 1/2큰술, 식초 1큰술을 넣고 소스를 만든다. 매운 향이 배인 돼지고기와 오이에 메밀면, 찐 브로콜리, 만든 소스를 넣고 골고루 버무린다.

finish 접시에 만든 메밀 볶음 샐러드를 예쁘게 담는다.

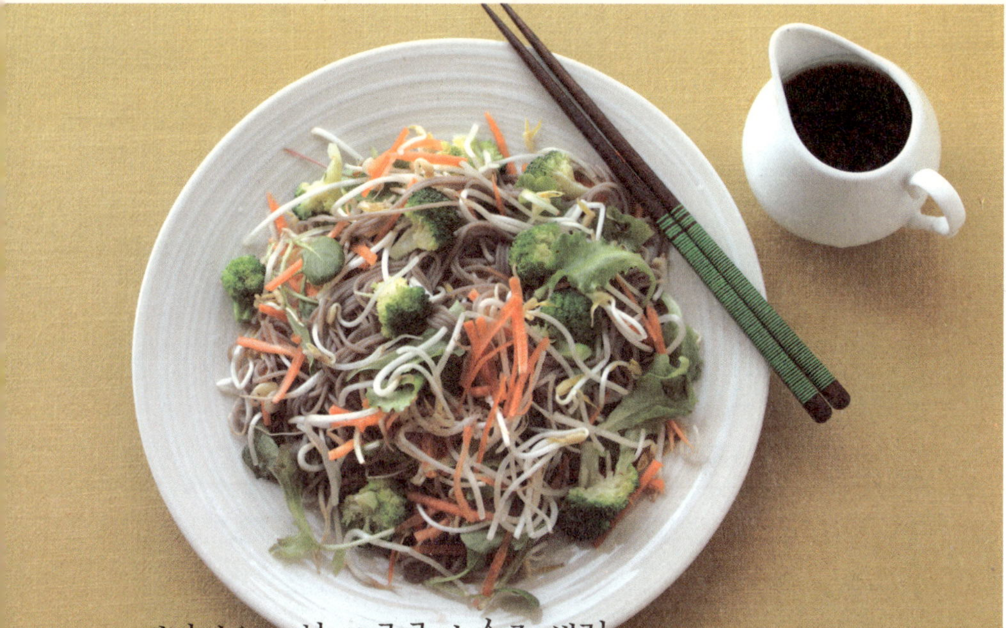

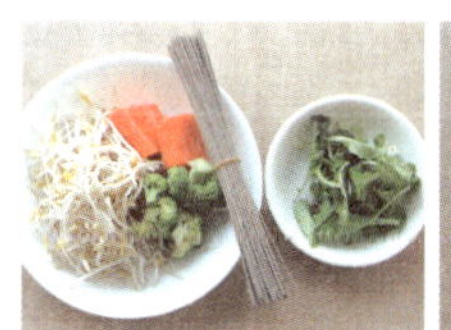

메밀면을 더한 브로콜리 숙주 샐러드

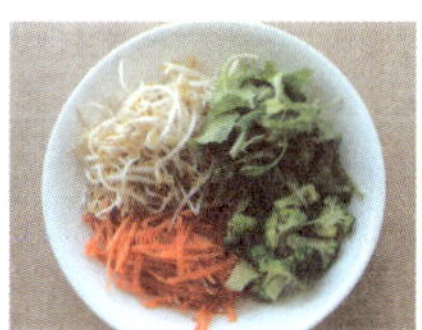 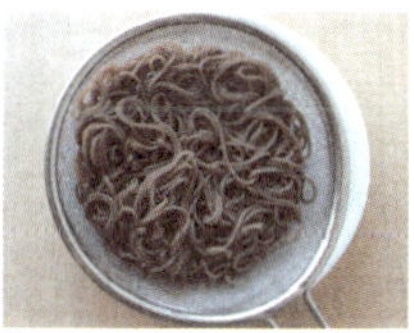 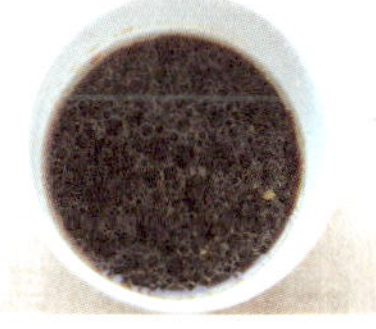

메밀면 75g
브로콜리 50g
당근 50g
숙주 50g
어린잎채소 20g

• 샐러드 소스
다진 생강 1/2작은술
간장 2큰술
맛술 1큰술
식초 1/2큰술
올리고당 1/2큰술
발사믹 식초 1/2 작은술

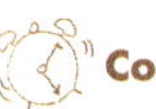 **Cooking Time 25m**

1 브로콜리와 숙주는 깨끗하게 씻어 내열용기에 담는다. 뚜껑을 덮어 50초 정도 익힌 후 냉장고에 그대로 넣고 식힌다.

2 메밀국수는 쫄깃하게 삶아 찬물로 헹군 다음 체에 담아 물기를 뺀다.

3 당근은 2~3cm 길이로 곱게 채를 썰고 어린잎채소는 깨끗하게 씻어 물기를 제거한다. 준비한 재료는 모두 냉장고에 넣고 차게 만든다.

finish 접시에 차게 식힌 모든 재료를 골고루 섞어 담고, 분량대로 소스를 만들어 곁들인다.

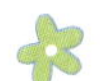 1회분 339.5kcal  ★★★★★

295

흰살 생선을 곁들인 브로콜리 볶음 쌀국수

66 쌀국수 볶음에 구운 동태살이 어우러진 레시피입니다. 흰살 생선으로 단백질을 보충하고, 은은한 생강 향과 숙주의 아삭함을 맛볼 수 있는 별미 쌀국수입니다! 99

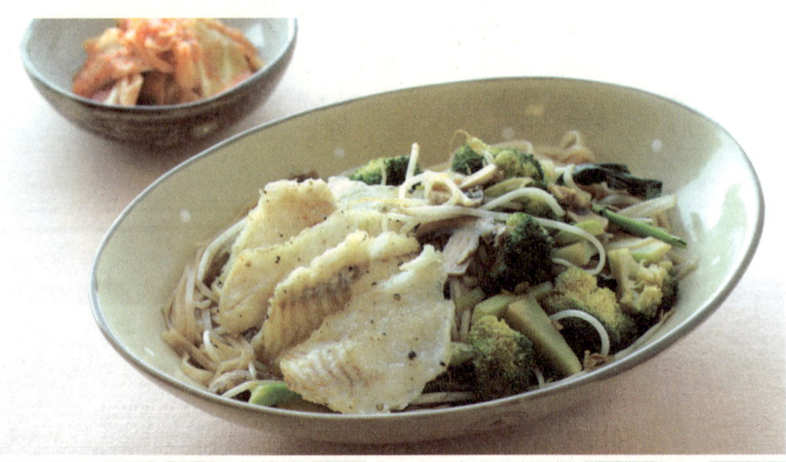

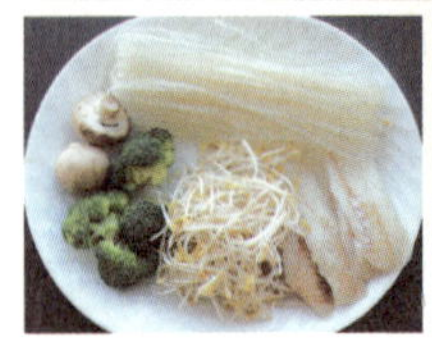 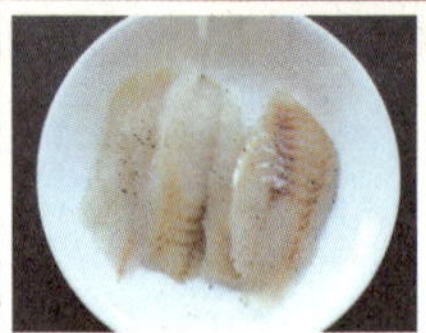 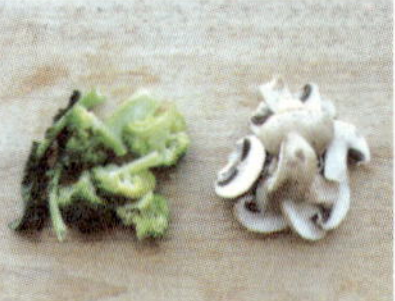 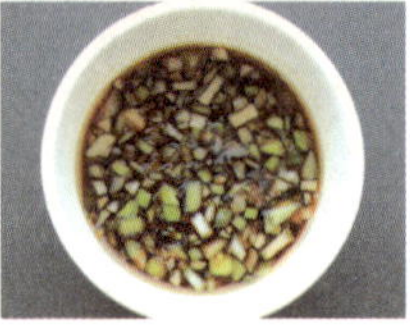

쌀국수 70g
브로콜리 70g
양송이버섯 2개(35g)
숙주 90g
동태살 100g
녹말가루 1작은술
포도씨오일 1/2큰술
소금 1/4작은술
후추 1/8작은술

• 볶음 소스
간장 1.5큰술
올리고당 1/2큰술
참기름 1작은술
다시마물 1큰술
다진 생강 1/2큰술
대파 1/2개(20g)

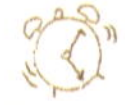 **Cooking Time 30m**

 1회분 521.5kcal

 ★★★★☆

1 쌀국수는 물에 담가놓고, 동태살은 소금 1/4작은술과 후추 1/8작은술로 재운다.

2 브로콜리는 먹기 좋게 잘라 내열용기에 담고 뚜껑을 덮어 전자레인지에서 50초간 익힌 후 식힌다. 양송이버섯은 편썰기를 하고, 숙주는 깨끗하게 씻어 물기를 제거한다.

3 불린 쌀국수는 끓는 물에 넣고 살짝 삶아 찬물로 헹군 다음 체에 담는다. 밑간 양념으로 재운 동태살에 녹말가루를 골고루 살짝 뿌린다.

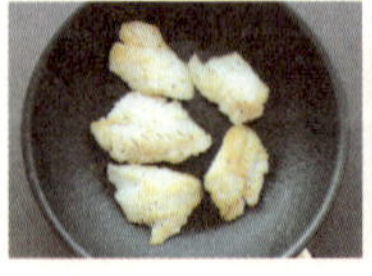 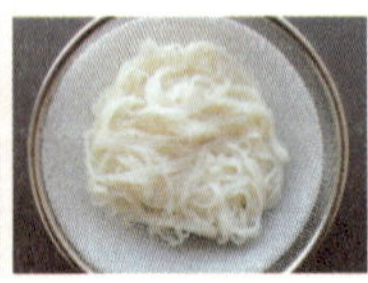 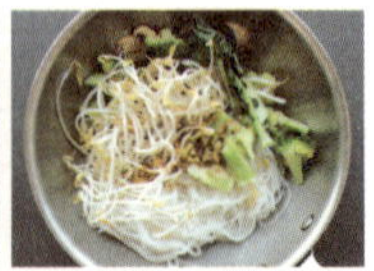

4 볼에 소스 재료와 대파를 다져 넣고 볶음 소스를 만든다. 예열한 팬에 포도씨오일을 두르고, 동태살을 앞뒤로 노릇하게 익힌 후 접시에 담는다. 팬에 양송이버섯을 넣고 볶다가 삶은 쌀국수, 찐 브로콜리, 숙주, 소스를 넣고 숙주의 숨이 살짝 죽도록 볶는다.

finish 접시에 볶은 쌀국수를 예쁘게 담고, 구운 동태살을 올린다.

브로콜리 제육볶음밥

❝ 지방이 적은 부위를 칼칼한 양념으로 숙성시키면 훨씬 맛있는 제육볶음이 됩니다. 가끔 매콤하면서 푸짐한 음식이 생각난다면, 다이어트식으로 재탄생한 제육볶음밥은 어떤가요? ❞

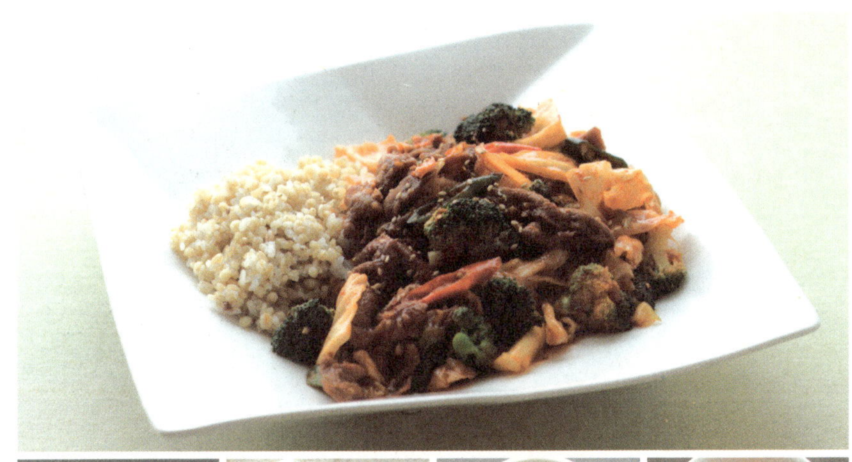

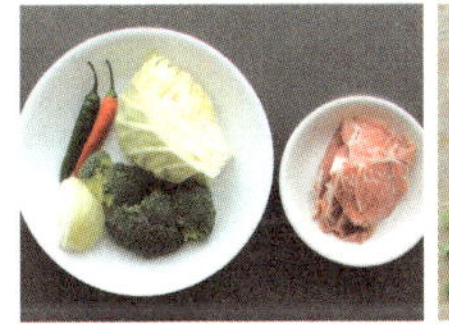 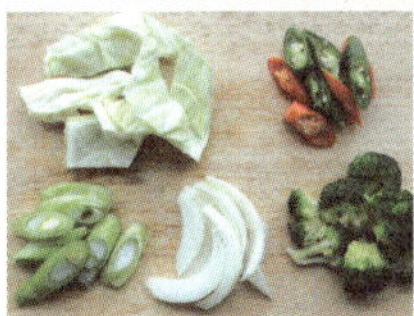 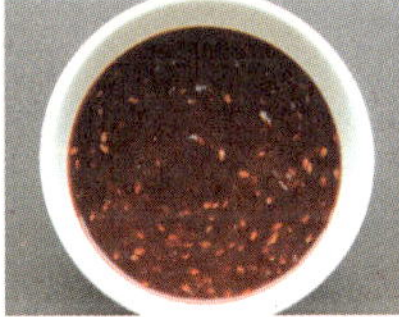 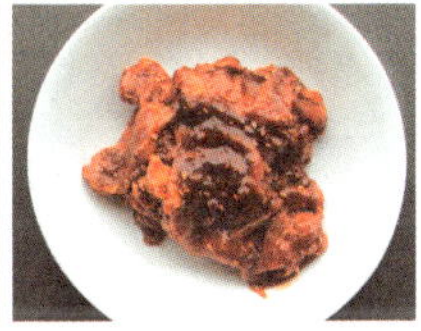

현미보리밥 120g
돼지고기 목심 부위 70g
브로콜리 75g
양파 40g
양배추 150g
고추 2개(13g)
대파 50g

• 돼지고기 재움장
고추장 1.5큰술
간장 1/2큰술
올리고당 1큰술
맛술 1/2큰술
다진 마늘 1/2큰술
다진 생강 1/2작은술
참깨가루 1/2큰술
참기름 1작은술
후추 1/4작은술

Cooking Time 40m

1 분량대로 재움장을 민든다. 불에 돼지고기와 양념장을 넣고 골고루 버무린 다음 20분 정도 재운다. 그런 다음 냉장고에 넣고 양념이 배도록 잠시(다른 재료 손질하는 정도의 시간) 숙성시킨다.

2 양파는 굵게 채를 썰고, 고추와 대파는 어슷하게 썬다. 양배추는 사방 5cm 길이로 큼직하게 썬다.

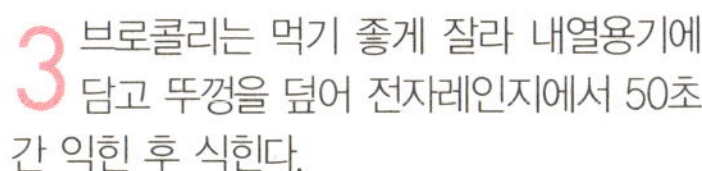
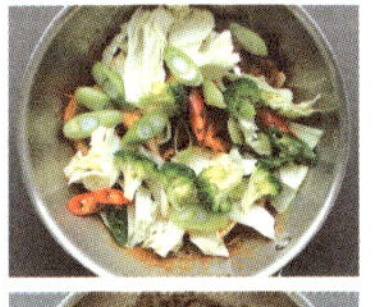

3 브로콜리는 먹기 좋게 잘라 내열용기에 담고 뚜껑을 덮어 전자레인지에서 50초간 익힌 후 식힌다.

4 예열한 팬에 숙성시킨 돼지고기와 양파를 넣고 볶다가 양배추, 브로콜리, 고추를 넣고 센 불에서 빠르게 볶는다. 마지막에 대파를 넣고 한 번 더 가볍게 섞는다.

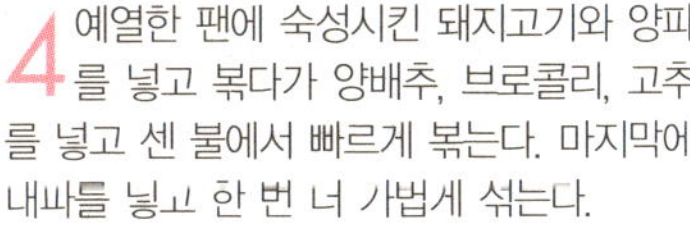
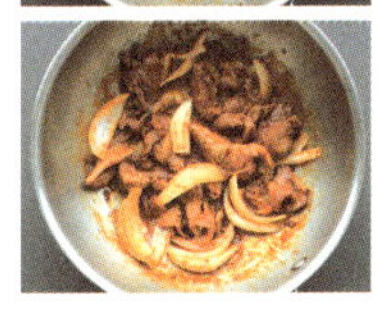

finish 접시에 현미보리밥과 제육볶음을 담고 참깨가루를 뿌린다.

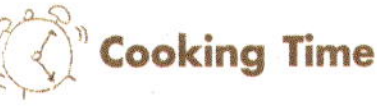 1회분 559.8kcal 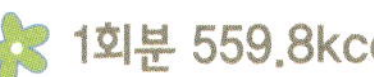 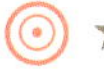 ★★★★☆

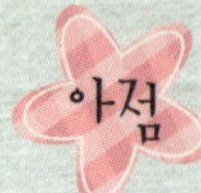

토마토 중심의 주말 브런치 메뉴 3가지

❝ 7일 다이어트를 통해 이룬 체중 감량과 되찾은 건강을 일상에서도 잘 유지할 수 있도록 1:1:2의 영양 균형 레시피를 제시합니다. 모처럼 휴식을 취하는 주말 브런치에는 뭔가 간단하면서도 특별한 레시피가 필요하지요. 그럴 때 상큼한 토마토를 이용해 파스타 샐러드를 만들어보세요. GL 지수가 낮으면서 맛이 좋아 부담 없이 먹을 수 있답니다. ❞

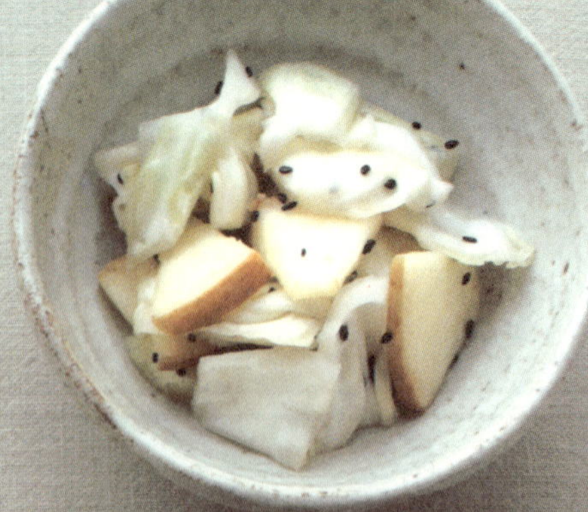

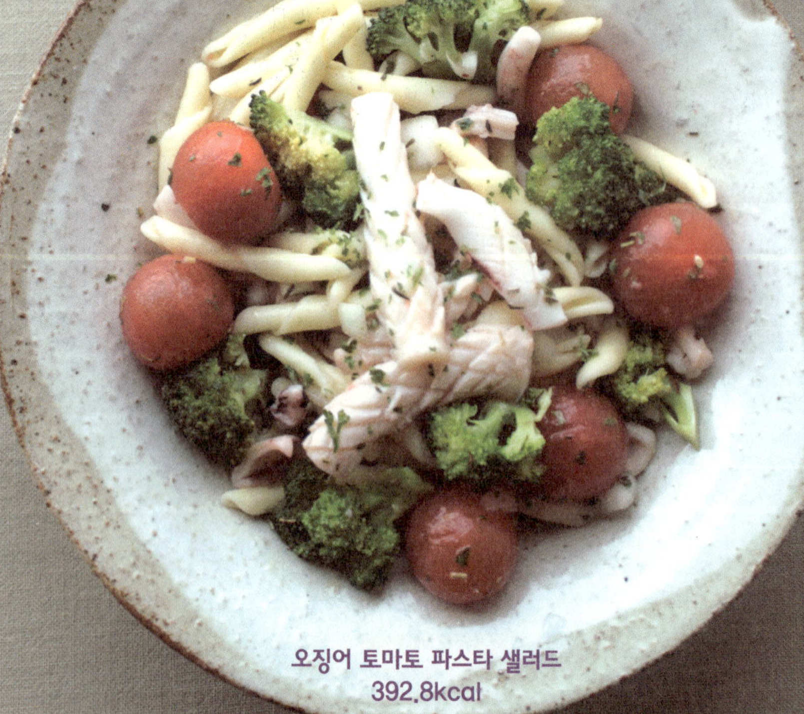

오징어 토마토 파스타 샐러드
392.8kcal

토마토 오징어 파스타 샐러드

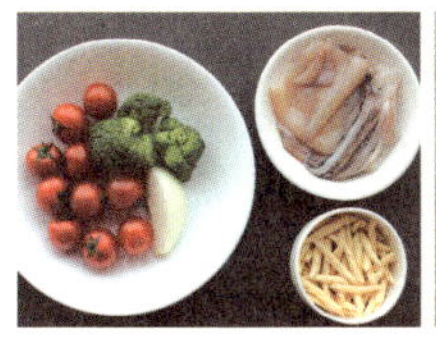
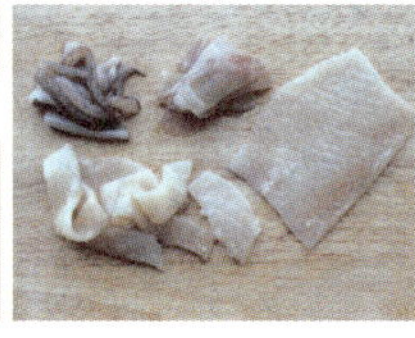
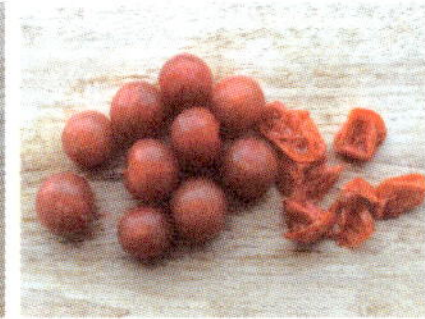
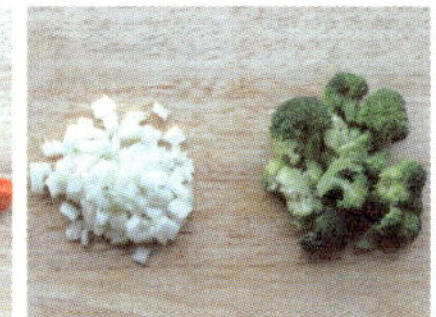

오징어 1마리(35g)
방울토마토 10개(50g)
브로콜리 60g
파스타 60g

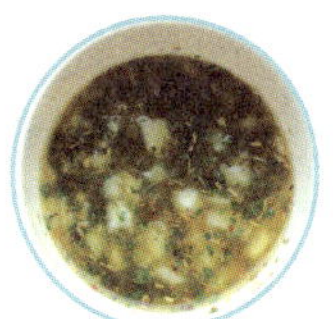

양파 30g
레몬즙 2작은술
로즈마리 1/2작은술
타임 1/2작은술
파슬리가루 1/2작은술
소금 1/2작은술
올리브오일 1큰술

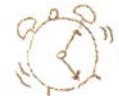
Cooking Time 25m

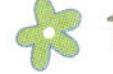
1회분 392.8kcal

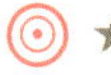
★★★★★

1 오징어는 내장과 몸통 껍질을 제거한다. 그런 다음 몸통 안쪽에 칼집을 내 2.5cm 두께의 한입 크기로 썰고, 다리는 한 가닥씩 떼 같은 길이로 썬다. 손질한 오징어는 내열용기에 담아 뚜껑을 덮고 전자레인지에서 2분간 익힌 후 냉장고에 그대로 넣고 식힌다.

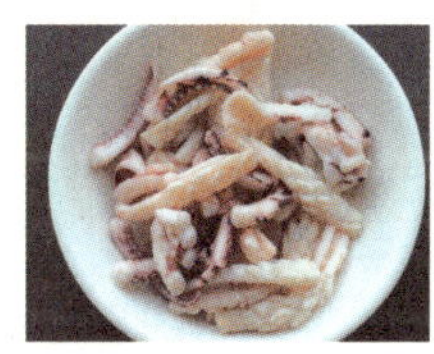

2 냄비에 파스타 면 삶을 물(1ℓ)과 소금 약간을 넣고 끓인 후 물이 끓으면 면을 넣고 삶는다. 면이 알맞게 익으면 체에 담아 찬물로 가볍게 헹군 후 냉장고에 넣고 식힌다.

3 브로콜리는 먹기 좋게 잘라 내열용기에 담고 뚜껑을 덮어 전자레인지에서 50초간 익힌 후 냉장고에 그대로 넣고 식힌다.

4 방울토마토는 끓는 물에 넣고 살짝 데친 다음 꼭지를 잘라 껍질을 벗긴다. 양파는 곱게 다져 소스를 만들 때 넣는다.

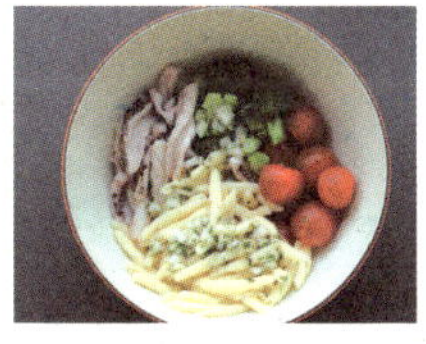

finish 볼에 분량대로 소스 재료를 넣고 섞는다. 그런 다음 차게 식힌 파스타 면, 방울토마토, 브로콜리, 오징어를 넣고 가볍게 버무린 후 접시에 예쁘게 담는다.

삼치구이를 곁들인 토마토 볶음 파스타 샐러드

> 도톰한 삼치구이를 곁들인 볶음 파스타 샐러드입니다. 고소한 바질 페스토 소스가 삼치와도 잘 어울리는 맛입니다. 멋진 레스토랑의 맛을 응용한 주말 브런치 레시피입니다!

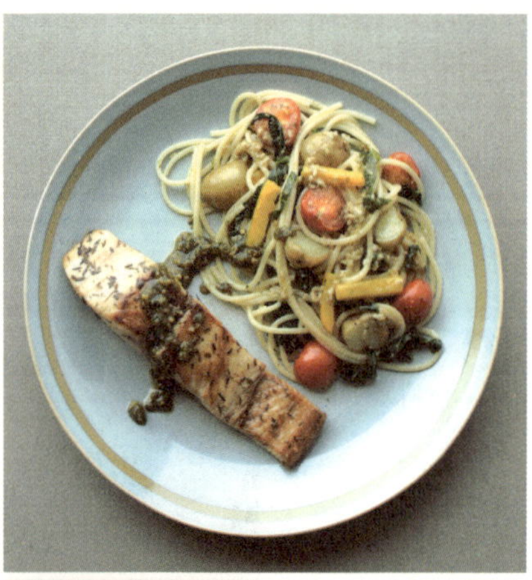

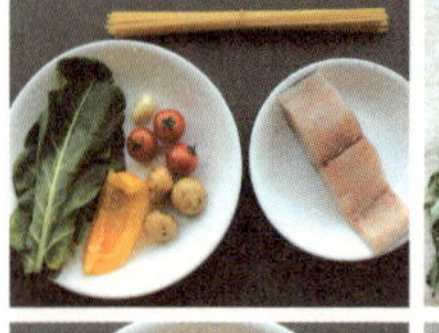
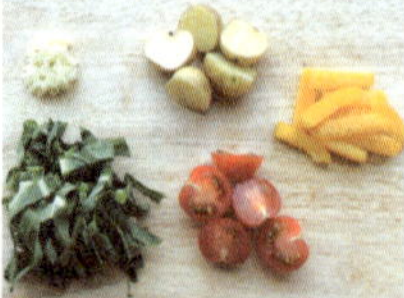
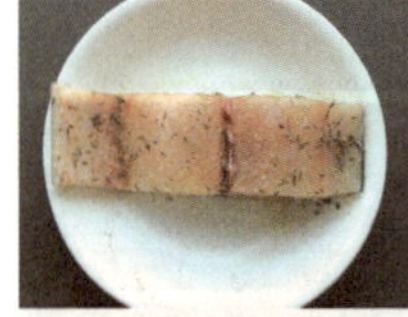
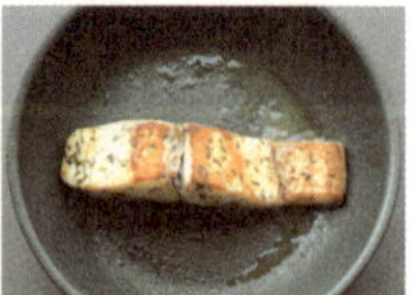
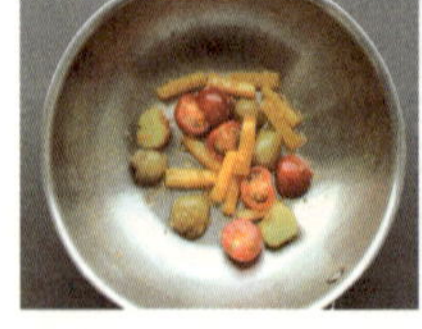
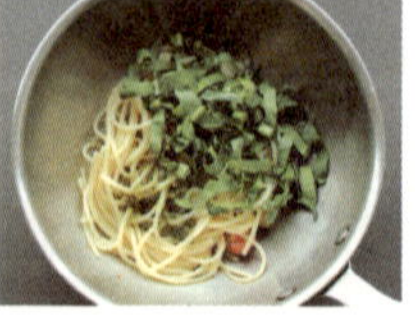

1회분 544.8kcal

★★★★☆

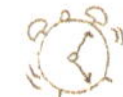

- 볶음 파스타 샐러드
듀럼밀 파스타 면 35g
방울토마토 3개(40g)
파프리카 35g
작은 크기의 알감자 3개(25g)
브로콜리 잎 2장(17g)
마늘 1쪽
바질 페스토 2큰술
소금 1/4작은술
올리브오일 1작은술

- 삼치구이
삼치 100g
소금 1/4작은술
타임 1/4작은술
올리브오일 1작은술

Cooking Time 30m

1 냄비에 파스타 면 삶을 물(1ℓ)과 소금 약간을 넣고 끓인 후 물이 끓으면 면을 넣고 삶는다.

2 마늘은 다지고, 알감자와 방울토마토는 반으로 자른다. 파프리카는 1cm 두께로 썰고, 브로콜리 잎은 2cm 두께로 채를 썬다.

3 삼치는 뼈를 제거하고 소금, 타임, 올리브오일을 뿌려 5분간 재운다. 그런 다음 약한 불에서 뚜껑을 덮고 삼치를 익힌 후 접시에 담는다.

4 예열한 또다른 팬에 올리브오일 1작은술, 면 삶은 물 1큰술을 두르고 다진 마늘과 감자를 넣고 볶다가 뚜껑을 덮는다. 감자가 익으면 뚜껑을 열고 방울토마토와 파프리카를 넣고 가볍게 볶는다.

5 마지막에 파스타 면, 면 삶은 물 2큰술, 바질 페스토 1큰술, 소금, 브로콜리 잎을 넣고 중불에서 버무리듯 볶는다.

finish 접시에 담은 구운 삼치 위에 바질 페스토를 뿌리고 만든 볶음 파스타를 예쁘게 담는다.

닭가슴살을 곁들인 토마토 오일 파스타

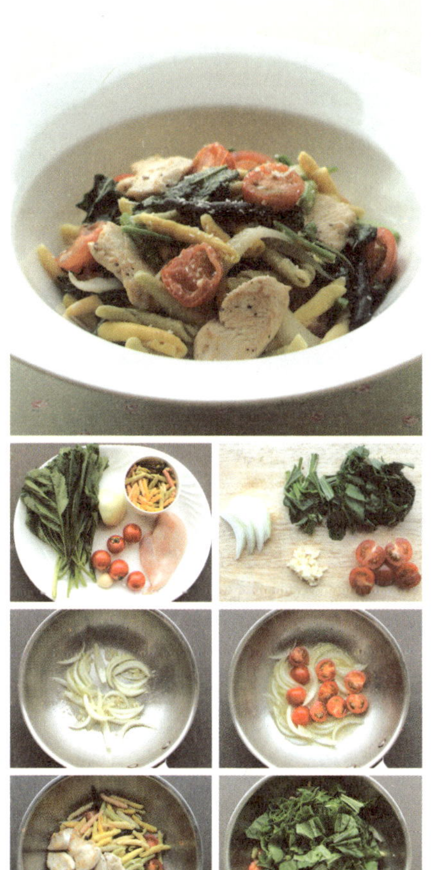

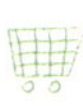

듀럼밀 파스타 면 70g
방울토마토 5개(75g)
닭가슴살 1쪽
아욱 35g
양파 40g
마늘 1쪽
치즈가루 1/2큰술
다시마물 50㎖
소금 1/4작은술
후추 1/8작은술
올리브오일 1/2큰술

Cooking Time 25m

1 냄비에 파스타 면 삶을 물(1ℓ)과 소금 약간을 넣고 끓인 후 물이 끓으면 면을 넣고 삶는다.

2 닭가슴살은 1.5cm 두께로 저며서 밑간 양념 (소금, 후추)으로 재운다.

3 아욱은 3cm 두께로 채를 썰고, 양파는 도톰하게 채를 썬다. 마늘은 다지고, 방울토마토는 반으로 썬다.

4 파스타를 삶는 동안 예열한 팬에 올리브오일을 두르고 닭가슴살을 앞뒤로 노릇하게 구워 접시에 담는다.

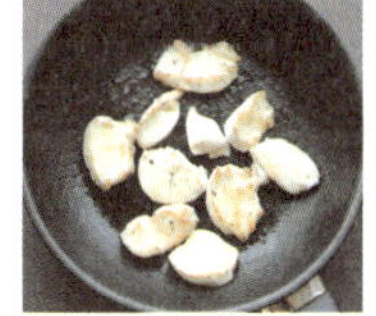

5 팬에 다진 마늘, 양파를 넣고 볶다가 방울토마토와 면 삶은 물 4큰술을 넣고 살짝 졸인다.

6 마지막에 파스타 면과 닭가슴살을 넣고 볶다가 올리브오일, 아욱을 넣고 숨이 살짝 죽을 때까지 뒤적이면서 섞는다.

finish 접시에 만든 볶음 파스타 샐러드를 예쁘게 담고 치즈가루를 솔솔 뿌린다. 다시마물 대신 물 50㎖에 시판용 치킨스톡 1/4개를 풀어 사용해도 된다.

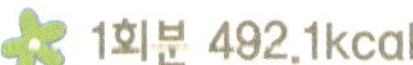 1회분 492.1kcal

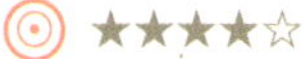 ★★★★☆

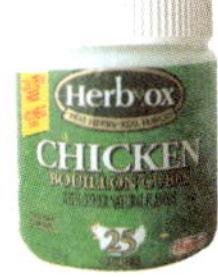

">

Q&A로 찾은 실용의 해법

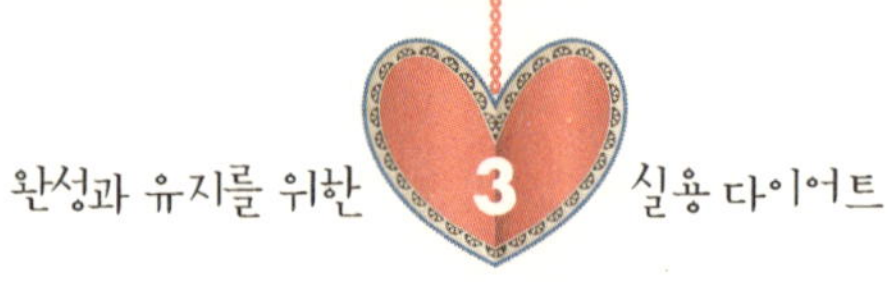

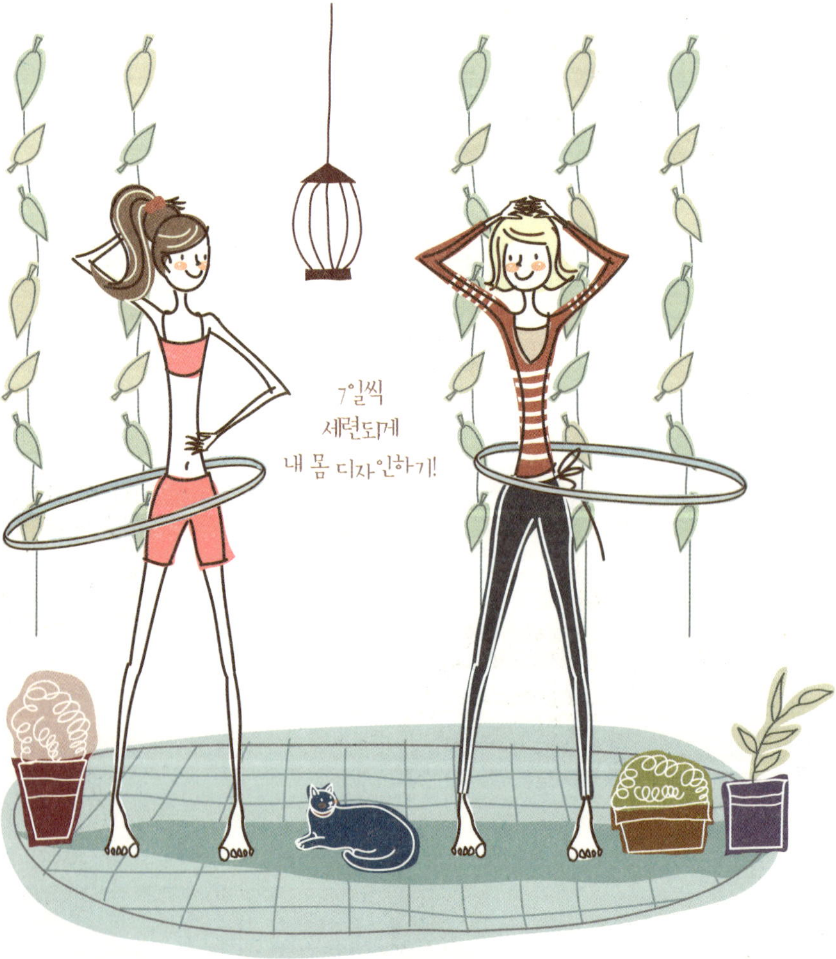

Q1. 복부나 허벅지 등 특정 부위만 다이어트를 할 수 있나요?

쭉쭉빵빵 날씬하면서도 빈약하지 않은 몸매를 갖고 싶은 것은 모든 이의 희망사항일 겁니다. 하지만 내가 원하는 부위에만 근육이 생기거나 원하는 부위만 살이 빠지는 것은 아니에요. 근육이 만들어지고 지방이 빠지는 것은 규칙적인 운동과 올바른 영양섭취에 의한 몸의 대사과정의 한 결과일 뿐이랍니다.

복근 운동으로 뱃살만 빼거나 허벅지 운동으로 허벅지살만 뺄 수는 없다는 얘기입니다. 지방이 축적될 때도 전체적으로 축적되는 것처럼, 지방이 빠질 때도 전체적으로 조금씩 빠집니다. 뱃살을 빼기 위해 윗몸 일으키기를 하루에 1000개씩 꾸준히 한다고 해도 특정한 부위만 지방이 빠지는 것이 아니라, 몸 전체의 지방이 빠지는 것을 알 수 있지요.

인터넷 등에서 부위별로 몸매 관리를 해준다는 수많은 광고를 쉽게 접할 수 있는데, 이는 대부분 소비자를 현혹하기 위한 마케팅일 뿐입니다. 다만 수술을 통해 지방 조직의 특정 부위를 인위적으로 떼어낼 수는 있어요. 하지만 자연적으로 지방을 제거하기 위해서는 꾸준한 운동을 통해 칼로리를 소모하는 수밖에 없답니다. 오히려 특정한 부위에 집중해 운동을 하게 되면 근육의 불균형을 초래해 부작용을 낳을 수도 있습니다.

Q2. 아침에 하는 공복 운동은 다이어트에 얼마나 효과가 있나요?

공복에 하는 유산소 운동은 다이어트의 필수 코스라고 할 정도로 많은 사람들이 애용하는 방법입니다. 밤새 수면을 취하는 동안 장시간 원활한 영양공급이 이루어지지 않은 상태에서 운동을 하면 몸은 필요한 에너지를 얻기 위해 몸에 저장된 지방을 사용하게 된다는 점에 착안한 운동법이죠. 하지만 이 경우 에너지원으로 단순히 지방만 사용되는 것이 아니라 반드시 근육의 손실이 동반된다는 점에 유의해야 합니다.

인체는 체내에서 탄수화물(당)이 고길되면 에너지원으로 지방과 단백질을 동시에 사용합니다. 따라서 공복 운동으로 인한 근육의 손실은 기초대사량의 저하를 유발해 오히려 다이어트에 악영향을 미칩니다. 살을 빼려다 오히려 살을 빼기 힘든 체질로 바뀔 수도 있다는 말입니다. 게다가 충분한 영양섭취를 하고 운동을 했을 때보다 정서적으로 운동의 효율이 떨어질 가능성이 더 크고, 몸에 피로감을 더해 하루의 활동대사량을 더 낮출 수도 있습니다. 당장은 빠른 효과를 볼 수 있겠지만 결론적으로 요요현상이 발생합니다. 지방은 꾸준한 운동과 충분한 영양섭취가 조화를 이룰 때 제거된다는 사실을 잊지 마세요.

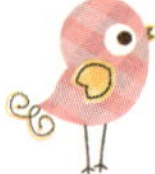 **Q3. 다이어트 음식을 챙겨 먹기 힘들 정도로 외식과 회식이 잦은데 어떻게 할까요?**

집 밖에서 사 먹는 음식은 고칼로리인 경우가 많고, 염분을 마음대로 조절할 수 없기 때문에 염분 섭취량이 늘어나는 경우가 많아요. 따라서 다이어트를 하는 기간에는 외식이나 회식을 피하는 것이 상책이지요. 다만 피치 못할 경우에는 약간의 요령을 동원하는 것도 좋은 방법입니다.

먼저 외식을 할 때 식사 전에 물을 많이 마시거나 한 줌의 견과류를 섭취하면 공복감을 줄여 과식을 예방할 수 있어요. 또 영양분이 한쪽으로 치우친 식사 메뉴보다 영양소가 골고루 들어간 메뉴를 선택하는 것이 좋아요. 같은 열량이라도 식이섬유소가 풍부하고, 지방이 적은 것을 선택하는 게 포인트죠. 음식을 먹을 때도 개인 접시를 사용해 먹을 만큼만 덜어 먹고, 천천히 섭취하여 과식을 하지 않도록 해야 합니다. 외식 시 추천 메뉴로는 샤브샤브, 쌀국수, 월남쌈, 쌈밥, 회덮밥, 메밀 소바, 콩나물국밥, 콩국수, 찜류 등이 무난해요.

회식을 할 때는 술이 빠질 수 없으니 다이어트에는 가장 큰 적이죠. 술의 알코올은 몸에 들어가 간장에서 분해되어 아세트알데히드(CH_3CHO)라는 물질로 변환되는데, 이것은 엄청난 열량을 발생시킬 뿐 아니라 술과 함께 먹는 음식의 열량 대부분을 지방으로 축적시킨답니다. 회식 자리에서는 최대한 술을 적게 섭취하고, 중간마다 적절히 물을 마시는 게 바람직합니다. 또 짜고 기름기 많은 안주, 마른안주보다는 칼로리가 낮고 섬유질이 많은 채소나 과일, 두부 안주 등을 먹는 것이 좋아요.

나트륨 함량과 열량이 가장 높은 외식 메뉴 베스트 10

순위	나트륨 1인분 분량 / 1인분 나트륨 함량 / 100g 당 나트륨 함량	열량(kcal) 1인분 분량 / 1인분 열량 / 100g 당 열량
1	짬뽕 1000g / 4000mg / 344mg	돼지고기 수육 300g / 1206kcal / 402kcal
2	우동 1000g / 3395mg / 338mg	감자탕 900g / 960kcal / 107kcal
3	간장게장 250g / 3221mg / 1228mg	돼지갈비구이 350g / 941kcal / 269kcal
4	열무냉면 800g / 3152mg / 283mg	해물 크림소스 스타게티 500g / 918kcal / 184kcal
5	김치우동 800g / 2875mg / 359mg	삼계탕 1000g / 918kcal / 92kcal
6	소고기 육개장 700g / 2853mg / 408mg	잡채밥 650g / 885kcal / 136kcal
7	짬뽕밥 900g / 2813mg / 313mg	잣죽 700g / 874kcal / 125kcal
8	울면 1000g / 2800mg / 280mg	크림소스 스파게티 400g / 838kcal / 209kcal
9	기스면 1000g / 2765mg / 276mg	간짜장 650g / 825kcal / 127kcal
10	삼선우동 1000g / 2722mg / 272mg	삼선짜장 700g / 804kcal / 115kcal

알고 사 먹자~~~! 자주 먹는 외식 메뉴 주요 성분 함량

외식 인기 메뉴	1인분 분량	1인분 나트륨 함량	1인분 열량(kcal)	1인분 당류(설탕) 함량
해물파전	150g	367mg	275kcal	0.4g
라볶이	200g	871mg	269kcal	7.0g
충무김밥	400g	1294mg	584kcal	17.2g
치즈케이크	100g(1조각)	201mg	329kcal	15.3g
부대찌개	600g	2664mg	520kcal	3.9g
아구찜	400g	1406mg	311kcal	0.7g
매운탕	600g	1799mg	420kcal	1.4g
설렁탕	600g	686mg	420kcal	0.3g
닭강정	100g	426mg	310kcal	6.6g
등심 돈가스	200g	574mg	624kcal	3.7g

자료 : 식품의약품안전처

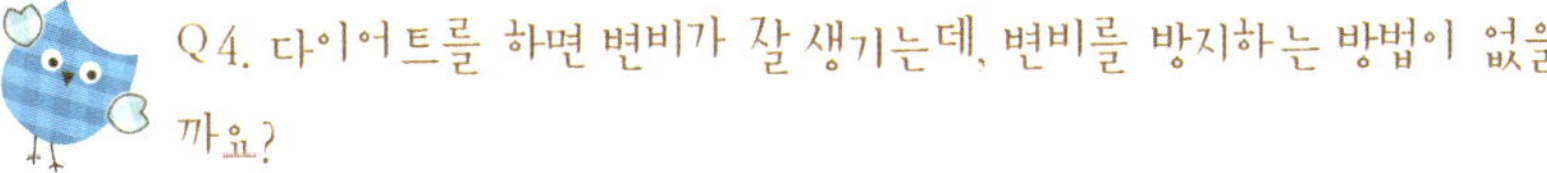

Q4. 다이어트를 하면 변비가 잘 생기는데, 변비를 방지하는 방법이 없을까요?

다이어트 중 겪는 변비의 원인은 갑자기 줄어든 식사량, 식이섬유소와 수분의 섭취 부족 등 여러 가지가 있어요.

변비의 예방 및 치료에 효과적인 방법 중 하나는 식이섬유소를 많이 섭취하는 것입니다. 식이섬유소는 채소, 과일, 해조류 등에 많이 들어 있는 섬유소 또는 셀룰로오스(Cellulose)로 알려진 성분입니다. 소화효소로는 소화되지 않고 몸 밖으로 배출되는 고분자 탄수화물(당류)이지요.

식이섬유소는 수분 보유 능력이 뛰어나 많은 양의 수분을 흡수하여 변의 양을 늘리고, 변을 부드럽게 하여 장의 연동운동을 촉진시켜 배변을 도와준답니다. 또한 식이섬유소를 충분히 섭취하면 위장에서 수분을 흡수하여 부피가 커지면서 영양분의 소화 흡수를 억제하므로 위장 내에 머무르는 시간이 길어져요. 즉, 오랫동안 포만감을 유지시켜 주므로 과식을 억제하여 다이어트에 효과적이랍니다.

Q5. 여자도 근력 운동을 하면 보디빌더처럼 몸이 커지나요?

근육을 크고 강하게 만드는 역할을 하는 호르몬은 남성 호르몬인 테스토스테론(Testosterone)이지요. 여성은 이 호르몬이 남성보다 적기 때문에 아무리 근력 운동을 해도 남성 보디빌더처럼 울퉁불퉁한 몸을 가지기는 힘들답니다. 따라서 근력 운동을 하면서 보기 흉할 만큼 근육이 발달할까 봐 미리 걱정할 필요는 없어요. 간혹 운동 직후 근육이 튀어나온 듯한 느낌이 드는데, 이는 일시적으로 혈액이 근육에 몰려 근육이 단단해지면서 부풀어 오르는 펌핑 현상(Pumping) 때문이에요. 펌핑 현상은 운동 후 20~30분까지 지속될 수 있지만 근육에 몰렸던 혈액이 빠져나가면 금방 원래 상태로 되돌아가기 때문에 걱정할 필요가 없답니다.

Q6. 운동 시간은 어느 정도가 적합한가요?

운동의 효과는 운동의 시간으로 결정되는 것이 아니에요. 따라서 운동은 가능한 짧고 굵게 하는 것이 좋아요. 비록 짧게 끝내더라도 얼마나 집중도를 가지고 효율적으로 운동을 하느냐에 따라 그 효과는 달라진답니다.

오히려 운동을 너무 오랫동안 하면 몸속에 있는 에너지(글리코겐)가 고갈되고, 이후 피로물질이 나오기 때문에 근육의 손실이 생기고 몸에 피로감을 더해 운동효과가 반감됩니다. 그러므로 짧더라도 효과적으로 운동을 한 후 충분한 휴식과 영양을 섭취하는 것이 근육 성장의 지름길입니다. 일반인의 경우 운동 시간은 최대 1시간 이내가 적당해요.

Q7. 운동 전후에 음식을 먹어도 되나요?

운동 전이든 후든 골고루 충분한 영양섭취를 하는 것이 중요해요. 먼저 운동 전에는 주로 복합 탄수화물(잡곡밥, 현미밥, 호밀빵, 고구마, 바나나 등)을 위주로 단백질이 포함된 식사를 하는 것이 좋아요. 복합 탄수화물은 소화가 더디고 흡수가 늦어 긴 시간에 걸쳐 에너지로 사용할 수 있으므로 운동 시 에너지 공급에 유리해요. 단, 운동 전 마지막 식사는 최대 30분 전입니다.

운동 후에는 혈당이 떨어지고 지방의 연소와 더불어 근육의 손실이 일어나는 상태이므로 가능한 빨리 에너지를 보충해야 해요. 그래서 운동 후에는 단순 탄수화물과 단백질이 포함된 음식을 먹는 것이 좋아요. 단순 탄수화물(쌀밥, 과일, 식빵, 밀가루, 감자, 주스, 설탕 등)은 입에 부드럽게 느껴지고 단맛이 나는 음식이지요. 단순 탄수화물은 소화와 흡수가 빨라 에너지로 바로바로 사용할 수 있기 때문에 운동 직후 재빠른 에너지 보충에 유리해요. 단, 운동 직후 40분 이내에 단순 탄수화물을, 2시간 이내에 단백질을 섭취하는 것을 추천합니다.

Q8. 요요현상은 왜 오나요?

원형의 가운데 막대를 축으로 하여 끈을 매달아 손가락에 끼우고 노는 아이들 장난감인 요요에서 따온 말로 체중 감량 후 다시 체중이 급격하게 증가하는 현상이 요요의 움직임과 비슷하다고 해서 붙여진 명칭이지요. 요요현상은 잘못된 다이어트로 생기는 부작용 중 하나입니다. 무리한 절식으로 체중을 감량하면 인체는 스스로를 보호하기 위해 대사량을 줄이게 되는데, 이로 인해 오히려 식욕 증가 현상이 일어날 뿐만 아니라 조금만 먹어도 살이 더 찌는 결과를 초래하게 된답니다.

Q9. 다이어트에는 탄수화물이 안 좋은가요?

몸이 가장 먼저 찾는 에너지원은 탄수화물이지요. 특히 두뇌는 1차적으로 탄수화물을 에너지로 활용해요. 이처럼 인체에 필수적이고 중요한 에너지원인 탄수화물의 섭취가 부족하면 우리 몸은 원하는 운동량을 수행하지 못할 뿐 아니라 무기력증, 현기증, 집중력 저하, 혼수상태 등의 부작용을 초래할 수 있어요.

탄수화물의 섭취가 필요 이상으로 과다해도 문제가 되지요. 뇌와 근육의 에너지원으로 쓰고 남은 잉여 탄수화물은 지방의 형태로 전환되어 저장되므로 탄수화물의 과다 섭취는 비만의 원인이 된답니다. 탄수화물이 단백질을 도와 단백질의 형성에 도움을 주기도 하지만, 지방으로 전환되는 비율이 더 우세하다고 볼 수 있어요. 탄수화물은 다이어트 시에도 필수적인 영양소이지만, 너무 많이 섭취하면 지방으로 전환되어 살이 찔 수 있다는 사실을 명심하세요. 자신의 활동이나 운동 강도에 따라 양을 조절해서 먹어야 한답니다.

Q10. 반드시 20분 이상 운동을 해야 지방이 타나요?

결론부터 말해 꼭 20분 이상 운동을 해야 지방이 연소되는 것은 아니에요. 5분이나 10분간 운동을 해도 지방은 연소되지요. 물론 운동 시간이 증가할수록 더 많은 지방이 쓰이므로 10분 단위 또는 단 몇 분씩이라도 틈틈이 운동을 하는 것이 효과적입니다. 물론 한 번에 집중해서 지속적으로 운동하는 것이 가장 효과적인 방법이지만, 여건이 되지 않을 때는 자신의 상황에 맞추어 조금씩 해나가면 됩니다. 그것이 애초에 시도조차 하지 않는 것보다 훨씬 낫답니다.

Q11. 땀복을 입고 운동하면 살이 잘 빠지나요?

땀복을 입고 운동을 하거나 주변 온도가 높은 환경에서 운동을 하면 체온을 높여 땀을 더 많이 흘리게 하고, 살도 더 많이 빠진 것 같은 착각을 불러일으키죠. 하지만 실제로 똑같은 강도의 운동을 할 경우 높은 온도에서 운동을 하는 것보다 낮은 온도의 환경에서 운동을 하는 것이 지방을 더 많이 연소시킨답니다. 왜 그럴까요?

주변 온도가 올라가면 우리 몸은 에너지를 내는 연료로 지방보다는 탄수화물에 더 많이 의존하기 때문입니다. 게다가 지나치게 높은 온도에서 운동을 하면 탈수증상을 일으켜 세포의 대사에 부작용을 초래해요. 이때 적절한 수분 보충을 하지 않으면 과도한 탈수증상과 더불어 혈압 상승으로 인해 현기증을 일으킬 수도 있어요.

Q 12. 안 먹고 운동하는데 왜 살이 안 빠질까요?

다이어트는 간단히 말해 먹는 것보다 소비하는 것이 더 많으면 되지요. 이러한 논리대로라면 짧은 기간 동안 집중해서 최대한 살을 많이 빼는 것이 좋다고 생각할 수도 있을 겁니다. 하지만 잘 알려져 있다시피 이는 요요현상을 초래할 뿐입니다.

사람의 몸은 기근 등 비상시 몸의 영양분이 부족할 때를 대비하여 여분의 에너지를 비축하는 특성을 지니고 있어요. 그래서 영양분을 충분히 섭취하지 못하면 우리 몸은 오히려 이 상황을 비상사태로 인지하여 섭취하는 모든 영양소를 지방으로 축적하지요. 그리하여 지금보다는 언제 올지 모르는 나중의 기근을 대비하는 것입니다.

이런 상태에서는 운동을 하더라도 몸이 고효율 에너지인 지방의 연소를 막기 위해 에너지 대사활동을 감소시키기 때문에 효율이 떨어져요. 또 근육의 손실을 가져와 기초대사량이 줄어들지요. 결국 잠깐 살이 빠졌다가 다시 지방이 축적되는 악순환을 초래할 뿐이죠. 이런 일이 반복되면 점점 더 살을 빼기 힘든 몸이 될 뿐이므로 조심해야 합니다. 결국 올바른 다이어트의 해답은 모두가 알고 있는 충분한 영양섭취와 꾸준한 운동의 정석을 실천하는 것뿐입니다.

Q 13. 준비 운동은 어떻게 해야 하나요?

준비 운동은 몸을 비활동적인 상태에서 활동적인 상태로 만드는 데 중요한 역할을 해요. 근육에 혈액을 공급하고 온도를 높여 근육을 부드럽게 해주지요. 덕분에 운동을 할 때 부상을 방지할 수 있답니다.

준비 운동을 하기 전에는 간단한 워밍업으로 5~10분 정도 걷는 것이 좋아요. 여건이 안 될 경우 더운 물로 샤워를 해도 어느 정도 도움이 됩니다. 근육의 온도를 올려놓지 않고 갑자기 스트레칭을 하면 근육이 놀라거나 다칠 수 있어요. 워밍업은 근육의 온도를 높여 근육의 효율성을 높여주고, 스트레칭은 관절에 해당하는 근육의 가동 범위를 확보하여 운동의 효과를 극대화함으로써 부상을 방지하는 역할을 한답니다.

준비 운동으로는 간단한 스트레칭을 기본으로 본 운동에서 많이 사용하는 동작과 유사한 동작을 낮은 강도로 짧게 반복하여 곧 쓰일 근육을 활성화하는 것이 좋아요.

Q14. 근력 운동과 유산소 운동 중 어느 것을 먼저 하는 것이 좋나요?

올바른 운동 순서는 '5분 걷기→스트레칭→근력 운동(무산소 운동)→유산소 운동→스트레칭' 이에요. 유산소 운동은 지방을 태우고, 무산소 운동은 근육을 만들어 기초대사량을 늘리는 데 목적이 있어요. 가장 좋은 것은 2가지 운동을 병행하는 것인데, 무산소 운동을 먼저 해야 더 많은 효과를 얻을 수 있답니다.

무산소 운동은 에너지원으로 주로 탄수화물과 단백질을 쓰고, 유산소 운동은 주로 지방을 사용합니다. 사실 미묘하게 겹치면서 쓰이긴 하지만 쉽게 말해 우리 몸은 탄수화물, 지방, 단백질 순으로 에너지원을 쓰지요. 그러므로 무산소 운동을 먼저 하면 나중에 유산소 운동을 할 때 우리 몸의 탄수화물 에너지원이 거의 고갈되어 있기 때문에 바로 지방을 에너지원으로 쓸 수 있어 효과가 배가되는 것이랍니다.

Q15. 근력 운동으로 가슴을 커지게 할 수 있나요?

가슴은 지방 조직으로 구성되어 있어요. 특정한 부위의 지방만을 증가시키는 운동은 존재하지 않지요. 대신 가슴 부위의 근력 운동을 꾸준히 하면 가슴을 받쳐주는 근육과 주변 조직들이 발달해 처진 가슴을 올려주고 탄력을 높일 수 있어요. 또한 가슴 주위의 군살들이 빠지면서 가슴이 도드라져 보이기 때문에 시각적으로 커 보이는 효과를 볼 수는 있답니다.

Q16. 생리일이 가깝거나 생리 중일 때는 식욕이 왕성해지는데, 이럴 때 적절한 다이어트 방법이 없을까요?

생리가 시작되기 1~7일 전은 호르몬의 급격한 변화로 월경전증후군(Pre Menstrual

Syndrome)이 나타나는 시기입니다. 이 시기에는 온몸이 퉁퉁 붓기 쉬운데, 이는 신체에 수분을 축적하는 성질이 있는 프로게스테론(Progesterone)이 급격히 증가해 부종이 생기기 때문입니다. 가슴이 커지고 딱딱해지는 이유도 부종 때문이죠. 프로게스테론은 당 대사의 속도를 느리게 만들어 혈당을 떨어뜨리는데, 생리 전이나 생리 때 단것이 당기는 이유가 이 때문입니다. 이 시기에는 조금만 먹어도 금방 살이 찌므로 탄수화물과 지방이 많이 함유된 음식과 짠 음식을 피하는 것이 다이어트에 도움이 된답니다.

생리 중일 때는 신체가 불안정하므로 무리한 다이어트나 몸의 리듬이 깨질 수 있는 운동을 자제하고 가벼운 유산소 운동과 요가, 스트레칭으로 스트레스를 푸는 게 좋아요. 또 생리 후 일주일 동안은 프로게스테론의 분비가 줄고 신진대사가 활발해지므로 식이요법과 함께 평소보다 강도 높은 운동을 해주면 효과가 배가되지요. 생리 중 부족한 영양소 보충 또한 필수적으로 챙겨야 한답니다.

마지막으로 배란기 일주일 동안은 프로게스테론의 분비가 점점 줄어드는 시기라 식욕이 증가하므로 식이요법이 중요해요. 또 이 시기에는 무리한 다이어트보다 체중을 유지하는 정도의 가벼운 운동을 해주는 것이 좋아요.

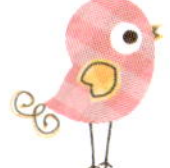

Q17. 7일 다이어트에서 소개한 식단으로 식사를 하면 얼마나 체중을 감량할 수 있나요?

다이어트는 한 번에 살을 빼려고 무리하기보다 야금야금 진행해야 해요. 우리 몸이 '기근 상태'라고 인지하지 못할 정도로 몸을 속이면서 다이어트를 해야 요요현상을 방지하고 성공적인 다이어트를 할 수 있어요. 현실적인 목표를 세워야 한다는 것이죠. 가장 현실적인 체중 감량 목표는 6개월 동안 현재 체중에서 5~10% 정도의 체중 감량을 하는 것입니다. 또는 주당 0.5~1kg 정도의 체중 감량을 목표로 하는 것이 좋아요. 1kg의 지방을 줄이기 위해서는 7700kcal를 소비해야 합니다. 또한 주당 0.5~1kg을 줄이기 위해서는 하루 500~1000kcal 정도의 운동이나 식단 소설이 필요해요.

다시 강조하건대 성공적인 다이어트를 위해서는 몸을 속이면서 천천히 진행하는 것이 중요해요. 장기간 다이어트를 실천하기 위해서는 평상시 먹고 마시고 움직이는 생활 패턴에서 지나치게 변화를 추구하는 것은 좋지 않아요. 장기적으로 볼 때 실천하기 어렵기 때문이죠. 이 책에 소개된 레시피는 여성의 평균적인 기초대사량을 기준으로 무리하지 않고 다이어트를 할 수 있는 식단으로 구성되어 있습니다. 맛도 있으면서 지방이 적은 반면 식이섬유소가 많고, 고단백으로 포만감이 오래가는 식단이죠. 급격한 체중 변화를 기대하기보다 전신 거울 앞에 서서 꾸준한 운동과 충분한 영양섭취로 체형(Body Line)이 변해가는 모습을 살펴보면서 다이어트를 실행할 것을 추천합니다.

Q18. 근력 운동은 어떻게 나눠서 하는 것이 좋나요?

분할 운동을 하는 이유는 여러 가지가 있어요. 근육이 자라는 것은 운동을 할 때가 아니라 운동 후 영양섭취와 휴식을 하는 동안이에요. 운동으로 근섬유를 사용한 후 쉬는 동안 근육은 다음에 같은 자극이 있을 때를 대비하여 더 굵은 근섬유로 과회복을 하지요. 그래서 근력 운동을 통한 근육의 발달이 가능한 것입니다. 운동 후 영양섭취와 휴식이 제대로 이루어지지 않으면 근육은 성장을 하지 않아요.

근육이 회복하는 데 걸리는 시간은 평균적으로 작은 근육은 24시간, 큰 근육은 72시간까지라고 봅니다. 충분히 회복되지 않은 상태에서 동일한 부위에 자극을 가하면 흔히 말하는 오버트레이닝(Overtraining)이 되므로 이것을 피하기 위해 분할 운동을 하는 것이죠. 초보자의 경우 근육의 양과 운동량이 상대적으로 적기 때문에 회복도 그만큼 빨라 분할 운동을 하지 않아도 되긴 합니다. 하지만 매일 전신운동을 한다면 시간이 너무 많이 걸려 이 또한 오버트레이닝이 되기 때문에 분할 운동을 추천합니다. 분할 운동은 기본적으로 상체와 하체로 나누어 운동하는 2분할 운동이 있고, 가슴과 이두근, 등과 삼두근, 하체와 삼각근, 복근으로 나누어 운동하는 3분할 운동이 있습니다.

Q19. 인터벌 트레이닝이 무엇인가요?

인터벌 트레이닝은 고강도 운동 사이에 저, 중강도 운동을 넣거나 짧은

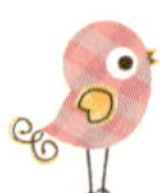

휴식을 넣어 운동을 반복하는 트레이닝 기법을 말해요. 같은 강도를 지속하여 운동하는 방법에 비해 짧은 시간 동안 큰 효과를 얻을 수 있지요. 인터벌 트레이닝은 보통 지속 트레이닝보다 강도가 높기 때문에 적은 시간 동안 많은 칼로리를 소비하고 지방을 연소시킬 수 있으며, 심폐 지구력을 향상시키는 데 큰 효과를 나타냅니다. 또 인터벌 트레이닝은 시간이 짧고 운동 강도에 계속 변화를 주기 때문에 지루하지 않다는 장점이 있어요.

예를 들어 러닝머신을 이용할 경우 시속 10~12km의 속도로 2~3분간 빠르게 달린 다음, 시속 5~6km의 속도로 약간 빨리 걷거나 가볍게 달리는 2가지 운동을 번갈아 반복적으로 하면 운동효과가 배가됩니다. 이때 달리는 속도와 시간은 개인의 운동 능력에 따라 다르게 적용하는 것이 좋아요. 이런 운동법은 러닝머신뿐 아니라 사이클, 수영, 스피닝 등 다른 운동에도 똑같이 적용할 수 있어요. 단, 이렇게 강도를 조절하는 운동은 충분한 워밍업과 스트레칭을 하고 임하는 게 좋아요.

Q 20. 근력 운동은 어떤 순서로 해야 하죠?

운동 경험이 전혀 없는 초보자의 경우에는 곧 바로 프리 웨이트 운동(의지에 따라 자유롭게 움직일 수 있는 바벨이나 덤벨을 이용한 운동)을 시작하는 것보다 자세를 쉽게 잡을 수 있는 기구 운동이나 난이도가 낮은 기본 동작 운동을 먼저 실시하는 것이 좋아요. 그리고 나서 ① 가슴, 등, 엉덩이, 허벅지(대퇴근)와 같은 대근육군, ② 2개 이상의 관절이 움직이는 다관절 운동, ③ 이두근, 삼두근, 복부, 종아리와 같은 소근육군, ④ 관절 한 개로 움직이는 단순 관절 운동의 순서로 진행하는 게 좋아요.

또한 운동 자세에도 순서가 있는데, 앞으로 미는 동작을 실시했다면 다음에는 당기는 동작의 운동을 하고, 위로 올리는 동작을 실시한 후에는 아래로 잡아당기는 운동을 하는 것이 좋아요. 이렇게 하면 효과적으로 근력 운동이 되고, 좀 더 예쁜 근육을 형성하는 데 도움이 된답니다.

Q21. 유산소 운동만으로 살을 빼면 안 되나요?

흔히들 체중 감량이나 체지방 감량을 위해서는 유산소 운동을 해야 한다고 알고 있지요. 유산소 운동은 지방 연소를 위해 필요한 운동이기는 하지만, 지방뿐만 아니라 우리 몸의 단백질도 같이 연소시킨다는 단점이 있어요.

유산소 운동은 산소를 동반하여 에너지를 내는 운동으로서 처음에는 탄수화물을 에너지원으로 이용하다가 시간이 지나면서 지방을 점점 많이 사용해요. 이때 단백질도 함께 연소되는데, 시간이 더 지나면 단백질이 연소되는 비율이 더 많아지게 되고 근육의 손실이 늘어납니다. 이처럼 근육의 단백질량이 감소하면 인체의 대사량도 감소되기 때문에 요요현상이 오기 쉬워요.

특히 근육량이 부족한 여성의 경우 유산소 운동을 무산소 운동의 보조적인 역할로 생각하는 것이 다이어트에 도움이 될 것입니다. 실제로 무산소 운동만으로도 유산소 운동과 맞먹는 양의 체지방을 연소시킬 수 있고, 칼로리 소모도 더 크기 때문에 살을 뺄 때에는 무산소 운동이 유산소 운동보다 더 유리한 편입니다.

근육은 우리 몸의 대사량을 늘려주기 때문에 지방을 연소시키는 공장이라고 생각할 수 있어요. 그러므로 무산소 운동으로 근육량을 늘리고, 늘어난 근육들이 지방을 더 잘 연소시킬 수 있게끔 유산소 운동을 병행하는 것이 핵심이죠. 그렇다고 유산소 운동이 나쁘다는 것은 아니에요. 다만 유산소 운동만으로 살을 빼는 것은 한계가 있다는 말입니다.

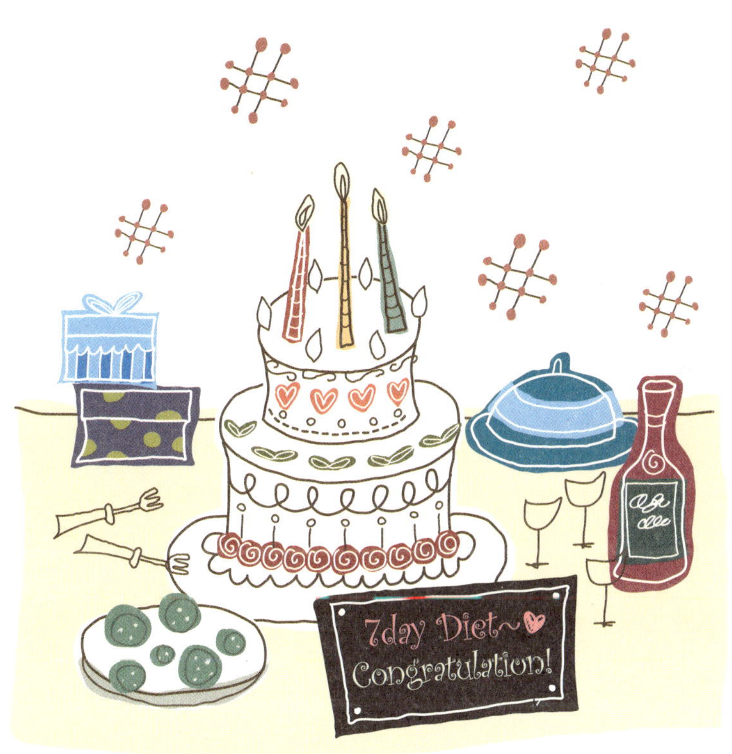

지금까지 잘 먹고, 신나게 운동하고, 활기차게 생활한
당신은 건강한 아름다움을 가질 자격이 충분합니다~~~!

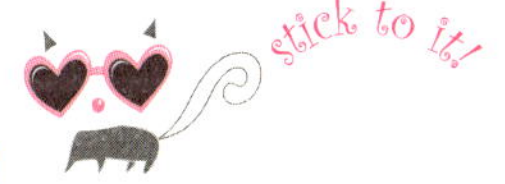

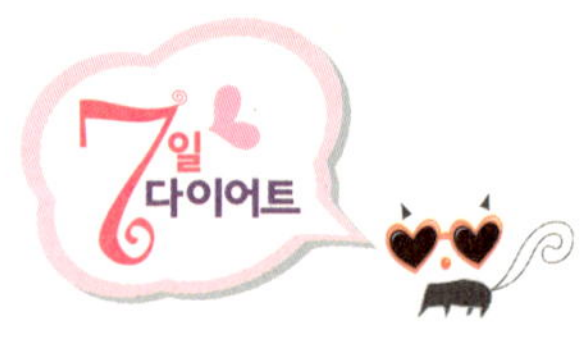

초판 1쇄 인쇄 _ 2013년 05월 21일
초판 1쇄 발행 _ 2013년 05월 31일

지은이 _ 박경호·옥한나
기획 _ 시니어C

펴낸곳 _ 세상풍경
펴낸이 _ 최형준

디자인 _ 디플 ㅣ **제작** _ 영창인쇄 ㅣ **제판** _ 달리는 거북이

등록 _ 2007년 3월 28일 제313-2007-81호
주소 _ 서울 마포구 서교동 481-1번지 신형빌딩 2층
도서 문의 _ **전화** 02-322-4491 ㅣ **이메일** seniorc@naver.com
도서 주문 _ **전화** 02-322-4410 ㅣ **팩스** 02-322-4492
도서 물류 _ 북패스 031-953-2913 경기도 파주시 파주읍 백석리 453-1

값 13,800원
ISBN 978-89-966675-9-9 13510

이 도서의 국립중앙도서관 출판시도서목록(CIP)은 서지정보유통지원시스템 홈페이지(http://seoji.nl.go.kr)와
국가자료공동목록시스템(http://www.nl.go.kr/kolisnet)에서 이용하실 수 있습니다.
CIP 제어번호 : CIP2013005961